Hendrik Jürges, Johannes Siegrist, Matthias Stiehler (Hg.)
Männer und der Übergang in die Rente

Forschung Psychosozial

Hendrik Jürges, Johannes Siegrist, Matthias Stiehler (Hg.)

Männer und der Übergang in die Rente

Vierter Deutscher Männergesundheitsbericht der Stiftung Männergesundheit

Mit Beiträgen von Doris Bardehle, Eric Bonsang, Daniela Borchart, Martina Brandt, Jennifer Burchardi, Christian Deindl, Dina Frommert, Freya Geishecker, Siegfried Geyer, Stefan Gruber, Felizia Hanemann, Hans Martin Hasselhorn, Moritz Heß, Jens Hoebel, Hanno Hoven, Rainer Jordan, Hendrik Jürges, Theo Klotz, Adèle Lemoine, Michal Levinsky, Howard Litwin, Peggy Looks, Thorsten Lunau, Ingrid Mayer-Dörfler, Anne-Maria Möller-Leimkühler, Niels Michalski, Bernhard Mülbrecht, Laura Naegele, Nikola Ornig, Kathleen Pöge, Jean-Baptist du Prel, Gregor Sand, Alina Schmitz, Johannes Siegrist, Stefanie Sperlich, Anne Starker, Matthias Stiehler und Morten Wahrendorf

Psychosozial-Verlag

Herausgeber:
Prof. Dr. Hendrik Jürges – Bergische Universität Wuppertal
Prof. Dr. Johannes Siegrist – Heinrich-Heine-Universität Düsseldorf
Dr. Matthias Stiehler – Stiftung Männergesundheit Berlin

Stiftung Männergesundheit
Claire-Waldoff-Str. 3
10117 Berlin
www.stiftung-maennergesundheit.de

Redaktion: Dr. David Grundmann

Bibliografische Information der Deutschen Nationalbibliothek
Die Deutsche Nationalbibliothek verzeichnet diese Publikation
in der Deutschen Nationalbibliografie; detaillierte bibliografische Daten
sind im Internet über http://dnb.d-nb.de abrufbar.

Originalausgabe
© 2020 Psychosozial-Verlag, Gießen
E-Mail: info@psychosozial-verlag.de
www.psychosozial-verlag.de
Umschlagabbildung: Collage © KLAPPROTH & KOCH GmbH
Umschlaggestaltung und Innenlayout nach Entwürfen von Hanspeter Ludwig, Wetzlar
ISBN 978-3-8379-3023-8 (Print)
ISBN 978-3-8379-7704-2 (E-Book-PDF)

Inhalt

Kapitel 4 – Modelle guter Praxis

Kapitel 5 – Fazit

Einleitung

Hendrik Jürges & Johannes Siegrist

Seit ihrer Gründung im Jahr 2006 setzt sich die Stiftung Männergesundheit dafür ein, gesundheitspolitisch aktuelle Themen anhand eines Spektrums wissenschaftlicher Beiträge sowie praxisnaher Berichte einem größeren Leserkreis[1] näherzubringen. Trotz der Flut aktueller Beiträge in neuen Medien stellt der auf ein Thema konzentrierte, vielseitige Aspekte beleuchtende Ansatz eines in Druck vorliegenden Sammelbandes nach wie vor eine kaum zu ersetzende Bereicherung dar. Dies wird auch im vorliegenden vierten Männergesundheitsbericht besonders deutlich. Er befasst sich mit gesundheitsrelevanten Aspekten einer besonders wichtigen Lebensphase, den Jahren vor und nach der Berentung. In dem etwa zwei Jahrzehnte umfassenden Zeitraum vor und nach dem gesetzlich definierten Renteneintrittsalter werden weitreichende und tiefgreifende Erfahrungen gemacht und Entscheidungen getroffen. Sie beziehen sich auf Zeitpunkt und Modalitäten des Ausscheidens aus dem Berufsleben und die Gestaltung der nachberuflichen Lebensphase. Warum ist diese Phase für Männer mit besonderen Risiken und Herausforderungen verbunden? Was ist über gesundheitliche Gefährdungen und ihre Hintergründe bekannt? Welche Faktoren des Rentendaseins wirken sich positiv auf Gesundheit und Wohlbefinden aus? Antworten auf diese Fragen werden anhand eigener Forschungsergebnisse von einer Gruppe von Wissenschaftlerinnen und Wissenschaftlern aus Ökonomie, Medizin, Soziologie und Psychologie gegeben. Die vorgestellten Erkenntnisse machen zugleich den weiteren gesundheits- und gesellschaftspolitisch wichtigen Gestaltungsbedarf deutlich. In den kommenden 15 Jahren werden die geburtenstarken Jahrgänge der 1950er und 1960er Jahre das Renteneintrittsalter erreichen und die Zahl der Renteneintritte damit einen Höhepunkt. In zehn Jahren werden in Deutschland voraussichtlich mehr als 20 Millionen über 65-jährige Menschen leben. Die Chancen für ein aktives und gesundes »drittes Lebensalter« können und sollen weiter verbessert werden, auch mithilfe von Erkenntnissen aus der Forschung.

Der Band gliedert sich in drei Hauptteile, gefolgt von einer Auswahl kurz dargestellter Modellprojekte zur Gesundheitsförderung sowie einem zusammenfassenden Ausblick.

Im *ersten Teil* wird die gesundheitliche Lage von Männern im Altersbereich zwischen Mitte 50 und Mitte 70 behandelt. *Theo Klotz* gibt einen knappen Überblick über die in dieser Lebensphase be-

---

1 Der Verzicht auf konsequente gendersensible Schreibweise in diesem Band ist nur der Praktikabilität geschuldet. Wo es nicht aus dem Kontext anders hervorgeht, sind stets Frauen, Männer und Diverse gemeint.

sonders häufigen Volkskrankheiten und ihre geschlechtsspezifische Verteilung. Da manche dieser Krankheiten gemeinsame, auch verhaltensgebundene Risikofaktoren aufweisen, kommt der Prävention eine besondere Bedeutung zu. Der Beitrag vertieft das Problem häufiger Krebserkrankungen bei älteren Männern und gibt Hinweise auf Erfolg versprechende Maßnahmen von Früherkennung, Behandlung und Prävention. Der Frage, ob Männer im Alter heute im Durchschnitt gesünder sind als in früheren Jahrzehnten, gehen *Siegfried Geyer und Stefanie Sperlich* anhand eigener Auswertungen von Krankenkassendaten nach. Ihre Ergebnisse zeigen, dass dies in gewissem Umfang für den Herzinfarkt und den Lungenkrebs gilt, weil sie zu einem späteren Zeitpunkt im Lebenslauf erstmals auftreten und weil auch ihre Häufigkeit tendenziell abnimmt. Das Gegenteil ist jedoch bei Diabetes der Fall. Von einer ausgeprägten und einheitlichen »Kompression« der Krankheitslast bei älteren Männern kann somit gegenwärtig nicht gesprochen werden. Psychische Krankheiten stellen in dieser Lebensphase eine besondere Herausforderung dar. *Anne-Maria Möller-Leimkühler* belegt dies mit besonderem Bezug auf depressive Störungen. Sie spielen eine dominante Rolle bei Fehlzeiten und Frühberentung, sind aber auch bei über 65-jährigen Männern mit etwa 25 Prozent eine ernstzunehmende Gefährdung. Besonders beunruhigend ist der hohe Anteil unbehandelter Depressionen in dieser Altersgruppe und damit auch ein erhöhtes Suizidrisiko. Im Beitrag wird auf die Dringlichkeit einer verbesserten Frühdiagnostik dieser Erkrankung speziell bei Männern hingewiesen. Mit der vorzeitigen Sterblichkeit befasst sich der Beitrag von *Doris Bardehle*. Anhand von Daten der Mortalitätsstatistik wird

für den Zeitraum 2010 bis 2017 gezeigt, dass die vorzeitige Sterblichkeit der Männer etwas stärker als bei Frauen sinkt, wenn auch auf höherem Niveau. Zusätzlich wird die Sterblichkeit jeweils 10 Jahre vor und nach der Berentung untersucht. Trotz tendenziell positiver Entwicklung kann das von der Regierung angestrebte gesundheitspolitische Ziel der Senkung vorzeitiger Sterblichkeit bis zum Jahr 2030 nicht erreicht werden. Die Autorin verweist auf erfolgreiche diesbezügliche Strategien in einigen anderen Ländern und zeigt damit einen spezifischen Handlungsbedarf für Deutschland auf.

Nach wie vor bestehen auch in Deutschland ausgeprägte soziale Ungleichheiten der Morbidität und Mortalität, die bei Männern deutlicher als bei Frauen ins Gewicht fallen. Das von *Kathleen Pöge* angeführte Autorenteam aus dem Robert Koch-Institut bestätigt diesen Trend eindrucksvoll mit neuen, bisher nicht publizierten Daten aus der Studie »Gesundheit in Deutschland«. Höhere Krankheitshäufigkeiten bei sozial schlechter gestellten Männern im Alter zwischen 55 und 74 Jahren zeigen sich bei koronaren Herzkrankheiten und Typ-II Diabetes, und bei Depressionen ist das soziale Gefälle besonders im Erwerbsalter sehr ausgeprägt. Die um Sozialindikatoren ergänzte Gesundheitsberichterstattung bildet eine wichtige Voraussetzung für bedarfsgerechte präventive und interventive Maßnahmen mit dem Ziel, gesundheitliche Ungleichheiten zu verringern. Der erste Teil des Bandes endet mit einem Bericht zur Zahngesundheit von Männern im Alter zwischen 65 und 74 Jahren, dessen Daten der Studie »Mundgesundheit in Deutschland« aus dem Jahr 2014 entstammen. Die von *Rainer Jordan* vorgestellten Befunde bestätigen auch für die häufigen Probleme

Karies und Parodontitis den erwähnten sozialen Gradienten, weisen aber darauf hin, dass im Vergleich zu früheren Jahren Anzeichen einer Verschiebung des Zahnkrankheitsgeschehens in das höhere Lebensalter bestehen.

Im *zweiten Teil des Buches* steht die gesundheitliche Lage arbeitender Personen in den letzten 10 Jahren der Erwerbskarriere im Zentrum. *Hans-Martin Hasselhorn* untersucht anhand neuer Daten der von ihm geleiteten liDA-Studie den Zusammenhang zwischen selbst eingeschätzter Gesundheit und der Absicht bzw. dem Plan, frühzeitig aus dem Erwerbsleben ausscheiden zu wollen. In dieser umfangreichen Population der 53- bis 59-Jährigen bestätigt sich interessanterweise der Trend zwischen schlechter eingeschätzter Gesundheit und früherem geplantem Ausstieg sowohl für Männern wie auch für Frauen. Eine daran anschließende, präventivmedizinisch wichtige Frage nach Teilnahme an Maßnahmen betrieblicher Gesundheitsförderung wird von *Jean-Baptiste du Prel und Daniela Borchart*, ebenfalls anhand von Daten aus der liDA- Studie, beantwortet. Demnach sind Männer in dieser vulnerablen Altersphase trotz ihres teilweise schlechteren Gesundheitszustandes weniger bereit als Frauen, an diesen Aktivitäten teilzunehmen. Der Beitrag analysiert einige der zugrundeliegenden Motive und erörtert Ansätze zur Optimierung von Gesundheitsverhalten. Dass psychosoziale Arbeitsbelastungen im höheren Erwerbsalter die Gesundheit beeinträchtigen können, ist inzwischen gut belegt. Es fehlen jedoch Hinweise zur sozialen Ungleichverteilung dieser Belastungen. *Hanno Hoven, Morten Wahrendorf und Thorsten Lunau* zeigen anhand von Datenauswertungen des *European Working Conditions Surveys*, dass zwar einige dieser Belastungen bei Älteren im Vergleich zu Jüngeren geringer ausgeprägt sind, dass jedoch prekär und in niedrigen Positionen Beschäftigte deutlich stärker von diesen Belastungen betroffen sind. Aus diesen Resultaten ergeben sich für rentenpolitische Entscheidungen wichtige Folgerungen. Ein beachtlicher Teil älterer Beschäftigter muss die Tätigkeit aufgrund dokumentierter Erwerbsminderung vorzeitig aufgeben. *Dina Frommert* analysiert anhand von Informationen aus der Studie »Lebensverläufe und Altersvorsorge« die auffälligen Unterschiede zwischen diesem Kollektiv und der erwerbstätigen Vergleichsgruppe. Dabei zeigt sich vor allem, dass früh Berentete ungünstigere Erwerbsverläufe und, vor allem bei Männern sehr ausgeprägt, höhere Arbeitslosigkeitsraten aufweisen. Auch diese Ergebnisse unterstützen die Forderung nach frühzeitigen, die Gesundheit und die Arbeitsbedingungen adressierenden Präventionsmaßnahmen.

Die Übergangphase von der Erwerbstätigkeit in den Ruhestand und die vielfältigen damit einhergehenden Veränderungen sowie die ersten Jahre als Rentner stehen im Fokus *des dritten Teils dieses Buches*. Die offensichtlichste Veränderung mit der Aufgabe der Erwerbstätigkeit und Eintritt in den Ruhestand betrifft den Zuwachs an verfügbarer Zeit. *Hendrik Jürges* zeigt anhand von Daten der Zeitverwendungsstudie des Statistischen Bundesamtes, dass das subjektive Empfinden von Zeitdruck oder Zeitmangel aufgrund der »gewonnenen« Zeit nach Renteneintritt stark nachlässt. Ein beträchtlicher Anteil der frei gewordenen Zeit wird mit unbezahlter Arbeit im Haushalt oder auch im Ehrenamt verbracht. Bemerkenswert ist, dass die Erwerbsarbeit selbst von den noch arbeitenden Befragten teils als die Aktivität des Tages bezeichnet wird, die am wenigsten Freude gemacht hat, teils als die Aktivität, die am meisten Freude gemacht hat. Für die letztere Gruppe könnte daher mit der Aufgabe der Arbeit als wichtiger, identitätsstiftender sozialer Rolle Lebensziel und Lebenssinn verloren gehen. *Johannes Siegrist und Anne-Maria Möller-Leimkühler* gehen daher der Frage nach, ob Berentung tatsächlich Merkmale eines kritischen Lebensereignisses aufweist, das mit gesundheitlichen Risiken verbunden ist, und plädieren für eine nach beruflichen Vorerfahrungen differenzierende Betrachtung. Im Regelfall scheint sich der Übergang in die Altersrente eher positiv auszuwirken. Insbesondere jedoch, wenn er frühzeitig und unfreiwillig erfolgt, oder bei hoher Identifikation mit der Berufsrolle wirkt der Renteneintritt eher negativ auf die Gesundheit und das Wohlbefinden.

Felizia Hanemann zeigt anhand der deutschen Teilstichprobe der SHARE-Studie, dass 17 % der Bezieher von Renten im Alter zwischen 65 und 69 einer Erwerbstätigkeit nachgehen. Im Vergleich zu anderen Gruppen sind die erwerbstätigen Rentner in einer körperlich und seelisch guten gesundheitlichen Verfassung. Es finden sich auch keine Hinweise darauf, dass die fortgesetzt Erwerbstätigen wegen wirtschaftlicher Notlagen arbeiten müssten. Auf Basis einer anderen Datenquelle, dem »Transitions and Old Age Potential (TOP)«-Survey, untersuchen *Moritz Heß und Laura Naegele* ebenfalls den Zusammenhang von subjektivem Gesundheitsstatus und der Erwerbstätigkeit im Ruhestand, fokussieren dabei aber auf Unterschiede nach Bildungsniveau. Dabei zeigt sich, dass Gesundheit einen deutlicheren Einfluss auf die Wahrscheinlichkeit hat, in der Rente zu arbeiten, als Bildung, und dass der Einfluss der Gesundheit Hoch- und Niedriggebildete gleichermaßen betrifft. Beide Studien

zusammen zeigen, dass Maßnahmen der Kompetenzentwicklung und Gesundheitsförderung unter Einschluss betrieblicher Akteure die Beschäftigungs- und Karrieremöglichkeiten im Rentenalter unterstützen sollten.

Einen Überblick über die aktuelle internationale Studienlage zur Auswirkung des Renteneintritts auf die kognitive Leistungsfähigkeit liefern *Eric Bonsang und Adèle Lemoine*. In den internationalen Studien zeigt sich bei hohem methodischem Aufwand ein durchaus heterogenes Bild. So findet sich bei Menschen in kognitiv stimulierenden Berufen nach Renteneintritt eher eine Verminderung der kognitiven Leistungsfähigkeit. Arbeitnehmer in Berufen mit hoher körperlicher oder psychosozialer Arbeitsbelastung scheinen dagegen vom Renteneintritt in Bezug auf Gesundheit und Kognition zu profitieren. Insgesamt zeigen die Ergebnisse, dass Menschen auch im Alter die Entwicklung ihrer kognitiven Leistungsfähigkeit teilweise selbst beeinflussen können, woraus sich auch Potenzial für Interventionen ergibt. Produktive unbezahlte Tätigkeiten oder »aktives Altern« in Form von Angehörigenpflege, Enkelbetreuung und ehrenamtlichem Engagement stehen im Fokus des Beitrags von *Alina Schmitz, Martina Brandt und Christian Deindl*. Mittels Analysen des Deutschen Alterssurvey wird gezeigt, dass Frauen in fast allen betrachteten Altersgruppen zwischen 40 und 85 häufiger pflegen und betreuen, während Männer häufiger im Ehrenamt engagiert sind. Gesundheitliche Auswirkungen des aktiven Alterns sind erwartungsgemäß heterogen. Insbesondere die Angehörigenpflege wird oft als psychisch stark belastend empfunden. Weitere Analysen mit Daten der SHARE-Studie zeigen im internationalen Vergleich, dass die Geschlechterunterschiede in der Übernahme von Aufgaben und deren gesundheitliche Auswirkungen auch vom gesellschaftlichen Kontext abhängen. Insbesondere unsere nördlichen Nachbarländer bieten zu Familie und anderen sozialen Netzwerken komplementäre soziale Dienste an, die gleichberechtigtes Engagement von Männern und Frauen und niedrigere Belastungen erlauben.

Mit der gesundheitlichen Lage älterer Migranten befassen sich *Stefan Gruber und Gregor Sand* in einer weiteren Sonderauswertung der SHARE-Daten. Dabei zeigt sich, dass sich der als »healthy migrant effect« bekannte Gesundheitsvorteil von Migranten direkt nach Ankunft im Zielland in späteren Jahren und höherem Lebensalter in einen Nachteil verwandelt. Insbesondere Migranten aus südeuropäischen Ländern weisen eine teils deutlich schlechtere physische und psychische Gesundheit auf als Einheimische, wobei sich der Unterschied in physischer Gesundheit mit Eintritt in den Ruhestand tendenziell zu verringern scheint. Dennoch legen die Befunde nahe, dass der Gesundheit älterer Migranten auch im Versorgungsalltag mehr Aufmerksamkeit zuteilwerden muss. Die positive Rolle persönlicher sozialer Netzwerke als wichtige Ressource im Übergang von der Arbeit in die Rente unterstreichen *Howard Litwin und Michal Levinsky* ebenfalls mit einer Sonderauswertung der SHARE-Daten. Persönliche soziale Netzwerke bieten vielfältige Arten der Unterstützung (praktische Hilfeleistungen, emotionale Zuwendung, kognitive Unterstützung und Gemeinschaft) und mindern die negativen Auswirkungen des Renteneintritts auf physische, psychische und kognitive Gesundheit. Diese Ressourcen zu pflegen und zu nutzen sollte daher stärker in den Fokus auf den Ruhestand vorbereiten-

der gesellschaftspolitischer Maßnahmen rücken.

Zusammenfassend lassen sich aus dieser differenzierten Darstellung einige allgemeine *Schlussfolgerungen* ziehen. Bezogen auf die *gesundheitliche Lage* von Männern im Alter zwischen Mitte 50 und Mitte 70 werden im zeitlichen Verlauf einige Fortschritte festgestellt (z.B. Abnahme der Frühsterblichkeit an Herz-Kreislauf-Erkrankungen). Zugleich besteht die soziale Ungleichheit weit verbreiteter, auch psychischer Störungen fort, sodass hier ein wichtiger präventiver Handlungsbedarf besteht. Die *Arbeits- und Beschäftigungssituation* am Ende des Berufslebens ist durch eine gewisse Polarisierung gekennzeichnet. Auf der einen Seite stehen Gruppen mit einer guten Arbeitsqualität sowie der Fähigkeit und Bereitschaft, bis zum Renteneintritt zu arbeiten, während auf der anderen Seite Gruppen mit eingeschränkter Gesundheit und/oder belastenden Arbeitsbedingungen einen hohen Bedarf haben, ihre Beschäftigung vorzeitig zu beenden. Hier sind weitere arbeits- und sozialpolitische Maßnahmen angezeigt, um dieser Polarisierung entgegenzuwirken. Der *Übergang in den Ruhestand* erfordert eine differenzierte Betrachtung. Für die Mehrheit der Männer überwiegen positive Aspekte des Ruhestands (fortgesetzte Arbeit, Ehrenamt, Hobbies), während Frauen teilweise durch Pflegetätigkeit belastet sind. Es gibt aber auch Gruppen, die den Wegfall des Berufs als Krise erleben und über keine Optionen für die nachberufliche Phase verfügen. Schließlich unterliegen die *individuellen Erfahrungen mit der Verrentung* einer großen Heterogenität, abhängig von Bildung, Berufsverlauf sowie verfügbaren sozialen Netzwerken. Auch hier zeigt sich Handlungsbedarf für spezielle Gruppen, wie dies am Beispiel älterer Migranten sichtbar wird. Das in diesem Band zusammengeführte Wissen liefert somit eine Vielzahl von Anregungen für konkrete Maßnahmen zur weiteren Verbesserung von Lebens- und Arbeitsbedingungen. Sie beziehen sich sowohl auf spezifisch männliche Herausforderungen als auch auf solche, die alle in der Verrentung stehenden Menschen betreffen. Die am Schluss des Buches getroffene Auswahl einzelner Modellvorhaben gibt lediglich einen begrenzten Einblick in die Herausforderungen und Chancen dieser Aufgabe.

Prof. Dr. Hendrik Jürges
Ausgeübte Tätigkeit: Lehrstuhl Volkswirtschaftslehre, insb. Gesundheitsökonomik
Arbeits- und Forschungsschwerpunkte: Gesundheits- und Bildungsökonomik
Adresse: Bergische Universität Wuppertal, Rainer-Gruenter-Str. 21 (FN), 42119 Wuppertal
E-Mail: juerges@uni-wuppertal.de

Prof. Dr. Johannes Siegrist
Ausgeübte Tätigkeit: Emeritus, Seniorprofessur »Psychosoziale Arbeitsbelastungsforschung«
Arbeits- und Forschungsschwerpunkte: Medizinsoziologische Forschung zu Arbeit, Altern und Gesundheit
Adresse: Heinrich-Heine-Universität Düsseldorf, Institut für Medizinische Soziologie, Universitätsklinikum – Centre for Health and Society (CHS), Moorenstr. 5, 40225 Düsseldorf
E-Mail: siegrist@uni-duesseldorf.de

Kapitel 1

Die gesundheitliche Lage
von Männern zwischen 55 bis 74 Jahren

1.1 Volkskrankheiten

Ausgewählte geschlechtsspezifische Aspekte

Theodor Klotz

Zusammenfassung

Volkskrankheiten beeinflussen über Lebensstile, Alterungsprozesse und sozioökonomische Bedingungen die Lebenserwartung von Männern und Frauen in entwickelten Gesellschaften wie Deutschland. Eine besondere Rolle spielen dabei Herz-Kreislauf-Erkrankungen, Arthrose, Diabetes und Tumorerkrankungen. In diesem Kapitel werden geschlechtsspezifische Aspekte der Häufigkeit sowie der Prävention und Behandlung dieser Erkrankungen erörtert, wobei die onkologische Inzidenz und Mortalität ausführlicher thematisiert wird. Das Kapitel befasst sich auch kritisch mit methodischen Begrenzungen der Todesursachenstatistik. Da führende Volkskrankheiten einige gemeinsame Risikofaktoren aufweisen, ergeben sich für eine verstärkte präventive Arbeit wichtige Aufgaben. Diese Aufgaben sollten auch die individualisierte Risikobeurteilung und Beratung einschließen.

Common Diseases
Selected Gender-Specific Aspects

Diseases with public health impact affect the life expectancy of men and women in modern societies, such as Germany, through lifestyles, aging processes, and socioeconomic circumstances. Among these, cardiovascular diseases, arthrosis, diabetes and cancer are of primary significance. This chapter discusses gender-specific aspects of their prevalence, prevention and treatment, with special emphasis on incidence and mortality of distinct cancers. The chapter also addresses some critical comments on death certificates and their methodological restrictions. As leading chronic diseases share certain risk factors, improved preventive activities are required, and these activities should include individualized risk screening and counselling.

Einleitung

»Als Volkskrankheiten bewertet werden nichtepidemische Krankheiten, die aufgrund ihrer Verbreitung und ihrer wirtschaftlichen Auswirkungen (Behandlungskosten, Anspruch auf Lohnausgleich bei Arbeitsunfähigkeit, Frühberentung) sozial ins Gewicht fallen. Typische Zivilisationskrankheiten in den Industrienationen sind Herz-Kreislauf- und Nieren-Erkrankungen [...], Arthrose und Diabetes mellitus Typ 2 (die Folge von Überernährung). Eine weitere bedeutende Volkskrankheit ist Krebs« [1].

Nachfolgend sollen einige spezifische interdisziplinäre Aspekte mit Schwerpunkt männliche Volkskrankheiten und Alterung diskutiert werden.

Der Renteneintritt fällt in der Regel bei beiden Geschlechtern in eine Lebensphase, in der spezifische Erkrankungen bei vielen Menschen als sogenannte Volkskrankheiten symptomatisch werden. Die Betrachtung der geschlechts-spezifischen Unterschiede ist dabei wesentlich, da sich daraus unterschiedliche Präventions- und Behandlungsstrategien ableiten. Spezifisch männliche Gesundheitsprobleme sind seit ca. 20 Jahren ein Thema der wissenschaftlichen und öffentlichen Diskussion, die sich aus der augenfälligen unterschiedlichen Lebenserwartung der Geschlechter zum Nachteil von Männern ergeben musste. Aktuell beträgt der geschlechtsspezifische Lebenserwartungsunterschied in der BRD ca. 5–6 Jahre bei leicht sinkender Tendenz. Das dominierende biomedizinische Modell von Gesundheit und Krankheit kann aufgrund der eher mechanistischen Kausalitätsketten auf viele Fragen bezüglich der geschlechtsspezifischen Lebenserwartung alleine keine befriedigenden Antworten geben, sodass weitgehend Konsens besteht, biomedizinische und soziokulturelle Erklärungsmodelle für die unterschiedliche Morbidität und Mortalität bei Frauen und Männern heranzuziehen [2, 3]. Dies gilt besonders für die reife Lebensphase um den Renteneintritt, da hier biologische Kompensationsmechanismen häufig erschöpft sind. In dieser Lebensphase werden dispositionelle, sozio-kulturelle und biologische Risiken, die in der Regel eine lange Wirkzeit aufgewiesen haben, biologisch-organisch symptomatisch, was dann zu den erwähnten Volkskrankheiten führt.

In der BRD beträgt der Anteil der über 50-Jährigen in vielen Kommunen über 40 % der Gesamtbevölkerung. Daher besteht die Notwendigkeit, sich mit Alterungsprozessen, Prävention und Gesundheitsförderung zu befassen.

In diesem Beitrag sollen auf verständliche Weise einige geschlechtsspezifische Risiken und Morbiditäten diskutiert werden, wobei interdisziplinäre, medizi-nische und gesundheitswissenschaftliche Aspekte mit besonderem Bezug zu Männern betont werden. Auf die Darstellung der Epidemiologie sowie Inzidenz und Mortalität von Erkrankungen wird nachfolgend bei einigen Volkskrankheiten verzichtet, da diese für jeden Interessierten in den Statistiken der bundesdeutschen Gesundheitsberichterstattung abgerufen werden kann [4, 5]. Die Vielschichtigkeit der Zusammenhänge bedingt weiterhin eine mehr oder weniger subjektive und willkürliche Darstellung von Einzelaspekten.

Lebenserwartung, Alterungs-prozesse, sozialer Status und Lifestyle als Risikofaktoren für Volkskrankheiten

Die durchschnittliche Lebenserwartung ist in der BRD in den letzten Jahrzehnten deutlich gestiegen. Ein neugeborenes Mädchen wird aktuell ca. 83 Jahre und ein neugeborener Junge ca. 77 Jahre alt. Für die Thematik des Renteneintritts ist die sogenannte fernere Lebenserwartung relevant. Sie beträgt bei 65-jährigen Männern ca. 17 Jahre und bei Frauen ca. 20 Jahre, mit steigender Tendenz. Morbidität und Mortalität sind im wesentlichen Maße von nicht-biologischen Faktoren wie sozialem Status, Einkommen, Berufstätigkeit und Wohnort abhängig [6]. Daraus folgt, dass Häufigkeit und Schweregrad von Volkskrankheiten eine ausgeprägte soziale Schichtung aufweisen. Konkret heißt dies, dass es große Unterschiede gibt, in welchem Alter und in welchem Schweregrad eine sogenannte Volkskrankheit symptomatisch wird. So wird eine Gelenkarthrose beispielsweis nach einer 40-jährigen Arbeit bei einem Lagerarbeiter mehr oder weniger zwangsläufig auftreten – eine Arthrose bei einem Lehrer dagegen eher nicht. Wenn geschlechtsspezifische Betrachtungen Eingang finden, wird die Beurteilung von Risiken noch komplizierter, da soziale Faktoren dispositionelle/genetische Risiken bezüglich Morbidität und Mortalität deutlich steigern oder auch senken können.

Dasselbe gilt für traditionelle männliche Verhaltensweisen (»Lifestyle«). Lifestyle kann sowohl Gesundheitsrisiken reduzieren, als auch erhöhen. Wesentlich ist die Wirkdauer von Lifestyle, d. h. in der heutigen Generation der Männer um das Renteneintrittsalter waren Lebensumstände maßgebend, die vor mindestens 30 Jahren wirksam waren. In der Gruppe der Männer, die sich aktuell um das Renteneintrittsalter befinden, d. h. Altersklasse > 50 Jahre, sollen nachfolgend einige Risiken dargestellt werden, die sich in einer Reihe von »Volkskrankheiten« manifestieren.

Umweltnoxen und Alterung

Auf die Beschreibung des weithin bekannten Risikofaktors des Nikotinabusus wird nachfolgend nur kurz eingegangen, da das Wissen um die Risiken für Morbidität und Mortalität sowohl in der wissenschaftlichen als auch öffentlichen Diskussion etabliert ist. Rauchen war besonders bei jüngeren Männern bis vor ca. 20 Jahren weit verbreitet – und auch jetzt ist der Anteil der Männer, die rauchen, höher als bei den Frauen. Erfreulicherweise ist in den letzten Jahren eine eher sinkende Tendenz der Zahl von Raucherinnen und Rauchern zu vermerken. Zweifellos war die Verhältnisprävention für diese Entwicklung in hohem Maße verantwortlich.

Rauchen weist hochgradig atherogene und kanzerogene Effekte auf, die zum einem aus Veränderungen der Gefäßinnenhaut (Endothel) mit den bekannten atherogenen Folgen (arterielle Gefäßkrankheit) und zum anderen zu molekulargenetischen Tumorzellinitiierungen (Kanzerogenese) führen. Die körpereigenen Reparatursysteme bzw. das Immunsystem können diese toxischen Einflüsse individuell unterschiedlich eine lange Zeit kompensieren, wobei mit zunehmendem Alter Erschöpfungsprozesse auftreten, die dann zu der jeweiligen symptomatischen Erkrankung führen. Man könnte sagen, dass Rauchen und andere chronische Umweltnoxen (Sonneneinstrahlung, Alkoholabusus) Alterungsprozesse beschleunigen und damit zu den sogenannten Volkskrankheiten wie Atherosklerose und Krebs entscheidend beitragen. In diesem Zusammenhang ist unter geschlechtsspezifischer Perspektive zu betonen, dass das weibliche Endothel und Immunsystem für die Noxe »Rauchen« anfälliger ist. Deutlich sichtbar ist dies in der steigenden Morbidität von z. B. Lungenkrebs bei Raucherinnen.

Prinzipiell ist aufgrund der höheren Lebenserwartung bei beiden Geschlechtern die Entstehung von sogenannten Volkskrankheiten unvermeidlich. Durch Umwelteinflüsse im weitesten Sinn wird unsere dispositionelle Lebenserwartung reduziert (Abb. 1). Daraus folgt, dass Volkskrankheiten nicht vermieden, sondern nur herausgezögert werden können. Im besten Fall kann eine Prävention und Gesundheitsförderung die Phase der Morbidität ebenfalls herauszögern und komprimieren, aber letztlich nicht verhindern. Auf den Aspekt der Morbiditätskompression wird an anderer Stelle in diesem Männergesundheitsbericht eingegangen.

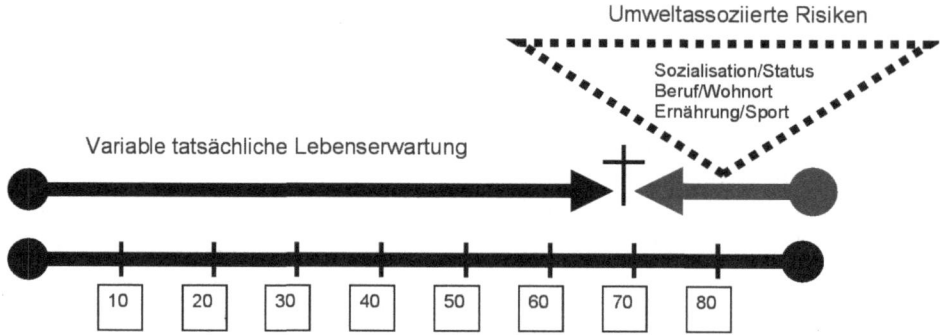

Abbildung 1: Lebenszeitverkürzung durch umweltassoziierte Risiken (modifiziert T. Klotz – aus Prävention und Gesundheitsförderung 2018)

Volkskrankheiten und Problematik der Todesursachenstatistiken

Die wissenschaftliche und politische Diskussion bezüglich der sogenannten Volkskrankheiten wird in der Regel beherrscht durch die Todesursachenstatistik. Hier werden als Volkskrankheiten Herz-Kreislauf-Krankheiten (Herzinfarkt, Schlaganfall), Diabetes mellitus und Krebserkrankungen am häufigsten genannt. Landläufig bekannt ist, dass Herz-Kreislauf-Erkrankungen die häufigste Todesursache darstellen (»wir alle müssen sterben und Tod bedeutet Herz-Kreislauf-Versagen«). Diese Perspektive ist problematisch. Hier gilt es sich erneut zu vergegenwärtigen, dass ein unendlicher Anstieg der Lebenserwartung nicht möglich ist. Ebenfalls unmittelbar einsichtig ist, dass es eine Todesursache geben muss, die in letzter Konsequenz immer als Herz-Kreislauf-Versagen zu interpretieren ist. Herz-Kreislauf-Versagen oder der akute Herztod sind also nicht selten Folge einer Grunderkrankung, die im höheren Alter in den onkologischen Entitäten und/oder anderen Begleiterkrankungen zu suchen ist. In vielen, auch wissenschaftlich geführten Diskussionen wird jedoch die dokumentierte Todesursache auf dem offiziellen Totenschein quasi als Einzeldiagnose betont. Dies ist sicher nicht mehr zielführend.

Am Ende eines langen Lebens besteht im Rahmen der meist vorhandenen Polymorbidität immer ein Zusammenspiel von Erkrankungen, welche zum Tode führen. Die Betonung einer isolierten Todesursache, im Rahmen des Todesscheins, die dann auch in die Todesfallstatistiken eingeht, ist daher problematisch. Dies gilt umso mehr, da der Totenschein häufig nicht vom behandelnden Hausarzt und ohne Kenntnis der Anamnese ausgefüllt wird. Auch bei Eintritt des Todes im Krankenhaus liegt die Bestimmung der korrekten Todesursache meist nicht im Fokus. In diesem Zusammenhang muss betont werden, dass in Deutschland praktisch keine pathologischen Obduktionen (außer bei ungeklärter Todesursache) stattfinden, da diese von den Kostenträgern nicht vergütet werden. Der eigentlich sinnvolle Vermerk »unklare oder ungeklärte Todesursache« bei Tod (z. B. Verdacht auf Lungenembolie im Rahmen einer Infektion bei Immobilität bei Arthrose) löst jedoch über polizeiliche Vermittlungen und Staatsanwaltschaft einen Bürokratismus aus, sodass ein Vermeidungsverhalten entsteht. Dies führt dazu, dass die Todesursache als »natürlich« dokumentiert wird, was zwar medizinisch akzeptabel ist, jedoch die eigentliche Todesursache (z. B. Darmkarzinom unter Chemotherapie als Ursache einer tödlichen Lungenembolie mit Begleiterkrankung Diabetes) nicht immer korrekt wiedergibt. Ebenfalls erfolgt keine wünschenswerte Qualitätssicherung durch eine pathologisch-anatomische Untersuchung (Obduktion). In der Zusammenfassung ist davon auszugehen, dass momentan in Deutschland Todesursachen häufig fehlbeschrieben werden und kardio-vaskuläre Erkrankungen als maßgebende Todesursache überrepräsentiert sind.

Die momentane Todesursachenstatistik verzerrt und erschwert daher eine Analyse der geschlechtsspezifischen Polymorbidität am Ende eines Lebens außerordentlich und wird vor allem der Komplexität von Erkrankungen, die ineinandergreifen und sich gegenseitig bedingen, nicht gerecht. Dennoch bleibt festzuhalten, dass Männer in fast allen Erkrankungsentitäten, die man gemeinhin als Volkskrankheiten bezeichnet, benachteiligt sind. Dies bedeutet, sie erkranken früher und sterben häufiger daran, was letztlich einen relevanten Anteil an der unterschiedlichen geschlechtsspezifischen Lebenserwartung ausmacht. Nicht unterschlagen werden darf, dass ein hoher Anteil der niedrigeren männlichen Lebenserwartung auf Todesfälle im jungen Erwachsenenalter zurückzuführen ist (z. B. Arbeitsunfälle, Infektionen, gewaltsamer Tod etc.) – also gar nichts mit den sogenannten Volkskrankheiten zu tun hat. Auf diesen Sachverhalt wurde bereits in den vorherigen Männergesundheitsberichten eingegangen [7].

Ernährung und Volkskrankheiten

Durch die Betrachtung von geschlechtsspezifischen Verhaltensweisen lassen sich Ansatzpunkte für die Entstehung von Volkskrankheiten finden. Hier spielt die Ernährung eine entscheidende Rolle. Nahrungszusammensetzung, Nahrungsmenge und zeitliche Rhythmik der Nahrungsaufnahme bestimmen das geschlechtsspezifische Ernährungsverhalten. Bisher werden Ernährungsprobleme eher mit dem weiblichen Geschlecht assoziiert, jedoch sind falsche Ernährungsverhaltensweisen zweifellos ein »Sargnagel« für die männliche Morbidität und Mortalität. Betont werden muss, dass die Frage, wie mit einem Überangebot an Essbarem umgegangen wird, nur für die Industrienationen relevant ist. In der geschlechtsspezifischen Analyse der Adipositas fällt auf, dass ein deutlich höherer Anteil von Männern in den jüngeren Altersklassen adipös ist, während eine ausgeprägte Fettleibigkeit mit einem Body-Mass-Index > 30 kg/m^2 vor allem bei Frauen der höheren Altersklassen vorkommt. Fast 70 % der über 50-jährigen Männer weisen eine Adipositas auf, deren Spätfolgen sich dann im weiteren Verlauf manifestieren. Beispiele sind Bluthochdruck, Fettstoffwechselstörungen, Diabetes mellitus und knöchern-degenerative Erkrankungen [8, 9, 10].

Dabei ist nicht nur die Menge und Verwertung, sondern auch die Auswahl der Speisen geschlechtsspezifisch. So essen bereits Jungen mehr Salz, Fett und Zucker, während Mädchen mehr Obst und Gemüse verzehren. Im Erwachsenenalter findet man bei Männern einen höheren Verzehr von Fleisch, Brot, Alkohol und Süßwaren, während Frauen Obst, Joghurt und Kaffee bevorzugen. Metaanalysen haben gezeigt, dass der Verzehr von rotem Fleisch (z. B. Rind, Schwein) mit einer erhöhten Rate an Darmkrebs korreliert. Als risikoreich gilt zudem scharf angebratenes und gegrilltes Fleisch. Männer bevorzugen genau diese Zubereitungsarten. Insgesamt ist die Kost von Frauen abwechslungs- und vitaminreicher. Für das männliche Geschlecht besteht somit in Ernährungsfragen ein immenser Aufklärungs- und Informationsbedarf. Dies ist bemerkenswert, da in den letzten Jahren das mediale Interesse an gesunder Ernährung (siehe z. B. Kochshows) und Aufklärung enorm gestiegen ist, jedoch die Fettleibigkeit bei beiden Geschlechtern in allen Altersklassen eher zunimmt.

Herz-Kreislauf-Krankheiten, muskeldegenerative Erkrankungen und körperliche Aktivität

Altern bringt eine langsame Verringerung der funktionellen Kapazität fast aller Organsysteme mit sich. Als Faustregel gilt ein Abfall der funktionellen Kapazität von 10–15 % pro Dekade. Dieser ist an einer Reihe von physiologischen Parametern ablesbar (Tabelle 1). Dabei kommt der Verringerung der funktionellen Kapazität alleine noch kein Krankheitswert zu, allerdings können additive Belastungen schlechter kompensiert werden.

Tabelle 1: Physiologische Parameter und Alterung im Erwachsenenalter

Parameter	Veränderungen beim Mann
Blutdruck	↑ 10–40 mmHg bis zum 70. Lebensjahr
Abdominelles Fett	↑ 20% bis zum 70. Lebensjahr
Knochendichte	↓ 1–2% pro Jahr ab dem 50. Lebensjahr
Nervenleitgeschwindigkeit	↓ 0,4% pro Jahr ab dem 20. Lebensjahr
Testosteron	↓ 1% pro Jahr ab dem 40. Lebensjahr

Männer weisen im jüngeren Erwachsenenalter eher eine höhere körperliche Aktivität aus, die dann in den reiferen Lebensphasen deutlich nachlässt. Die höhere Aktivität in jungen Jahren geht allerdings nicht selten mit einem inadäquaten Risikoverhalten (z. B. Autorennen, Risikosportarten) und entsprechendem erhöhtem Unfallrisiko etc. einher. Im höheren Erwachsenenalter liegt eher eine zu geringe körperliche Aktivität vor, was ebenfalls Risiken birgt, da Organsysteme (Kreislaufsystem, Muskulatur) funktionell nicht mehr stimuliert und trainiert werden, was zu einer organisch-morphologischen Degeneration (Osteoporose, Hirnleistungsstörungen) führt.

Ziel einer Prävention von Volkskrankheiten und Erhalt einer möglichst hohen Lebensqualität ist es, den altersbedingten Verlust an funktioneller Kapazität zu verzögern. Das dazugehörige Leitbild wurde durch den Begriff des »Gesunden Alterns« von der WHO vor mehr als 15 Jahren treffend beschrieben. Zweifellos ist der Alterungsprozess in weiten Teilen genetisch-dispositionell fixiert, dennoch spielen Umwelt- und Verhaltensfaktoren, wie bereits mehrfach erläutert, eine entscheidende Rolle. Damit reiht sich der Umweltfaktor »körperliche Aktivität« nahtlos als Ressource oder bei Fehlen als Risikofaktor für sogenannte Volkskrankheiten ein. Es existieren eine Vielzahl von Untersuchungen über den günstigen Einfluss von körperlicher Aktivität auf einzelne Organsysteme. Von besonderem Interesse sind Studien zur koronaren Sterblichkeit bei Männern, da der plötzliche Herztod bei Männern zu der häufigsten Todesursache in der Altersgruppe zwischen 50–70 Jahren zählt, und hier ein deutliches

Ungleichgewicht zum weiblichen Geschlecht besteht. Auf diesen Sachverhalt wurde in den vorherigen Männergesundheitsberichten bereits mehrfach ausführlich eingegangen [7]. Es konnte in Longitudinaluntersuchungen gezeigt werden, dass bereits leichtes Spazierengehen über 3 km/Tag eine Halbierung der Mortalität bezüglich der koronaren Herzerkrankung bewirkt. Kontrollierte Trainingsprogramme erreichen bei 65–74-jährigen Männern für eine Vielzahl von kardiopulmonalen Parametern eine Verbesserung, die den Alterungsprozess teilweise kompensieren.

Interessant sind Untersuchungen zu hormonellen Parametern und zur Immunologie. Es konnte nachgewiesen werden, dass Ausdauertraining die ß-Endorphinbasalwerte deutlich steigert. Diese körpereigenen Endorphine verbessern nicht nur Stimmungslage und Libido, sondern erhöhen auch die Fettverbrennung und reduzieren die Schmerzempfindlichkeit. Obwohl die Befunde in der Literatur bezüglich einer Stimulation des Immunstatus nicht in allen Punkten konsistent sind, ist unter moderatem Ausdauertraining eine unspezifische Steigerung des Immunstatus wahrscheinlich.

Ein bei Männern bisher unterschätztes Gesundheitsproblem stellt die Osteoporose dar. Zwar ist hier das weibliche Geschlecht nach der Menopause bevorzugt betroffen (Knochenabbau 2–3 % pro Jahr), jedoch zeigt sich auch bei Männern über dem 50. Lebensjahr ein relevanter Knochensubstanzverlust (1–2 % pro Jahr). Die höhere Prävalenz der Osteoporose bei Frauen erklärt sich durch das hormonelle Östrogendefizit nach der Menopause. Hier haben Männer einen

Vorteil, da der Testosteroneinfluss individuell unterschiedlich bis ins hohe Alter bestehen bleibt. Es kann in Deutschland von ca. 4 Millionen Männern und 8 Millionen Frauen ausgegangen werden, die an einer relevanten Osteoporose leiden. Männer erleiden die krankheitsrelevanten Frakturen meist ab dem 75. Lebensjahr. Für ältere Männer sind aufgrund ihrer Sozialisation und ihres geschlechtsspezifischen Risikomusters die positiven Effekte einer moderaten sportlichen Aktivität besonders ausgeprägt, allerdings auch besonders schwer zu vermitteln. Dabei muss der Beginn einer regelmäßigen sportlichen Aktivität möglichst vor dem 30–35. Lebensjahr beginnen, damit die positiven Effekte im höheren Alter zum Tragen kommen [11, 12]. Die Basisempfehlungen sind seit Jahren weitgehend gleichbleibend, banal und sollen hier aufgrund hoher Relevanz für sogenannte Volkskrankheiten dargestellt werden (Tab. 2).

Tabelle 2: Empfehlungen für moderates Training im Erwachsenenalter

Sport (z. B. Laufen, Schwimmen, Radfahren)	3–5x wöchentlich
Verteilung	75% Ausdauertraining, 25% Krafttraining
Intensität	60–80% der max. Herzfrequenz (220-Alter)
Dauer	30–60 Minuten

Krebs als Volkskrankheit – Grundlagen

Krebserkrankungen stellen in den westlichen Industrienationen die zweithäufigste Todesursache in der Todesursachenstatistik dar. Aufgrund der oben geschilderten Problematik der Todesursachenstatistik werden onkologische Erkrankungen in der Häufigkeit eher unter- als überschätzt.

Daher soll auf Krebs als Volkskrankheit im Folgenden etwas ausführlicher eingegangen werden.

Herz-Kreislauf-Erkrankungen, Arthrose, Diabetes und Tumorerkrankungen als Volkskrankheiten sind stark abhängig von Alterungsprozessen und beeinflussen sich gegenseitig. Die Risikofaktoren von Tumorerkrankungen und Herz-Kreislauf-Erkrankungen überschneiden sich in weitem Maße (Abb. 2).

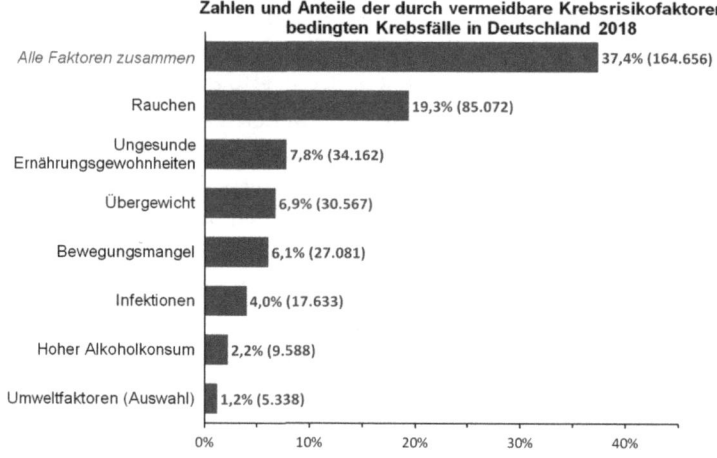

Abbildung 2: Vermeidbare Krebsrisikofaktoren (www.krebsinformationsdienst.de)

Im Jahre 2011 wurde in Deutschland der Nationale Krebsplan publiziert, welcher die Bedeutung der Diagnose »Krebs« für Individuum und Gesellschaft unterstreicht und aktuell fortwirkt. Die Diagnose »Krebs« ist in ihrer Häufigkeit altersabhängig, was aufgrund der demografischen Entwicklung in den Industrienationen relevant ist. Prinzipiell sind beide Geschlechter von dieser Entwicklung gleich betroffen. Es handelt sich bei den epidemiologisch relevanten Krebserkrankungen um sogenannte epitheliale Tumoren drüsiger Organe (z. B. Brust, Darm, Prostata). Die rohe Inzidenz (d.h. Neuerkrankungen pro 100.000 Einwohner pro Jahr) hat sich

mehr als verdoppelt. Ca. 250.000 Männer und 225.000 Frauen erkranken in Deutschland pro Jahr an Krebs. Die häufigsten Krebsarten beim Mann sind bezüglich der Inzidenz das Prostatakarzinom (ca. 26 %), das Lungenkarzinom (ca. 14 %) und Darmkarzinome (ca. 13 %). Beim weiblichen Geschlecht sind die häufigsten Krebsarten bezüglich der Inzidenz der Brustkrebs (ca. 31 %), gefolgt vom Darmkarzinom (ca. 13 %) und dem Lungenkarzinom (ca. 8 %). An diesen epidemiologischen Daten wird sich bis auf absehbare Zeit nichts prinzipiell ändern (Abb. 3).

Wichtig ist, dass Inzidenz und Mortalität (Sterblichkeit) streng zu trennen sind. Dies gilt insbesondere auch aus der geschlechtsspezifischen Perspektive. Die Analyse der Bedeutung der Diagnose »Krebs« wird aufgrund der Tatsache erschwert, dass prinzipiell nicht jede diagnostizierte Krebserkrankung Einfluss auf die Lebenserwartung hat. Eine Reihe von sogenannten »Alterskrebsen« (Hautkrebsarten, Prostatakrebs, Mammakarzinom, Alterslymphome) werden für das einzelne Individuum bezüglich der Lebenserwartung nicht mehr relevant, da die Lebenserwartung durch Komorbiditäten (z. B. Demenz, Diabetes mellitus, Herz-Kreislauf-Erkrankungen) stärker beeinflusst wird. Somit ist die Gleichsetzung »Krebs = baldiger Tod« stark zu relativieren. »Krebs« wird immer mehr zu

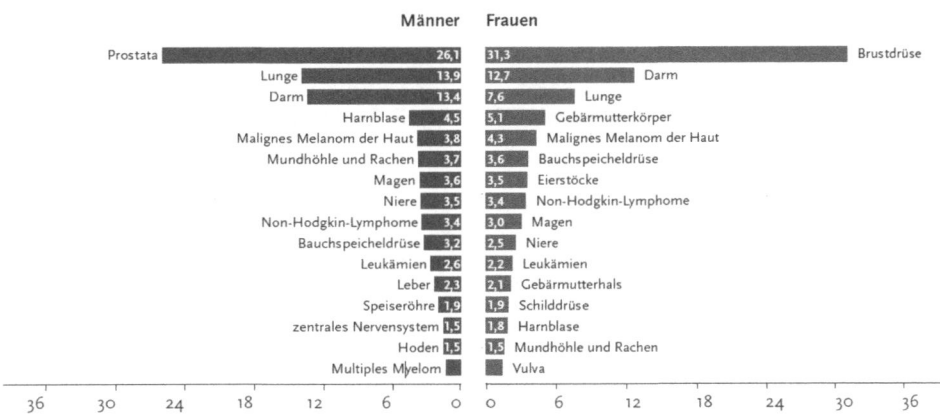

Abbildung 3: Prozentualer Anteil der häufigsten Krebsneuerkrankungen in Deutschland 2010 (aus RKI 2013: Krebs in Deutschland 2009/2010)

einer chronischen Erkrankung – »mit« der man lebt, aber »an« der man nicht unbedingt stirbt. Die modernen Therapiekonzepte führen häufig über eine »Chronifizierung der Tumorerkrankung« zu einer Verlängerung des tumorspezifischen Überlebens – natürlich u. a. um den Preis einer fortschreitenden Medikalisierung. Bei fast allen Tumorarten ist dieser Trend in den letzten Jahren zu bemerken. Die Erkrankung Krebs wird auch beim älteren Menschen beider Geschlechter interdisziplinär und multimodal (Operation, Radiotherapie, medikamentöse Tumortherapie, Immuntherapie etc.) behandelt, wobei die einzelnen Verfahren je nach Tumorentität planmäßig verzahnt oder je nach Erkrankungsverlauf und Stadium hintereinandergeschaltet werden. Nicht selten lassen sich onkologische Therapien bei guter Lebensqualität über viele Jahre fortführen und führen zu der bereits erwähnten Chronifizierung der Tumorerkrankung, was u. a. durch die Etablierung von Leitlinien möglich wurde. Die von den Fachgesellschaften in den letzten Jahren interdisziplinär entwickelten S3-Leitlinien haben dabei insbesondere in der Onkologie einen sehr hohen Stellenwert erlangt.

Sie spiegeln über hochrangige Einzelpublikationen und Registerdaten hinaus die momentan höchste verfügbare Evidenz in der Prävention, Diagnostik, Therapie und Nachsorge von häufigen Krebserkrankungen wider, sind frei verfügbar und werden in der Regel alle zwei Jahre aktualisiert. Die Bewertung von Publikationen, die in eine S3-Leitlinie Eingang finden können, unterliegt dabei definierten Kriterien an Design, Methodik, Datenanalyse und Interpretation der zugrundeliegenden Studien [13–16].

Geschlechtsspezifische onkologische Inzidenz und Mortalität im Überblick

Die Inzidenz von Tumorerkrankungen stimmt beim männlichen Geschlecht nicht mit der Rangfolge bei den Krebstodesfällen überein. Beim Mann des mittleren Lebensalters (40–65 Jahre) führt hinsichtlich der Mortalität der Lungenkrebs, gefolgt von Darm- und Prostatakarzinom. Beim Prostatakarzinom des Mannes ist ein starker Inzidenzanstieg zu verzeichnen, was auf das verbreitete PSA-Screening (prostataspezifisches Antigen-Sekundärprävention) zurückzuführen

25

ist. Allerdings stellt es zurzeit *nicht* die häufigste onkologische Todesursache bei Männern im Renteneintrittsalter dar. Erst bei den onkologischen Erkrankungen des alten Mannes (> 70 Jahre) ist das Prostatakarzinom führend.

Beim jungen Mann (20–35 Jahre) ist die häufigste onkologische Erkrankung der Hodenkrebs. Epidemiologisch spielt dieser als Todesursache jedoch eine untergeordnete Rolle. Bei der Frau ist die Inzidenz des Brustkrebses (Mammakarzinom) steigend, was auf die Einführung des Mammografie-Screenings zurückzuführen ist (Sekundärprävention). Das Mammakarzinom stellt jedoch auch die häufigste onkologische Todesursache der jüngeren Frau dar. Dennoch ist in den letzten 20 Jahren insgesamt die Mortalität beim Mammakarzinom leicht sinkend, während beim Bronchialkarzinom der Frau sowohl die Inzidenz als auch Mortalität steigen. Aus der Geschlechterperspektive sind folgende grobe onkologische Trends in Deutschland in den letzten Jahren festzustellen:

➤ Die altersstandardisierten Sterberaten an Krebs sind bei beiden Geschlechtern rückläufig (Rückgang bei Männern ca. 17 %, Rückgang bei Frauen ca. 11 %). Allerdings stieg die absolute Zahl der Sterbefälle bei Männern um ca. 8 % an, während sie bei Frauen weitgehend gleichbleibend ist.

➤ Mamma- und Prostatakarzinome weisen eine deutlich steigende Inzidenz bei abnehmender Mortalität auf. Ursächlich ist eine verbreitete und gesundheitspolitisch gestützte *Sekundär*prävention, wodurch frühe Tumorstadien auch im höheren Alter entdeckt werden.

➤ Die Lungenkrebsinzidenz steigt bei Frauen. Ursächlich ist der im Zeit-

verlauf häufigere Zigarettenkonsum, das spezifische Rauchverhalten beim weiblichen Geschlecht und die erhöhte Vulnerabilität des weiblichen Bronchialsystems gegenüber Kanzerogenen.

➤ Hodentumoren stellen die häufigsten Karzinome des jungen Mannes (20–40 Jahre) dar. Es ist ein langsamer aber stetiger Inzidenzanstieg zu beobachten. Epidemiologisch handelt es sich um keine relevante Todesursache des jungen Mannes. Ein maßgeblicher Risikofaktor stellt der kindliche Hodenhochstand dar. Die Therapieerfolge beim Hodentumor sind beeindruckend. Ca. 90 % aller Patienten können unabhängig vom Stadium geheilt werden.

➤ Zervixkarzinome (Gebärmutterhalskrebs) weisen eine deutliche Inzidenzabnahme auf, was unter anderem auf die akzeptierte und effiziente Vorsorgeuntersuchung auch bei jungen Frauen (PAP-Abstrich) zurückzuführen ist. Eine *Primär*prävention durch die Impfung gegen Papillomviren wird seit dem Jahre 2014 bei Mädchen empfohlen.

➤ Das spezifisch männliche Peniskarzinom spielt keine epidemiologisch relevante Rolle. Allerdings sind zum Teil auch Papillomviren ursächlich für die Tumorentstehung. Die HPV-Impfung wird seit ca. zwei Jahren ebenfalls für Jungen offiziell empfohlen (Herdenimmunität).

Bezüglich der onkologischen Todesursachen ist bei Frauen in der Altersklasse der 30–44-Jährigen ein Ungleichgewicht zu Ungunsten des weiblichen Geschlechts zu konstatieren (SMR – Sex Mortality Ratio 0,8). Dies lässt sich fast ausschließlich auf das Mammakarzinom zurückführen.

In der Altersklasse der 45–64-Jährigen ist ein Ungleichgewicht zu Ungunsten des männlichen Geschlechts festzustellen (SMR – Sex Mortality Ratio 1,5). Im höheren Lebensalter bleibt das Ungleichgewicht zu Ungunsten der Männer bestehen.

Häufige männliche Tumorentitäten

Jede Tumorentität weist Besonderheiten aus Sicht der Geschlechterperspektive auf [17]. Dies gilt nicht nur für die typischen geschlechtsspezifischen Tumore (Mammakarzinom, Prostatakarzinom). Im Nachfolgenden soll auf die einzelnen häufigen Tumorentitäten mit männlichem Geschlechterbezug eingegangen werden.

➤ *Lungenkarzinom:* Der Lungenkrebs ist in Deutschland die häufigste Krebstodesursache bei Männern (25 %) und die dritthäufigste Krebstodesursache bei Frauen (14 %). Betont werden muss, dass sich die altersstandardisierten Erkrankungs- und Sterberaten bei den Geschlechtern gegenläufig entwickeln. In den letzten 20 Jahren stiegen die Inzidenz und Mortalität bei Frauen um ca. 30 %, während sie bei Männern um ca. 20 % zurückging. Dies kann auf die geänderten Rauchgewohnheiten zurückgeführt werden.

➤ *Prostatakarzinom:* Das Prostatakarzinom ist mit ca. 25 % aller diagnostizierten Krebserkrankungen die häufigste Krebserkrankung des Mannes in Deutschland. Die Inzidenz beträgt ca. 120 auf 100.000 Männer pro Jahr. Es erkranken ca. 65–70.000 Männer pro Jahr neu an Prostatakarzinom. Die vermeintlich starke Zunahme ist zum einen auf die verbesserte Früherkennung durch das PSA-Screening (prostataspezifisches Antigen), als auch auf die höhere Lebenserwartung zurückzuführen. Die Gesamtzahl der Todesfälle liegt bei ca. 12.000 Männern pro Jahr in Deutschland. Es existieren international deutliche regionale Unterschiede. Die weltweit höchste beschriebene Inzidenz findet sich den USA, insbesondere bei afroamerikanischen Männern (Tumorinzidenz 185 pro 100.000 Männer pro Jahr). Bei den tödlich verlaufenden Tumorerkrankungen bei Männern steht das Prostatakarzinom mit ca. 10 % in Deutschland an dritter Stelle. Allerdings stellt das Prostatakarzinom die häufigste onkologische Todesursache des alten Mannes (> 70 Jahre) dar. Das mittlere Erkrankungsalter liegt bei ca. 69 Jahren. Insgesamt tragen ca. 40 % der männlichen Bevölkerung das Risiko, im Laufe ihres Lebens ein Prostatakarzinom zu entwickeln, aber nur 10 % werden symptomatisch und nur 3 % versterben daran (S3-Leitlinie 2019). Es steigt insbesondere der Anteil früher Stadien. Diese Stadienverschiebung wird auf die Bestimmung des Tumormarkers PSA (prostataspezifisches Antigen) zurückgeführt. Im Frühstadium sind die Tumoren asymptomatisch. Das PSA-Screening stellt im Gegensatz zur Mammografie *keine* gesetzlich verankerte Früherkennungsmethode dar, obwohl die Bedeutung des PSA-Wertes als Marker, sofern er angemessen eingesetzt wird, wissenschaftlich bereits lange unstrittig ist (S3-Leitlinie 2019).

Besonderheiten der onkologischen Prävention im höheren Erwachsenalter

Die Geschlechterperspektive bei Krebserkrankungen hängt stark von der Tumorentität ab. In dem komplexen Diagnose- und Therapiefeld hat sich die Etablierung der sogenannten S3-Leitlinien vor allem bei den häufigen onkologischen Entitäten bewährt (Mammakarzinom, Prostatakarzinom). Diese sind frei zugänglich. Es besteht bei den altersabhängigen epithelialen Tumoren, insbesondere beim Mammakarzinom und Prostatakarzinom, eine Screening-Problematik. Die Sinnhaftigkeit von Screening-Programmen (Mammografie-Screening, PSA-gestütztes Screening) wird zurzeit sehr differenziert kontrovers diskutiert. Klar ist, dass die geschlechtsspezifischen Screeningprogramme im Rahmen der Sekundärprävention wirksam sind, jedoch mit Überbehandlungen einhergehen. Dies ist bedeutsam, da die Diagnose und Behandlung sowohl beim Mammakarzinom als auch beim Prostatakarzinom einschneidende Einschnitte in der Lebensqualität bedeuten können (Body-Image, Selbstwertgefühl, erektile Funktion, Inkontinenz, Berufstätigkeit etc.). Erkennbar wird, dass bei Tumoren des weiblichen Geschlechts eindeutig eine höhere politisch motivierte Neigung besteht, Screeningprogramme (PAP-Abstrich, Mammografie) und Primärpräventionsprogramme (Impfung gegen Papillomviren) zu Lasten der Kostenträger zu verankern. Dies ist aus der Geschlechterperspektive betrachtet durchaus bemerkenswert.

Ausblick und Fazit bezüglich Prävention und Therapie von Volkskrankheiten

Deutlich erkennbar wird, dass für die sogenannten Volkskrankheiten in Zukunft die dispositionellen Einflüsse im Sinne der Genetik/Disposition einen höheren

Stellenwert bekommen werden. Dies lässt sich in der Onkologie bereits seit Längerem gut zeigen. Es bestehen z. B. Leitlinien bezüglich der Hochrisikogene BRCA1 und BRCA2 beim Mammakarzinom und Prostatakarzinom. Für die heterogene Gruppe der Risikofaktoren der Herz-Kreislauf-Erkrankungen (Fettstoffwechsel) oder Diabetes mellitus ist dies ebenfalls teilweise etabliert. Damit wird insbesondere eine geschlechtsspezifische Beratung im Rahmen der Primär- und Sekundärprävention in Zukunft deutlich an Stellenwert gewinnen und an die jeweilige Lebenssituation angepasst werden. Aufgrund der Fortschritte in der präventiven Diagnostik wird sich in Zukunft ein Risikoprofil für die sogenannten Volkserkrankungen erstellen lassen, welches die genetischen Dispositionen und umweltbezogenen Einflussfaktoren berücksichtigt. Hier haben geschlechtsspezifische Verhaltensunterschiede eine hohe Relevanz, wie sich anhand des Rauchverhaltens belegen lässt. Auf der Basis dieses Risikoprofils kann nicht nur eine individualisierte Primär- und Sekundärprävention aufbauen, sondern auch eine individualisierte Therapieentscheidung. Hier stehen wir jedoch noch am Anfang einer Entwicklung. Bedeutsam ist weiterhin, dass durch die etablierten effektiven multimodalen Therapien Spätnebenwirkungen induziert werden, die bisher nur inadäquat wissenschaftlich untersucht sind. Zweifellos erhöht sich in den nächsten Jahren die Komplexität der oft multimodalen Therapiekonzepte von Volkskrankheiten trotz der akzeptierten S3-Leitlinien. Die Bedeutung eines engen Arzt-Patienten-Verhältnisses wird gerade durch die zunehmende Individualisierung der Therapie und individuelle Medikalisierung weiter an Bedeutung zunehmen.

Folgerungen für die Praxis

➤ Volkskrankheiten wie Herz-Kreislauf-Erkrankungen, Diabetes mellitus, Arthrose und Krebs sind mit dem Alterungsprozess assoziiert und weisen viele gemeinsame Risikofaktoren auf. Ernährung, körperliche Aktivität sowie viele Umweltnoxen sind beeinflussbar.

➤ Sozialer Status, Einkommen und Erwerbsstatus beeinflussen in hohem Maße bekannte Risikofaktoren, das Spektrum und das zeitliche Auftreten von Herz-Kreislauf-Erkrankungen, Erkrankungen des Stützapparates und Tumorerkrankungen.

➤ Herz-Kreislauf-Erkrankungen, funktionelle Organdefizite und Tumorerkrankungen sind altersabhängig und werden häufig symptomatisch um das Renteneintrittsalter. Männer sind etwas häufiger betroffen.

➤ Alterungsprozesse und Volkskrankheiten können zwar verzögert, aber nicht vermieden werden. Ziel ist eine Kompression der Morbidität.

➤ Die Berücksichtigung der individuellen Disposition bzw. der genetischen Beratung in Abhängigkeit von den umweltassoziierten Risiken (Beruf, Wohnort etc.) wird für alle Erkrankungen in den nächsten Jahren wesentlicher Bestandteil der Prävention und Therapie von Volkskrankheiten. Damit könnte allerdings die geschlechtsspezifische Betrachtung von Verhaltensrisiken etwas in den Hintergrund treten.

Literatur

1 Volkskrankheit. In: Wikipedia. Die freie Enzyklopädie. https://de.wikipedia.org/wiki/Volkskrankheit (03.01.2020).
2 Härtel U. Krankheiten des Herzkreislauf-Systems bei Männern und Frauen. In: Hurrelmann K, Kolip P (Hrsg.), Geschlecht, Gesundheit und Krankheit. Bern: Huber; 2002.
3 Werner N. Prävention von Herz-Kreislauf-Krankheiten. In: Hurrelmann K, Richter M, Klotz T, Stock S (Hrsg.), Prävention und Gesundheitsförderung. 5. Aufl. Bern: Hogrefe; 2018.
4 Gesundheitsgefahren. In: Bundesgesundheitsministerium. https://www.bundesgesundheitsministerium.de/themen/praevention/gesundheitsgefahren/krebs.html (03.01.2020).
5 Krebsstatistik. In: Krebsinformationsdienst. https://www.krebsinformationsdienst.de/tumorarten/grundlagen/krebsstatistiken.php#inhalt5 (03.01.2020).
6 Bäcker G, Jansen A, Schmitz J. Rente erst ab 70? Probleme und Perspektiven des Altersübergangs. IAQ-Forschung 2017, Universität Duisburg/Essen.
7 Männergesundheitsberichte 1–3 der Stiftung Männergesundheit. www.stiftung-männergesundheit.de
8 Nationale VersorgungsLeitlinie Chronische KHK, 5. Aufl.; 2019. https://www.awmf.org/leitlinien/detail/ll/nvl-004.html (03.01.2020).
9 Düsing R, Middeke M. Europäische Hypertonie-Leitlinie 2018: Ein Spiegel der schwierigen Datenlage. Dtsch Ärztebl. 2018;115(26):A-1267/B-1070/C-1062.
10 Sotos-Prieto M, Bhupathiraju SN, Mattei J et al. Association of Changes in Diet Quality with Toal and Cause Specific Mortality. NEJM. 2017;377:143–153.
11 Buset M, Primary prevention of colorectal cancer. Acta Gastroenterol Belg. 2003;66(1):20–27.
12 Leyk, D. Bedeutung regelmäßiger körperlicher Aktivität in Prävention und Therapie. Dtsch Ärztebl Int 2009;106(44):713–714.
13 Bericht zum Krebsgeschehen in Deutschland 2016, RKI, Berlin; November 2016.
14 S3-Leitlinie Prostatakarzinom 2019, AWMF. http://www.leitlinienprogramm-onkologie.de/leitlinien/prostatakarzinom/ (29.05.2020).
15 S3-Leitlinie Mammakarzinom, 2020, AWMF. https://www.leitlinienprogramm-onkologie.de/leitlinien/mammakarzinom/ (29.05.2020).

16 Klotz T. Prävention von Krebserkrankungen. In: Hurrelmann K, Richter M, Klotz T, Stock S (Hrsg.), Prävention und Gesundheitsförderung. 5. Aufl. Bern: Hogrefe; 2018.
17 Bericht zum Krebsgeschehen in Deutschland 2016, RKI, Berlin. November 2016. http://www.krebsdaten.de/Krebs/DE/Content/ Publikationen/Krebsgeschehen/Krebsgeschehen_node.html (29.05.2020).

Prof. Dr. Theodor Klotz
Ausgeübte Tätigkeit: Chefarzt Klinik für Urologie, Andrologie und Kinderurologie, Interdisziplinäres Prostatazentrum
Arbeits- und Forschungsschwerpunkte: Prävention, Männergesundheit, Uroonkologie, Andrologie
Adresse: Klinikum Weiden, Klinik für Urologie, Andrologie und Kinderurologie, Söllnerstr. 16, 92637 Weiden
E-Mail: theodor.klotz@kliniken-nord-oberpfalz.ag

1.2 Zeitliche Trends in Morbidität und Gesundheit bei Männern in Deutschland

Siegfried Geyer & Stefanie Sperlich

Zusammenfassung

Die Entwicklung von Gesundheit und Morbidität in der Bevölkerung wird neben Fortschritten in der Medizin maßgeblich durch gesellschaftliche Prozesse, wie der Bildungsexpansion, Veränderungen der Erwerbsbeteiligung und Arbeitsbedingungen beeinflusst. James Fries prädizierte 1980 mit seiner These der Morbiditätskompression eine Verschiebung des Eintrittsalters von Erkrankungen in höhere Altersgruppen, und er nahm an, dass die Erkrankungsraten durch verbesserte primäre Prävention sinken würden. Als Gegenposition formulierte Gruenberg bereits 1977 seine These der Morbiditätsexpansion. Demnach wird sich durch Fortschritte der Medizin die im Zustand von Krankheit verbrachte Zeit verlängern, und die Erkrankungsraten werden steigen. Vor dem Hintergrund dieser beiden konträren Positionen bilanziert der vorliegende Beitrag die empirische Evidenz zur zeitlichen Entwicklung ausgewählter Erkrankungen sowie der subjektiven Gesundheit und gesundheitsbezogenen Lebensqualität in der männlichen Bevölkerung in Deutschland. Dafür werden ausgewählte Ergebnisse zu Herzinfarkt, Lungenkrebs und Typ-2-Diabetes auf der Basis von GKV-Daten vorgestellt, die zeitlichen Trends bezüglich subjektiver Gesundheit basieren auf Surveydaten.

Die Befunde deuten für Herzinfarkt und Lungenkrebs auf eine Reduktion der Neuerkrankungsraten und eine zeitliche Verschiebung des Erkrankungseintritts ins höhere Alter hin, was für eine Kompression der Morbidität spricht. Demgegenüber zeichnet sich für Typ-2-Diabetes eine Verlagerung des Alters bei Diagnosestellung in jüngere Altersgruppen und eine Zunahme der Neuerkrankungsraten ab. In der subjektiven Gesundheitseinschätzung weisen die Befunde insgesamt auf einen moderaten positiven Trend hin. Gleichzeitig legen die vorliegenden Studien nahe, dass sich die Gesundheitstrends in Abhängigkeit von der betrachteten Altersgruppe unterscheiden. Deutliche Verbesserungen in der subjektiven Gesundheit zeigen sich vor allem nach dem Erreichen des offiziellen Renteneintrittsalters, während der positive Trend im späten Erwerbsleben und im jüngeren Erwachsenenalter deutlich schwächer ausfällt.

Auch die Evidenz zur zeitlichen Entwicklung sozialer Ungleichheit für ausgewählte Erkrankungen weist in unterschiedliche Richtungen. Bei Lungenkrebs gibt es Hinweise auf eine Ausweitung einkommens- und bildungsbezogener Unterschiede, während die Befunde für Herzinfarkt auf eine Verringerung sozialer Unterschiede hindeuten. Im Hinblick auf die selbst eingeschätzte Gesundheit deuten die vorliegenden Befunde trotz Public-Health-Bemühungen auf eine Stabilität gesundheitlicher Ungleichheit hin.

Insgesamt weisen die bisherigen Studien aus Deutschland darauf hin, dass die Frage, ob nachfolgende Männer-Kohorten in Deutschland gesünder altern, nicht pauschal beantwortet werden kann. Vielmehr muss sie spezifisch für unterschiedliche Krankheits- und

Gesundheitsmaße und Lebensphasen beantwortet werden.

Temporal Trends of Morbidity and Health of Men in Germany

The temporal development of health and morbidity in the population is determined by the advancement of medicine, but also by societal processes such as educational expansion, changes in labour market participation and working conditions. In 1980 James Fries formulated his hypothesis of morbidity compression. It assumes that the age at onset of disease and disability will be postponed into higher age groups and that disease rates will decrease due to improved primary prevention. Against the backdrop of advancements in medicine, Gruenberg formulated a contrasting hypothesis in 1977 already, stating that the time spent in states of disease and disability will become longer, and disease rates will increase. With these two hypotheses in mind, the present chapter summarizes the empirical evidence of the development of frequently occurring diseases and of self-rated health in the male population in Germany over time. The results on selected diseases are based on routine data from a German statutory health insurance, while results on self-rated health are based on German surveys.

For myocardial infarction and for lung cancer, evidence was found for reductions of incidence rates and for the postponement of disease onsets, thus pointing towards morbidity compression. For type 2 diabetes, it was found that disease rates were increasing, and the age at diagnosis was shifted downwardly. A positive trend emerged for self-rated health, but the trends turned out to be different as dependent on the age groups considered. Improvements were found after transition into retirement while this development was less pronounced in younger age groups.

Evidence for health inequalities was also not consistent. For the case of lung cancer,

social gradients such as income and education have widened over time, while in myocardial infarction, they were narrowing in terms of income. In a long-term perspective, no significant changes were reported for self-rated health.

Taken together, data from Germany are not uniformly pointing towards morbidity compression. The question for the development of health in different age cohorts has to be considered with reference to periods of life and to specific measures of health and disease.

Einleitung zum Thema

In Deutschland hat sich die Zahl der Lebensjahre, die Jungen bei Geburt erwarten können, in den letzten Jahrzehnten deutlich erhöht. Sie liegt bei derzeit 78,5 Jahren mit einem Anstieg von etwa 1,2 Monaten pro Jahr [1]. Angesichts dieser demografischen Entwicklung stellt sich die Frage, ob die gewonnene Lebenszeit vornehmlich im Zustand von Erkrankung verbracht wird oder aber sie mit einer Zunahme gesunder Lebensjahre verbunden ist. Für die langzeitliche Entwicklung der Morbidität wurde bereits in den 1970er Jahren die Hypothese formuliert, dass Fortschritte der Medizin zu einer Verlängerung der Zeiten im Zustand von Krankheit führen, weil Menschen durch verbesserte Versorgung überleben, die vormals mangels geeigneter Behandlungsmöglichkeiten verstorben wären [2]. Die Gegenposition postuliert, dass verbesserte primäre Prävention sowie verbesserte Lebensbedingungen zu einer Verringerung von Erkrankungsraten sowie zu einer Verschiebung des Alters bei Krankheitseintritt führen [3]. In der folgenden Darstellung wird die Morbiditätsentwicklung bei Männern in Deutschland anhand von exemplarischen Erkrankungen sowie der subjektiven Einschätzung der Gesundheit betrachtet. Mit Herzinfarkt, Lungenkrebs und Typ-2-Diabetes werden Erkrankungen in den Blick genommen, die einen wesentlichen Teil des Geschehens bei chronischen Erkrankungen ausmachen. Die subjektiv eingeschätzte Gesundheit ist ein in der Sozialepidemiologie häufig verwendeter Indikator, um allgemeine Gesundheit und die wahrgenommene gesundheitsbezogene Lebensqualität auf der Bevölkerungsebene zu erfassen [4]. Die in der Folge beschriebenen Ergebnisse basieren auf nationalen Surveys sowie den Daten einer gesetzlichen Krankenkasse (GKV), die im Rahmen eines Projekts zur Untersuchung der langzeitlichen Morbiditätsentwicklung verwendet werden [5].

Die Morbiditätsentwicklung bei spezifischen Erkrankungen

Für die langzeitliche Entwicklung spezifischer Erkrankungen gibt es für Deutschland kaum aussagekräftige Informationen. GKV-Daten decken nicht die gesamte Breite der Sozialstruktur ab, da Beamte, viele Freiberufler und Bezieher hoher Einkommen oberhalb der Versicherungspflichtgrenze (im Jahr 2019 ein Bruttoeinkommen pro Jahr von 60.750 €) nicht mehr in der GKV versichert sind [6, 7]. Im Vergleich zur Gesamtbevölkerung sind die Erkrankungshäufigkeiten in den GKV-Daten erhöht. Sie bieten jedoch die eher seltene Möglichkeit, Morbidität auch nach sozialstrukturellen Merkmalen differenziert für längere Zeiträume und anhand großer Fallzahlen zu untersuchen. *Herzinfarkt* ist eine der häufigsten Erkrankungen, deren Auftreten sich bei Männern im Alter von 18 Jahren und darüber über die Zeit kontinuierlich verringert hat. Diese Abnahme betrifft nicht

nur Deutschland, sondern eine Vielzahl europäischer Länder mit hohen Einkommensniveaus [8]. In den GKV-Daten zeigten sich für die Jahre 2006 bis 2017 kontinuierlich abnehmende Raten, die im Jahr 2017 bei 69 % des Vergleichsjahrs 2006 lagen. Wenn die Entwicklungen der Herzinfarkte und der auf Altersgruppen bezogenen Sterblichkeit gemeinsam betrachtet werden, sank beides über die Zeit ab. Beim Herzinfarkt verlief sie auf einem niedrigeren Niveau, und der größte Teil entfiel auf die Altersgruppe zwischen dem 70. und dem 79. Lebensjahr [9]. Beide Entwicklungen zusammengenommen entsprechen einer Kompression der Morbidität [5].

Veränderungen in den Raten des Auftretens wurden zudem in Abhängigkeit vom Einkommen betrachtet [5]. Hier zeigte sich, dass im oberen Drittel der Einkommensverteilung keine Veränderungen stattfanden, im mittleren und unteren Drittel gab es für 2017 jedoch deutliche Reduzierungen auf 50 % des Ausgangsniveaus. Da es zwischen den Einkommensgruppen Unterschiede in den absoluten Risiken gab, näherten sich die Einkommensgruppen einander an, die gesundheitlichen Ungleichheiten werden damit geringer. Die ausbleibenden Veränderungen im oberen Einkommensdrittel sind vor dem Hintergrund zu interpretieren, dass in dieser Gruppe die Herzinfarktraten am niedrigsten sind und sich die Frage stellt, in welchem Maß weitere Reduzierungen erreicht werden können.

Der zweite Aspekt der Morbiditätsentwicklung betrifft das Alter beim Auftreten der Erkrankung. Wird das Alter über die betrachteten Jahre gemittelt, ergibt sich ein Durchschnittsalter von 66,2 Jahren. Wird wiederum das Jahr 2006 als Bezugspunkt gewählt, stieg das mittlere Alter bei Eintritt eines Herzinfarkts bis 2017 um fast 14 Monate an, der mittlere Anstieg pro Beobachtungsjahr lag bei 1,3 Monaten. Dieser Anstieg ist stärker als die Zunahme des durchschnittlichen Sterbealters, es handelt sich bei diesen Veränderungen also ebenfalls um eine Kompression der Morbidität.

Die Gründe dieser Entwicklungen können mit den GKV-Daten nicht direkt erfasst werden. Da Herzinfarkte nicht nur eine mögliche Ursache haben, sind langzeitliche Veränderungen unterschiedlicher gesundheitsbezogener Verhaltensweisen zu betrachten, die im Sinne von Fries präventive Effekte haben können. Surveystudien aus Deutschland haben gezeigt, dass sich der Anteil der Bevölkerung, der angibt, sich regelmäßig zu bewegen oder Sport zu treiben, über die Zeit erhöht hat, obwohl die Befunde nicht durchgängig in die gleiche Richtung zeigen [10, 11]. Informationen zur Ernährung sind ebenfalls lückenhaft. Daten der Bundesanstalt für Landwirtschaft und Ernährung lassen aber darauf schließen, dass sich der Fleischkonsum von 1991 bis 2017 insgesamt verringert hat [12]. Das Rauchverhalten als Risikofaktor für Herzinfarkt hat sich zwischen 1998 und 2015 in Richtung einer Reduzierung des Nikotinkonsums verändert [13], wobei es deutliche Veränderungen nach Geburtskohorten und Berufsgruppen gibt [14]. Zu Arbeitsbelastungen als starkem psychosozialen Risikofaktor gibt es nur wenige Ergebnisse zu Veränderungen, Daten des Deutschen Alterssurveys deuten jedoch auf eine Zunahme über die Zeit hin [15].

Lungenkrebs ist eine Erkrankung, die zum überwiegenden Teil Raucherinnen und Raucher trifft. Lediglich ein Anteil zwischen neun und 15 % lässt sich auf andere krebserregende Expositionen zurückführen [16]. Der Diagnosestellung

geht in der Regel eine lange Entwicklungsphase unentdeckten Tumorwachstums voraus. Deshalb sind aktuell entdeckte Fälle das Ergebnis von Expositionen, die Jahrzehnte zurückliegen können. Abgesehen von Fällen mit schweren Symptomen kann der Zeitpunkt der Diagnosestellung von Zufällen bestimmt sein, z. B. die Inanspruchnahme einer Vorsorgeuntersuchung. Eine Rolle spielt auch die Toleranz für Symptome, das Ignorieren von Krankheitsanzeichen oder Fehldiagnosen. Wie in nationalen und internationalen Studien weist das Lungenkrebsauftreten auch in den GKV-Daten eine deutliche Überrepräsentanz bei Männern auf (68,3 %). Zwischen 2006 und 2017 reduzierte sich die Lungenkrebsrate um 31 %, und die standardisierten Sterberaten an allen Todesursachen verringerten sich im gleichen Ausmaß. Dieser Befund ist so zu interpretieren, dass gesunde Lebenszeit gewonnen wurde, dass Morbiditätskompression stattgefunden hat [5].

Im Hinblick auf die zeitliche Entwicklung sozialer Ungleichheiten nach Beruf, Einkommen und Bildung zeigten sich die stärksten Unterschiede beim Einkommen, obwohl sie auch bei den beiden anderen Indikatoren auftraten. Bei der Betrachtung über die Zeit vergrößerten sich bei Männern die sozialen Gradienten nach Einkommen, wobei es während der beruflich aktiven Phase nur wenige Veränderungen gab. Nach der Berentung nahmen die sozialen Unterschiede jedoch deutlich zu. Bei detaillierter Betrachtung lässt sich diese Entwicklung auf die Verringerung der Raten bei Männern mit mittleren und höheren Einkommen zurückführen [17].

Über alle Jahre summiert betrug das mittlere Alter bei Diagnose bei Männern 68,4 Jahre. Der Anstieg über die Jahre in Relation zum Niveau des Jahres

2006 betrug 11,8 Monate. Die Daten weisen auch bei Lungenkrebs auf eine Kompression der Morbidität hin. Studien zum langzeitlichen Rauchverhalten zeigen, dass der Anteil an Männern, die jemals geraucht hatten, in den Jahrgängen 1930 bis 1934 mit 75 % ein Maximum erreichte, um in den Geburtskohorten 1940 bis 1955 auf etwa 65 % zu sinken. Bei den 1980 bis 1984 geborenen Männern lag der entsprechende Anteil bei etwa 60 %, um in den folgenden Geburtsjahrgängen weiter abzusinken [13]. In diesem Zusammenhang wäre zu klären, wie sich das Risiko von Ex-Raucherinnen und -Rauchern über die Zeit entwickelt. Die Datenlage ist jedoch nicht eindeutig, denn neben der Zahl der Jahre des Rauchens und der Menge gerauchter Zigaretten spielen auch Art und Intensität des Rauchens eine Rolle, die sich international jedoch stark unterscheiden. Nach japanischen Studien halbierte sich das Lungenkrebsrisiko nach 10–15 Jahren Abstinenz [18]. Betrachtet man die Raucherinnen- und Raucherquoten über die Lebensjahre hinweg, nimmt der Anteil aktueller Raucherinnen und Raucher mit dem Lebensalter ab. Es ist jedoch nicht geklärt, ob diese Entwicklung als Reaktion auf zunehmende gesundheitliche Einschränkungen zu verstehen ist oder ob es sich hier um einen Selektionseffekt handelt, der sich aus dem vorzeitigen Versterben der Raucherinnen und Raucher an diversen Erkrankungen (z. B. chronisch-obstruktiver Lungenerkrankung, Lungenkrebs oder Herz-Kreislauf-Erkrankungen) ergibt.

Typ-2-Diabetes ist ebenfalls eine Erkrankung, die bei Diagnose bereits eine lange präklinische Phase durchlaufen hat. Die Frühphase ist symptomfrei und auftretende Krankheitsanzeichen können für eine bestimmte Zeit toleriert werden.

Obwohl auch Typ-2-Diabetes vorwiegend eine Erkrankung des höheren Lebensalters ist, hat sie international in den letzten Jahren insbesondere im jüngeren Erwachsenenalter erheblich zugenommen. Ein niedriges Erkrankungsalter bedeutet in der Folge eine lange Zeit im Zustand von Krankheit, was die Risiken für Komorbiditäten erhöht und die Lebenserwartung entsprechend verringert. Nach einer amerikanischen Studie hat die Neuerkrankungsrate unterhalb des 20. Lebensjahrs in den letzten Jahren deutlich zugenommen. So lag sie in den Jahren 2002/2003 bei 9 auf 100.000 Gleichaltrige und stieg in den Jahren 2011/2012 auf 12,5 auf 100.000 an, was einer jährlichen Zuwachsrate von 7,1 % entspricht [19]. Die internationalen Zahlen sprechen im Gegensatz zu den oben dargestellten Erkrankungen eher für eine Morbiditätsexpansion.

Auf der Basis von GKV-Daten der Jahre 2005 bis 2014 wurden Veränderungen des Erkrankungsauftretens über die Zeit beobachtet. Die Prävalenz von Typ-2-Diabetes stieg in der beobachteten Zeitperiode von 10,7 % auf 14,4 %. Bei Differenzierung dieser Entwicklung nach Altersgruppen zeigte sich, wie in internationalen Daten auch, dass sich bei den 18- bis 39-Jährigen das Alter bei Diagnose des Typ-2-Diabetes auf der Altersachse nach unten verschoben hat, während es in den darüber liegenden Altersgruppen keine Veränderungen gab.

Insgesamt zeigte sich bei Typ-2-Diabetes im Gegensatz zu den anderen hier betrachteten Erkrankungen eine Expansion der Morbidität, die im Wesentlichen durch eine Zunahme der Prävalenz in den unteren Altersgruppen angetrieben wurde. In der internationalen Literatur wird davon ausgegangen, dass potenziell ungünstige Verhaltensweisen für diese

Verschiebung verantwortlich sind. Dies betrifft hauptsächlich eine ungesunde Ernährung und wenig körperliche Bewegung/Sport. Die zunehmende Zeit im Zustand der Erkrankung in den höheren Altersgruppen (also ein längeres Krankheitsüberleben) lässt sich durch verbesserte therapeutische Maßnahmen sowie durch Schulung der Patientinnen und Patienten erklären. Es finden sich also an den beiden Enden der Altersverteilung unterschiedliche Treiber der Entwicklung. In weiteren Untersuchungen wird zu klären sein, ob die bei Typ-2-Diabetes zu erwartenden Komorbiditäten sich über die Zeit verringern.

Zeitliche Entwicklungen der subjektiv eingeschätzten Gesundheit

Ergänzend zu den Morbiditätstrends für spezifische Erkrankungen wird im Folgenden die zeitliche Entwicklung der subjektiven Gesundheit von Männern in den Blick genommen. Im Unterschied zum »objektiven« Gesundheitszustand, der über medizinische Parameter bestimmt wird, bildet die subjektive Gesundheit ab, wie Menschen ihre Gesundheit individuell erleben und bewerten. In die Beurteilung der subjektiven Gesundheit fließt auch der objektive Gesundheitszustand ein, darüber hinaus wird sie jedoch auch vom psychosozialen Wohlbefinden und von der persönlichen Lebenszufriedenheit beeinflusst [4]. Die subjektive Gesundheit ist fester Bestandteil vieler bevölkerungsbezogener Studien und kann über verschiedene Indikatoren erfasst werden. Im Folgenden werden deutsche Studienergebnisse zur zeitlichen Entwicklung der Einschätzung des eigenen Gesundheitszustands sowie

zur gesundheitsbezogenen Lebensqualität bilanziert. Beide Indikatoren weisen eine gemeinsame Schnittmenge auf, bilden aber unterschiedliche Aspekte des subjektiven Gesundheitserlebens ab. Die subjektive Gesundheitseinschätzung wird häufig mit einer einzelnen Frage mit fünf Ausprägungen von »sehr gut« bis »sehr schlecht« erfasst. Demgegenüber berücksichtigt die gesundheitsbezogene Lebensqualität als mehrdimensionales Konstrukt verschiedene Bereiche, wie körperliche, emotionale, psychische und soziale Aspekte des Wohlbefindens und die Funktionsfähigkeit im Alltag.

Bisherige Studien verweisen auf eine ausgeprägte Altersabhängigkeit in der Bewertung der subjektiven Gesundheit. Analog zur Zunahme chronisch-degenerativer Erkrankungen und Beschwerden nimmt mit dem Alter auch der Anteil an Personen zu, die ihren Gesundheitszustand als »schlecht« bzw. »sehr schlecht« beurteilen. Im Gegenzug sinkt der Anteil derer, die ihre Gesundheit als »gut« bzw. »sehr gut« beurteilen [20, 21]. Eine hohe empirische Evidenz gibt es zudem für den Zusammenhang von sozioökonomischem Status und subjektiver Gesundheit. Sozial benachteiligte Männer ebenso wie Frauen beurteilen ihren Gesundheitszustand im Vergleich zu sozial besser gestellten Personen als deutlich schlechter [20]. Die Mehrzahl bisheriger Studien weist zudem darauf hin, dass Männer ihren subjektiven Gesundheitszustand im Vergleich zu Frauen positiver beurteilen [20, 21]. So schätzten nach aktuellen Daten des RKI 69,9 % der Männer und 66,6 % der Frauen ihren Gesundheitszustand als »sehr gut« oder »gut« ein [20]. Auch die gesundheitsbezogene Lebensqualität weist ähnliche Geschlechterunterschiede auf.

Im Rahmen der Studie zur Gesundheit Erwachsener in Deutschland (DEGS1) wiesen beispielsweise Männer in allen Bereichen der gesundheitsbezogenen Lebensqualität höhere Werte auf, wie bei der körperlichen und sozialen Funktionsfähigkeit oder dem psychischen Wohlbefinden [22].

Bevölkerungsübergreifende Gesundheitstrends

Die Frage, wie sich die subjektive Gesundheit in der Bevölkerung gegenwärtig und zukünftig entwickelt, ist von zentraler gesellschafts- und gesundheitspolitischer Relevanz. Angesichts der Alterung der Bevölkerung und der damit verbundenen Zunahme chronisch-degenerativer Erkrankungen wird ein steigender gesundheitlicher Versorgungsbedarf prognostiziert. Prognosen, die ausschließlich auf Veränderungen von Erkrankungshäufigkeiten basieren, greifen dabei zu kurz. Wie Untersuchungen gezeigt haben, hat nicht nur die objektive Krankheitsschwere, sondern auch die subjektive Gesundheitseinschätzung Einfluss auf die Inanspruchnahme des Gesundheitswesens und damit auf die zukünftige Entwicklung des Versorgungsbedarfs [23].

In Deutschland liegen inzwischen unterschiedliche bevölkerungsrepräsentative Datenquellen vor, die zur Analyse zeitlicher Entwicklungen in der Gesundheit herangezogen werden können. Auf der Grundlage des Sozio-Ökonomischen Panels (SOEP) wurde in der erwachsenen deutschen Bevölkerung für die Jahre 1995 bis 2014 insgesamt ein moderater Anstieg der als (sehr) gut eingeschätzten subjektiven Gesundheit beobachtet. Die Verknüpfung dieser Werte mit der amtlichen Statistik über die Lebenserwar-

tung in Deutschland ergab, dass ein in den Jahren 1997–1999 31-jähriger Mann 44,7 weitere Lebensjahre erwarten kann, davon 18,8 Jahre in guter subjektiver Gesundheit (gesunde Lebenserwartung). Für die Jahre 2012–2014 stieg die weitere Lebenserwartung auf 47,9 Jahre und die gesunde Lebenserwartung auf 20,8 Jahre. Über den Beobachtungszeitraum stieg damit die prognostizierte Lebenszeit bei guter subjektiver Gesundheit um zwei Jahre [21].

In der Studie von Moor et al. [24] auf der Basis des SOEP wurde die Entwicklung der schlechten subjektiven Gesundheit zwischen 1994 und 2014 in der Altersgruppe der 30–49-Jährigen untersucht. Sie ergab für beide Geschlechter keine signifikante Veränderung des Anteils einer »ziemlich« schlechten subjektiven Gesundheitseinschätzung. Wachtler et al. [25] konnten auf der Grundlage des telefonischen Gesundheitssurveys des RKI in der erwachsenen männlichen Bevölkerung einen marginalen Anstieg der schlechten subjektiven Gesundheit zwischen 2003 (25,1 %) und 2012 (26,3 %) feststellen, während sich der Anteil schlechter subjektiver Gesundheit bei Frauen im gleichen Erhebungszeitraum von 27,9 % auf 27,1 % geringfügig reduzierte.

Auch bezüglich der gesundheitsbezogenen Lebensqualität deuten die bisherigen Befunde in der bevölkerungsübergreifenden Betrachtung insgesamt nur auf moderate zeitliche Veränderungen hin. Anhand des Kurzinstrumentes SF12 ermittelte Klar [26] einen moderaten Anstieg des psychischen Summenscores für beide Geschlechter. Für die Analysen wurden Normwerte, sogenannte T-Werte auf der Grundlage einer standardisierten Normwertskala berechnet. Die Normwertskala weist einen fest definierten Wertebereich auf. Beispielsweise entspricht der Mittelwert in der Bevölkerung einem T-Wert von 50 und die Standardabweichung beträgt 10 T-Wert-Punkte. In der Studie stieg bei Männern der mittlere T-Wert innerhalb von zehn Jahren von 51,5 Punkten (2002/2004) auf 52,2 Punkte (2012/2014). Auch der körperliche Summenscore verbesserte sich über die Zeit moderat für beide Geschlechter. Für Männer stiegen die mittleren T-Werte von 44,6 Punkten auf 45,5 Punkte. Ebenfalls auf der Basis des SF12 konnten Moor et al. [24] zwischen 2002 und 2014 moderate Zugewinne in dem psychischen Summenscore feststellen, während der körperliche Summenscore über die Zeit geringfügig gesunken ist. Auf der Datenbasis der ersten Welle der Studie zur Gesundheit der Erwachsenen in Deutschland DEGS1 (2008–2011) zeigte sich in der erwachsenen Gesamtbevölkerung ein moderater Anstieg der gesundheitsbezogenen Lebensqualität im Vergleich mit dem Zeitpunkt vor 10 Jahren [22].

Altersgruppen- und lebensphasenspezifische Betrachtung der Gesundheitstrends

Das individuelle Alter hat nicht nur eine biologische Bedeutung in der Weise, dass mit zunehmendem Alter chronisch-degenerative Erkrankungen zunehmen und insgesamt die körperliche und psychische Leistungsfähigkeit sinkt. Aus sozialwissenschaftlicher Perspektive repräsentiert das Alter auch bestimmte Lebensphasen mit jeweils spezifischen psychosozialen Herausforderungen und Ressourcen. Während bisherige Studien in der lebensphasenübergreifenden Betrachtung nur moderate Veränderungen in der subjektiven Gesundheit und ge-

sundheitsbezogenen Lebensqualität über die Zeit nahelegen, zeigen sich deutliche Unterschiede in der altersdifferenzierten Betrachtung. Die Studie von Sperlich et al. [21] ergab in diesem Zusammenhang, dass 61–70-jährige Männer einen deutlichen Anstieg in dem Anteil (sehr) guter subjektiver Gesundheit von 28,4 % (1995–99) auf 36,0 % (2010/14) aufweisen. Bei 31–40-jährigen und über 79-jährigen Männern gab es hingegen keine signifikante Verbesserung der subjektiven Gesundheit. Ein ähnliches Muster zeigt sich auch in der Studie von Klar [26] bei Betrachtung der gesundheitsbezogenen Lebensqualität. Auch hier zeigte sich zwischen 2002 und 2014 vor allem bei den 65–74-jährigen Männern eine signifikante Abnahme des Risikos auf eine unterdurchschnittliche psychische Gesundheit. Auch für den körperlichen Summenscore zeigt sich ein ähnliches Bild, d. h. signifikante Verbesserungen der körperlichen Gesundheit waren besonders bei den über 60-Jährigen zu sehen. Zu ähnlichen Befunden kommen auch Wolff et al. [27] auf der Datengrundlage des Deutschen Alterssurveys. Sie bilanzieren, dass der Anteil an Personen mit guter funktionaler Gesundheit zwischen 2008 und 2014 zugenommen hat, allerdings nur bei den über 65-Jährigen. Demgegenüber hat der Anteil an Personen mit guter funktionaler Gesundheit bei den unter 66-Jährigen im gleichen Zeitraum abgenommen.

Fokussiert auf bestimmte Lebensphasen lässt sich auf der Datengrundlage des SOEP feststellen, dass zwischen 2000 und 2017 nur bei den »jungen alten« Männern (65- bis 79-Jährige) ein Rückgang des Anteils (sehr) schlechter Gesundheit stattfindet, während im mittleren Erwachsenenalter (50- bis 64-Jährige) über die Zeit keine bedeutsamen Veränderungen sichtbar werden. Zum Ende der Beobachtungszeit weisen die 50–64-Jährigen aufgrund der unterschiedlichen Entwicklungen gegenüber den »jungen Alten« sogar einen geringfügig höheren Anteil an schlechter Gesundheit auf. Bei den 30–49-jährigen Männern hat sich der Anteil schlechter Gesundheit auf einem insgesamt deutlich geringeren Niveau moderat erhöht (siehe Abb. 1). Insgesamt lässt sich damit festhalten, dass deutliche Verbesserungen der subjektiven Gesundheit vor allem bei den »jungen Alten« nach dem Erreichen des offiziellen Renteneintrittsalters zu beobachten sind [21]. Eine mögliche Hypothese für diesen Befund ist, dass die medizinischen Fortschritte in tertiärer Prävention, Diagnostik und Therapiemöglichkeiten besonders in dieser Altersgruppe zum Tragen kommen, da chronische und degenerative Erkrankungen hier zunehmendes Gewicht bekommen. Zudem könnten Zunahmen an psychischen und körperlichen

Belastungen in der Arbeitswelt, wie sie für Erwerbstätige in der zweiten Lebenshälfte ermittelt wurden [15], Barrieren eines positiven Trends für die ältere Erwerbsbevölkerung darstellen. Ein weiterer Erklärungsansatz könnte sein, dass die Entwicklungen in Richtung Zunahme von Übergewicht und Adipositas und begleitenden Gesundheitsproblemen stärker in den jüngeren Bevölkerungsgruppen stattfinden und sich somit hier stärker auf die subjektive Gesundheit auswirken als in der älteren Bevölkerung. Dies würde auch bedeuten, dass sich der positive Trend in der Altersgruppe der 65–79-Jährigen möglicherweise in Zukunft nicht fortsetzt und nachfolgende Kohorten, wenn sie das Renteneintrittsalter erreicht haben, ihre subjektive Gesundheit schlechter einschätzen. Insgesamt lässt sich der Trend in der subjektiven Gesundheit nicht monokausal aus einem einzelnen Faktor ableiten, vielmehr wird er durch vielfältige und interagierende strukturelle, psychosoziale,

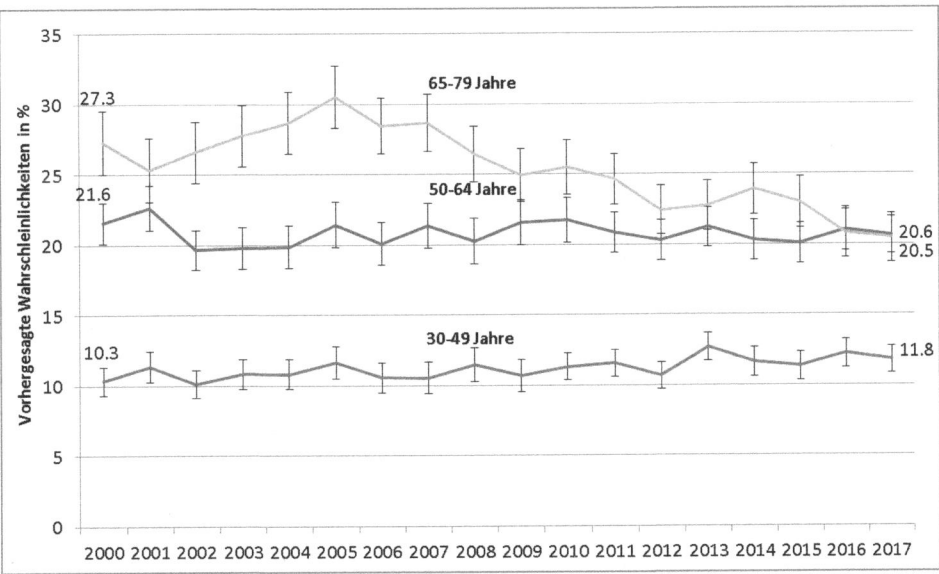

Abbildung 1: Veränderung in dem Anteil (sehr) schlechter subjektiver Gesundheit (Kategorien 4 und 5 einer 5-stufigen Skala) von 2000 bis 2017 in unterschiedlichen Lebensphasen, altersadjustiert. Datenquelle: SOEP, eigene Berechnungen

verhaltensbezogene und medizinische Einflussfaktoren bestimmt. Weiterführende empirische Studien sind nötig, um die Bedeutung dieser Einflussfaktoren näher zu bestimmen.

Die zeitliche Entwicklung sozialer Ungleichheit in der subjektiven Gesundheit

Vor dem Hintergrund der sozial ungleich verteilten Morbidität und Mortalität stellt die Verringerung sozial bedingter gesundheitlicher Ungleichheit ein zentrales gesundheitspolitisches Ziel dar [28]. Während die Frage der Zu- und Abnahme gesundheitlicher Ungleichheit über die Zeit für spezifische Erkrankungen kein konsistentes Bild ergibt, deuten die Befunde für die subjektive Gesundheit trotz der Public-Health-Bemühungen auf eine weitgehende Stabilität bzw. Ausweitung bestehender sozialer Unterschiede in der Gesundheit. So kommen Wachtler et al. [25] in ihren nach Alter und Geschlecht standardisierten Analysen zu dem Schluss, dass sich bildungs- und einkommensbezogene Unterschiede in der als »schlecht« oder »sehr schlecht« eingeschätzten Gesundheit moderat ausgeweitet haben. Auch Lampert et al. [29] ermittelten auf der Datenbasis des SOEP für die 25 bis 69-jährige Bevölkerung, dass sich zwischen 1994 und 2014 der Anteil derer, die ihren subjektiven Gesundheitszustand als weniger gut bzw. schlecht beurteilen, bei Personen mit mittlerem und hohem Einkommen leicht verringert hat, während er für Personen mit geringem Einkommen zugenommen hat. Im Vergleich zwischen 1994 und 2014 betrug diese Zunahme bei Männern 3,2 Prozentpunkte. Bezogen auf die gesundheitsbezogene Lebens-

qualität hat die Untersuchung von Moor et al. [24] ergeben, dass signifikante Bildungsunterschiede vor allem in der körperlichen Dimension der Lebensqualität bestehen. Diese Unterschiede erwiesen sich als weitgehend konstant über die Zeit. Damit deuten auch die bisherigen Befunde zur gesundheitsbezogenen Lebensqualität nicht auf eine Verringerung gesundheitlicher Ungleichheit hin.

Bislang sind altersgruppendifferenzierte und damit lebensphasenspezifische Analysen von Trends gesundheitlicher Ungleichheit eher selten. Grundsätzlich weisen die Befunde sozialepidemiologischer Forschung darauf hin, dass gesundheitliche Ungleichheiten über den gesamten Lebensverlauf bestehen und Maßnahmen, die auf eine Stärkung der gesundheitlichen Chancengleichheit zielen, lebensphasenspezifisch ausgerichtet werden sollten [30]. Entsprechend wäre zukünftig auch eine stärkere Lebensphasendifferenzierung in der Analyse von Zeittrends gesundheitlicher Ungleichheit aufschlussreich.

Zusammenfassung und Folgerungen für die Praxis

Dieses Kapitel ist der Frage nachgegangen, in welche Richtung sich die Morbidität bei Männern in Deutschland langzeitlich entwickelt und welche praktischen Folgerungen daraus gezogen werden können. Dabei wurden drei Erkrankungen betrachtet, die für einen wesentlichen Teil des chronischen Morbiditätsgeschehens verantwortlich sind sowie die subjektiv eingeschätzte Gesundheit als zusammenfassendes Maß gesundheitlicher Entwicklungen.

Für Herzinfarkt und Lungenkrebs deuteten die Befunde auf eine Kompression der Morbidität hin, die sich sowohl in der Reduzierung der Erkrankungsraten als auch in der Verschiebung des Krankheitsauftretens bzw. der Diagnose in ein höheres Lebensalter manifestierte. Für Typ-2-Diabetes weisen die Befunde hingegen in Richtung Morbiditätsexpansion. Dies erklärt sich im Wesentlichen durch die steigende Prävalenz in jüngeren Altersgruppen, während bei Älteren Komorbiditäten zunehmen und sich die Zeiten im Zustand von Erkrankung verlängern. Es gibt Grund zu der Annahme, dass sich in den jüngeren Altersgruppen verhaltensbezogene und soziale Faktoren krankheitsförderlich ausgewirkt haben, während bei den Älteren verbesserte medizinische Behandlungen und Patientinnen- und Patientenschulungen zu einem längeren beeinträchtigungsfreien Leben beigetragen haben. Die Ergebnisse zur subjektiven Gesundheit und der gesundheitsbezogenen Lebensqualität weisen insgesamt nur auf moderate zeitliche Veränderungen hin. Die lebensphasendifferenzierte Betrachtung ergab, dass deutliche Verbesserungen der subjektiven Gesundheit bei Männern vor allem bei den »jungen Alten« nach dem Erreichen des offiziellen Renteneintrittsalters zu beobachten sind.

Aus den vorliegenden Befunden lassen sich Entscheidungshilfen für aktuelle sozial- und arbeitsmarktpolitische Diskussionen ableiten, z. B. zur Frage, ob vor dem Hintergrund zunehmender Lebenserwartung auch die Lebensarbeitszeit verlängert werden kann. Mit dem Begriff der »gesunden Lebensarbeitszeit« hat sich in den letzten Jahren ein Gesundheitsmaß entwickelt, welches die Anzahl an Jahren zwischen dem Alter von 50 und 70 Jahren bezeichnet, die in guter Gesundheit und Erwerbstätigkeit verbracht werden [31]. Für Deutschland deuten die bisherigen

Befunde für die subjektive Gesundheit darauf hin, dass die gesunde Lebensarbeitszeit nicht in dem Maße gestiegen ist wie die allgemeine Lebenserwartung. Dies legt es nahe, dass insbesondere in der späten Erwerbsphase primär- und sekundärpräventive Anstrengungen unternommen werden müssen, um die gesundheitlichen Voraussetzungen für eine verlängerte Partizipation im Erwerbsleben zu ermöglichen.

Die bisherige Forschung zeigt, dass bei belasteten Berufsgruppen die Arbeitsfähigkeit im höheren Lebensalter stärker eingeschränkt ist als bei solchen, die geringere körperliche und psychomentale Anforderungen und höhere Entscheidungsspielräume aufweisen. Vor diesem Hintergrund sollte bei der Abwägung der Möglichkeiten und Grenzen einer künftigen Ausweitung der Lebensarbeitszeit insbesondere die Entwicklung gesundheitlicher Ungleichheiten berücksichtigt werden.

Literatur

1   DESTATIS StBA. Sterbetafel 2016/2018. Methoden- und Ergebnisbericht zur laufenden Berechnung von Periodensterbetafeln für Deutschland und die Bundesländer. Wiesbaden: Statistisches Bundesamt (Destatis); 2019.
2   Gruenberg EM. The failure of success. Milbank Memorial Fund, Health and Society. 1977;55(1):3–24.
3   Fries JF. The compression of morbidity. World Health Forum. 1985;6:47–51.
4   Wu S, Wang R, Zhao Y, Ma X, Wu M, Yan X et al. The relationship between self-rated health and objective health status: a population-based study. BMC public health. 2013;13:320.
5   Geyer S, Eberhard S. Später krank und länger gesund? Die Morbiditätskompression und ihre Alternativen. Bern: Hogrefe; 2020.
6   Jaunzeme J, Eberhard S, Geyer S. Wie »repräsentativ« sind GKV-Daten? Demografische und soziale Unterschiede und Ähnlichkeiten

zwischen einer GKV-Versichertenpopulation, der Bevölkerung Niedersachsens sowie der Bundesrepublik am Beispiel der AOK Niedersachsen [How »representative« are data from statutory health insurances? Demographic and social differences and similarities between a statutory health insurance population, the population of Lower Saxony and the Federal Republic of Germany at the example of the AOK Niedersachsen]. Bundesgesundheitsblatt. 2013;56:447–54.

7   Hoffmann F, Koller D. Verschiedene Regionen, verschiedene Versichertenpopulationen? Soziodemografische und gesundheitsbezogene Unterschiede zwischen Krankenkassen [Different Regions, Differently Insured Populations? Socio-demographic and Health-related Differences Between Insurance Funds]. Gesundheitswesen. 2017;79(01):e1–e9.

8   Dégano IR, Salomaa V, Veronesi G, Ferriéres J, Kirchberger I, Laks T et al. Twenty-five-year trends in myocardial infarction attack and mortality rates, and case-fatality, in six European populations. Heart. 2015;101(17):1413–21.

9   Geyer S, Eberhard S, Schmidt BM, Epping J, Tetzlaff J. Morbidity compression in myocardial infarction 2006 to 2015 in terms of changing rates and age at occurrence. A longitudinal study using claims data from Germany. PloS one. 2018;13(8):e0202631.

10 Dallinger G, Hänsel K, Martin R, Petter M, Habich R, Wettig M. Datenreport 2013. Ein Sozialbericht für die Bundesrepublik Deutschland [Data Report 2013. A Report on the Social Situation in the Federal Republic of Germany]. Bonn: Bundeszentrale für Politische Bildung, Statistisches Bundesamt, Wissenschaftszentrum Berlin für Sozialforschung; 2013.

11 Hoebel J, Finger JD, Kuntz B, Kroll LE, Manz K, Lange C, et al. Changing educational inequalities in sporting inactivity among adults in Germany: a trend study from 2003 to 2012. BMC public health. 2017;17(1):547.

12 BLE. Bericht zur Markt-und Versorgungslage Fleisch 2018. Bonn: Bundesanstalt für Landwirtschaft und Ernährung; 2018.

13 Zeiher J, Finger JD, Kuntz B, Hoebel J, Lampert T, Starker A. Zeitliche Trends beim Rauchverhalten Erwachsener in Deutschland [Trends in smoking among adults in Germany. Evidence fromseven population-based health surveys from 1991–2015]. Bundesgesund-

heitsblatt – Gesundheitsforschung – Gesundheitsschutz. 2018;61(11):1365–76.

14 Kuntz B, Kroll LE, Hoebel J, Schumann M, Zeiher J, Starker A et al. Zeitliche Entwicklung berufsgruppenspezifischer Unterschiede im Rauchverhalten von erwerbstätigen Männern und Frauen in Deutschland [Time trends of occupational differences in smoking behaviour of employedmen and women in Germany. Results of the 1999–2013 microcensus]. Bundesgesundheitsblatt – Gesundheitsforschung – Gesundheitsschutz. 2018;61(11):1388–98.

15 Franke J, Wetzel M. Länger zufrieden arbeiten? Qualität und Ausgestaltung von Erwerbstätigkeit in der zweiten Lebenshälfte. In: Mahne K, Wolff JK, Simonson J, Tesch-Römer C (Hrsg.), Altern im Wandel. Zwei Jahrzehnte Deutscher Alterssurvey (DEAS). Wiesbaden: Springer VS; 2016:47–64.

16 RKI. Krebs in Deutschland 2013/2014 [Cancer in Germany 2013/2014]. Berlin: Robert Koch Institut; 2017.

17 Tetzlaff F, Epping J, Tetzlaff J, Golpon H, Geyer S. Socioeconomic inequalities in lung cancer – a time trend analysis with claims data from Germany. Zur Veröffentlichung eingereicht; 2020.

18 Wakai K, Marugame T, Kuriyama S, Sobue T, Tamakoshi A, Satoh H et al. Decrease in risk of lung cancer death in Japanese men after smoking cessation by age at quitting: pooled analysis of three large-scale cohort studies. Cancer science. 2007;98(4):584–9.

19 Mayer-Davis EJ, Lawrence JM, Dabelea D, Divers J, Isom S, Dolan L et al. Incidence Trends of Type 1 and Type 2 Diabetes among Youths, 2002–2012. New England Journal of Medicine. 2017;376(15):1419–29.

20 Lampert T, Schmidtke C, Poethko-Müller C, Kuntz B. Subjektive Gesundheit bei Erwachsenen in Deutschland. Journal of Health Monitoring. 2018;3(2):64–70.

21 Sperlich S, Tetzlaff J, Geyer S. Trends in good self-rated health in Germany between 1995 and 2014: do age and gender matter? International Journal of Public Health. 2019. doi10.1007/s00038–019–01235-y.

22 Ellert U, Kurth B-M. Gesundheitsbezogene Lebensqualität bei Erwachsenen in Deutschland. Robert Koch-Institut; 2013.

23 DeSalvo KB, Fan VS, McDonell MB, Fihn S. Predicting mortality and healthcare utilization with a single question. Health Services Research. 2005;40(4):1234–46.

24 Moor I, Gunther S, Knochelmann A, Hoebel J, Pfortner T-K, Lampert T et al. Educational inequalities in subjective health in Germany from 1994 to 2014: a trend analysis using the German Socio-Economic Panel study (GSOEP). BMJ open. 2018;8(6):e019755.

25 Wachtler B, Hoebel J, Lampert T. Trends in socioeconomic inequalities in self-rated health in Germany: a time-trend analysis of repeated cross-sectional health surveys between 2003 and 2012. BMJ open. 2019;9(9):e030216.

26 Klar M-K. Morbiditätskompression oder -expansion in der gesundheitsbezogenen Lebensqualität in Deutschland? Hannover: Medizinische Hochschule Hannover; 2019.

27 Wolff JK, Nowossadeck S, Spuling SM. Altern nachfolgende Kohorten gesünder? Selbstberichtete Erkrankungen und funktionale Gesundheit im Kohortenvergleich. In: Mahne K, Wolff JK, Simonson J, Tesch-Römer C (Hrsg.), Altern im Wandel Zwei Jahrzehnte Deutscher Alterssurvey (DEAS). Wiesbaden: Springer VS; 2017:125–38.

28 Mackenbach JP. The persistence of health inequalities in modern welfare states: The explanation of a paradox. Social Science & Medicine. 2012;75(4):761–9.

29 Lampert T, Kroll LE, Kuntz B, Hoebel J. Health inequalities in Germany and in international comparison: trends and developments over time. Journal of Health Monitoring. 2018(3). doi:10.17886/RKI-GBE-2018–036.

30 Lampert T, Hoebel J, Kuntz B, Müters S, Kroll LE. Gesundheitliche Ungleichheit in verschiedenen Lebensphasen. Berlin: Robert Koch-Institut; 2017.

31 Lievre S, Fusot F, Barnay T, C. S, Nicolas B, Robine JM, et al. Healthy working life expectancies at age 50 in Europe: A new indicator. The Journal of Nutrition, Health and Aging. 2007;11(6):508–14.

Prof. Dr. Siegfried Geyer

Ausgeübte Tätigkeit: Leiter der der Forschungs- und Lehreinheit Medizinische Soziologie

Arbeits- und Forschungsschwerpunkte: Soziale Ungleichheiten bei Gesundheit, Krankheit und Sterblichkeit, die Bedeutung sozialer und psychischer Faktoren bei Ausbruch und Verlauf von Krankheiten

Adresse: Medizinische Hochschule Hannover, Medizinische Soziologie OE 5420, Carl-Neuberg-Str. 1, 30625 Hannover

E-Mail: geyer.siegfried@mh-hannover.de

PD Dr. Stefanie Sperlich

Ausgeübte Tätigkeit: Privatdozentin, wiss. Mitarbeiterin der Medizinischen Soziologie an der MHH

Arbeits- und Forschungsschwerpunkte: Gesundheit und sozialer Wandel, Gender Forschung

Adresse: Medizinische Hochschule Hannover, Medizinische Soziologie OE 5420, Carl-Neuberg-Str. 1, 30625 Hannover

E-Mail: sperlich.stefanie@mh-hannover.de

1.3 Psychische Gesundheit und psychische Störungen von Männern im mittleren und höheren Lebensalter

Anne-Maria Möller-Leimkühler

Zusammenfassung

Das mittlere (40–65 Jahre) und das höhere (65–75 Jahre) Lebensalter sind kritische Übergangsphasen, von denen letzteres insbesondere für Männer durch das Ende des Erwerbslebens geprägt ist. Mit diesen Übergangsphasen gehen Alternsprozesse, Anpassungserfordernisse und mögliche Krisen einher. Außerdem kommt es zu einer Zunahme körperlicher und psychischer Beeinträchtigungen und Krankheitsrisiken, welche nur in einem komplexen Zusammenhang von Bewältigungsstilen und Faktoren der sozialen Lage verstanden werden können.

In diesem Kapitel werden Aspekte des Alterns, der globalen Lebenszufriedenheit und der psychischen Gesundheit von Männern im mittleren und höheren Lebensalter sowie die Prävalenz psychischer Störungen thematisiert. Ein besonderer Fokus wird dabei auf die Depression gelegt, eine der häufigsten und kostenintensivsten psychischen Störungen. Bereits im mittleren Alter sind psychische Störungen der Hauptgrund für Fehlzeiten am Arbeitsplatz und Frühberentungen, zunehmend auch bei männlichen Arbeitnehmern. Im höheren Lebensalter leiden 25 % der über 65-Jährigen unter Depressionen, wobei ein großer Anteil der Betroffenen unbehandelt bleibt. Ursachen und Folgen dieser Unterbehandlung werden diskutiert. Unerkannte Depressionen und der überproportionale Anstieg der Suizidrate bei Männern im Alter sind ein relevantes Public Health Problem und erfordern – nicht zuletzt wegen der zunehmenden Lebenserwartung von Männern – größere Aufmerksamkeit in Öffentlichkeit, Politik und Gesundheitsversorgung.

Mental Health and Mental Disorders Among Middle-Aged and Older Men

Middle (40–60 years) and older age (65–75 years) are critical transition periods, while older age is shaped by retirement from work especially for men. These transition periods are associated with processes of aging, need for adaptation and psychological distress. Furthermore, somatic and mental impairments and health risks may occur, which can best be understood in the context of coping and environment.

This chapter deals with aspects of aging, global life satisfaction, mental health and prevalence of mental disorders of middle-aged and older men. A main issue is depression, because depression is one of the most prevalent and cost-intensive mental disorders. Already in middle age depression is a prominent reason for disability and early retirement, increasingly also among male employees. With respect to older age, 25 % of those over 65 years are suffering from depression and many remain untreated. We discuss reasons and consequences of this undertreatment. Unrecognized depression and disproportionally increasing suicide rates in elderly men are relevant public health problems and require much more attention in public, politics and health care. These problems will be aggravated by the growing life expectancy.

Alternsprozesse von Männern

Altern als Kränkung

Das gesellschaftliche Vorurteil, dass Männer im Unterschied zu Frauen nicht altern, sondern interessanter werden, hat einen wissenschaftlich belegbaren Kern. Danach altern Männer deutlich später als Frauen, unabhängig von ihrer kürzeren Lebenserwartung, und sind im Alter häufig fitter und gesünder als gleichaltrige Frauen [1]. Dennoch holt die physiologische Realität des Alterns unweigerlich auch Männer ein.

Bereits im mittleren Alter müssen Einbußen hinsichtlich männlicher Jugendideale von körperlicher Kraft, Ausdauer und sexueller Potenz verarbeitet werden. Hinzu kommen Leistungseinschränkungen, Konzentrationsstörungen, Gelenk- und Gliederschmerzen, Rückenschmerzen, Herz- und Magenbeschwerden. Parallel zu den körperlichen Veränderungen ist der alternde Mann mit entwicklungspsychologischen Herausforderungen konfrontiert: mit der Stagnation der beruflichen Entwicklung, dem Auszug der Kinder, mit einer dadurch bedingten Veränderung der Partnerschaft, dem Gebrechlichwerden und Tod der Eltern und dem Tod Gleichaltriger [2].

Studien belegen, dass die Orientierung an traditionellen Männlichkeitsidealen das Altern erschwert. Diese ist nach wie vor – trotz Flexibilisierung der männlichen Geschlechtsrolle – ein relevantes Element der männlichen Identität, die sich klassischerweise im Erwerbsleben beweisen muss [3]. Mit dem (antizipierten) Ende der Erwerbstätigkeit ist also ein einschneidender Status- und patriarchaler Machtverlust verbunden, der nicht durch einen anderen, gleichwertigen Status im Alter ersetzt werden kann. Zwar fallen bisherige Altersbilder für Männer weit positiver aus als für Frauen, können aber in ihrer Abwertung durchaus subtil sein. Ein Beispiel: Im Bergbau werden aufgegebene Stollen und nicht mehr benutzte Strecken oder auch ausgeräumte Abbaue als »alter Mann« (auch Altermann oder toter Mann) bezeichnet.

Je stärker Männer sich über ihre Erwerbstätigkeit (Allein- oder Hauptverdiener) und körperliche Leistungsfähigkeit definieren, desto eher erleben sie das zunehmende Alter als unwiederbringlichen Statusverlust: Männlichkeitsnormen können nicht mehr uneingeschränkt erfüllt oder kompensiert werden, körperliche Abbauprozesse können bestenfalls aufgehalten werden, die Entberuflichung bedeutet soziale Degradierung und kann in die soziale Isolation führen, und schließlich droht ein Leben als »Minderheit« in einer Umwelt, die von Frauen dominiert wird. Die Folgen des eindimensional konstruierten Männlichkeitsbildes werden im Alternsprozess deutlich: eine mangelnde Flexibilität aufgrund einseitiger Ausrichtung auf die Berufsrolle, weniger Interessens- und Identifikationsobjekte jenseits der Berufsrolle, meist nur berufsbezogene, kleine Netzwerke, die nicht tragfähig sind sowie ein instrumentelles Gesundheitskonzept mit mangelnder Selbstfürsorge. Eng gefasste traditionelle Maskulinitätsnormen sind einerseits mit mangelnder Expressivität und emotionaler Kontrolle, andererseits mit externalisierenden Konfliktverarbeitungsstrategien assoziiert und können funktionale Adaptationsstrategien im Verlauf des Älterwerdens erschweren [4], da diese Normen Schwäche, Krankheit, Altern und Tod ausblenden. Altern wird entsprechend als zunehmende Hilflosigkeit, Kränkung des Selbstwertgefühls und Männlichkeitsverlust erlebt [5].

Andropause, Wechseljahre des Mannes oder Midlife-Crisis?

Ab dem 40. Lebensjahr vermindert sich bei Männern im Zuge des Alterns die Testosteronproduktion. Im Unterschied zur Menopause der Frauen ist dies ein sehr langsamer Prozess, der etwa 1 % pro Jahr ausmacht und einer hohen interindividuellen Varianz unterworfen ist. Die Bezeichnung »Andropause« in Analogie zur Menopause erscheint darüber hinaus fragwürdig, da die Reproduktionsfähigkeit des Mannes damit nicht beendet ist, wie der Trend zur späten Vaterschaft belegt. Einer Studie des Max-Planck-Instituts für demografische Forschung zufolge waren 2013 6 % aller »Neuväter« in Deutschland 45 Jahre oder älter. Im Vergleich zu 1995 waren dies fast drei Mal so viele, wobei die Tendenz weiter steigt [6].

Die Beschwerden bei sinkendem Testosteronspiegel können zwar den weiblichen Wechseljahresbeschwerden ähnlich sein (verminderte Leistungsfähigkeit, Schweißausbrüche, Schlafstörungen, Depressivität, Unzufriedenheit, Reizbarkeit, Erektionsstörungen, Mangel an Energie, Gewichtszunahme), sind aber relativ unabhängig vom Testosteronspiegel, abgesehen von Erektionsstörungen [7]. Aber auch diese können auftreten, wenn kein Hormonmangel vorliegt, und auf Versagensangst oder Leistungsdruck zurückgeführt werden. Andererseits ist ein Testosteronmangel nicht immer mit Symptomen assoziiert. Eine Generalisierung der sogenannten »Wechseljahre« des Mannes über einen mehr oder weniger willkürlich gesetzten Grenzwert hat wenig wissenschaftliche Evidenz und mag eher der Erschließung neuer Märkte als der Gesundheit der Männer dienen, die nur sehr selten an einem Testosteron-mangelsyndrom (partielles Androgendefizit des alternden Mannes PADAM) leiden.

Da der Testosteronspiegel allein – abgesehen von der Gruppe der chronisch kranken, übergewichtigen oder sehr alten Männer – weder krank noch glücklich macht, kann davon ausgegangen werden, dass hinter den genannten männlichen Beschwerden psychosoziale Konflikte liegen, die typisch sind für die Umbruchphase in der Lebensmitte und allgemein als »Midlife-Crisis« bezeichnet werden [8]. In der Populärkultur wird die Midlife-Crisis vornehmlich Männern zugeschrieben, die diese –klischeehaft – durch den neuen roten Sportwagen, die deutlich jüngere Freundin oder die plötzliche Scheidung zu »bewältigen« versuchen.

Lebenszufriedenheit im Altersverlauf

Übereinstimmend mit dem Begriff der Midlife-Crisis zeigt ein Blick auf die internationale Forschung zur altersabhängigen allgemeinen Lebenszufriedenheit überwiegend einen U-förmigen Verlauf, mit hoher Zufriedenheit in jungen Jahren, einem Abfall in mittleren Jahren und einem erneuten Anstieg ab dem 50. Lebensjahr, der beide Geschlechter betrifft [9]. Diese U-Förmigkeit kann hinsichtlich des Minimums altersmäßig variieren (von unter 40 Jahren bis weit über 50 Jahre).

Geschlechtsspezifische Analysen deuten darauf hin, dass die U-Kurve bei Männern stärker ausgeprägt ist als bei Frauen, indem nämlich der Zufriedenheitsabfall bei Männern deutlicher ausfällt, in einem früheren Alter einsetzt und sich der Aufwärtstrend ab dem

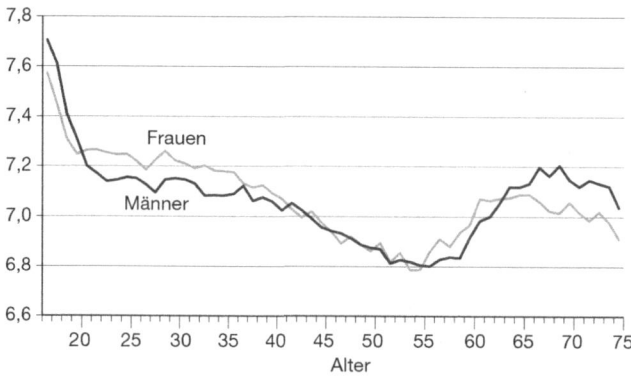

Abbildung 1: Durchschnittliche Lebenszufriedenheit nach Alter und Geschlecht [32]

bar, die mit steigendem Alter ebenfalls ansteigt. Ab einem Alter von 60 Jahren verschwindet der in jüngeren Lebensjahren vorliegende Geschlechterunterschied der subjektiven Gesundheit [13]. Das sogenannte Wohlbefindensparadox reduziert sich erst in sehr hohem Alter.

70. Lebensjahr nicht mehr steigert [10]. Mit wenigen Ausnahmen berichten Frauen weltweit von einer etwas höheren Lebenszufriedenheit, unabhängig von ihren objektiv schlechteren Ressourcen hinsichtlich Einkommen, Bildung oder Erwerbstätigkeit [11]. Ein solches Zufriedenheitsparadox findet sich tendenziell auch noch im höheren Alter, wo ein schlechterer Gesundheitszustand eine ebenfalls geringere Lebenszufriedenheit erwarten lassen würde. Nach Ergebnissen des Deutschen Alterssurveys bleibt diese jedoch relativ stabil, insbesondere bei Männern, während bei Frauen sich die vergleichsweise höhere Lebenszufriedenheit ab Mitte 60 stärker reduziert als bei Männern [12]. Als mögliche Gründe dafür können seitens der Männer eine bessere funktionale Gesundheit, ein geringeres Risiko sowohl für Verwitwung als auch für Altersarmut angenommen werden. Auch im Hinblick auf die subjektive Gesundheit, die sich in Altersstudien als Bewertung des eigenen Gesundheitszustands sogar als ein wichtigerer Indikator für Mortalität und Lebenserwartung erwiesen hat als der objektiv fassbare Gesundheitszustand, ist eine Diskrepanz zwischen beiden Maßen feststell-

Psychische Gesundheit

Psychische Gesundheit ist mehr als die Abwesenheit von psychischen Störungen. Die WHO definiert psychische Gesundheit als »Zustand des Wohlbefindens, in dem der Einzelne seine Fähigkeiten ausschöpfen, die normalen Lebensbelastungen bewältigen, produktiv und fruchtbar arbeiten kann und imstande ist, etwas zu seiner Gemeinschaft beizutragen« [14]. Darüber hinaus verweist das WHO-Statement »Keine Gesundheit ohne psychische Gesundheit« auf den engen Zusammenhang zwischen psychischer und körperlicher Gesundheit, der mit zunehmendem Alter noch an Bedeutung gewinnt.

Repräsentative Daten zur selbstbeurteilten psychischen Gesundheit von Männern und Frauen in Deutschland [15] belegen anhand des Mental Health Inventory 5 eine insgesamt schlechtere psychische Befindlichkeit von Frauen, die vom 45. bis über das 65. Lebensjahr hinaus kontinuierlich weiter absinkt (von 43,5 % mit beeinträchtigter und unterdurchschnittlicher psychischer Gesundheit auf 46,9 %). Im Unterschied dazu gibt es bei den Männern keinen zeitlichen Trend, ihr Anteil bleibt entsprechend bei 32,5 % stabil. Die subjektive Einschätzung der psychischen Gesundheit geht bei beiden Geschlechtern signifikant mit der subjektiven Einschätzung der somatischen Gesundheit einher, wobei sich diese Assoziation mit zunehmendem Alter verstärkt. Als Einflussfaktoren erweisen sich Bildungsgrad, wahrgenommene soziale Unterstützung, und bei den Erwerbstätigen unter 65 Jahren Arbeitsbedingungen, die als gesundheitsgefährdend eingeschätzt werden. Letztere haben einen stärkeren Effekt auf die psychische Gesundheit von Männern. Wird nach psychischen Belastungen gefragt [16], resultieren Ergebnisse, die in die gleiche Richtung weisen: Im Vergleich zu Frauen ist ein signifikant geringerer Anteil der Männer nach eigenen Angaben psychisch belastet (8 % vs. 13 %, »mindestens 14 Tage innerhalb der letzten vier Wochen wegen des seelischen Befindens beeinträchtigt«). Die höchste Prävalenz psychischer Belastungen findet sich bei Männern in der Altersgruppe der 45- bis 64-Jährigen (10 %), während sich ab dem 65. Lebensjahr beide Geschlechter deutlich weniger psychisch belastet fühlen.

Der Befund, dass Männer konsistent und über die Lebensspanne hinweg geringere psychische und körperliche Beschwerden angeben als Frauen und professionelle Hilfe wie Vorsorgeuntersuchungen weniger in Anspruch nehmen, steht in einigem Widerspruch zur erhöhten Morbidität und vorzeitigen Mortalität von Männern im mittleren und höheren Alter. »Women get sicker, men die quicker« – diese Formel bezeichnet ein Gender-Paradox, dessen Hintergründe komplex sind. Bisher ist ungeklärt, ob sie Ausdruck einer androzentrischen Erwünschtheit sind und damit Artefakte, Folge sozialer Ungleichheit zwischen

Männern und Frauen oder Folge geschlechtsspezifischer Lebensstile, Hormonausstattungen oder Erkrankungen (chronisch bei Frauen vs. akut bei Männern). Hinsichtlich der Verteilungsmuster psychischer Störungen lässt sich diese Frage möglicherweise im Ansatz beantworten.

Psychische Störungen: Fokus Depression

Psychische Störungen sind komplexe, multifaktoriell bedingte Erkrankungen, von denen etwa jeder dritte erwachsene Deutsche im Laufe eines Jahres betroffen ist [17]. Sie gehören zu den häufigsten, kosten- und folgenintensivsten Erkrankungen, insbesondere Depressionen und Angsterkrankungen. Seit den 1990er Jahren nehmen psychisch bedingte Fehlzeiten am Arbeitsplatz in auffälliger Weise zu. Da die Prävalenz psychischer Störungen in der Allgemeinbevölkerung seit Dekaden stabil geblieben ist, ist diese Entwicklung eher auf eine bessere Depressionsdiagnostik und eine gewisse Enttabuisierung psychischer Probleme am Arbeitsplatz zurückzuführen. Während der Anteil körperlicher Erkrankungen als Ursache für Fehlzeiten kontinuierlich zurückgegangen ist, hat sich die Zahl der Fehltage mit der Diagnose Depression (oder Anpassungsstörung) nach Angaben der DAK seit 1997 mehr als verdreifacht, wobei diese mit zunehmendem Alter ebenfalls ansteigen, und zwar bei beiden Geschlechtern [18]. Andere Krankenkassendaten bestätigen diesen Trend. Inzwischen geht ebenfalls fast jede zweite Frühberentung auf Depressionen zurück.

Entgegen des historisch überlieferten Geschlechterstereotyps, dass Frauen im Unterschied zu Männern das psychisch kränkere Geschlecht seien, ist die Lebenszeitprävalenz psychischer Störungen von Frauen nur wenig höher als die von Männern, wobei sich jedoch erhebliche Unterschiede bei den häufigsten psychischen Erkrankungen zeigen. Frauen sind von internalisierenden Störungen wie Depressionen (ausgenommen bipolare Depression), Angst- und Essstörungen sowie somatoformen Störungen etwa doppelt so häufig betroffen als Männer. Der Anteil der Männer überwiegt dagegen bei Alkohol- und Drogenabhängigkeit sowie bei externalisierenden Störungen wie der dissozialen Persönlichkeits- und Impulskontrollstörung [zusf. 19].

Aufgrund der überragenden Public-Health-Relevanz der Depression sowie der Tatsache, dass eine Depression die häufigste psychische Erkrankung im Alter ist (im hohen Alter kommt die Demenz dazu), soll der Fokus in diesem Kapitel auf Depressionen und ihren Besonderheiten bei Männern sowie Besonderheiten im Alter gelegt werden.

Systematische Unterdiagnostizierung von Depression bei Männern und mögliche Gründe

Laut zahlreicher epidemiologischer Befunde weisen Männer im Vergleich zu Frauen nur eine halb so hohe Depressionsprävalenz auf (Beispiel: 12 Monatsprävalenz 4,8 % vs. 10,6 % [17]). Angesichts der Tatsache, dass eine (nicht erkannte) Depression der Hauptgrund für Suizide ist, deren Rate bei Männern dreimal höher ist als bei Frauen, wird die etablierte Erkenntnis zur geschlechtsspezifischen Depressionsprävalenz in den letzten Jahren zunehmend infrage gestellt. Möglicherweise ist die geringere Depressionsprävalenz bei Männern ein Artefakt, das

sowohl durch die mangelnde Inanspruchnahme professioneller Hilfe als auch durch einen Genderbias in der üblichen Depressionsdiagnostik zustande kommt. Diese weist eine deutliche Ausrichtung auf »weibliche« Symptome auf, die als prototypisch gelten (orientiert an ICD 10, DSM 5), aber von Männern seltener berichtet werden, da offenbar die männlichen Erfahrungen von Depression nicht (ausreichend) berücksichtigt werden. Damit fällt ein Teil der Männer durch das diagnostische Raster. Wie neuere Studien zur Depression bei Männern zeigen, können sich prototypische Depressionssymptome hinter depressionsuntypischen Verhaltensmustern wie gesteigerter Aggressivität, Irritabilität, Hyperaktivität, antisozialem Verhalten oder Sucht- und Risikoverhalten verbergen (»männliche Depression«) und deshalb häufig weder rechtzeitig erkannt noch behandelt werden. Befunde aus quantitativen und qualitativen Studien bestätigen, dass, je stärker die Orientierung an traditionellen Maskulinitätsnormen, desto ausgeprägter diese externalisierende (Abwehr-)Symptomatik, die offensichtlich die männliche Identität schützen und Stigmatisierung vermeiden soll. Werden solche externalisierenden Symptome zusätzlich zu den prototypischen Symptomen erfasst, reduziert sich der Prävalenzunterschied zwischen den Geschlechtern signifikant [20]. Um depressionsgefährdete Männer besser identifizieren zu können, ist ein gendersensitives Depressions-Screening (GSDS) von der Autorin entwickelt und evaluiert worden, das sich für den routinemäßigen Einsatz z. B. in Hausarztpraxen und der betrieblichen Gesundheitsförderung eignet [21].

Die Altersabhängigkeit »männlicher« Symptomatik bei Depressionen ist bisher nicht systematisch untersucht worden. Es liegen jedoch Hinweise darauf vor, dass nicht nur junge Männer, sondern auch Männer im mittleren und höheren Alter solche Symptome berichten [22].

Besonderheiten der Depression im Alter

Daten zur Prävalenz der Depression im Alter sind insgesamt inkonsistent. Einerseits finden sich im Vergleich zum jüngeren Erwachsenenalter kaum Unterschiede im mittleren und höheren Alter, so gibt etwa die Berliner Altersstudie für krankheitswertige depressive Störungen einen Anteil von 26,9 % an (ab einem Alter von 70 Jahren), der mit Ergebnissen anderer Bevölkerungsstudien vergleichbar sein soll [23]. Andererseits ist nach repräsentativen Daten des RKI [24] die Depressionsprävalenz im Alter zwischen 50 und 69 Jahren bei Männern und Frauen am höchsten, um im höheren Lebensalter wieder abzufallen, was ebenfalls im Einklang mit anderen Studien steht [25].

Insgesamt ist das Bild von der Depressionshäufigkeit im Alter verwirrend. Offenbar ist die Bedeutung von Alters-effekten auf die Prävalenz und ihren Einflussfaktoren noch relativ unklar, wobei neben der unterschiedlichen Stichprobenauswahl der Einsatz unterschiedlicher Diagnoseinstrumente eine entscheidende Rolle spielen dürfte.

Eine Besonderheit der Depression im Alter liegt darin, dass sie schwer zu diagnostizieren ist, da sie oftmals nicht die erforderlichen Kriterien nach ICD 10 oder DSM 5 erfüllt, trotzdem aber als sogenannte unterschwellige oder subsyndromale Depression eine starke subjektive Beeinträchtigung darstellt und sich zur klinischen Depression entwickeln kann. Depressive Symptome werden sowohl von den Betroffenen als auch von Medizinern oftmals als typische Alterserscheinungen missinterpretiert, normalisiert und daher als solche nicht erkannt. Da depressive Symptome häufig von somatischen Symptomen überlagert werden, insbesondere bei älteren Männern, stehen körperliche Beschwerden bei einer Konsultation im Vordergrund. Von der Verknüpfung depressiver mit somatischen Symptomen ist ein weiteres schwerwiegendes Problem zu unterscheiden: die Komorbidität von Depression mit körperlichen Erkrankungen,

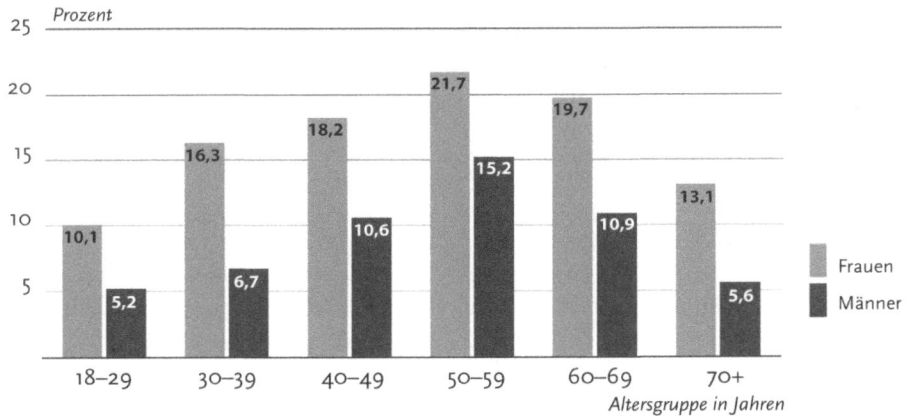

Abbildung 2: Diagnostizierte Depression nach Alter und Geschlecht [33]

insbesondere kardiovaskulären Erkrankungen und metabolischen Störungen, die ebenfalls nicht ausreichend erkannt werden und den Krankheitsverlauf erheblich verschlechtern [26].

Hinsichtlich der medizinischen Versorgung kommt den Hausärzten eine Schlüsselrolle zu, da sie etwa 80 % ihrer an Depression erkrankten Patientinnen und Patienten selber behandeln. Aktuelle Studien belegen eine nach wie vor relevante Unterbehandlung bei mindestens der Hälfte der Patientinnen und Patienten sowohl in Bezug auf antidepressive Medikation als auch auf die Überweisung in psychotherapeutische oder psychiatrische Behandlung [27, 28]. Eine besondere Risikogruppe sind ältere Männer [29]. Aus dieser Unterversorgung resultiert sowohl eine mehrfach erhöhte nicht-suizidale Mortalität als auch ein erhöhtes Suizidrisiko.

Suizide im mittleren und höheren Alter

In der Psychiatrie und Suizidforschung sind psychische Erkrankungen, vor allem Depressionen, als Hauptrisiko für suizidales Handeln nachgewiesen. Die Suizidrate für depressiv Erkrankte ist mehr als 30-mal höher als die der Allgemeinbevölkerung.

Suizide sind ein männliches Phänomen, etwa drei Viertel aller Suizide werden von Männern begangen. Im Jugendalter sind Suizide die häufigste Todesursache, ab dem mittleren Alter nimmt die Suizidrate von Männern, die insgesamt etwa dreimal höher ist als die der Frauen, noch einmal disproportional zu. Seit den 1980er Jahren sinkt die Gesamtzahl der Suizide in Deutschland, dennoch bewegt sie sich weiter auf einem hohen Niveau

(zwischen 9.000 und 10.000 pro Jahr) bei einem durchschnittlichen Lebensalter von 57 Jahren. Im Jahr 2017 lag die Suizidrate insgesamt bei 11,2 Suiziden je 100.000 Einwohner. Wurden bei den 50- bis 55-jährigen Männern noch 20,9 Suizide (Frauen 8,4) gezählt, stieg die Anzahl der Suizide bei den 75- bis 80-Jährigen auf 33,8 (Frauen 9,7) und bei den 80- bis 85-Jährigen auf 49,7 (Frauen 9,2).

So sehr die männliche Suizidrate im Alter steigt, so wenig öffentliche Aufmerksamkeit und wissenschaftliches Interesse hat diese seit Jahrzehnten bekannte Entwicklung hervorgerufen. Ursachen dafür könnten der geringe ökonomische »Nutzen« älterer Männer sein, die aus dem Erwerbsleben ausgeschieden sind, oder die Tatsache, dass bedingt durch das höhere Lebensalter beim Suizid weniger Lebensjahre verloren gehen.

Der Gendergap bei vollendeten Suiziden reflektiert seitens der Männer nicht zuletzt dominante Maskulinitätsnormen, die – unabhängig vom Altern – Erfolg und Leistung, autonome Problemlösung, emotionale Kontrolle und Unabhängigkeit vorschreiben [30]. Schwer zu ertragen sind bei dieser Orientierung Gefühle des Versagens, der Schwäche, der Wert- und Hilflosigkeit, die mit dem Erleben einer Depression, einer schweren Erkrankung oder schwerwiegender Verlustereignisse wie Trennung, Verwitwung oder dem Ende des Erwerbslebens einhergehen können.

»Frauen suchen Hilfe, Männer sterben.« Diese Formel sagt viel über unterschiedliches suizidales Verhalten aus. Im Unterschied zu Frauen, die für ihre Suizidversuche weiche Methoden wählen, weniger um ihrem Leben ein Ende zu setzen als vielmehr ein ernstzunehmendes Hilfsignal auszusenden, wählen Männer härtere Methoden, um ihren stärker aus-

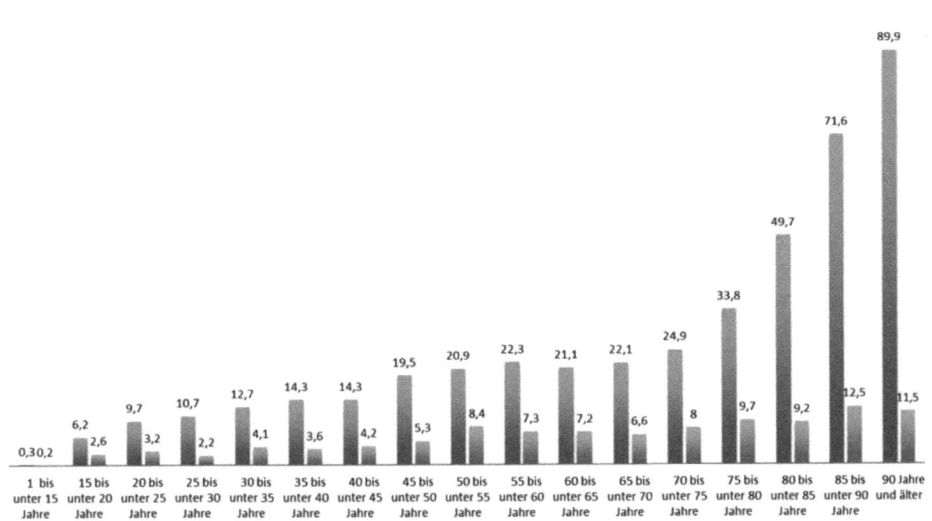

Abbildung 3: Suizide nach Alter und Geschlecht in Deutschland 2017 [34]

geprägten Todeswunsch tatsächlich »erfolgreich« realisieren zu können [31]. Ein Suizid erscheint als der einzige Ausweg aus einer subjektiv unerträglichen Situation, die für nicht veränderbar gehalten wird. So kann der Suizid aus der Sicht der Betroffenen als eine letzte rationale Entscheidung und als Möglichkeit empfunden werden, die Kontrolle über das Leben wiederzuerlangen und damit das Leiden zu beenden. Suizidmotive im Alter sind vor allem der Verlust des Lebenspartners, Einsamkeit, Kontrollverlust, Sich-nicht-gebraucht-Fühlen, Angst vor Abhängigkeit und Pflegebedürftigkeit.

Schlussfolgerungen

Ebenso wie körperliche Erkrankungen – neben anlagebedingten Faktoren – auf wenige Faktoren eines gesundheitsgefährdenden Lebensstils zurückgeführt werden können, gilt dies auch für eine mangelnde psychische Gesundheit bzw. für psychische Erkrankungen: ein geringes Bildungsniveau, ein niedriger sozioökonomischer Status, eine mangelnde soziale Integration, chronischer Stress am Arbeitsplatz und ein durch traditionelle Männlichkeitsnormen geprägtes Gesundheitsverhalten können als Hauptrisikofaktoren genannt werden (auf die jedoch aus Platzgründen an dieser Stelle nicht immer näher eingegangen werden konnte). Diese Risikofaktoren sind prinzipiell modifizierbar, sowohl individuell als auch gesellschaftlich.

Die Weichen für ein erfolgreiches und gesundes Altern werden bereits im mittleren Alter gestellt. Das mittlere Lebensalter ist insbesondere für Männer eine vulnerable Phase, in der Ziele und Werte neu definiert werden müssen. Neben einer altersangepassten Modifizierung des Männerbildes erscheint die Entwicklung von Sinn- und Interessenstrukturen jenseits der Erwerbsrolle sowie die Pflege persönlicher Freundschaften entscheidend, um neben der zentralen Bedeutung der Erwerbsarbeit und Partnerschaft weitere tragfähige Schutzfaktoren und Ressourcen aufzubauen, die Alternsprozesse und Verlustereignisse abpuffern können.

Im Hinblick auf Depression und Suizid ist eine rechtzeitige Identifizierung von depressionsgefährdeten Männern in der Primärversorgung ein wichtiger Schritt. Dabei sollten verstärkt externalisierende Verhaltens- und Abwehrmuster von Männern berücksichtigt werden, die klassische Depressionssymptome maskieren können.

Literatur

1 Graves BM, Strand M, Lindsay AR. A reassessment of sexual dimorphism in human senescence: theory, evidence, and causation. American Journal of Human Biology. 2006;18:161–168.

2 Seikowski K, Paasch U. Der Alternde Mann. In: Bardehle D, Stiehler M (Hrsg.), Erster Deutscher Männergesundheitsbericht. München: W. Zuckschwerdt Verlag; 2010:58–71.

2 Bundesministeriums für Familie, Senioren, Frauen und Jugend (Hrsg.). Männer-Perspektiven. Auf dem Weg zu mehr Gleichstellung? Sozialwissenschaftliche Repräsentativbefragung der Bevölkerung; Penzberg, 2016.

4 Thiele A. Männer, Maskulinität und psychische Adaptation im Kontext körperlicher Altersveränderungen. In: Höpflinger F, Perrig-Chiello P (Hrsg.), Nach dem Zenit. Frauen und Männer in der zweiten Lebenshälfte; Bern, 2000:119–144.

5 Hammer E: Männer altern anders. Eine Gebrauchsanweisung. Frankfurt a. M.: Mabuse; 2017.

6 mdr. Auch alte Väter sind ein Risikofaktor für Kinder. mdr Wissen. 14. Mai 2019. https://www.mdr.de/wissen/mensch-alltag/innere-uhr-maenner-risikofaktor-alter-vater-100.html (12.08.2020).

7 Wu FC, Tajar A, Beynon JM, Pye SR. Identification of late-onset hypogonadism in middle-aged and elderly men. N Engl J Med. 2010;363(2):123–35.

8 Seikowski K, Stöbe K, Harth W. Midlife crisis in men? Subjectively perceived physical and mental changes in men of advancing age. MMW Fortschr Med. 2008;149(4):132–6.

9 Blanchflower DG, Oswald AJ. Is well-being U-shaped over the life cycle? Soc Sci Med. 2008;66(8):1733–49.

10 Laaksonen S. A research note: happiness by age is more complex than u-shaped. J Happiness Stud. 2018;19:471–482.

11 Joshanloo M, Jovanovic V. The relationship between gender and life satisfaction: analysis across demographic groups and global regions. Arch Womens Ment Health. 2019. doi:10.1007/s00737-019-00998-w. (digit. Pub. vor Druck).

12 Vogel C, Wettstein M, Tesch-Römer C (Hrsg.). Frauen und Männer in der zweiten Lebenshälfte. Älterwerden im sozialen Wandel. Wiesbaden: Springer VS; 2019.

13 Saß AC, Wurm S, Scheidt-Nave C. Alter und Gesundheit. Bundesgesundheitsblatt. 2010;53:404–416.

14 WHO – World Health Organization (Hrsg.). The World Health Report 2001 – Mental Health: New Understanding, New Hope. Geneva: WHO; 2001.

15 Robert Koch-Institut (Hrsg.). Seelische Belastungen. Faktenblatt zu GEDA 2012. Ergebnisse der Studie »Gesundheit in Deutschland aktuell 2010«, RKI Berlin; 2014.

16 Robert Koch-Institut (Hrsg.). Faktenblatt zu GEDA 2012: Ergebnisse der Studie »Gesundheit in Deutschland aktuell 2012«. Beiträge Gesundheitsberichterstattung des Bundes, RKI Berlin.

17 Jacobi F, Wittchen HU, Hölting C et al. Prevalence, comorbidity and correlates of mental disorders in the general population: results from the German Health Interview and Examination Survey (GHS). Psychological Medicine 2004;34:597–611.

18 DAK. Psychoreport 2019. Entwicklung der psychischen Erkrankungen im Job. Langzeitanalyse: 1997–2018; 2019.

19 Möller-Leimkühler AM. Psychische und Verhaltensstörungen. In: Bardehle D, Stiehler M (Hrsg.), Erster Deutscher Männergesundheitsbericht. München: W. Zuckschwerdt; 2010: 135–161.

20 Martin LA, Neighbors HW, Griffith D. The experience of symptoms of depression in men vs women: an analysis of the National Comorbidity Survey Replication. JAMA Psychiatry. 2013;70:1100–1106.

21 Möller-Leimkühler AM. Konstruktion und vorläufige Validierung eines Gendersensiti-

ven Depressions-Screenings (GSDS). Psychiatrische Praxis; im Druck.

22 Rice SM, Oliffe JL, Kelly MT et al. Depression and Prostate Cancer: Examining Comorbidity and Male-Specific Symptoms. American Journal of Men's Health. 2018;12(6):1864–72.

23 Linden M, Kurtz G, Baltes MM et al. Depression bei Hochbetagten. Ergebnisse der Berliner Altersstudie. Nervenarzt. 1998;69:27–37.

24 Busch MA, Maske UE, Ryl L, Schlack, R, Hapke U. Prävalenz von depressiver Symptomatik und diagnostizierter Depression bei Erwachsenen in Deutschland. Bundesgesundheitsblatt. 2013;56:733–739.

25 Strine TW, Mokdad AH, Balluz LS et al. Depression and anxiety in the United States: findings from the 2006 Behavioral Risk Factor Surveillance System. Psychiatr. Serv. 2008;59:1383–90.

26 Möller-Leimkühler AM. Komorbidität psychischer und somatischer Erkrankungen bei Männern – ein Problemaufriss. In: Weißnach L, Stiehler M (Hrsg.),Männergesundheitsbericht 2013, Bern: Hans-Huber; 2013:83–102.

27 Riedel-Heller SG, Weyerer S, König HH, Luppa M. Depression im Alter. Nervenarzt. 2012. doi:10.1007/s00115–012–3586–6

28 Trautmann S, Beesdo-Baum K, Knappe S, et al. The treatment of depression in primary care – a cross-sectional epidemiological study. Dtsch Arztebl Int. 2017;114:721–8.

29 Hinton L, Zweifach M, Oishi S, et al. Gender disparities in the treatment of late-life depression: qualitative and quantitative findings from the IMPACT trial. Am J Geriatr Psychiatry. 2006;14:884–92.

30 Canetto SS, Lester D. Gender, Culture, and Suicidal Behavior. Transcultural Psychiatry. 1998;35(2):163–190.

31 Freeman A, Mergl R, Kohls E et al. A cross-national study on gender differences in suicide intent. BMC Psychiatry. 2017;17:234.

32 Grözinger G, Piper A. Gender(un)gleichheit im Lebensverlauf. Wirtschaftsdienst. 2019;99(4):272–277. https://www.wirtschaftsdienst.eu/inhalt/jahr/2019/heft/4/beitrag/genderungleichheit-im-lebensverlauf.html

33 Robert-Koch-Institut (Hrsg.). Gesundheitsberichterstattung des Bundes. Depressive Erkrankungen. 2010;51 (15.04.2020).

34 Nationales Suizidpräventionsprogramm (NaSPro), Müller-Pein, H. Suizide in Deutschland 2017. 2019. https://www.naspro.de/dl/Suizidzahlen2017.pdf (15.04.2020).

Prof. Dr. rer. soc. Anne-Maria Möller-Leimkühler
Ausgeübte Tätigkeit: APL Professorin
Arbeits- und Forschungsschwerpunkte: Sozialwissenschaftliche Forschung in der Psychiatrie, Gender Forschung
Adresse: Klinikum der Universität München, Klinik für Psychiatrie und Psychotherapie, Nußbaumstr. 7, 80336 München
E-Mail: Anne-Maria.Moeller-Leimkuehler@med.uni-muenchen.de

1.4 Vorzeitige Sterblichkeit

Doris Bardehle

Zusammenfassung

Die Verbesserung der Gesundheit von Männern im Lebenslauf erfordert die Verwirklichung des Gleichstellungsansatzes zwischen den Geschlechtern. Der Unterschied von 4,8 Jahren in der Lebenserwartung zuungunsten der Männer im Jahre 2017 lässt erkennen, dass die Ursachen der verringerten Lebenserwartung von Männern teilweise noch nicht systematisch untersucht wurden und demzufolge unzureichend reduziert werden können.

Das Regionalbüro Europa der WHO hat zusätzlich zum Männergesundheitsbericht aus dem Jahre 2018 ein Strategiekonzept entwickelt. Entsprechend den nachhaltigen Gesundheitszielen der UN (Sustainable Development Goals (SDG)) liegt eines der Schwerpunktziele in der Reduzierung der vorzeitigen Sterblichkeit von Männern, die den Hauptfaktor der schlechteren Lebenserwartung der Männer gegenüber den Frauen darstellt. In Deutschland zählt zu den führenden Indikatoren zur Nachhaltigen Entwicklung auf Platz 1 die vorzeitige Sterblichkeit nach Geschlecht.

In dem vorliegenden Beitrag wird die vorzeitige Sterblichkeit der Männer in Deutschland im Vergleich zu den Frauen für die Jahre 2010 und 2015–2017 aus Daten der Mortalitätsstatistik aufgearbeitet. Es werden Vergleiche nach 5-Jahres-Altersgruppen vor und nach der Rente vorgenommen. Das Ziel für Deutschland, bis zum Jahre 2030 eine vorzeitige Sterblichkeit (1–69 Jahre) von 190 je 100.000 Männer bei einem gegenwärtigen Stand von 288 Todesfällen je 100.000 Männer (2015) zu erreichen, wird kritisch hinterfragt. Brauchen wir für Deutschland eine Strategie zur Verbesserung der Männergesundheit wie von der WHO empfohlen und wie dies in einigen Ländern bereits praktiziert wird (z. B. Irland, Australien)? Auf Grundlage der Datenanalyse sollen Handlungsempfehlungen abgeleitet werden, unter Berücksichtigung bereits bestehender Bemühungen der Gendermedizin, von Männernetzwerken und NGOs in Deutschland die Gesundheit von Männern zielgerichtet zu verbessern.

Premature Mortality

Improving men's health in the life course requires the implementation of the gender equality approach. The difference of 4.8 years in life expectancy to the detriment of men in 2017 indicates that the causes of reduced life expectancy for men are in part not yet scientifically proven and can therefore not be reduced sufficiently.

WHO/Europe has developed a strategic concept in addition to the Men's Health Report 2018. In line with the UN Sustainable Development Goals (SDGs), one of the key objectives is to reduce premature mortality among men, which is the main factor in the lower life expectancy of men compared to women. Among the leading indicators of sustainable development in Germany, premature mortality by gender ranks first.

In this paper, the premature mortality of men in Germany, compared to that of women for the years 2010 and 2015–2017, is analysed on the basis of mortality statistics data. Comparisons by 5-year age groups before and after retirement are made. The goal for Germany to reach a premature mortality rate (1–69 years) of 190 in 100,000 men by 2030, at the current level of 288 deaths per 100,000 men (2015), is critically questioned. Do we need a strategy for Germany to improve men's health as recommended by the WHO and already practiced in some countries (e.g. Ireland, Australia)? There are efforts by gender medicine, men's networks and NGOs in Germany to improve men's health in a targeted manner, which will be included in the recommendations for action resulting from the data analysis.

Einleitung und Methodik

Die Vereinten Nationen und die WHO Europa fordern in gesundheitspolitischen Resolutionen dazu auf, die vorzeitige Sterblichkeit von Männern und Frauen durch geeignete Maßnahmen zu verringern [1–4]. Auch in Deutschland wurde 2017 eine Nachhaltigkeitsstrategie beschlossen, die dieses Ziel mitenthält [5]. Es wird gefordert, die vorzeitige Sterblichkeit an nicht übertragbaren Krankheiten durch Prävention und Behandlung bis zum Jahr 2030 für beide Geschlechter um ein Drittel zu senken [5]. Kardiovaskuläre Erkrankungen, Krebs, Diabetes und chronische Atemwegserkrankungen sind die wichtigsten nicht übertragbaren Krankheiten im Rahmen der vorzeitigen Sterblichkeit, hinzu kommen tödliche Unfälle, die auch vorsätzliche Selbstbeschädigung (Suizid) einschließen. Diese Kennziffer wird international auf die unter 70-jährige Bevölkerung berechnet, entweder auf die 1–69-Jährigen oder auf die 0–69-Jährigen. Die Kennziffer wird – als Anzahl aller Todesfälle im Alter von 0–69 Jahren berechnet – bezogen auf eine altersstandardisierte Bevölkerung [6].

In diesem Beitrag soll anhand aktueller amtlicher Daten untersucht werden, in welchem Umfang sich die vorzeitige Sterblichkeit bei Männern im Vergleich zu Frauen in Deutschland im Zeitraum von 2010 bis 2017 verändert hat. Zudem sollen für jeweils 5-Jahres-Altersgruppen die altersspezifischen Veränderungen ermittelt werden. Hierzu wurden die vom Statistischen Bundesamt publizierten Mortalitätsdaten und Daten der durchschnittlichen Bevölkerung nach Geschlecht und Altersgruppen verwendet. Bis zum Jahr 2015 konnte als Datenquelle das Themenheft Todesursachen [7] genutzt werden. Ab 2016 standen entweder Tabellen zur Todesursachenstatistik von www.gbe-bund.de zur Verfügung oder Auswertungen aus der Datenbank www. genesis.online [8]. Es wurden *alle* Verstorbenen von 0–69 Jahren in die Analyse der vorzeitigen Sterblichkeit einbezogen, demnach sind auch die verstorbenen Säuglinge in den Daten enthalten. Die Altersgruppen 1–14 werden seit 2016 als Gruppe in der Datenbank Genesis online geführt, sodass die Berechnungsroutinen angepasst werden mussten. Die Altersstandardisierung erfolgte auf die Europa-Standardbevölkerung. Mit einer zusätzlichen Fragestellung, die speziell im Rahmen des vorliegenden Berichts bedeutsam ist, wurde die Mortalität von Männern im Zeitraum 10 Jahre vor und 10 Jahre nach Berentung untersucht.

Ergebnisse

Analyse der Vorzeitigen Sterblichkeit in den Jahren 2010 und 2015–2017 in Deutschland
Von 2010 bis 2017 ist ein Rückgang der vorzeitigen Sterblichkeit zu verzeichnen, der bei den Männern ein schnelleres Ab-

sinken der standardisierten Mortalitätsrate verursachte als bei den Frauen. In
den Altersgruppen von 30 bis 39 Jahren
ist das Absinken der Mortalitätsraten bis
2017 geringer ausgefallen. Ab dem Alter
von 60 Jahren verringert sich die Differenz der Mortalitätsraten von 2010 bis
2017 auf 2 % (s. Tab. 1). Die altersstandardisierte Mortalitätsrate sank von 301,9
je 100.000 Männer (0–69 Jahre) im Jahre
2010 auf 277,3 im Jahre 2017 (s. Tab. 1).
128.199 Männer verstarben vor dem
70. Geburtstag, das entspricht 31,4 % der
gesamten männlichen Bevölkerung des
Jahres 2017. Bei Frauen ist ein langsame-
res Sinken von 158 je 100.000 Frauen im
Jahre 2010 auf 151,3 je 100.000 Frauen
im Jahre 2017 zu verzeichnen. Die durchschnittlichen Mortalitätsraten sanken von
2010 bis 2017 auf 97,4 %, die standardisierten Werte (SDR) weisen sogar einen
Rückgang auf 91,9 % auf (s. Tab. 1). In
keiner Altersgruppe ist die Sterblichkeit
der Männer seit 2010 angestiegen.

Bei der grafischen Darstellung im lo-
garithmischen Maßstab ähnelt sich der
Verlauf der Mortalität von Männern und
Frauen, die Werte der Frauen liegen hier-
bei jedoch deutlich unter den Werten der
Männer (s. Abb. 1).

Tabelle 1: Vorzeitige Sterblichkeit Männer
0–69 Jahre, je 100.000 nach Altersgruppen,
Deutschland, 2010 und 2017. Quelle: © Statistisches Bundesamt. Todesursachen; 2010
und 2017

Alters-gruppen	Männer 2010	Männer 2017	2010/2017 in %
0	376,05	351,80	93,55
1-4	18,58	15,18	81,67
5-9	9,35	7,40	79,15
10-14	10,87	8,34	76,75
15-19	35,14	28,20	80,27
20-24	51,62	41,88	81,13
25-29	63,03	46,16	73,24
30-34	73,07	67,90	92,93
35-39	103,54	96,47	93,18
40-44	161,84	141,62	87,51
45-49	287,09	242,62	84,51
50-54	510,14	418,72	82,08
55-59	811,99	723,75	89,13
60-64	1.201,12	1.182,13	98,42
65-69	1.835,70	1.794,87	97,78
0-69 Jahre	372,74	362,99	97,39
SDR	301,90	277,30	91,85

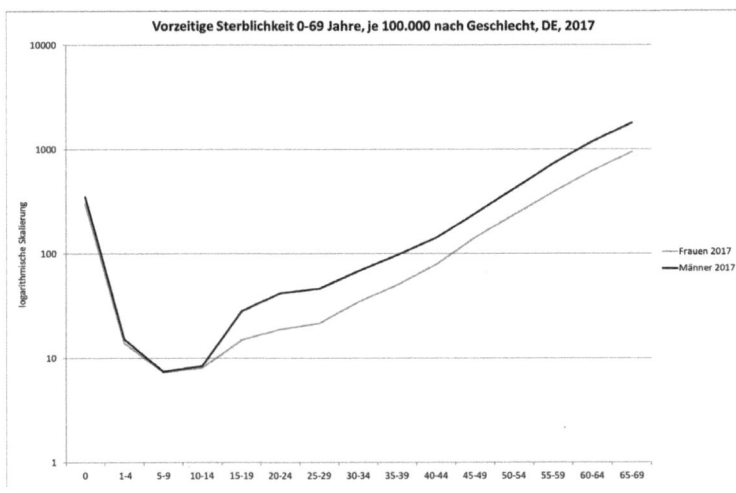

Abbildung 1: Vor-
zeitige Sterblich-
keit 0–69 Jahre,
je 100.000 nach
Geschlecht,
Deutschland,
2017. Quelle:
© Statistisches
Bundesamt.
Todesursachen-
statistik 2010
und 2017. Eigene
Bearbeitung

Eine Gegenüberstellung der vorzeitigen Sterblichkeit für Männer und Frauen des Jahres 2017 zeigt, dass in allen Altersgruppen die Sterblichkeit der Männer höher ist als die der Frauen (s. Tab. 2). Im Durchschnitt über alle Altersgruppen beträgt die Übersterblichkeit 174,8 %, die standardisierten Raten weisen den noch höheren Faktor von 183,3 % aus. In den Altersgruppen der 20- bis 39-Jährigen weisen Männer eine fast doppelt so hohe Sterblichkeit wie Frauen aus. Dieser Trend setzt sich in den Altersgruppen ab 55 Jahren fort (s. Tab. 2).

Tabelle 2: Vorzeitige Sterblichkeit 0–69 Jahre, je 100.000 nach Geschlecht und Übersterblichkeit, Deutschland 2017. Quelle: © Statistisches Bundesamt. Genesis online; 2017

Alters-gruppen	Frauen 2017	Männer 2017	Übersterbl. M %
0	299,25	351,80	117,56
1-4	13,91	15,18	109,11
5-9	7,26	7,40	102,00
10-14	8,06	8,34	103,45
15-19	14,99	28,20	188,09
20-24	18,77	41,88	223,06
25-29	21,43	46,16	215,37
30-34	34,46	67,90	197,03
35-39	49,81	96,47	193,67
40-44	79,11	141,62	179,03
45-49	141,59	242,62	171,35
50-54	235,49	418,72	177,81
55-59	388,10	723,75	186,49
60-64	621,35	1.182,13	190,25
65-69	946,81	1.794,87	189,57
0-69 Jahre	207,68	362,99	174,78
SDR	151,30	277,30	183,28

Verstorbene Männer 10 Jahre vor und 10 Jahre nach der Rente

Die Mortalitätsraten in den Altersgruppen 55 bis 74 Jahre weisen steigende Werte um den Renteneintritt und bis zum Alter unter 75 Jahre auf (siehe Tab. 3). Im Jahr 2010 sind durchschnittlich 1.661 je 100.000 Männer im Alter von 55 bis 74 Jahren verstorben, das entspricht 37 % der gesamten männlichen Population. Im Jahr 2017 sind 1.600 je 100.000 Männer zwischen 55 und 74 Jahren verstorben, das entspricht 30 % der gesamten männlichen Population (s. Tab. 3). In der Altersgruppe der 70–74-jährigen Männer steigt die Mortalität auf 2.700 je 100.000 der Altersgruppe an und erhöht sich erneut bei den 75–79-Jährigen auf 4.200 je 100.000 der Altersgruppe.

Tabelle 3: Verstorbene Männer je 100.000 im Alter von 55 bis 74 Jahren, und der Rückgang der Sterblichkeit in %, Deutschland, 2010 und 2017. Quelle: © Statistisches Bundesamt. Todesursachenstatistik; 2010 und 2017

Alter	M 2010	M 2017	2010/2017 in %
55-59	811,99	723,70	89,13
60-64	1.201,12	1.182,25	98,43
65-69	1.835,70	1.794,80	97,77
70-74	2.794,00	2.700,30	96,65
Durchschnitt	1.660,75	1.600,28	96,36

Diskussion

Die geschlechtsspezifische Betrachtung der Entwicklung der vorzeitigen Sterblichkeit gibt einige Erkenntnisse darüber, warum Männer in Deutschland im Durchschnitt 4,8 Jahre weniger leben als Frauen. Das erfreuliche Resultat der *Entwicklung der vorzeitigen Sterblichkeit* bei Männern ist deren Rückgang um 1 % pro Jahr zwischen 2010 und 2017 (standardisierte Werte, s. Tab. 1). Während es beim männlichen Geschlecht in keiner Altersgruppe einen Anstieg der Sterblichkeit von 2010 bis 2017 gab, trifft das für Frauen nicht zu. In drei Altersgruppen (10–14, 30–34 und 65–69) sind die Sterberaten bei Frauen angestiegen, was seinen Ausdruck in dem um 50 % geringeren Rückgang der standardisierten Mortalitätsrate der 0–69-jährigen Frauen gegenüber den Männern findet.

Trotz dieser beobachtbaren Trends findet man im speziellen Geschlechtervergleich Unterschiede in der Mortalitätsrate zuungunsten der Männer: Im Jahre 2010 verstarben 32 % aller Männer im Alter von 0–69 Jahren. Demzufolge verstarb jeder dritte Mann, bevor er 70 Jahre alt wurde. Demgegenüber ist im selben Jahr die vorzeitige Sterblichkeit der Frauen mit 15,5 % verstorbener Frauen bis zum Alter von 69 Jahren nur halb so hoch. Es verstarb jede sechste Frau, bevor sie 70 Jahre alt wurde; der prozentuale Anteil sank hierbei von 2010 bis 2017 nur unbedeutend von 15,5 % auf 15,1 %. Aus diesen Kennziffern ist ersichtlich, dass die vorzeitige Sterblichkeit der Männer mit rund einem Drittel aller Todesfälle bis zum 70. Lebensjahr gegenüber einem Sechstel Todesfälle bei Frauen doppelt so hoch ist. Bei der Gegenüberstellung der vorzeitigen Sterblichkeit von Frauen und Männern für das Jahr 2017 ist erkennbar, dass die Männer in allen Altersgruppen höhere Mortalitätsraten haben, die zu einer Übersterblichkeit (standardisierte Werte) von 183,3 % gegenüber Frauen führen (s. Tab. 2). Damit wird das Problem der noch immer bestehenden *Geschlechterungleichheit* offensichtlich. Diese Unterschiede zwischen den Geschlechtern in der vorzeitigen

Sterblichkeit bedingen die um 4,8 Jahre geringere Lebenserwartung der Männer im Jahre 2017.

Deutschland hat sich das *nachhaltige Gesundheitsziel* gesetzt, die vorzeitige Sterblichkeit von den im Jahre 2015 gemessenen vorzeitigen Sterbefällen (288 pro 100.000 Männern) bis zum Jahr 2030 auf einen Wert von 190 pro 100.000 vorzeitigen Sterbefällen zu senken [5–6]. In Hinblick auf das Erreichen dieses Ziels ist die vorliegende Datenlage eher ernüchternd. Im Schnitt müsste die vorzeitige Sterblichkeit der Männer pro Jahr um 6,5 vorzeitige Todesfälle je 100.000 Männer zwischen 0 bis 69 Jahren gesenkt werden, um dieses zu erreichen. Für die Jahre 2010 bis 2017 wurde eine durchschnittliche Senkung der vorzeitigen Sterblichkeit bei Männern um 2,6 erreicht, das entspricht nur ca. 40 % des von der Bundesregierung angestrebten Zieles. Für die Frauen besagt der Indikatoren-Bericht [6], dass eine weitere Senkung von 153 vorzeitigen Todesfällen je 100.000 Frauen im Jahre 2015 auf 100 im Jahre 2030 angestrebt wird. Es müsste somit eine durchschnittliche jährliche Senkung der vorzeitigen Sterblichkeit von 3,5 Sterbefällen je 100.000 Frauen erreicht werden. Der Trend für die Jahre 2010 bis 2017 lässt die Schlussfolgerung zu, dass wir einen jährlichen Rückgang von 0,4 Todesfällen je 100.000 Frauen beobachten. Bei Fortschreibung dieses Trends, der zudem einen Anstieg in der Mortalität in einigen Altersgruppen aufweist, würde das Ziel von 100 Todesfällen je 100.000 Frauen im Alter von 0 bis 69 Jahren bis zum Jahr 2030 nicht erreichbar sein (eher etwa 140 je 100.000 Frauen).

Auch in Hinblick auf die spezifische Fragestellung der *Mortalität von Männern im Zeitraum 10 Jahre vor und 10 Jahre nach Berentung* liefern die

Daten aufschlussreiche Erkenntnisse. Die hiervon durchschnittlich betroffenen Altersgruppen sind bei Männern die 55–74-Jährigen. Aus Tabelle 3 ist erkennbar, dass in allen vier Altersgruppen ein Rückgang der Mortalitätsraten zu verzeichnen ist, der für die acht Jahre jedoch nur 3,6 % beträgt. Während die Senkung der Mortalität bei den 55–59-Jährigen noch 11 % betrifft, sind es bei den 65–69-Jährigen nur 2,2 %. Die durchschnittliche Mortalitätsrate von 1.600 je 100.000 Männer im Alter von 55–74 Jahren besagt für das Jahr 2017, dass pro Altersjahr 1,6 % verstorben sind. Für 20 eingeschlossene Altersjahre bedeutet das eine Reduzierung der männlichen Bevölkerung um 32 %. Der Qualitätsbericht 2018 des Disease-Management-Programms Nordrhein zeigt die Bemühungen und Einhaltung von Qualitätsstandards bei den federführenden chronischen Erkrankungen [9]. Eines der Resultate ist die Senkung der Mortalität, die, wie an den Daten deutlich erkennbar, noch ausgesprochen bescheiden ausfällt. Vor und nach Eintritt ins Rentenalter dezimieren hohe Sterberaten die männliche Population der betroffenen Altersgruppe erheblich. Deshalb sollte geprüft werden, durch welche Maßnahmen die Gesunderhaltung dieser spezifischen Altersgruppe gefördert werden könnte.

Schlussfolgerungen und Handlungsempfehlungen

Die Analyse der vorzeitigen Sterblichkeit von Männern und Frauen zeigt Handlungsbedarf für Deutschland auf, um die überhöhten Mortalitätsraten zu senken und die selbst gesteckten Ziele der deutschen Nachhaltigkeitsstrategie bis 2030 zu erreichen. Bisher gibt es in Deutschland allerdings keine konkrete Männergesundheitsstrategie. Der Männergesundheitsbericht der WHO Europa und die Strategie zu Gesundheit und Wohlbefinden von Männern bieten eine geeignete Grundlage, um in Deutschland einen Gleichstellungsansatz zu etablieren, in dem die Förderung der Gesundheit und des Wohlergehens von Männern an der Seite von Frauen unterstützt wird [1–4; 10]. So schlägt die Strategie zur Förderung der Gesundheit und des Wohlbefindens von Männern in der Europäischen Region der WHO [1] fünf Prioritäten und Handlungsfelder vor, um eine genderbezogene Chancengleichheit auch für Männer zu fördern: 1. Stärkung der Politiksteuerung zugunsten der Gesundheit und des Wohlbefindens von Männern; 2. Gleichstellung zwischen den Geschlechtern als vorrangiges Anliegen für die Gesundheit von Männern; 3. Geschlechtersensiblere Gesundheitssysteme; 4. Verbesserung der Gesundheitsförderung; 5. Aufbau auf einer soliden Evidenzgrundlage. Diese Handlungsfelder sind auch für Deutschland geeignet, um Männergesundheit voranzubringen. Sie bieten zudem die Möglichkeit, eine Systematik in die Schaffung bzw. Förderung zielgerichteter Maßnahmen zu bringen, welche zum Erreichen gesundheitlicher Chancengleichheit unabdingbar ist. Hieraus lassen sich die folgenden Handlungsempfehlungen für die Männergesundheitspolitik ableiten.

1 Forderung nach einer Nationalen Strategie für Männergesundheit

Der Männergesundheitsbericht der WHO empfiehlt den europäischen Mitgliedsländern, eine nationale Strategie zu erarbeiten und sich Ziele zur Verbesserung von Männergesundheit zu setzen.

Positiv hervorzuheben ist, dass wir in Deutschland Netzwerke für Jungen- und Männergesundheit in vielen Bundesländern sowie seit 10–15 Jahren vielfältige kommunale Aktivitäten vorfinden. Es fehlen jedoch Aktionspläne auf der nationalen Ebene, wie wir sie aus Irland oder Australien kennen. Empfehlenswert ist für Deutschland, neben dem Aktionsplan Frauengesundheit (2018) auch einen Aktionsplan Männergesundheit zu erarbeiten. Beide Aktionspläne sollten in ein Projekt gesundheitlicher Chancengleichheit von Männern und Frauen eingebettet werden. Zusätzlich sollte eine wissenschaftliche Einrichtung in Deutschland für die Ausarbeitung von Strategien und deren Umsetzung profiliert werden. International haben sich dafür Institute für Gender Health oder Global Health bewährt. Bei der Entwicklung solcher Projekte und Institutionen kann Deutschland von internationalen Erfahrungen lernen. So hat beispielsweise in den USA der damalige Präsident Bill Clinton im Jahr 1994 die Men's Health Week (Männergesundheitswoche, die jedes Jahr im Juni stattfindet) deklariert und damit verbindliche landesweite Grundlagen zur Verbesserung von Männergesundheit geschaffen. Im Jahr 2009 wurde in den USA das National Office of Men's Health zur wissenschaftlichen Leiteinrichtung und zur Koordinierung von Aktivitäten der Bundesstaaten gegründet. 2010 wurde in Australien die National Male Health Policy von der Regierung verabschiedet und gegenwärtig wird die National Male Health Strategy für die Jahre 2020–2030 auf den Weg gebracht. In Australien koordiniert das Institute for Health and Welfare Männergesundheit und führt wissenschaftliche Längsschnittuntersuchungen zur Männergesundheit durch. In Irland

wurde im Jahr 2009 die weltweit erste National Men's Health Policy, ein Aktionsprogramm, eingeführt und durch ein Men's Health Forum koordiniert. In Dänemark hat sich die Men's Health Society gemeinsam mit dem Lehrstuhl Psychologie der Universität Kopenhagen stark gemacht, um durch Öffentlichkeitsarbeit Einfluss auf Diagnostik und Behandlung von Depressionen und Vermeidung von Suizid zu nehmen [11].

Die Beispiele aus anderen Ländern zeigen, dass staatliche Verantwortung und Koordinierung erforderlich sind, um Männergesundheit voranzubringen. Gezielte national organisierte Projekte und Veranstaltungen dienen nicht zuletzt dazu, die Öffentlichkeitswahrnehmung von Männergesundheit zu verstärken. Jedoch sind in Deutschland weder der Internationale Männergesundheitstag am 19. November jeden Jahres noch eine Männergesundheitswoche offiziell etabliert, was als vertane Chance gezielter öffentlichkeitswirksamer Maßnahmen seitens der Bundesregierung zu verbuchen ist. Ein Beispiel ist hierfür auch der Tag der ungleichen Lebenserwartung am 10. Dezember und die damit verbundene Kampagne zur ungleichen Lebenserwartung vom 19. November bis 10. Dezember von der Stiftung Männergesundheit Berlin, welche auf der Unterstützung von länderweiten Netzwerken fußt. Diese und weitere Erfahrungen belegen, dass die Arbeit von NGOs unzureichend in staatliche Programme integriert wird. Es wäre wünschenswert, wenn die vielfältigen Aktivitäten von NGOs, Stiftungen, Netzwerken und Vereinen in einem Aktionsprogramm zur Verbesserung von Männergesundheit einfließen würden. Eine weitere Chance besteht im gegenwärtigen Ausbau von Männerberatungsstellen in allen Bundesländern, um Gesundheitsförderung und Verbesserungsmöglichkeiten zur gesundheitlichen Lage zu integrieren. Darüber hinaus sollte ein flächendeckendes Monitoring und die Ableitung von Maßnahmen zur Erreichung des vorrangigen Gesundheitsziels »Reduzierung der vorzeitigen Sterblichkeit« eingerichtet werden. Gegenwärtig fehlt es bundesweit an Infrastruktur, um die vorzeitige Sterblichkeit zu senken, sodass das Ziel, bis 2030 eine deutliche Senkung der Mortalitätsraten zu erzielen und damit die Lebenserwartung der Geschlechter weiter anzugleichen, verfehlt wird. Norwegische Modellrechnungen halten eine Senkung der vorzeitigen Mortalität von Männern bis zum Jahre 2030 von 40 % für realistisch [12], die mithilfe von Interventionen und Monitoring erreicht werden kann. Dies würde einer möglichen Senkung der vorzeitigen Sterblichkeit auf etwa 115 Todesfälle je 100.000 Männer von 0–69 Jahren bis zum Jahre 2030 entsprechen.

2 Bessere Ausrichtung der Gleichstellungspolitik auf die speziellen Bedürfnisse von Jungen und Männern

Die Ungleichheit von Männergesundheit wird besonders deutlich beim Vergleich der vorzeitigen Sterblichkeit zwischen Männern und Frauen. Diese Ungleichheit, ausgedrückt in einer 80 % höheren vorzeitigen Sterblichkeit der Männer, ist ein markantes Signal, das Gesundheitsziel fünf der Sustainable Development Goals, Geschlechtergleichheit (Gender Equality) grundsätzlich zu hinterfragen [13]. Auf vielen Gebieten wie bei der Prävention oder der genderspezifischen Herangehensweise an Diagnostik und Therapie besteht Unsicherheit, wie Geschlechtergleichheit praktiziert werden soll. Deshalb gebührt in Deutschland der Gendermedizin volle Unterstützung, um

in der Grundlagenforschung, der wissenschaftlichen Arbeit und bei der Präzisierung von Leitlinien nach dem Genderaspekt weitere Fortschritte zu erzielen. In der Gendermedizin werden die Grundlagen geschaffen, um genderspezifische Diagnostik, Therapie und Rehabilitation zu verbessern.

3 Mehr Aufmerksamkeit für das Gesundheitsverhalten von Männern und soziale Differenzierungen

Wenn nichtbiologische Faktoren die Unterschiede in der vorzeitigen Sterblichkeit dominieren [14], kommt das höhere Präventionspotenzial für die männliche Bevölkerung in die Diskussion. Kolip et al. betonen, dass eine männergerechte Gesundheitskommunikation sowie Präventionsstrategien erforderlich sind, die sich gezielt an Männer wenden und zu einem gesundheitsfördernden Verhalten motivieren sollen. Zusätzlich spielen soziale Faktoren [15] eine Rolle, die höhere Sterblichkeitsraten in unteren sozialen Schichten zur Folge haben. Die Gender-Ungleichheit, die verschiedene gesundheitsbezogene Risikoverhaltensweisen bedingt, ist mit männlichen Geschlechtsstereotypen assoziiert. Für die Sterblichkeit existiert in der Todesursachenstatistik kein *soziales Kriterium* wie z. B. in Großbritannien, um regionale Ungleichheiten messen zu können. Bis in die 60er Jahre gab es ein soziales Kriterium in der Todesursachenstatistik, einst eingeführt von der preußischen Medizinalstatistik, das aufgrund des Wohlstandes in den 60er Jahren von den Leichenschau-Bescheinigungen eliminiert wurde. Wir sind demnach in Deutschland auf Surveys angewiesen, um soziale Faktoren als modulierende Variable vorzeitiger Sterblichkeit wissenschaftlich zu untersuchen und zu interpretieren.

4 Forderungen nach effektiveren Männergesundheitskampagnen

Gegenwärtige Gesundheitskampagnen haben überwiegend kommunalen oder regionalen Charakter und sind meist zeitlich als Projekte befristet. Für das Management der betrieblichen Gesundheitsförderung wären gestaffelte Programme nach Alter der Beschäftigten vorteilhaft.

Als Vorbild könnte die in den USA eingesetzte »Männergesundheits-Checkliste« dienen, welche ein Vorsorgeprogramm enthält, das durch Hausärzte, Fachärzte, Urologen, Psychologen gecheckt werden kann und hierdurch einen verbindlichen Charakter erhält.

Grundsätzlich sollte bei Gesundheitskampagnen eine besondere Betonung auf der Krebsvorsorge liegen, denn die Krebssterblichkeit ist die führende Todesursache im Rahmen der vorzeitigen Sterblichkeit bei Männern und Frauen.

5 Förderung von Männergesundheitsforschung und gezielten Aktivitäten in allen 16 Bundesländern

Männergesundheitsforschung ist die Grundlage, um effektive Prävention für Männer zu ermöglichen und die genderspezifische Diagnostik und Therapie zu verbessern. Für die Umsetzung von Forschungsergebnissen bedarf es angemessener Strukturen in den Bundesländern und auch bei den Krankenkassen. Eine zügige Senkung der vorzeitigen Sterblichkeit von Männern wird im Selbstlauf nur ca. 20 % des Wertes von 2015 bis 2030 erreichen; mit einem Ziele-Programm, wie es die SDGs fordern, bis zu 40 %.

Demnach sind Umsetzungsstrategien von Forschungsergebnissen in die Praxis der Gesundheitsversorgung und deren personelle Ausstattung gefragt.

Fazit

Um die vorzeitige Sterblichkeit von Männern zu reduzieren und damit die Lebenserwartung zu erhöhen, bedarf es zielgerichteter Maßnahmen. Im Selbstlauf kann die gesundheitliche Chancengleichheit von Männern und Frauen nicht erreicht werden; dies zeigen die hier vorgestellten Daten eindrücklich.

Empfehlenswert zur Erreichung von Geschlechtergleichheit ist für Deutschland, eine nationale Männergesundheitsstrategie zu entwickeln, die sich auf die Inhalte der Sustainable Development Goals sowie den Männergesundheitsbericht der WHO stützt. Hierzu sollten Potenziale für Maßnahmen, die bereits auf Länderebene zu erkennen sind, gebündelt und auf Bundesebene koordiniert werden. Dies sollte auf der Grundlage einer wissenschaftlichen Einrichtung und öffentlichkeitswirksamer Aktionen mithilfe von NGOs, Stiftungen, Netzwerken und Vereinen stattfinden. Eine Senkung der vorzeitigen Mortalität bis zum Jahre 2030 von bis zu 40 % könnte realistisch sein [12], wenn Interventionen und ein Monitoring diesen Prozess unterstützen. Hierbei sollten die Maßnahmen nicht nur auf Diagnostik und Behandlung nichtübertragbarer Erkrankungen, welche die vorzeitige Sterblichkeit von Männern begünstigen, abgezielt sein, sondern auch präventive Männergesundheitskampagnen umfassen, zu deren Umsetzung die betriebliche Gesundheitsförderung eine wichtige Rolle einnimmt.

Literatur

1   WHO Regional Office for Europe. Strategy on the health and well-being of men in the WHO European Region. EUR/RC68/12. Dokument der 68. Tagung des WHO-Regional-

komitees für Europa 2018; 2018, 16. September.

2 WHO Regional Office for Europe. The health and wellbeing of men in the WHO European Region: better health through a gender approach. World Health Organization. Regional Office for Europe; 2018.

3 WHO Regional Office for Europe (2018). Resolution. Strategie zur Förderung der Gesundheit und des Wohlbefindens von Männern in der Europäischen Region der WHO. EUR/RC68/R4. Dokument der 68. Tagung des WHO-Regionalkomitees für Europa 2018; 2018, 19. September.

4 United Nations (UN). Sustainable Development Goals (SDG). https://www.un.org/sustainabledevelopment/development-agenda/, https://unstats.un.org/sdgs/report/2019/ (11.11.2019).

5 Die Bundesregierung: Deutsche Nachhaltigkeitsstrategie. Aktualisierung 2018. https://www.bundesregierung.de/resource/blob/975274/1546450/65089964ed4a2ab07ca8a4919e09e0af/2018-11-07-aktualisierung-dns-2018-data.pdf?download=1 (19.11.2019).

6 Statistisches Bundesamt (Destatis): Deutschland 2018. Nachhaltige Entwicklung in Deutschland. Indikatorenbericht 2018. https://www.destatis.de/DE/Themen/Gesellschaft-Umwelt/Nachhaltigkeitsindikatoren/Publikationen/Downloads-Nachhaltigkeit/indikatoren-0230001189004.pdf?__blob=publicationFile (10.11.2019).

7 Statistisches Bundesamt. Todesursachen in Deutschland. Fachserie 12, Reihe 4, letzte Ausgabe 2015. Berichtsweise eingestellt https://www.destatis.de/DE/Themen/Gesellschaft-Umwelt/Gesundheit/Todesursachen/_inhalt (01.11.2019).

8 Statistisches Bundesamt. Genesis online. https://www.destatis.de/DE/Themen/Gesellschaft-Umwelt/Gesundheit/Glossar/genesis.html (01.11.2019).

9 Nordrheinische Gemeinsame Einrichtung. Disease-Management-Programme GbR: Qualitätsbericht; 2018.

10 Baker P. Männer auf die Gender-Agenda setzen. Die neue Strategie der WHO Europa für Männergesundheit. Gesundheit Europa. Quartalsbericht 07. 2020:70–71.

11 Bardehle D. Überblick über europäische und internationale Männergesundheitsaktivitäten. Vortrag auf dem Jahrestreffen 2019 des Netzwerkes Jungen- und Männergesundheit. Nürnberg, 15. bis 17. Nov. 2019.

12 Assmann-Stiftung. Strategien zur Senkung vorzeitiger Todesfälle bis zum Jahr 2030 auf der Grundlage nationaler Mortalitätsstatistiken. https://www.assmann-stiftung.de/strategien-zur-Senkung-vorzeitiger-todesfaelle-bis-zum-Jahr-2030 (18.11.2019).

13 Bardehle D. Männergesundheit und Ungleichheit. Public Health Forum. 2019;27(2):106–109.

14 Kolip P, Lange C, Finne E. Gleichstellung der Geschlechter und Geschlechtsunterschiede in der Lebenserwartung in Deutschland. Bundesgesundheitsblatt. 2019;62:943–951

15 Lampert Th, Hoebel J, Kroll L E: Soziale Unterschiede in der Mortalität und Lebenserwartung in Deutschland – Aktuelle Situation und Trends. Journal of Health Monitoring. 2019;4(1):3–15

Prof. Dr. Doris Bardehle
Ausgeübte Tätigkeit: Koordinatorin des Wissenschaftlichen Beirates der Stiftung Männergesundheit, Berlin
Arbeits- und Forschungsschwerpunkte: Männergesundheit, Public Health, Gesundheitsstatistik, Gesundheitsindikatoren
Adresse: Stiftung Männergesundheit, Claire-Waldorff-Str. 3, 10117 Berlin
E-Mail: bardehle@stiftung-maennergesundheit.de

1.5 Soziale Unterschiede in der Gesundheit von Männern beim Übergang in den Ruhestand

Kathleen Pöge, Niels Michalski, Jens Hoebel,
Jennifer M. Burchardi & Anne Starker

Zusammenfassung

Hintergrund: Der Renteneintritt ist eine wichtige Transition im Lebenslauf, mit der sozioökonomische, psychosoziale und gesundheitliche Veränderungen einhergehen können. Soziale Unterschiede in der Gesundheit und im gesundheitsbezogenen Verhalten zeigen sich besonders deutlich im mittleren Erwerbsalter. Es stellt sich die Frage, inwiefern diese Ungleichheiten im Hinblick auf die Mortalität, Morbidität und subjektive Gesundheit auch in der Altersgruppe der 55- bis 75-jährigen Männer beobachtbar sind. Der Fokus liegt auf der Darstellung möglicher altersbezogener Unterschiede innerhalb verschiedener sozialer Statusgruppen.

Methode: Datenbasis für die Auswertungen sind gepoolte Daten der Studie »Gesundheit in Deutschland aktuell« (GEDA) des Robert Koch-Instituts aus den Jahren 2009, 2010 und 2012, sowie von GEDA 2014/2015-EHIS. Weiterhin werden Daten des Sozio-oekonomischen Panels (SOEP) des Deutschen Instituts für Wirtschaftsforschung mit den amtlichen Periodensterbetafeln kombiniert betrachtet.

Ergebnisse: Mit sinkendem Einkommen erhöht sich das Risiko, frühzeitig zu versterben. Männern mit niedrigem Sozialstatus sind im Vergleich zu jenen aus mittleren und höheren Statusgruppen außerdem durchschnittlich häufiger von Erkrankungen wie Koronare Herzkrankheit, Diabetes und Depressionen betroffen. Neben verhaltensbezogenen Faktoren spielen die Lebensverhältnisse und psychosoziale Faktoren eine wichtige Rolle in der Erklärung gesundheitlicher Ungleichheiten. Unterschiedliche Belastungen kumulieren über den Lebensverlauf und wirken so mit zunehmendem Alter verstärkt negativ auf die Gesundheit.

Fazit: Strategien der Gesundheitsförderung und Prävention, die an den Lebensverhältnissen und Arbeitsbedingungen der Menschen ansetzen, erscheinen für die Verbesserung gesundheitlicher Chancengleichheit besonders vielversprechend. Neben dem sozialen Status und biologischen Alter wirken weitere Faktoren wie Migrationshintergrund, sexuelle Orientierung und Behinderung auf die gesundheitliche Situation von Männern. Diese Heterogenität innerhalb der Gruppe der Männer sollte zukünftig verstärkt betrachtet werden, um Prävention, Versorgung und Gesundheitsförderung bedarfsgerecht zu gestalten.

Social Differences in Men's Health in the Transition to Retirement

Background: Retirement is an important transition in life, which can be accompanied by socio-economic, psychosocial and health changes. Social differences in health and health-related behaviour are particularly evident in the middle working age. The question arises to what extent these inequalities in mortality, morbidity and subjective health can also be observed in the age group of 55 to 75-year-old men. The focus is on the representation of possible age-related differences within different social status groups.

Methods: Data basis for the analysis are pooled data from the study »German Health Update« (GEDA) of the Robert Koch Institute from 2009, 2010 and 2012, as well as from GEDA 2014/2015-EHIS. Furthermore, data from the Socio-Economic Panel (SOEP) of the German Institute for Economic Research are combined with the official period mortality tables.

Results: With decreasing income, the risk of premature death increases. Men with a low social status are, on average, more likely to suffer from diseases such as coronary heart disease, diabetes and depression than those from middle and higher status groups. Besides behavioural factors, living conditions and psychosocial factors play an important role in explaining health inequalities. Different burdens accumulate over the course of a lifetime and thus have an increasingly negative effect on health with increasing age.

Conclusion: Strategies of health promotion and prevention that address people's living and working conditions seem particularly promising for improving equal health opportunities. In addition to social status and biological age, other factors such as migration background, sexual orientation and disability have an impact on men's health. This heterogeneity within the group of men should be considered more closely in the future, because only in this way can prevention, care and health promotion address specific needs.

Einleitung

Die Forschung zur gesundheitlichen Lage von Männern fokussiert bisher überwiegend auf den Bevölkerungsteil im Erwerbsalter und nimmt nur selten ältere Männer in den Blick [1, 2]. Vor dem Hintergrund einer demografischen Alterung und weiter steigenden Lebenserwartung von Männern wird diese Gruppe in der Zukunft für die Gesundheitsförderung, Prävention und Versorgung zunehmend relevant [1].

Der Renteneintritt ist eine wichtige Transition im Lebenslauf, mit der sozioökonomische, psychosoziale und gesundheitliche Veränderungen einhergehen können. Der Übergang von der Erwerbsphase in den Ruhestand kann individuell sehr unterschiedlich erlebt werden. Einerseits kann die Aufgabe der Erwerbsarbeit individuell als entlastend empfunden werden, da physische und psychische Arbeitsbelastungen entfallen. Andererseits sind vorherrschende Vorstellungen von Männlichkeit eng an Erwerbsarbeit gekoppelt, sodass mit der Transition in den Ruhestand vielfach ein für die Sinnstiftung von Männern wichtiger Lebensbereich wegfällt und sich neue Fragen von Sinnstiftung auftun können [3, 4]. Adaptionsprozesse an die veränderte Situation können die psychische Gesundheit und das allgemeine Wohlbefinden beeinflussen [5]. Negative gesundheitliche Effekte des Übergangs in den Ruhestand ergeben sich insbesondere, wenn der Ausstieg aus dem Erwerbsleben sehr früh und nicht selbstbestimmt erfolgt. Besonders betroffen sind Männer, die am Ende ihres Erwerbslebens länger arbeitslos sind [6]. Zudem verändern sich mit dem Austritt aus der Erwerbsarbeitsphase die verfügbaren sozialen und ökonomischen Ressourcen. Insbesondere Männer aus sozial benachteiligten Gruppen wie jene mit geringer Bildung und längeren Arbeitslosigkeitsphasen sind von (Alters-)Armut bedroht [7].

Da sich soziale Unterschiede in der Gesundheit und im gesundheitsbezogenen Verhalten teilweise deutlich im mittleren Erwerbsalter zeigen, stellt sich im vorliegenden Beitrag die Frage, inwiefern sie auch in der Altersgruppe der 55- bis

75-jährigen Männer im Hinblick auf die Mortalität, Morbidität und subjektive Gesundheit beobachtbar sind. Der Fokus liegt auf der Darstellung möglicher altersbezogener Unterschiede innerhalb verschiedener sozialer Statusgruppen.

Datenbasis für die Auswertungen zur Morbidität und zu den Selbstangaben der subjektiven Gesundheit sind Daten der Studie »Gesundheit in Deutschland aktuell« (GEDA) des Robert Koch-Instituts. Für die Morbidität werden gepoolte Daten aus den Jahren 2009, 2010 und 2012 verwendet, für die Selbstangaben zur subjektiven Gesundheit Daten von GEDA 2014/2015-EHIS. Die vorliegenden Analysen beziehen sich auf Männer im Alter zwischen 55 und 75 Jahren. Für die Morbidität wird das Vorliegen selbstberichteter ärztlicher Krankheitsdiagnosen als 12-Monats- oder Lebenszeit-Prävalenz wiedergegeben. Der soziale Status wird mithilfe eines Index bestimmt, der auf Informationen zu Bildungsabschlüssen, zur aktuellen oder früheren beruflichen Stellung und zum Einkommen beruht [8]. Aus den Periodensterbetafeln des Statistischen Bundesamtes werden wichtige Kennziffern zur Mortalität ermittelt. Bezüglich sozialer Unterschiede in der Mortalität besteht in Deutschland insofern eine Datenlücke, als auf den Totenscheinen in Deutschland keine sozioökonomischen Merkmale der Verstorbenen erfasst werden. Zudem gibt es in Deutschland bislang kein nationales Mortalitätsregister oder Mortalitäts-Follow-Up von Zensusteilnehmenden. Um dennoch soziale Unterschiede in der Mortalität und Lebenserwartung hierzulande zu untersuchen, werden Daten des Sozio-oekonomischen Panels (SOEP) des Deutschen Instituts für Wirtschaftsforschung mit den amtlichen Periodensterbetafeln kombiniert und Mortali-

tätsunterschiede in Abhängigkeit vom Einkommen betrachtet [9]. Dafür wurden die Befragungspersonen gemäß einer gängigen Konvention anhand ihrer bedarfsgewichteten Haushaltsnettoeinkommen relativ zum mittleren Haushaltsnettoeinkommen (Median) in Deutschland in Einkommensgruppen eingeteilt.

Im Folgenden wird zunächst auf die Mortalität und Lebenserwartung, anschließend auf ausgewählte Erkrankungen und schließlich auf die subjektive Gesundheit im Hinblick auf soziale Unterschiede eingegangen. Abschließend diskutiert der Beitrag, inwiefern sich in einzelnen sozialen Statusgruppen Risikoprofile identifizieren lassen, und es wird der weitere Forschungsbedarf in diesem Bereich benannt.

Mortalität und Lebenserwartung

Im Diskurs um gesundheitliche Ungleichheiten in der Bevölkerung erfahren soziale Unterschiede in der Mortalität und Lebenserwartung häufig besondere Aufmerksamkeit, da sie als eine extreme Ausprägungsform von sozialer und gesundheitlicher Ungleichheit angesehen werden [10, 11]. Die Spanne zwischen dem 55. und 75. Lebensjahr spielt für diese Betrachtungen eine besondere Rolle, weil sich in diesem Lebensabschnitt physiologische Alterungsprozesse und eine steigende Anfälligkeit für Erkrankungen in eine höhere Sterblichkeit übersetzen, während der parallel stattfindende Eintritt in den Ruhestand mit der Entbindung von Belastungen durch Erwerbsarbeit einhergeht. Die Mortalität beschreibt allgemein die Anzahl der Todesfälle in Bezug auf die Gesamtzahl einer Bevölkerung. Die altersspezifischen Mortalitätsraten sind in der frühen

Jugend am geringsten, zeigen sich nach der Adoleszenz stabil gering und steigen im mittleren Erwachsenenalter mit jedem Lebensjahr an. Aufgrund der im mittleren Erwachsenenalter einsetzenden Dynamik verstarb 2017 etwa ein Fünftel der Männer in Deutschland bereits vor dem 65. Geburtstag. Über die Hälfte dieser Todesfälle traten dabei im Alter zwischen 55 und 65 Jahren auf [12]. Werden für das Jahr 2017 die Haupttodesursachen der Männer im Alter zwischen 55 und 74 Jahren betrachtet, ist Lungenkrebs die häufigste Todesursache gefolgt von ischämischen Herzkrankheiten (akuter Myokardinfarkt und chronische ischämische Herzkrankheit). Für Männer im Alter von 55 bis 65 Jahren sind außerdem alkoholbedingte Krebserkrankungen sowie psychische und Verhaltensstörungen durch Alkohol als Todesursachen verbreitet. Im Alter ab 65 Jahren zählen dann auch Krebserkrankungen, insbesondere Prostatakrebs, zu den zehn häufigsten Todesursachen. Seit Jahrzehnten

ist ein Rückgang der vorzeitigen Sterblichkeit und damit verbundener Anstieg der Lebenserwartung zu verzeichnen. Im Jahr 2017 lag für Männer die Lebenserwartung bei Geburt bei 78,5 Jahren, die Lebenserwartung bei einem Alter von 65 Jahren bei 17,9 Jahren [12].

Analysen sozialer Ungleichheiten in der Mortalität zeigen, dass das Risiko, frühzeitig zu versterben, in Deutschland mit höherem Einkommen sinkt [9, 13]. Langzeitauswertungen der Daten des SOEP für die Jahre 1992 bis 2016 ergaben in Kombination mit den amtlichen Sterbetafeln, dass 27 % der Männer aus der niedrigsten Einkommensgruppe bereits vor Vollendung des 65. Lebensjahres verstarben und lediglich 14 % der Männer der höchsten Einkommensgruppe (siehe Abbildung 1). In Bezug auf die fernere Lebenserwartung ab 65 Jahren beträgt die Differenz zwischen der niedrigsten und höchsten Einkommensgruppe bei Männern 6,6 Jahre, d. h. 65-jährige Männer aus der höchsten Einkommensgruppe

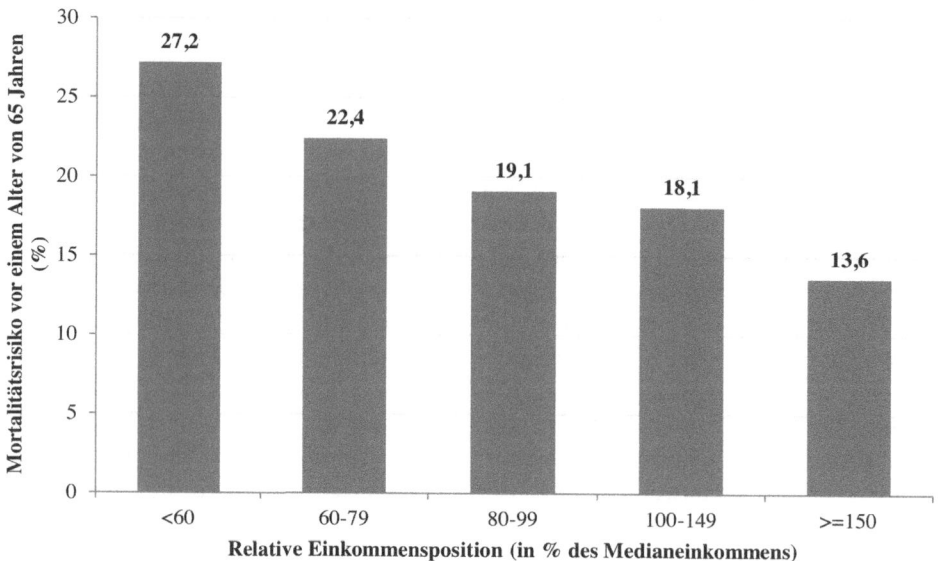

Abbildung 1: Sterblichkeit von Männern vor Vollendung des 65. Lebensjahres nach Einkommensposition. Datenbasis: SOEP und Periodensterbetafeln 1992–2016 [9]

konnten im Durchschnitt noch mit 16,4 weiteren Lebensjahren rechnen, Männer aus der niedrigsten Einkommensgruppe nur noch mit 9,8 weiteren Jahren [9].

Morbidität

Im Folgenden wird die Verbreitung einer Reihe von Erkrankungen beschrieben, die für Männer aus Public-Health-Perspektive besonders wichtig sind und bei denen ausgeprägte soziale Unterschiede auffallen. Dazu zählen solche Erkrankungen, die relativ weit verbreitet sind, die chronisch verlaufen (können) oder mit deutlichen Einschränkungen für die Alltagsaktivität und Lebensqualität verbunden sind, denen aber auch präventiv begegnet werden kann.

Die koronare Herzkrankheit (KHK) ist eine chronische Herzerkrankung, bei der es infolge einer Arteriosklerose zu einer zunehmenden Verengung der Herzkranzgefäße kommt. Die Folge ist eine Mangeldurchblutung des Herzmuskelgewebes. Häufige Komplikationen der KHK sind Herzinfarkt, Herzinsuffizienz und Herzrhythmusstörungen, die mit einer hohen Sterblichkeit einhergehen [14].

Die Lebenszeitprävalenz einer diagnostizierten KHK oder eines Herzinfarktes (hier zusammen dargestellt) beträgt bei Männern zwischen 55 und 74 Jahren 18,6 %. Die höchsten Prävalenzen bestehen in der Altersgruppe der 70- bis 74-Jährigen (siehe Tabelle 1). Zwischen den sozialen Statusgruppen zeigen sich deutliche Unterschiede zuungunsten der Männer mit niedrigem SES. Werden mögliche Altersunterschiede innerhalb der sozialen Statusgruppen betrachtet, fällt auf, dass vor allem in der mittleren und hohen Statusgruppe der Altersgradient besonders ausgeprägt ist, da in der niedrigen Statusgruppe die Prävalenz schon im Alter zwischen 55 und 64 Jahren vergleichsweise hoch ist (siehe Abbildung 2).

Tabelle 1: Prävalenz verschiedener Erkrankungen bei Männern im Alter von 55 bis 74 Jahren. Datenbasis: GEDA 2009, 2010, 2012 (gepoolt)

	KHK (Lebenszeitprävalenz)	Diabetes mellitus (Lebenszeitprävalenz)	Arthrose (Lebenszeitprävalenz)	Depression (12-Monats-Prävalenz)
Altersgruppen	% (95%-KI)	% (95%-KI)	% (95%-KI)	% (95%-KI)
55 bis 59 Jahre	11,2 (9,5-13,1)	12,1 (10,5-14,0)	28,6 (26,2-31,2)	9,0 (7,6-10,6)
60 bis 64 Jahre	16,0 (14,1-18,1)	15,3 (13,4-17,3)	33,8 (31,3-36,4)	6,7 (5,5-8,1)
65 bis 69 Jahre	20,0 (17,7-22,6)	16,5 (14,5-18,8)	33,2 (30,5-36,0)	3,0 (2,3-4,0)
70 bis 74 Jahre	18,6 (17,5-19,8)	21,6 (19,3-24,2)	33,5 (30,8-36,3)	3,5 (2,6-4,7)
gesamt	18,6 (17,5-19,8)	16,4 (15,4-17,5)	32,1 (30,8-33,5)	5,7 (5,1-6,4)

Die Zusammenhänge von KHK mit einem niedrigeren sozialen Status werden u. a. durch erhebliche soziale Unterschiede in der Häufigkeit und Ausprägung von Risikofaktoren für Herz-Kreislauf-Erkrankungen erklärt [15]. Dabei spielen neben verhaltensbezogenen Risikofaktoren auch psychosoziale Faktoren, z. B. im Arbeitsumfeld, eine wesentliche Rolle. Zu den verhaltensbezogenen Risikofaktoren zählen Rauchen, körperliche Inaktivität sowie unausgewogene Ernährung. Im beruflichen Kontext erhöhen psychosoziale Stressbelastungen das Risiko für koronare Herzerkrankungen. Dazu zählen vor allem solche Arbeitsbedingungen, die durch hohe psychische und physische Anforderungen bei niedriger Kontrolle und geringem Entscheidungsspielraum gekennzeichnet sind oder durch berufliche Gratifikationskrisen, d. h. eine hohe Verausgabung in Kombination mit einer nicht als angemessen empfundenen Belohnung [16, 17]. Psychosoziale Belastungen gelten aber auch als Risikofaktoren für Depressionen (s.u.), die inzwischen als eigenständiger Risikofaktor für Herz-Kreislauf-Erkrankungen gelten [18].

Diabetes mellitus ist eine häufige Stoffwechselerkrankung, bei der die Regulierung des Blutzuckerspiegels gestört ist. Chronisch erhöhte Blutzuckerkonzentrationen können unbehandelt zu Schädigungen der Blutgefäße und Nerven führen, was das Risiko für Begleit- und Folgeerkrankungen wie Herzinfarkt, Schlaganfall, Nierenfunktionsstörungen, Netzhautschädigungen und diabetisches Fußsyndrom erhöht und mit einer Verminderung der Lebensqualität und Lebenserwartung einhergeht [19]. Es werden verschiedene Formen des Diabetes mellitus unterschieden, im Erwachsenenalter tritt vor allem der Typ-2-Diabetes auf.

Bei 16,4 % aller Männer zwischen 55 und 74 Jahren in Deutschland wurde jemals Diabetes mellitus diagnostiziert. Auch bei dieser Erkrankung ist eine Zunahme der Prävalenz mit dem Alter zu beobachten (siehe Tabelle 1). Bis zu einem Alter von 69 Jahren wird Diabetes bei Männern mit niedrigem Sozialstatus deutlich häufiger diagnostiziert als bei Männern mit hohem Sozialstatus. Innerhalb der mittleren und hohen Status-

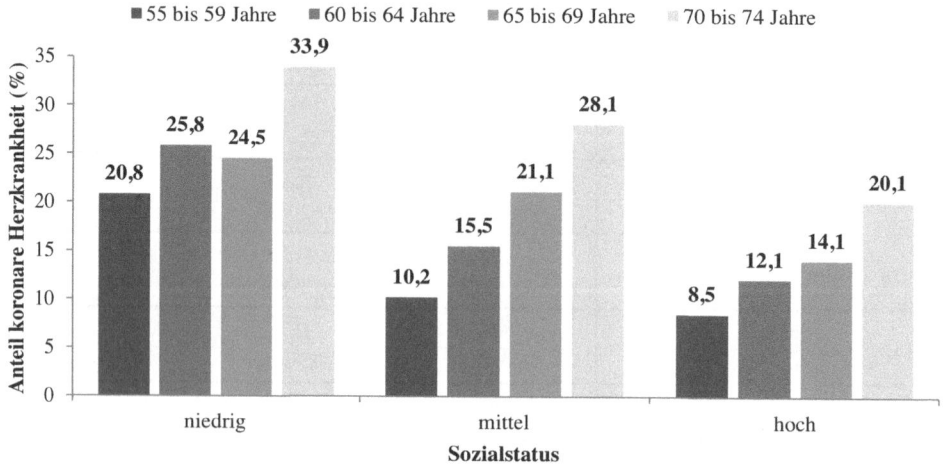

Abbildung 2: Lebenszeitprävalenz von koronarer Herzkrankheit bei Männern nach Alter in verschiedenen sozialen Statusgruppen. Datenbasis: GEDA 2009, 2010, 2012 (gepoolt)

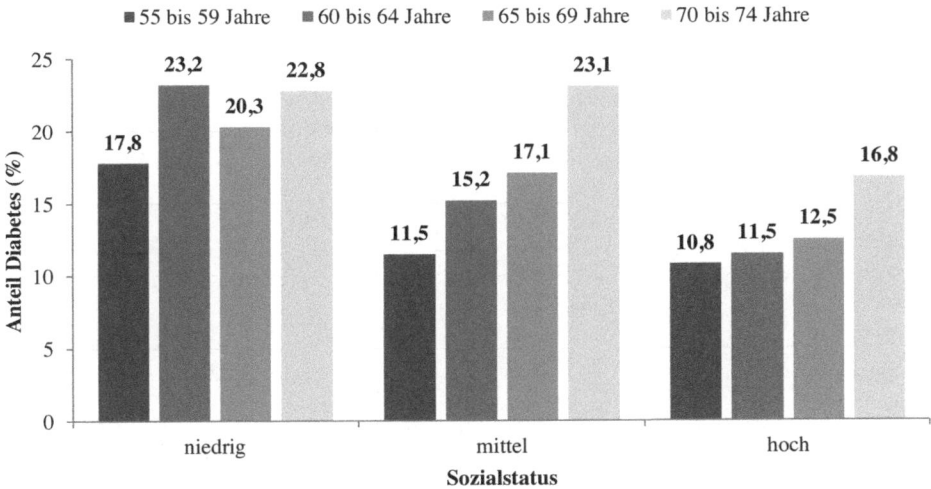

Abbildung 3: Lebenszeitprävalenz von Diabetes mellitus bei Männern nach Alter in verschiedenen sozialen Statusgruppen. Datenbasis: GEDA 2009, 2010, 2012 (gepoolt)

gruppe zeigt sich ein konsistenter Anstieg der Diabetesprävalenz mit zunehmendem Alter (siehe Abbildung 3). In der niedrigen Statusgruppe ist dieses Muster nicht konsistent zu beobachten, da die Diabetesprävalenz bereits in den Altersgruppen vor 65 Jahren vergleichsweise hoch ausfällt.

Als Risikofaktoren für Typ-2-Diabetes gelten vor allem eine ungünstige Ernährungsweise, Bewegungsmangel und daraus resultierendes Übergewicht, die bei Männern der niedrigen sozialen Statusgruppe häufiger vorkommen und stärker ausgeprägt sind [15].

Arthrose ist eine Gelenkerkrankung, die mit degenerativen Veränderungen an den Gelenken einhergeht, die mit der allmählichen Zerstörung des Gelenkknorpels beginnen und bis zur Freilegung der Knochenoberfläche führen können [20]. Für die Betroffenen ist Arthrose häufig mit einem erheblichen Verlust an Lebensqualität verbunden [21].

Das Alter ist ein starker Risikofaktor für die Entwicklung einer Arthrose,

wobei die Prävalenz bis zum 55. Lebensjahr stark ansteigt [22]. Die Lebenszeitprävalenz von Arthrose beträgt bei Männern zwischen 55 und 74 Jahren 32,1%, wobei sich in dieser Altersspanne kein deutlicher Altersgradient zeigt (siehe Tabelle 1). Zwischen den sozialen Statusgruppen zeigen sich nur im späten Erwerbsalter zwischen 50 und 65 Jahren Unterschiede zuungunsten der Männer mit niedrigem Sozialstatus. Innerhalb der einzelnen sozialen Statusgruppen zeichnet sich ausschließlich in der hohen Statusgruppe ein deutlicher Altersgradient ab, der durch eine steigende Prävalenz mit zunehmendem Alter gekennzeichnet ist (siehe Abbildung 4).

Für Arthrose gelten Über- und Fehlbelastungen der Gelenke, Verletzungen, Unfälle oder Übergewicht als beeinflussbare Risikofaktoren. Zudem wird der Einfluss schwerer beruflicher körperlicher Belastungen auf die Arthrose-Entstehung diskutiert [23]. Auch Übergewicht bzw. Adipositas sind Risikofaktoren für Arthrosen [22].

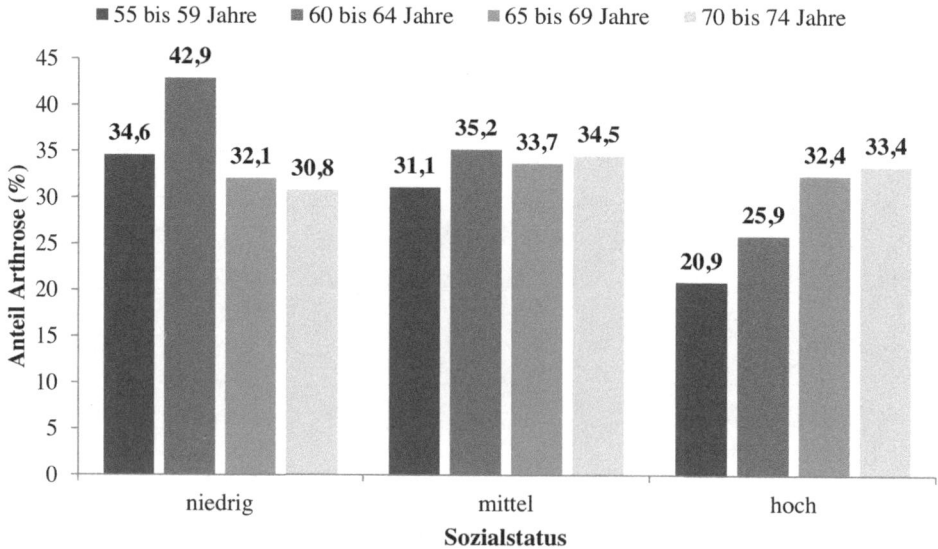

■ 55 bis 59 Jahre   ■ 60 bis 64 Jahre   ■ 65 bis 69 Jahre   ▨ 70 bis 74 Jahre

Abbildung 4: Lebenszeitprävalenz von Arthrose bei Männern nach Alter in verschiedenen sozialen Statusgruppen. Datenbasis: GEDA 2009, 2010, 2012 (gepoolt)

Depressionen sind psychische Störungen, die mit Traurigkeit, Niedergeschlagenheit, Interessenverlust sowie Energie- und Antriebslosigkeit einhergehen. Als weitere Symptome können Konzentrationsprobleme, vermindertes Selbstvertrauen und in schweren Fällen auch Suizidalität hinzukommen [24]. Bei Männern können sich Depressionen anders als bei Frauen äußern [25]. Sie zeigen in vielen Fällen Symptome wie Gereiztheit oder Aggressivität, welche bei ihnen die anderen Symptome überlagern. In der Folge von Depressionen kommt es zu erheblichen Einschränkungen von Lebensqualität und Leistungsfähigkeit [26]. Depressionen werden im Zusammenhang mit mindestens der Hälfte aller vollendeten Suizide gesehen [27].

Bei 5,7 % aller Männer zwischen 55 und 74 Jahren wurde in den letzten 12 Monaten eine Depression diagnostiziert (siehe Tabelle 1). Unterschiede zwischen Männern mit niedrigem und hohem Sozialstatus zeigen sich nur in den beiden jüngsten Altersgruppen vor 65 Jahren. Ein ausgeprägter Altersgradient ist in der unteren Statusgruppe besonders ausgeprägt; hier nimmt die 12-Monats-Prävalenz im Alter deutlich ab (siehe Abbildung 5).

Ein Zusammenspiel verschiedener Faktoren wird für die Entwicklung einer Depression verantwortlich gemacht, obwohl genaue Ursachen bislang nicht bekannt sind. Dazu zählen genetische Veranlagungen, ein Mangel oder Ungleichgewicht bestimmter Botenstoffe im Gehirn und belastende Erlebnisse oder Lebensumstände, wie chronischer Stress, Alkoholabhängigkeit oder eine Depression in der familiären Vorgeschichte [28]. Neben beruflich bedingten psychosozialen Stressbelastungen [29] ist Arbeitslosigkeit ein wesentlicher Faktor für das Depressionsrisiko und Studienergebnisse zeigen, dass Arbeitslose im Vergleich zu Erwerbstätigen häufiger unter ärztlich diagnostizierten Depressionen leiden [30]. Außerdem wird diskutiert, dass ein hohes Ausmaß

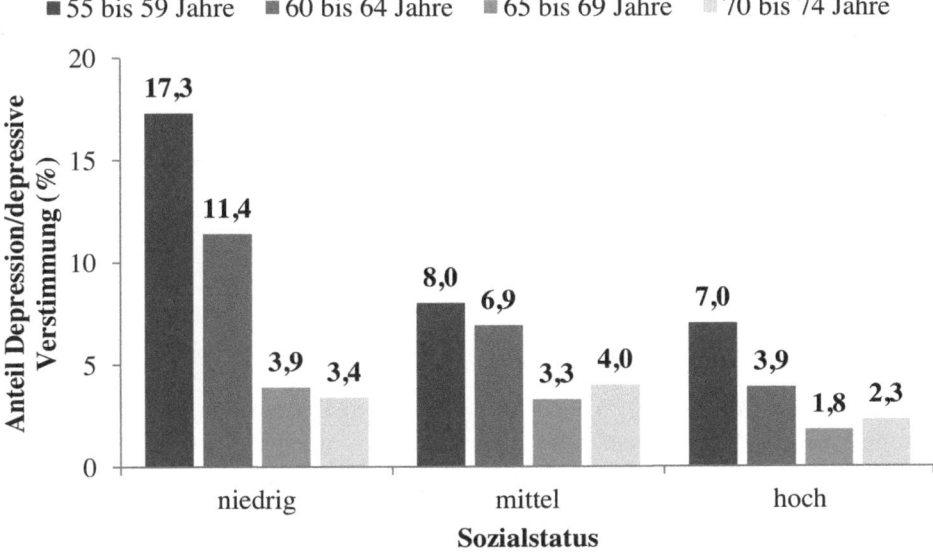

Abbildung 5: 12-Monatsprävalenz von Depressionen/depressive Verstimmungen bei Männern nach Alter in verschiedenen sozialen Statusgruppen. Datenbasis: GEDA 2009,2010, 2012 (gepoolt)

sozialer Ungleichheit innerhalb einer Gesellschaft zu Ängsten vor Statusverlust und sozialer Geringschätzung sowie vermindertem Selbstwertgefühl führen kann, die als Risikofaktoren für Depressionen gelten [31].

Subjektive Gesundheit

Die subjektive Gesundheit beschreibt den selbst wahrgenommenen allgemeinen Gesundheitszustand und spiegelt neben vorhandenen Krankheiten und Gesundheitsbeschwerden insbesondere das persönliche Wohlbefinden wider [32]. Sie gilt als Prädiktor von Erkrankungen und Mortalität, da sie bereits physiologische Veränderungen und Beschwerden erfasst, noch bevor Erkrankungen ärztlich diagnostiziert werden [33]. Weiterhin beeinflusst die subjektiv eingeschätzte Gesundheit die zukünftige Inanspruchnahme von Gesundheitsleistungen und möglicher-

weise auch die Motivation, gesundheitlich riskante Verhaltensweisen zu verändern, beispielsweise einen Bewegungsmangel auszugleichen oder das Rauchen aufzugeben [33, 34]. Nicht zuletzt gibt die selbst wahrgenommene Gesundheit Aufschluss über Ressourcen für die aktive Teilhabe am gesellschaftlichen Leben und für die Wiederaufnahme der Berufstätigkeit im Krankheitsfall [6].

In der Studie GEDA 2014/15-EHIS wird die subjektive Gesundheit über die Selbsteinschätzung des allgemeinen Gesundheitszustandes erfasst. In der Altersgruppe der 55- bis 74-Jährigen schätzen 57,1 % der Männer ihre gesundheitliche Situation als sehr gut oder gut ein und 42,9 % bewerteten diese als mittelmäßig bis (sehr) schlecht. Im Altersverlauf schätzen Männer ihre Gesundheit zunehmend schlechter ein. Während 61,5 % der 55- bis 59-Jährigen ihre Gesundheit noch als (sehr) gut einschätzt, ist dies in der Gruppe der 70- bis 74-Jährigen bei noch 55,4 % der Fall. Diese Tendenz ist mit einer altersbedingten Zunahme von gesundheitlichen und funktionalen Einschränkungen assoziiert.

Die subjektive Gesundheit ist eng an den sozialen Status geknüpft. Der selbsteingeschätzte allgemeine Gesundheitszustand fällt bei Männern mit niedrigem Sozialstatus schlechter aus als bei jenen mit mittlerem oder hohem Sozialstatus. Innerhalb der Statusgruppen lassen sich auch im Altersverlauf Unterschiede finden (siehe Abbildung 6). In der Gruppe mit niedrigem Sozialstatus verbessert sich die subjektive Gesundheit in Gruppen höheren Alters, während sie in der mittleren und hohen Statusgruppe leicht abnehmende Tendenzen zeigt.

Der Anstieg der subjektiven Gesundheit im Alter bei Männern mit niedrigem Sozialstatus könnte möglicherweise auf eine selektive Sterblichkeit von Personen mit schlechter Gesundheit zurückführen sein, sodass vorrangig gesunde Personen das höhere Alter erreichen. In vorliegenden Studien wird der Beitrag dieses selektiven Überlebens zur Erklä-rung dieser Entwicklung jedoch als gering eingeschätzt [35]. Gleichzeitig könnte mit dem Renteneintritt und der damit verbunden Aufgabe von körperlich und psychisch belastender Erwerbsarbeit in statusniedrigen Berufsgruppen auch eine Verbesserung der subjektiven Gesundheit verbunden sein.

Fazit

Die große Bedeutung von sozialen Unterschieden spiegelt sich vor allem darin wider, dass sich mit sinkendem Einkommen das Risiko erhöht, frühzeitig zu versterben. Das Risikoprofil von Männern mit niedrigem Sozialstatus zeigt sich im Vergleich zu mittleren und höheren Statusgruppen außerdem in einer durchschnittlich höheren Wahrscheinlichkeit, Erkrankungen wie KHK, Diabetes, und Depressionen zu entwickeln. Hierfür sind verhaltensbezogene Risikofaktoren wie Rauchen, körperliche Inaktivität sowie unausgewogene Ernährung wesentlich. Neben diesen verhaltensbezogenen Risi-

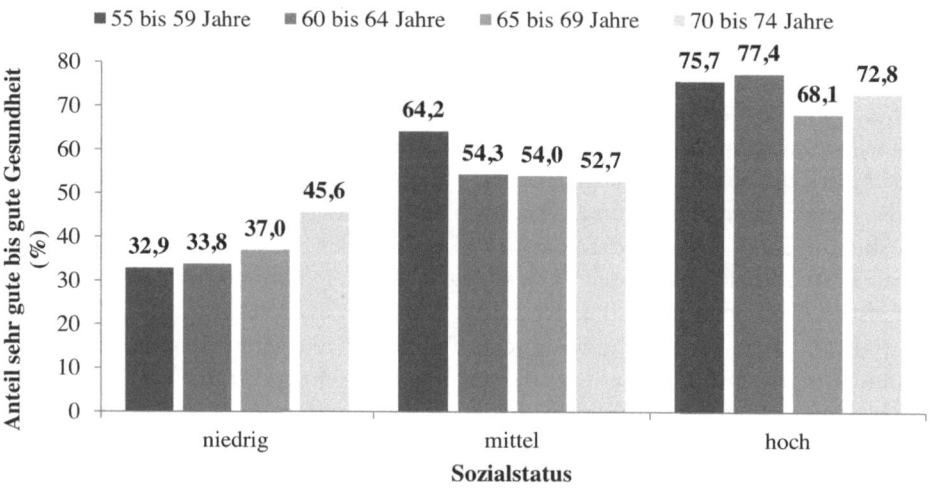

Abbildung 6: Subjektive Gesundheit (»sehr gut« und »gut«) bei Männern nach Alter in verschiedenen sozialen Statusgruppen. Datenbasis: GEDA 2014/2015-EHIS

ken spielen auch die Arbeits- und Lebensverhältnisse eine wesentliche Rolle für die Entstehung und Reproduktion gesundheitlicher Ungleichheiten. Physische und psychosoziale Belastungen im Beruf sind dabei von besonderer Bedeutung für die Gesundheit von Männern. Insbesondere Tätigkeiten mit geringem oder mittlerem Komplexitätsgrad sowie die Kombination von hohen Arbeitsanforderungen und wenig Handlungsspielräumen am Arbeitsplatz können zu chronischem Stress führen und die Gesundheit negativ beeinflussen. Auch ein Ungleichgewicht aus arbeitsbezogener Beanspruchung und Gratifikation, das ein Risikofaktor für körperliche und psychische Erkrankungen darstellt, ist in statusniedrigen Berufsgruppen besonders verbreitet [17]. Zudem können diese unterschiedlichen Belastungen über den Lebensverlauf kumulieren und so mit zunehmendem Alter verstärkt negativ auf die Gesundheit wirken.

Beim Eintritt in den Ruhestand zeigen sich soziale Ungleichheiten in den Bewältigungsstrategien und Ressourcen zur Anpassung an die veränderten Lebensumstände, die unter höheren Statusgruppen verbreiteter sind. Gesetzliche Ruhestandsregelungen koppeln Renten- und Pensionsansprüche an das frühere Einkommen und strukturieren so auch die verfügbaren finanziellen Ressourcen und damit die Chancen für gesellschaftliche Teilhabe im Rentenalter. Diese können bedeutsam für ein Engagement in sinnstiftenden Aktivitäten im Ruhestand sowie für den Erhalt der Alltagsstruktur sein. Da vorherrschende Vorstellungen von Männlichkeit eng an Erwerbsarbeit und Vorstellungen von körperlicher Leistungsfähigkeit gekoppelt sind, können die Transition in den Ruhestand und altersbedingte körperliche Veränderungen

sowie Beeinträchtigungen individuell psychisch belastend wirken, aber auch neue Freiheiten geben, von stereotypen Vorstellungen von Männlichkeit abzuweichen [36].

Für die Frage, welche spezifischen Maßnahmen zur Gesunderhaltung bzw. zur Förderung von Gesundheit und Wohlbefinden im Alter beitragen können, und dies auch in sozial benachteiligten Gruppen, besteht noch Forschungsbedarf. Aus den oben skizzierten Erkenntnissen darüber, welche Belastungen und Ressourcen zu gesundheitlichen Ungleichheiten beitragen, lassen sich aber vielversprechende Ansätze zur Verminderung gesundheitlicher Ungleichheit ableiten. Strategien der Gesundheitsförderung und Prävention, die an den Lebensverhältnissen und Arbeitsbedingungen der Menschen ansetzen, erscheinen für die Verbesserung gesundheitlicher Chancengleichheit besonders vielversprechend, zumal diese nicht nur direkte Gesundheitsrelevanz haben, sondern sich auch indirekt auf die Gesundheit auswirken können, indem sie gesundheitsrelevantes Verhalten und psychosoziale Faktoren beeinflussen. Durch das 2015 verabschiedete Gesetz zur Stärkung der Gesundheitsförderung und der Prävention wurden lebensweltbezogene Ansätze u. a. im Rahmen von betrieblicher Gesundheitsförderung gesetzlich gestärkt und ausgebaut. Ein wichtiger Faktor für den Erfolg der daraus hervorgehenden Maßnahmen dürfte sein, inwieweit es gelingt, die Teilhabe von sozial Benachteiligten an gesundheitsförderlichen Lebens- und Arbeitswelten zu verbessern. Die Partizipation der Zielgruppen an entsprechenden Initiativen dürfte dafür eine wesentliche Rolle spielen [15].

Neben dem sozialen Status und biologischen Alter wirken weitere Faktoren wie Migrationshintergrund, sexuelle

Orientierung und Behinderung auf die gesundheitliche Situation von Männern. Um die Heterogenität innerhalb der Gruppe der Männer besser abbilden und gesundheitliche Ungleichheiten erklären zu können, bedarf es weiterer Analysen. Das Zusammenwirken von unterschiedlichen sozialen Einflussfaktoren geht mit spezifischen gesundheitsbezogenen Einstellungen, Wahrnehmungen und Verhaltensweisen, persönlichen Ressourcen und Bewältigungsstrategien sowie sozialen Beziehungen und Unterstützungsnetzwerken einher. Nur so können Prävention, Versorgung und Gesundheitsförderung an den spezifischen Bedarfen ansetzen.

Zur Gesundheit und zum Wohlergehen älterer Menschen bestehen in Deutschland noch erhebliche Datenlücken. Am Robert Koch-Institut wurden daher Methoden erarbeitet, um ältere Menschen besser in Gesundheitssurveys einzubeziehen. Die anstehende Studie »Gesundheit 65+« ergänzt das kontinuierliche bundesweite Gesundheitsmonitoring des Robert Koch-Instituts. Ziel ist es, die Gesundheit älterer Menschen zu beurteilen und frühzeitige Veränderungen in der gesundheitlichen Bedarfslage älterer und hochaltriger Menschen zu erkennen.

Literatur

1 Lampert T. Soziale Ungleichheit und Gesundheit im höheren Lebensalter. In: Böhm K, Tesch-Römer C, Ziese T (Hrsg.), Gesundheit und Krankheit im Alter. Eine gemeinsame Veröffentlichung des Statistischen Bundesamtes, des Deutschen Zentrums für Altersfragen und des Robert Koch-Instituts. Berlin: RKI; 2009:121–33.

2 Knesebeck O von dem, Schäfer I. Gesundheitliche Ungleichheit im höheren Lebensalter. In: Richter M, Hurrelmann K (Hrsg.), Gesundheitliche Ungleichheit. Wiesbaden: Springer VS; 2009:253–65.

3 Meuser M. Geschlecht und Männlichkeit. Soziologische Theorie und kulturelle Deutungsmuster Wiesbaden: Springer VS; 2006.

4 Aulenbacher B, Funder M, Jacobsen H, Völke S. Arbeit und Geschlecht im Umbruch der modernen Gesellschaft. Forschung im Dialog. Wiesbaden: Springer VS; 2007.

5 Oliffe JL, Rasmussen B, Bottorff JL, Kelly MT, Galdas PM, Phinney A, et al. Masculinities, work, and retirement among older men who experience depression. Qualitative Health Research. 2013;23(12):1626–37.

6 Wurm S, Engstler H, Tesch-Römer C. Ruhestand und Gesundheit: Expertise für die Akademiengruppe »Altern in Deutschland« der Deutschen Akademie der Naturforscher Leopoldina und der Deutschen Akademie der Technikwissenschaften (acatech). Berlin: Deutsches Zentrum für Altersfragen; 2009.

7 Hahn P, Stichnoth H, Blömer M, Buslei H, Geyer J, Krolage C et al. Entwicklung der Altersarmut bis 2036: Trends, Risikogruppen und Politikszenarien. Gütersloh: Bertelsmann Stiftung; 2017.

8 Lampert T, Kroll LE, Müters S, Stolzenberg H. Messung des sozioökonomischen Status in der Studie »Gesundheit in Deutschland aktuell« (GEDA). Bundesgesundheitsblatt – Gesundheitsforschung – Gesundheitsschutz. 2013;56(1):131–43.

9 Lampert T, Hoebel J, Kroll LE. Soziale Unterschiede in der Mortalität und Lebenserwartung in Deutschland. Aktuelle Situation und Trends. Journal of Health Monitoring. 2019;4(1):3–15.

10 Lampert T, Kroll LE. Soziale Unterschiede in der Mortalität und Lebenserwartung. GBE kompakt. 2014;5(2). www.rki.de/gbe-kompakt (15.04.2020).

11 Huster S. Soziale Gesundheitsgerechtigkeit: Sparen, umverteilen, vorsorgen? Bonn: Bundeszentrale für politische Bildung; 2012.

12 Statistisches Bundesamt (Destatis). Sterbetafel 2017 (Tabelle: 12621–0001); 2020. https://www-genesis.detstais.de. (15.04.2020).

13 Luy M, Wegner-Siegmundt C, Wiedemann A, Spijker J. Life expectancy by education, income and occupation in Germany: estimations using the longitudinal survival method. Comparative Population Studies-Zeitschrift für Bevölkerungswissenschaft. 2015;40(4):339–436.

14 Busch MA, Kuhnert R. 12-Monats-Prävalenz einer koronaren Herzkrankheit in Deutschland. Journal of Health Monitoring. 2017;2(1):64–9.

15 Robert Koch-Institut (Hrsg.). Gesundheitliche Ungleichheit in verschiedenen Lebensphasen. Gesundheitsberichterstattung des Bundes. Gemeinsam getragen von RKI und Destatis. Berlin: RKI; 2017.

16 Siegrist J. Effort-reward imbalance at work and cardiovascular diseases. International Journal of Occupational Medicine and Environmental Health. 2010;23(3):279–85.

17 Siegrist J, Dragano N. Psychosoziale Belastungen und Erkrankungsrisiken im Erwerbsleben : Befunde aus internationalen Studien zum Anforderungs-Kontroll-Modell und zum Modell beruflicher Gratifikationskrisen. Bundesgesundheitsblatt – Gesundheitsforschung – Gesundheitsschutz. 2008;51(3):305–12.

18 Pan A, Sun Q, Okereke OI, Rexrode KM, Hu FB. Depression and risk of stroke morbidity and mortality: A meta-analysis and systematic review. JAMA – Journal of the American Medical Association. 2011;306(11):1241–9.

19 Heidemann C, Kuhnert R, Born S, Scheidt-Nave C. 12-Monats-Prävalenz des bekannten Diabetes mellitus in Deutschland; 2017.

20 Fuchs J, Kuhnert R, Scheidt-Nave C. 12-Monats-Prävalenz von Arthrose in Deutschland. Journal of Health Monitoring. 2017;2(3):55–60.

21 Robert Koch-Institut (Hrsg.). Arthrose. Gesundheitsberichterstattung des Bundes. Themenheft 54. Berlin: RKI; 2013.

22 Rabenberg M. Arthrose. In: Gesundheitsberichterstattung des Bundes. Themenheft 54. Berlin: Robert Koch-Institut; 2013.

23 Schneider S, Schmitt G, Mau H, Schmitt H, Sabo D, Richter W. Prävalenz und Korrelate der Osteoarthrose in der BRD. Der Orthopäde. 2005;34(8):782–90.

24 Thom J, Kuhnert R, Born S, Hapke U. 12-Monats-Prävalenz der selbstberichteten ärztlich diagnostizierten Depression in Deutschland. Journal of Health Monitoring. 2017;2(3):72–80.

25 Oliffe JL, Phillips MJ. Men, depression and masculinities: A review and recommendations. Journal of Men's Health. 2008;5(3):194–202.

26 Mack S, Jacobi F, Beesdo-Baum K, Gerschler A, Strehle J, Hofler M et al. Functional disability and quality of life decrements in mental disorders: Results from the Mental Health Module of the German Health Interview and Examination Survey for Adults (DEGS1-MH). European psychiatry: the journal of the Association of European Psychiatrists. 2015;30(6):793–800.

27 Hawton K, Casanas ICC, Haw C, Saunders K. Risk factors for suicide in individuals with depression: a systematic review. Journal of affective disorders. 2013;147(1–3):17–28.

28 McCarron RM, Vanderlip ER, Rado J. Depression. Annals of internal medicine. 2016;165(7):Itc49-itc64.

29 Siegrist J. Chronic psychosocial stress at work and risk of depression: Evidence from prospective studies. European Archives of Psychiatry and Clinical Neuroscience. 2008;258(SUPPL. 5):115–9.

30 Kroll LE, Müters S, Lampert T. Arbeitslosigkeit und ihre Auswirkungen auf die Gesundheit. Bundesgesundheitsblatt – Gesundheitsforschung – Gesundheitsschutz. 2016;59(2):228–37.

31 Wilkinson R, Pickett K. The Inner Level: How More Equal Societies Reduce Stress, Restore Sanity and Improve Everyone's Well-being. Milton Keynes: Penguin Publishing Group; 2018.

32 Lampert T, Schmidtke C, Borgmann LS, Poethko-Müller C, Kuntz B. Subjektive Gesundheit bei Erwachsenen in Deutschland. Journal of Health Monitoring; 2018;3(2):64–71.

33 DeSalvo KB, Bloser N, Reynolds K, He J, Muntner P. Mortality prediction with a single general self-rated health question: A meta-analysis. Journal of General Internal Medicine. 2006;21(3):267–75.

34 Idler EL, Benyamini Y. Self-Rated Health and Mortality: A Review of Twenty-Seven Community Studies. Journal of Health and Social Behavior. 1997;38(1):21–37.

35 Beckett M. Converging health inequalities in later life – An artifact of mortality selection? Journal of Health and Social Behavior. 2000;41(1):106–19.

36 Leontowitsch M, Fooken I, Oswald F. The role of empowerment and agency in the lives of older men living alone. European Journal for Research on the Education and Learning of Adults. 2019;10(3):231–46.

Dr. Kathleen Pöge

Ausgeübte Tätigkeit: wissenschaftliche Mitarbeiterin

Arbeits- und Forschungsschwerpunkte: Geschlechtertheorie, Gesundheit, Intersektionalität und qualitative Methoden der Sozialforschung

Adresse: Robert Koch-Institut, Abteilung für Epidemiologie und Gesundheitsmonitoring (Abt. 2), Fachgebiet 24 Gesundheitsberichterstattung; General-Pape-Str. 62, 12101 Berlin

E-Mail: PoegeK@rki.de

Dr. Niels Michalski

Ausgeübte Tätigkeit: wissenschaftlicher Mitarbeiter

Arbeits- und Forschungsschwerpunkte: soziale Ungleichheit, regionale Ungleichheiten der Gesundheit, soziales Kapital und soziale Kohäsion

Adresse: Robert Koch-Institut, Abteilung für Epidemiologie und Gesundheitsmonitoring (Abt. 2), Fachgebiet 28 Soziale Determinanten der Gesundheit; General-Pape-Str. 62, 12101 Berlin

E-Mail: MichalskiN@rki.de

Dr. Jens Hoebel

Ausgeübte Tätigkeit: wissenschaftlicher Mitarbeiter

Arbeits- und Forschungsschwerpunkte: Sozialepidemiologie, Zeitlicher Wandel gesundheitlicher Ungleichheit, Messung des sozioökonomischen Status

Adresse: Robert Koch-Institut, Abteilung für Epidemiologie und Gesundheitsmonitoring (Abt. 2), Fachgebiet 28 Soziale Determinanten der Gesundheit; General-Pape-Str. 62, 12101 Berlin

E-Mail: HoebelJ@rki.de

Jennifer M Burchardi

Ausgeübte Tätigkeit: studentische Mitarbeiterin

Arbeits- und Forschungsschwerpunkte: Soziale Ungleichheit und Gesundheit

Adresse: Robert Koch-Institut, Abteilung für Epidemiologie und Gesundheitsmonitoring, General-Pape-Str. 62–66, 12101 Berlin

E-Mail: BurchardiJ@rki.de

Anne Starker

Ausgeübte Tätigkeit: wissenschaftliche Mitarbeiterin

Arbeits- und Forschungsschwerpunkte: Geschlecht und Gesundheit, Gesundheitsverhalten, Determinanten der Inanspruchnahme präventiver Leistungen

Adresse: Robert Koch-Institut, Abteilung für Epidemiologie und Gesundheitsmonitoring (Abt. 2), Fachgebiet 27 Gesundheitsverhalten; General-Pape-Str. 62, 12101 Berlin

E-Mail: StarkerA@rki.de

1.6 Orale Gesundheit

A. Rainer Jordan

Zusammenfassung

In der Zahnmedizin stellen die Zahnkaries und entzündliche Erkrankungen des Zahnhalteapparates (Parodontitis) die epidemiologisch und versorgungsbezogen wichtigsten Erkrankungen dar. Als chronisch-kumulative Erkrankungen nimmt ihre Bedeutung bis zum Rentenalter kontinuierlich zu. Daten zur Mundgesundheit in Deutschland werden regelmäßig mit den bevölkerungsrepräsentativen deutschen Mundgesundheitsstudien erhoben. Die hier vorgelegten Daten entstammen der fünften Untersuchungswelle von 2014 und stellen die Mundgesundheit der jüngeren männlichen Senioren (65- bis 74-Jährige) in Deutschland dar. Karies (und deren Folgestadien) war bei jüngeren Senioren in Deutschland durchgängig verbreitet. Durchschnittlich wiesen 17,5 von 28 Zähnen eines Gebisses eine Karieserfahrung auf, die sich nach der Behandlung des akuten Zustandes in Restaurationen (Füllungen, Kronen) oder gar dem Zahnverlust äußern. Gut jeder dritte jüngere Senior wies zudem eine Karieserfahrung im Wurzelbereich der Zähne auf, wobei untere Sozialschichten stärker betroffen sind. Kariös erkrankte Zähne waren zu 88 % zahnmedizinisch versorgt. Die Karieserfahrung weist einen deutlichen sozialen Gradienten auf. Eine Parodontitis wiesen 75 % der jüngeren Senioren auf. 25 % der jüngeren Senioren zeigten Anzeichen eines schweren Erkrankungsverlaufs. Weniger als ein Drittel waren parodontal gesund oder hatten lediglich milde Erkrankungssymptome. Zahnverluste als terminales Erkrankungs- bzw. Therapiestadium von Karies und Parodontitis sind seit Jahren rückläufig. Jüngeren Senioren fehlten durchschnittlich 11 Zähne, von denen 82 % zahnprothetisch ersetzt waren; 12 % der Untersuchten waren völlig zahnlos, deutlich weniger als noch vor einem Jahrzehnt. Bei dem zeitlichen Morbiditätsvergleich scheinen sich die oralen Krankheitslasten sukzessive in ein immer höheres Lebensalter zu verschieben. So entsprach das orale Morbiditätsprofil älterer Senioren im Alter von 75 bis 100 Jahren 2014 in etwa demjenigen der jüngeren Senioren (65- bis 74-Jährige) im Jahr 2005. Zusammenfassend scheint die Morbiditätsentwicklung bei den oralen Haupterkrankungen ein Hinweis für das Konzept der Morbiditätskompression zu sein.

Oral Health

In dentistry, dental caries and periodontitis are the most important epidemiological and health care-related diseases. As chronic cumulative diseases, their importance continues to increase until retirement age. Data on oral health in Germany are regularly collected with the German oral health studies representative of the population. The data presented here originate from the fifth study wave of 2014 and represent the oral health of the 65- to 74-year-old male population (younger seniors) in Germany. Caries (and its subsequent stages) was common among younger seniors in Germany. On average, 17.5 out of 28 teeth showed caries experience, which, after treatment of the acute condition, manifested itself in restorations (fillings, crowns) or even tooth loss. One third of all younger senior citizens also had caries experience in the root area of the teeth. 88 % of carious teeth were restored. The caries experience shows a clear social gradient, where lower strata were more affected. Periodontitis was found in 75 % of the younger seniors. 25 % showed signs of a severe disease progression. Less than one third were periodontally healthy or had only mild symptoms of the disease. Tooth loss as a terminal disease or therapy stage of caries and periodontitis has been declining for years. Younger seniors had 11 missing teeth on average, 82 % of which were replaced by dentures. 12 % of the sample were completely edentulous, significantly less than a decade ago. When comparing morbidity over time, the burden of oral diseases appears to be gradually shifting to an increasingly higher age. For example, the oral morbidity profile of older seniors aged 75 to 100 years in 2014 was approximately the same as that of younger seniors (65 to 74 years) in 2005. In summary, the morbidity trend in major oral diseases seems to be an indication of the concept of morbidity compression.

Einleitung zum Thema

Karies und Parodontitis stellen epidemiologisch und versorgungsbezogen die wichtigsten Erkrankungen in der Zahnmedizin dar. Sie gehören beide zu den chronisch-kumulativen Erkrankungen, die durch eine Störung des mikrobiellen Gleichgewichts in der Mundhöhle entstehen und eine stark verhaltensbedingte Komponente aufweisen. Karies führt zu einem Verlust der Zahnhartsubstanzen durch bakterielle Säuren und kann in eine Kavität (Loch) des Zahnes münden. Der Entzündungsprozess bei der Parodontitis führt reaktiv zu einem Abbau zahntragender Strukturen (Knochen- und weite-

rer Gewebeabbau des Zahnhalteapparates (Parodont)). Unbehandelte Karies an bleibenden Zähnen ist mit einer globalen Prävalenz von 35 % die am weitesten verbreitete chronische Erkrankung überhaupt und schwere Parodontalerkrankungen stehen an sechster Stelle der am häufigsten auftretenden Erkrankungen [1]. Folge beider Erkrankungen kann der Zahnverlust sein, der die Funktionen des Kauorgans (Kauen, Schlucken, Sensorik, Sprache, Mimik) kompromittiert. Parodontitis dominiert als Hauptursache für Zahnverlust ab dem 40. Lebensjahr [2]. Aufgrund ihres chronisch-kumulativen Charakters erhöht sich die Krankheitslast mit zunehmendem Alter, weshalb die schwerwiegendsten Erkrankungsfälle häufig im höheren Lebensalter liegen. Besonders bei der Karies sind seit Langem gesundheitliche Ungleichheiten entlang der sozialen Lage bekannt, die sich bereits im frühen Kindesalter zu manifestieren beginnen. Neben der sozialen Lage ist die Mundgesundheit zwischen den Geschlechtern nicht gleich verbreitet und auch das Mundgesundheitsverhalten sowie das allgemeine Risikoverhalten (z. B. Tabak- und Alkoholkonsum) weisen Unterschiede auf.

Karies und Parodontitis stellen also bedeutsame Volkskrankheiten dar, deren Morbidität in Abhängigkeit von der sozialen Lage, aber auch vom Geschlecht über den Lebensbogen unterschiedlich kumulieren bis hin zum vollständigen Zahnverlust. Sie verursachen etwa 7 % der Gesundheitsausgaben in der gesetzlichen Krankenversicherung [3]. Da Karies und Parodontitis relevante medizinische Bezüge zu allgemeinmedizinischen Volkskrankheiten aufweisen, erscheinen sie für eine gemeinsame transdisziplinäre präventive Risikofaktorenansprache als besonders geeignet (s. u.).

Inhaltliche Ausführungen

Zur Darstellung der Verbreitung der wichtigsten Erkrankungen und Störungen der Mundgesundheit in Deutschland wird hier die Fünfte Deutsche Mundgesundheitsstudie (DMS V) des Instituts der Deutschen Zahnärzte (IDZ) von 2014 herangezogen [4]. Die Einschätzung zu epidemiologischen Trends erfolgt anhand der Karies- (DMFT-Index) und Parodontitiserfahrung (CP-Index) im zeitlichen Vergleich mit der methodisch vergleichbar durchgeführten Vierten Deutschen Mundgesundheitsstudie (DMS IV) aus dem Jahr 2005 [5]. Die für den Bericht relevanten Daten entstammen der Altersgruppe der 65- bis 74-jährigen männlichen Studienteilnehmer (n = 490). Das ist die von der Weltgesundheitsorganisation für oral-epidemiologische Studien vorgeschlagene Altersgruppe zur Darstellung von Krankheitslasten jüngerer Senioren [6]. Die Probanden wurden in einem zweistufigen Verfahren der Stichprobenziehung rekrutiert: In einem ersten Schritt erfolgte die Erstellung einer Stichprobe von Gemeinden und in einem zweiten Schritt die Umwandlung der Gemeindestichprobe in eine Personenstichprobe der Bevölkerung in Deutschland auf der Grundlage der Personenregister der Einwohnermeldeämter in 90 Gemeinden. Die Probanden wurden klinisch untersucht, ergänzt durch eine schriftliche sozialwissenschaftliche Befragung. Die Teilnahmequote für die jüngeren Senioren in der DMS V lag bei 49 %.

Karies

Die Verbreitung der Karies wird epidemiologisch als Karieserfahrung verstanden und umfasst die Gesamtheit der durch Karies oder Kariesfolgen (Füllungen oder andere Restaurationen, Zahnverluste) betroffenen Zähne eines Gebisses. Der international gebräuchliche Index zur Beschreibung der Karieserfahrung gibt die Summen der kariösen (D = Decayed), fehlenden (M = Missing) und gefüllten (F = Filled) Zähne (T = Teeth) pro Person an [5]. Der Wert kann zwischen 0 und 28 (vollständiges Gebiss bleibender Zähne ohne Weisheitszähne) liegen. Dieser Index ist geeignet zur Differenzierung der Karieslast (gesunde vs. nicht mehr gesunde Zähne). Allerdings besteht beim DMFT die Einschränkung, dass der Indexwert im Laufe des Lebens nur größer werden kann und so ein restaurativ unversorgtes kariöses Gebiss nicht gut von einem wiederhergestellten Gebiss unterschieden werden kann. Ein restaurierter Zahn hat jedoch in der Regel die gleiche Funktionalität wie ein primär gesunder Zahn. Aus diesem Grund wurde dem DMFT ein quasi komplementärer Index gegenübergestellt, der dies berücksichtigt: Die Anzahl primär gesunder oder mit Restaurationen versorgter Zähne wird mit dem sogenannten Funktionstüchtige-Zähne-Index (FST mit F = Filled und S = Sound) wiedergegeben [7].

Unter den jüngeren Senioren in Deutschland im Alter von 65–74 Jahren gab es praktisch keine Person ohne jegliche Karieserfahrung (siehe Tab. 1); mit anderen Worten: Die Prävalenz der Karieserfahrung lag bei 100 %. Karies im Wurzelbereich der Zähne war hingegen nur bei 35 % der jüngeren Senioren verbreitet. Für jüngere Senioren wurde eine durchschnittliche Karieserfahrung (DMFT-Wert) von 17,5 Zähnen ermittelt. In dieser Altersgruppe zeigte sich kein signifikanter Unterschied zwischen Männern und Frauen. Den größten Anteil an der

Tabelle 1: Kennzahlen zur Mundgesundheit jüngerer männlicher Senioren (65 bis 74 Jahre) in Deutschland [4]

Erkrankung		Prävalenz Anteil erkrankter Personen (%)	Ausmaß (Extent) Durchschnittliche Anzahl der Zähne pro Person	Schwere (Severity) Durchschnittlicher Rückgang des Zahn-halteapparates (mm)
Karies	kariesfrei	0		
	Wurzelkaries	35		
	kariöse Zähne (DT)		0,7	
	gefüllte Zähne (FT)		5,8	
	gesamte Karieserfahrung[1]		17,5	
	Sanierungsgrad	88[2]		
	funktionstüchtige Zähne (FST)[3]		16,3	
Parodon-titis	gesund/mild	30		
	moderat	45		
	schwer	25		
	Gingivitis	41		
	Attachmentverlust			4,1
	parodontal erkrankte Zähne		4,3	
Zahnverlust	totale Zahnlosigkeit	12		
	fehlende Zähne (MT)		11,0	

1 Karieserfahrung: Gesamtheit der durch Karies (DT) oder Kariesfolgen (Füllungen oder andere Restaurationen (FT) und Zahnverluste (MT)) betroffenen Zähne eines Gebisses
2 Anteil der restaurativ versorgten Zähne (FT) an allen Zähnen mit Behandlungsbedarf (DT + FT) in Prozent
3 Primär gesunde (kariesfreie Zähne (ST)) und gefüllte Zähne (FT)

Karieserfahrung machten extrahierte Zähne aus; durchschnittlich fehlten Männern in diesem Alter 11,0 Zähne. Weitere 5,8 Zähne wiesen dentale Restaurationen auf (z. B. Füllungen, Kronen) und lediglich 0,7 Zähne waren kariös und wiesen somit einen unmittelbaren Behandlungsbedarf auf. Der kariesbezogene Sanierungsgrad, das ist das Verhältnis gefüllter Zähne zur Summe aus gefüllten und kariösen Zähnen (FT/(FT + DT), lag mit 88 % zwar grundsätzlich hoch, er war allerdings signifikant niedriger als bei Frauen. Zusätzlich zur (durchgemachten) Karieserfahrung wiesen Männer noch 0,6 Zähne mit einer Initial- oder oberflächlichen Zahnschmelzkaries auf.

Dieser Anteil stellt das präventive Potenzial dar, denn ohne weitere professionelle Versorgung initialer kariöser Läsionen kann eine weitere Erkrankungsprogression in der Ausbildung von Kavitäten münden, die in der Regel einen restaurativen Behandlungsbedarf nach sich ziehen. Die Karieserfahrung weist einen deutlichen sozialen Gradienten auf: Während Männer mit hohem Bildungsgrad durchschnittlich 15,6 Zähne mit einer Karieserfahrung aufwiesen, waren es bei Männern mit niedrigem Bildungsgrad 18,1 Zähne. Aufgrund des generell hohen kariesbezogenen Sanierungsgrads wiesen jüngere Senioren durchschnittlich 16,3 von 28 primär gesunden oder restaurierten Zähnen (FST-Index) auf, also etwa 60 % in Funktion stehende Zähne.

Insgesamt ist ein genereller Rückgang der Karieserfahrung in Deutschland festzustellen und dies trifft auch für Männer zwischen 65 und 74 Jahren zu: Im Jahr 1997 lag die Karieserfahrung noch bei 22,5 Zähnen und 2004 bei 21,2. In der vergangenen Dekade hat also eine erhebliche Morbiditätsdynamik stattgefunden, die in dieser Altersgruppe vor allem durch mehr erhaltene Zähne bestimmt wird.

Parodontitis

Entzündliche Erkrankungen des Zahnhalteapparates (Parodontitis) stellen neben der Karies die zweite große Volkskrankheit in der Zahnmedizin dar. Parodontitis entsteht in der Regel auf der Grundlage einer lange Zeit bestehenden Zahnfleischentzündung (Gingivitis), die somit auch als Risikofaktor für Parodontitis anzusehen ist, und wird verursacht durch eine Verschiebung des mikrobiellen Gleichgewichts (Dysbiose) in der Mundhöhle. Parodontitis wird als eine multifaktorielle Erkrankung angesehen, da weitere Risikofaktoren wie schlechte Mundhygiene, Rauchen, Diabetes, aber auch eine im Alter schlechter werdende Abwehrlage (Immunseneszenz) die Entstehung und den Verlauf beeinflussen. Äußerlich erkennbar ist eine Parodontitis häufig nicht, denn die Entzündung des Zahnhalteapparates umfasst vor allem anatomische Strukturen unterhalb des Zahnfleisches (v. a. Knochen und Bindegewebsfasern), die durch den Entzündungsprozess abgebaut werden. So verliert der Zahn zunehmend seine knöcherne Verankerung, die im fortgeschrittenen Erkrankungsstadium zur Lockerung der Zähne führt. Das Zurückweichen des Zahnhalteap-

parates (Attachmentverlust) führt zur Bildung einer sogenannten Zahnfleischtasche, deren Tiefe mit speziellen Sonden gemessen werden kann (Sondierungstiefe). Eine Sondierungstiefe bis zu 2 mm ist physiologisch, ab 4 mm spricht man von erhöhten Sondierungstiefen, die bereits eine Behandlungsnotwendigkeit auslösen können, da die Entzündung dann vom Patienten im Rahmen der häuslichen Mundhygiene nicht mehr kontrolliert werden kann und der Entzündungsprozess schubweise weiter voranschreitet. Ab einer Sondierungstiefe von 6 mm liegt ein schwerwiegender pathologischer Befund vor. Hier ist eine Behandlung obligat. Im Endstadium der Erkrankung ist der gesamte Zahnhalteapparat abgebaut und der Zahn nicht mehr (parodontal) in seinem Knochenfach verankert, was zum Zahnverlust führt.

In der Altersgruppe der 65- bis 74-jährigen Männer waren 30 % parodontal gesund oder wiesen lediglich milde Erkrankungssymptome auf. Hierzu zählen beispielsweise Vorläufererkrankungen wie eine Gingivitis mit ihrem Leitsymptom der Blutung auf Sondierung. 41 % der vorhandenen Zähne zeigten bei den jüngeren Senioren Symptome einer Gingivitis, 71 % eine Parodontitiserfahrung. Ein Viertel der jüngeren Senioren hatte eine schwere Parodontitis. Der mittlere Attachmentverlust (Severity) betrug 4,1 mm und die mittlere Anzahl parodontal erkrankter Zähne (Extent) in dieser Kohorte betrug 4,3 Zähne (siehe Tabelle 1).

Merkmale wie Rauchen, Übergewicht, das Vorliegen eines Diabetes, das Fehlen einer Zahnzwischenraumpflege, mangelhafte Mundhygiene oder Zahnarztbesuche nur bei Beschwerden anstelle regelmäßiger Kontrolluntersuchungen waren häufiger mit einer schweren Parodontitis assoziiert. Diese Ergebnisse bestätigen die in der Literatur bekannten Risikofaktoren [8]. Männer in Deutschland im Alter von 65 bis 74 Jahren wiesen deutlich höhere parodontale Erkrankungslasten auf als Frauen: Der Anteil schwerer Parodontalerkrankungen war um etwa 10 Prozentpunkte erhöht, wohingegen der Anteil mit nur milden Erkrankungszeichen und parodontaler Gesundheit wiederum um denselben Wert bei Frauen erhöht war. Interessanterweise zeigten multivariate Analysen zum sozialen Gradienten (Schulbildung, Einkommen und Stellung im Beruf) der Parodontitis keinen durchgängigen Zusammenhang in Deutschland – im Gegensatz zu vielen anderen Ländern [9]. Zu dieser Frage besteht weiterer Forschungsbedarf.

Zahnverlust und prothetische Versorgung

Zahnverlust ist ein robuster epidemiologischer Parameter, da er sich vergleichsweise sicher ermitteln lässt. Er ist außerdem der terminale Erkrankungs- bzw. Therapiezustand für die Haupterkrankungen Karies und Parodontitis. Zu einem geringeren Anteil können auch Unfälle (und deren Spätfolgen) in einem Zahnverlust münden. Schließlich wurden Zahnextraktionen auch aus »strategisch«-therapeutischen Gründen im Rahmen kieferorthopädischer oder prothetischer Therapien durchgeführt. Aus heutiger zahnmedizinischer Sicht gilt jedoch der natürliche Zahnbestand, vor allem hinsichtlich der Langlebigkeit – im Vergleich zu künstlichen Zähnen – als überlegen, sodass Zahnextraktionen wesentlich kritischer betrachtet und nur noch als letztes Mittel eingesetzt werden. Seit 1990 sind sie um ein Drittel zurückgegangen [3].

In einer Untersuchung zu den Ursachen des Zahnverlustes in Deutschland wurde gezeigt, dass Karies als Extraktionsursache an erster Stelle steht, gefolgt von Parodontitis [2]. Sie machen insgesamt 74 % der Verluste an bleibenden Zähnen in Deutschland aus. Ab einem Alter von etwa 40 Jahren überwiegen Parodontalerkrankungen als Ursachen für Zahnverlust.

Der in den frühen 1990er-Jahren eingeschlagene Paradigmenwechsel in der Zahnmedizin von der Reparaturmedizin zur Prävention hat auch bei Männern im Rentenalter zu einem kontinuierlichen Rückgang der Zahnverluste geführt. Fehlten jüngeren männlichen Senioren 1997 durchschnittlich noch 16,5 Zähne, d. h. es waren noch 11,5 natürliche Zähne vorhanden, so hat sich dieses Verhältnis mittlerweile umgekehrt: In der Fünften Deutschen Mundgesundheitsstudie von 2014 betrug der Zahnbestand 16,5 Zähne und die Anzahl fehlender Zähne 11,0. Damit geht einher, dass vermehrt Einzelzahnlücken entstehen und seltener mehrere Zähne nebeneinander fehlen. Dies hat Auswirkungen auf die zahnprothetische Versorgung. Große Zahnlücken oder am Ende eines Kieferbogens fehlende Zähne können oftmals mit einem festsitzenden Zahnersatz (Kronen, Brücken) nicht ersetzt werden und ein herausnehmbarer Zahnersatz oder ein kombiniert festsitzender Zahnersatz mit herausnehmbaren Anteilen wird erforderlich. Die Art der zahnprothetischen Versorgung hat jedoch, neben dem Verlust der Zähne an sich, ebenfalls Auswirkungen auf die Lebensqualität und die Kaufunktion. Funktional am natürlichsten ist festsitzender Zahnersatz, gefolgt von kombiniert festsitzendem Zahnersatz mit herausnehmbaren Anteilen und funktional am unnatürlichsten ist vollständig herausnehmbarer Zahnersatz.

21 % der jüngeren Senioren in Deutsch-

land wiesen keinen Zahnersatz auf. Bei denen, die Zähne verloren hatten, waren insgesamt 82 % der fehlenden Zähne ersetzt: Die häufigste Versorgungsart war bei den Männern mit 35 % festsitzender Zahnersatz, gefolgt von abnehmbaren Versorgungen (32 %) und kombiniert festsitzenden Zahnersatz mit herausnehmbaren Anteilen wiesen 12 % der jüngeren Senioren auf (siehe Tabelle 1).

Als Sonderfall des Zahnverlustes ist die totale Zahnlosigkeit anzusehen, wenn sämtliche Zähne im Laufe des Lebens verloren gegangen sind. Sie betrug bei Männern zwischen 65 und 74 Jahren 12 % und lag nur etwa einen Prozentpunkt unter dem der Frauen im gleichen Alter. Dieser Zustand kommt in Regionen mit zahnmedizinischer Versorgung praktisch nicht vor. Sie ist ein Ergebnis jahrzehntelanger Bemühungen im Rahmen der Reparaturmedizin. Mit der im Zuge des wissenschaftlichen Erkenntnisfortschrittes stattgefundenen Umorientierung zu einer präventionsorientierten Zahnmedizin wird sich die Verbreitung der totalen Zahnlosigkeit in Zukunft aller Voraussicht nach weiter stark reduzieren. Von den Erkenntnissen zur oralen Prävention, die heute bei vielen Schulkindern, Jugendlichen, jungen Erwachsenen und Eltern als Selbstverständlichkeit im Alltag umgesetzt werden, hat die Generation der Geburtsjahrgänge 1940 bis 1949, die zum Zeitpunkt der Erhebung zwischen 65 und 74 Jahre alt waren, nicht profitieren können. Diese Generation ist im Krieg oder in der frühen Nachkriegszeit geboren worden, wo weder die heutigen Kenntnisse zur Prävention noch die Hilfsmittel in der heutigen Qualität zur Verfügung standen. Außerdem ist seit dem Zweiten Weltkrieg ein kontinuierlicher Wandel der zahnärztlichen Versorgungskonzepte festzustellen: Während

in den 1950er Jahren und 1960er Jahren Zahnextraktionen und Zahnersatz einen Schwerpunkt der zahnärztlichen Versorgung darstellten, herrschten in den 1970/80er Jahren Füllungstherapien vor. Seit den 1990er Jahren entwickelt sich die zahnmedizinische Versorgung zunehmend in Richtung präventiver und minimalinvasiver Therapiekonzepte [10]. Vor diesem Hintergrund ist es verständlich, dass in der jüngeren Seniorengruppe viele Zähne Defekte aufweisen, die entweder gefüllt oder überkront sind, und dass auch viele Zähne im Laufe der Zeit verloren gegangen sind.

Zusammenfassung

Die Ergebnisse der Fünften Deutschen Mundgesundheitsstudie von 2014 lassen insgesamt einen deutlich positiven Trend für jüngere Senioren erkennen. Sowohl im Hinblick auf die Karieserfahrung als auch im Hinblick auf die Parodontitiserfahrung zeigt sich ein erheblicher Rückgang der Krankheitslasten in der vergangenen Dekade. Eine solch ausgeprägte Morbiditätsdynamik erscheint für chronisch-kumulative Erkrankungen bemerkenswert. Interessanterweise zieht sich dieser Morbiditätstrend durch alle Altersgruppen und zudem quer durch die Gesellschaft und schließt alle Sozialschichten ein. Bei dem zeitlichen Morbiditätsvergleich, insbesondere der Seniorenkohorten, scheinen sich die mundgesundheitsbezogenen Krankheitslasten im Lebensverlauf sukzessive in ein immer höheres Lebensalter zu verschieben. So entsprach das orale Morbiditätsprofil der älteren Senioren (75- bis 100-Jährige) 2014 in etwa demjenigen der jüngeren Senioren (65- bis 74-Jährige) im Jahr 2005. Zusammenfassend scheint die Morbiditätsentwicklung bei den oralen Hauptkrankungen ein Hinweis für das Konzept der Morbiditätskompression [11] zu sein. Der Befund erscheint in der heutigen, präventionsorientierten Zahn-, Mund- und Kieferheilkunde auch deshalb plausibel, da das Phänomen der Morbiditätskompression ursprünglich bereits mit »changes in life style« und damit einer grundsätzlichen Präventionsorientierung als Erklärungsmuster in Verbindung gebracht wurde. Diese Annahme hat gerade für die oralen Erkrankungen durch ihren ausgeprägten Verhaltensbezug (Mundhygiene, Ernährung, Tabakkonsum etc.) Bedeutung.

Folgerungen für die Praxis

Die Mundgesundheit von Männern im Alter zwischen 65 und 74 Jahren hat sich deutlich verbessert. Insbesondere der Anteil zahnloser Männer hat sich in den letzten zehn Jahren etwa halbiert. Dies führt auch im zahnärztlichen Inanspruchnahmeverhalten zu Veränderungen. Männer um das Rentenalter suchen eine Zahnarztpraxis häufiger präventionsorientiert auf als früher: Ging 1997 lediglich etwa jeder zweite jüngere Senior (54 %) regelmäßig zur zahnärztlichen Kontrolluntersuchung, so erhöhte sich der Anteil bis 2014 auf 88 %. Der Anteil bezahnter Männer in dieser Altersgruppe stieg zeitgleich von 78 % auf 88 %. Für die Zukunft sagen prognostische Berechnungen eine weitere Morbiditätsdynamik voraus, die auf der Grundlage der zurückliegenden deutschen Mundgesundheitsstudien in Kombination mit den Bevölkerungsvorausberechnungen des Statistischen Bundesamtes entstanden sind [12, 13]: Hiernach wird erwartet, dass die Karieserfahrung auf der einen Seite generell

weiter abnehmen wird und im Jahr 2030 die jüngeren Senioren eine Karieserfahrung von noch 14,9 Zähnen aufweisen werden. Vor allem wird dies voraussichtlich durch mehr erhaltene Zähne bedingt sein. Auf der anderen Seite bedeutet ein Mehr an Zähnen auch, dass mehr Zähne im Risiko für dentale Erkrankungen stehen (»teeth at risk«). So erwarten wir eine Halbierung kariöser Zähne auf durchschnittlich 0,9 kariöse Zähne pro Person bis zum Jahr 2030. Aus demselben Grund wird eine Zunahme des parodontalen Behandlungsbedarfs erwartet. Die Anzahl parodontal erkrankter Zähne pro Individuum wird voraussichtlich um etwa 50 % zunehmen und im Jahr 2030 bei 12,3 Zähnen liegen. Außerdem wird die Anzahl der parodontal erkrankten Personen steigen. Parodontal erkrankte Zähne haben außerdem ein erhöhtes Risiko für Wurzelkaries. Auch wenn wir von vergleichsweise stabilen Prävalenzen bei dieser Kariesform ausgehen, wird allein die demografische Entwicklung dazu führen, dass auch in diesem Bereich mehr Behandlungsbedarf in Deutschland entsteht. Schließlich ist mit einer weiteren Verschiebung der zahnprothetischen Therapiekonzepte zu rechnen: Aufgrund des anhaltenden Trends zu weniger Zahnverlusten werden die entstehenden Zahnlücken häufiger mit festsitzendem Zahnersatz zu versorgen sein und herausnehmbarer Zahnersatz wird weiter in den Hintergrund treten.

Fazit

Für die zahnärztliche Versorgung bedeutet dies nicht, dass im Zeitalter der Prävention weniger Behandlungsbedarf im Rentenalter entsteht – im Gegenteil. Im Zuge der Morbiditätskompression wird es voraussichtlich in diesem Lebensabschnitt zu mehr Versorgungsbedarf kommen. Der niedergelassene Zahnarzt sollte sich daher – neben einer altersgerechten Praxisausstattung – auf entsprechende Therapiekonzepte vorbereiten. Besonders im hohen Lebensalter kann es für die zahnärztliche Versorgung hilfreich sein, sich ein Bild von der sogenannten zahnmedizinischen funktionellen Kapazität der Patienten zu verschaffen. Hierzu wurde eine Anleitung zur Kurzeinschätzung der Therapiefähigkeit, der Mundhygienefähigkeit und der Eigenverantwortung des Patienten durch den Zahnarzt entwickelt [14]. Das Ziel dieser Einschätzung ist eine an der funktionellen Kapazität des Patienten angepasste Therapieplanung. Eine solche Anpassung ist vor allem im höheren Lebensalter von zentraler Bedeutung.

Literatur

1   Marcenes W, Kassebaum NJ, Bernabé E, Flaxman A, Naghavi M, Lopez A et al. Global burden of oral conditions in 1990–2010: a systematic analysis. J Dent Res. 2013;92(7):592–7.

2   Glockmann E, Panzner K-D, Huhn P, Sigusch BW, Glockmann K. Ursachen des Zahnverlustes in Deutschland. Dokumentation einer bundesweiten Erhebung (2007). Köln: IDZ [Institut der Deutschen Zahnärzte]; 2011.

3   Kassenzahnärztliche Bundesvereinigung. Jahrbuch 2018. Statistische Basisdaten zur vertragszahnärztlichen Versorgung. Einschliesslich GOZ-Analyse. Köln: KZBV; 2018.

4   Jordan AR, Micheelis W. Fünfte Deutsche Mundgesundheitsstudie (DMS V). Köln: Deutscher Zahnärzte Verlag DÄV; 2016.

5   Micheelis W und Schiffner U. Vierte Deutsche Mundgesundheitsstudie (DMS IV). Köln: Deutscher Zahnärzte Verlag DÄV; 2006.

6   WHO. Oral health surveys: Basic methods. 5. Aufl. Genf: WHO; 2013.

7   Sheiham A, Maizels J, Maizels A. New composite indicators of dental health. Community Dent Health. 1987;4(4):407–14.

8   Borrell LN, Papapanou PN. Analytical epidemiology of periodontitis. J Clin Periodontol. 2005;32(6 Suppl.):132–58.

9   Lopez R, Fernandez O, Baelum V. Social gradients in periodontal diseases among adolescents. Community Dent Oral Epidemiol. 2006;34(3):184–96.

10 Ekman A. Chapter 5.10: Major public health problems – dental health. Scand J Public Health. 2006;34(67 Suppl.):139–46.

11 Fries JF. Aging, Natural Death, and the Compression of Morbidity. N Engl J Med. 1980;303(3):130–5.

12 Schwendicke F, Krois J, Kocher T, Hoffmann T, Micheelis W, Jordan AR. More teeth in more elderly: Periodontal treatment needs in Germany 1997–2030. J Clin Periodontol. 2018;45(12):1400–7.

13 Jordan RA, Krois J, Schiffner U, Micheelis W, Schwendicke F. Trends in caries experience in the permanent dentition in Germany 1997–2014, and projection to 2030: Morbidity shifts in an aging society. Sci Rep. 2019;9(1):1–7.

14 Nitschke I, Nitschke S, Groß D. Senioren – eine vulnerable Patientengruppe in der zahnärztlichen Praxis. Z Seniorenzahnmedizin. 2017;5(3):135–142.

Prof. Dr. A. Rainer Jordan

Ausgeübte Tätigkeit: Wissenschaftlicher Direktor des IDZ und verantwortlicher Leiter des Forschungsbereichs Gesundheitsversorgungsforschung und -epidemiologie

Arbeits- und Forschungsschwerpunkte: Zahnmedizinische Versorgungsforschung und -epidemiologie

Adresse: Institut der Deutschen Zahnärzte (IDZ), Universitätsstr. 73, 50931 Köln

E-Mail: R.Jordan@idz.institute

Kapitel 2

Erwerbsarbeit – die Situation 10 Jahre vor der Berentung

2.1 Gesundheit und Erwerbsperspektive bei Männern und Frauen im höheren Erwerbsalter

Hans Martin Hasselhorn

Zusammenfassung

In Zeiten verlängerter Erwerbsbiografien erhält die Gesundheit der Babyboomergeneration vermehrt öffentliche und betriebliche Aufmerksamkeit, denn dem Gesundheitszustand wird oft eine entscheidende Rolle für den Ruhestandsübergang eingeräumt. In der Tat wollen Erwerbstätige mit schlechter Gesundheit eher früher aus dem Erwerbsleben aussteigen als Personen mit guter Gesundheit. Doch gilt dieser Zusammenhang zwischen der eigenen Gesundheit und der eigenen »Erwerbsperspektive« für Männer und Frauen gleichermaßen? Dies wird anhand von längsschnittlichen Befragungsdaten von 2.853 53- bzw. 59-jährigen (2018) sozialversichert beschäftigten Teilnehmenden der repräsentativen deutschen lidA-Kohortenstudie (www.lida-studie.de) untersucht.

Die Analysen zeigen, dass in der Tat ältere Beschäftigte mit schlechter selbst berichteter Gesundheit früher aus dem Erwerbsleben aussteigen wollen, planen und können als ihre Kolleginnen und Kollegen mit guter Gesundheit. Allerdings sind beim Zusammenhang der Gesundheit mit der subjektiven Erwerbsperspektive (hier: länger arbeiten *wollen*, *planen* und *können*) keine Unterschiede zwischen Männern und Frauen festzustellen. Folglich lassen sich daraus auch keine geschlechtsspezifischen Herangehensweisen an die Förderung der Erwerbsteilhabe älterer Beschäftigter ableiten. Gleichwohl sollten Betriebe, die ihre älteren Mitarbeiterinnen und Mitarbeiter länger im Unternehmen halten wollen, die Vielzahl an Einflussfaktoren beachten, welche mitbestimmen, wie lange man erwerbstätig sein wird. Viele von ihnen stellen sich für Männer und Frauen unterschiedlich dar und erfordern damit möglicherweise unterschiedliche Herangehensweisen vonseiten des Personalmanagements.

Health and Employment Perspectives for Men and Women of Advanced Working Age

In times of extended working lives, the health of the baby boomer generation is receiving increased public and organisational attention as the workers' health is considered to be a crucial factor for the transition from work to retirement. Indeed, older workers with poor health are more likely to leave work and employment earlier than those with good health. However, is this association of health and subjective employment perspectives similar for men and for women? This report addresses this question, using longitudinal data of 2.853 53- or 59-year-old (2018) socially insured workers who participated in the representative German lidA-cohort study (www.lida-studie. de).

As expected, the findings indicate that – on average – older workers with poor health *want* to leave employment earlier, *plan* to leave earlier and are *not able to* work longer. However, with respect to this association of health and subjective employment perspective, no differences between men and women were found. Thus, these findings do not underline the need for gender-differentiated approaches when it comes to the promotion of employment participation of older workers. However, enterprises who want to retain their older workers should consider the multitude of factors contributing to the length of the working life of older workers. Many of those factors have a different impact on men than on women and may therefore require gender-differentiated approaches from human resource management.

Einleitung

Demografischer Wandel

Die Anzahl älterer Beschäftigter in Deutschland nimmt seit Jahren rasant zu. Laut Statistischem Bundesamt waren 2018 rund 16,6 Millionen Erwerbstätige 50 Jahre alt oder älter. Sie machten damit 40 % aller Erwerbstätigen aus. Zehn Jahre zuvor waren es noch 10,9 Millionen Personen und damit 11,6 Prozentpunkte weniger gewesen. Gleichzeitig werden in den kommenden Jahren immer weniger Personen dem Arbeitsmarkt zur Verfügung stehen [1]. Politik und Wirtschaft sehen es als wirksame Gegenmaßnahme an, wenn noch mehr Ältere arbeiten würden und wenn sie dies noch länger im Leben täten.

Ganz im Gegensatz zu ihrer Vorgängergeneration kann die heutige Altersgruppe von 50 bis 65 Lebensjahren in Deutschland charakterisiert werden durch eine hohe Erwerbsbeteiligung. 2018 waren 77 % von ihnen erwerbstätig, während dies 20 Jahre zuvor nur knapp die Hälfte der damals gleichaltrigen Bevölkerung gewesen war [2]. Diese vielen »älteren Beschäftigten«, die in diesem Beitrag vereinfachend als die »Babyboomer« bezeichnet werden,

prägen heute maßgeblich eine Arbeitswelt mit hoher Dynamik, nicht zuletzt in Bezug auf Fragen der Arbeitsorganisation und des Arbeitsinhalts, aber auch der Trennung von beruflichem und Privatleben.

Für immer mehr der erwerbstätigen Babyboomer kommen nun auch vermehrt Fragen zur eigenen Gesundheit auf. Chronische Krankheiten und Beschwerden manifestieren sich immer mehr, anhaltende Schmerzzustände und Schlafstörungen nehmen zu. Krankheitsbilder mit erheblichem Bedrohungspotenzial wie Herz-Kreislauf- und Tumorerkrankungen treten zunehmend bei ihnen selbst oder in ihrer Umgebung auf, Todesfälle Gleichaltriger werden häufiger [3–5]. Ein weiteres, für viele der Babyboomer immer prominenter werdendes Thema ist die Frage, wie lange sie denn wohl erwerbstätig sein werden, möchten und können. Trotz der heute hohen Beschäftigungsquote besteht unter den Babyboomern in Deutschland nach wie vor eine »Kultur des Frühausstiegs« [6, 7]. Nach Ergebnissen der lidA-Studie wollen nur die wenigsten Babyboomer in Deutschland tatsächlich bis zum Regelrentenalter erwerbstätig bleiben, nämlich bei Männern wie bei Frauen nur etwa jede/r Zehnte, und mehr als die Hälfte geben an, so früh wie möglich aus dem Erwerbsleben aussteigen zu wollen [7].

Die Gesundheit gilt als eine der einflussreichsten Determinanten der Erwerbsteilhabe, Beschäftigte mit schlechter Gesundheit steigen im Mittel eher aus dem Erwerbsleben aus, solche mit guter Gesundheit später. Dies legen zahlreiche Studien nahe [8–11]. Gleichwohl ist dies kein zwingender Automatismus, viele Menschen mit schlechter Gesundheit verbleiben im Erwerbsleben, weil sie *wollen*, es *können* und/oder weil sie es *müssen.* Nach eigenen Hochrechnungen auf Basis der GEDA-Erhebung 2014/15 des Robert Koch-Instituts (RKI) berichteten damals fast vier von zwölf Millionen älteren Erwerbstätigen (51 bis 65 Jahre), dass sie eine schlechte (»mittelmäßig« bis »sehr schlecht«) Gesundheit hätten; fünf Jahr zuvor waren es noch 1,2 Millionen Personen weniger gewesen [12]. Die Assoziation Gesundheit–Erwerbsteilhabe ist also keineswegs eindeutig, sondern gilt in der Forschung zum Ruhestandsübergang als »somewhat more complicated« [13], worauf in der Diskussion der Ergebnisse eingegangen wird.

Konzeptionell zu trennen vom realen Erwerbsausstieg ist die »subjektive Erwerbsperspektive«. Der Erwerbsausstieg einer Erwerbsperson gilt gemeinhin als ein – oft jahrelanger – *Prozess*, der von zahlreichen Faktoren beeinflusst wird, wie zum Beispiel der Gesundheit. Früh in diesem Prozess steht die Sicht auf die eigene Zukunft im Erwerbsleben, die »subjektive Erwerbsperspektive«. Wir sehen sie als einen gewissen Indikator für künftige Erwerbsdauer an, aber vielmehr noch als Maß für die Erwerbsneigung, für die Nähe oder Distanz zur eigenen Erwerbstätigkeit in einer Lebensphase, in der der Ausstieg in die Rente zunehmend zur realisierbaren Option wird. In der lidA-Studie erfassen wir die subjektive Erwerbsperspektive unter anderem mit Fragen danach, bis zu welchem Alter man erwerbstätig sein *möchte*, es *kann* und bis zu welchem Alter man *plant*, erwerbstätig zu sein.

Wenn nun für die Babyboomergeneration in Deutschland sowohl gesundheitliche Einschränkungen als auch der Erwerbsausstieg immer wichtiger werden, und wenn die Gesundheit eine Rolle dabei spielt, wie lange ältere Beschäftigte erwerbstätig sein möchten, dann ist von Interesse, ob dies bei Männern und Frauen in gleichem Maße der Fall ist. Dies soll im vorliegenden Beitrag untersucht werden.

Methoden

LidA-Studie

Die deutsche lidA-Studie (»leben in der Arbeit«, www.lida-studie.de) untersucht Langzeiteffekte der Arbeit auf Gesundheit und Erwerbsteilhabe einer älter werdenden Erwerbsbevölkerung aus interdisziplinärer Sicht [14]. Die Befragten sind Beschäftigte der Jahrgänge 1959 und 1965, die am Stichtag 31.12.2009 sozialversicherungspflichtig erwerbstätig waren. Die Kohortenstudie umfasst bisher drei Erhebungswellen aus den Jahren 2011 (N = 6.585), 2014 (N = 4.244) und 2018 (N = 3.586). Die Teilnehmenden werden zu Hause befragt. Alle drei lidA-Wellen sind repräsentativ für die sozialversicherungspflichtige Erwerbsbevölkerung dieser zwei Jahrgänge in Deutschland. Für den vorliegenden Beitrag wird auf Daten der zweiten und dritten Erhebungswelle (2014 bzw. 2018) zurückgegriffen.

Auswahl des Samples

Für die Analysen wurden Teilnehmende ausgewählt, die sowohl an Erhebungswelle 2 (2014) wie auch 3 (2018) teilgenommen haben, die zu beiden Zeitpunkten mindestens eine Wochenstunde erwerbstätig waren und die sich nicht als Rentnerinnen und Rentner bezeichneten. Damit konnten von 3.586 Teilnehmenden der Welle 3 insgesamt 2.853 Personen eingeschlossen werden.

Auswahl
der verwendeten Indikatoren

Die subjektive Erwerbsperspektive wurde durch drei Fragen aus Erhebungswelle 3 (2018) erfasst und jeweils separat ausgewertet:

➤ Unabhängig von den gesetzlichen Regelungen zur Rente, bis zu welchem Alter würden Sie gerne arbeiten? (»Wollen«)

➤ Und was glauben Sie, bis zu welchem Alter können Sie arbeiten? (»Können«)

➤ Und mit welchem Alter planen Sie, in den Ruhestand zu gehen? (»Planen«)

Im Beitrag wird der statistische Einfluss von vier Gesundheitsmaßen unterschiedlicher Qualitäten (Welle 2 und Welle 3) auf die Indikatoren der subjektiven Erwerbsperspektive (Welle 3) untersucht:

➤ Die psychische und die körperliche Gesundheit mittels der SF12-6-item-Skalen Mental Component Summary (SF12-MCS) und Physical Component Summary (SF12-PCS): Sie wurden berechnet wie von Nübling et al. beschrieben [15] und sind hinsichtlich ihrer Fragen sehr funktionsorientiert. Bei beiden Maßen aus Welle 2 wurde das jeweils untere Tertil als »schlechte Gesundheit« gewertet, diese Cut-off-Werte wurden auch für die Dichotomisierung der gleichen Skalen der Welle 3 verwendet.

➤ Um darüber hinaus die allgemeine Einschätzung der eigenen Gesundheit abzubilden, wird das bekannte Einzelitem »Wie würden Sie Ihren gegenwärtigen Gesundheitszustand beschreiben?« verwendet. Dieses Einzelitem ist Bestandteil des SF12-PCS. Die Antwortkategorien lauten: »sehr gut«, »gut«, »zufriedenstellend«, »weniger gut«, »schlecht«. Die letzten drei Kategorien wurden als »schlechte Gesundheit« gewertet.

➤ Schließlich wurden »starke körperliche Schmerzen in den letzten vier Wochen« als Gesundheits-Indikator verwendet. Auch dieses Einzelitem ist Bestandteil des SF12-PCS. Die Antwortkategorien umfassen: »immer«, »oft«, »manchmal«, »fast nie«, »nie«. Die ersten drei Kategorien wurden als »schlechte Gesundheit« gewertet.

Um in dieser Untersuchung die *anhaltende* Gesundheitsexposition abzubilden, wurden die Teilnehmenden für jeden Gesundheitsindikator in drei *Gesundheitsgruppen* geteilt:

➤ zu beiden Messzeitpunkten 2014 und 2018 »gute Gesundheit«, fortan vereinfachend als »stabil gut« bezeichnet,

➤ zwischen 2014 und 2018 wechselnd: »gut → schlecht« oder »schlecht → gut«, fortan als »wechselnd« bezeichnet,

➤ zu beiden Messzeitpunkten »schlechte Gesundheit«, fortan vereinfachend als »stets schlecht« bezeichnet.

Der Beitrag umfasst Gruppenvergleiche von Mittelwerten (T-Tests) und Verteilungen (χ^2-Tests) sowie Korrelationsanalysen (Pearson Korrelationen). MANOVAs erfolgten zur gleichzeitigen Untersuchung von Unterschieden zwischen den Gesundheitsgruppen in Bezug auf die Indikatoren der Erwerbsperspektive (Wollen, Planen, Können). Hier steht die Interaktion mit Geschlecht im Fokus des Interesses. Die Analysen erfolgten mit der Statistiksoftware IBM SPSS Statistics Version 25.

Dinges weist in einem Beitrag zum »Wandel der Herausforderungen an Männer und Männlichkeit« (2013) darauf hin, dass »die Männer« nicht als homogene Gruppe anzusehen seien, da sich Männer u. a. stark nach sozialer Schicht unterscheiden könnten [16]. Dies dürfte gleichermaßen für die Ausprägung und Einschätzung der eigenen Gesundheit zutreffen wie auch für den in diesem Beitrag im Fokus stehenden Endpunkt, die subjektive Erwerbsperspektive [5]. Folglich erfolgen die MANOVAs in Sensitivitätsanalysen getrennt nach Bildungsstand. Dieser wurde entsprechend der Empfehlungen der Deutschen Gesellschaft für Epidemiologie aus einer Kombination des höchsten erreichten schulischen sowie beruflichen Bildungsabschlusses ermittelt (hoch, mittel, gering) [18].

Ergebnisse

Hängt Gesundheit mit der Erwerbsperspektive zusammen?

Die diesem Beitrag zugrundeliegende Annahme, dass Gesundheit mit der subjektiven Erwerbsperspektive assoziiert sei, kann bestätigt werden. Die Korrelationskoeffizienten aller hier verwendeten Gesundheitsmaße mit Wollen, Planen und Können zeigen alle in die erwartete Richtung und die meisten erreichen Signifikanzniveau (nicht dargestellt). Systematische Geschlechterunterschiede in den Größenordnungen der Korrelationen sind aber nicht zu erkennen. Die Korrelationen sind höher a) beim Können als beim Planen oder Wollen, b) bei Gesundheitsindikatoren, die zum gleichen Erhebungszeitpunkt wie die Indikatoren der Erwerbsperspektive erhoben worden sind (nämlich 2018) und c) bei körperlicher

Gesundheit und Schmerzen im Vergleich zur psychischen Gesundheit. Sie sind tendenziell am höchsten bei selbst berichteter allgemeiner Gesundheit zum Untersuchungszeitpunkt 2018.

Unterscheiden sich ältere Männer und Frauen in Bezug auf ihre selbstberichtete Gesundheit?

Abbildung 1 stellt die Verteilung der Gesundheitsgruppen bei den vier Gesundheitsindikatoren dar. In Bezug auf die allgemeine Gesundheit finden sich keine signifikanten Geschlechtsunterschiede bei der Verteilung über die drei Gesundheitsgruppen ($\chi^2_{(2)}$ = .93, p = .627). Dagegen sind die Geschlechterunterschiede bei den drei übrigen Maßen ausgeprägt, Männer finden sich häufiger in den Gruppen mit »stabil guter Gesundheit« und seltener in denen mit »stets schlechter Gesundheit« als Frauen (Schmerzen: $\chi^2_{(2)}$ = 27.30, p < .001; psychische Gesundheit: $\chi^2_{(2)}$ = 42.87, p < .001; physische Gesundheit: $\chi^2_{(2)}$ = 13.75, p = .001).

Unterscheiden sich ältere Männer und Frauen in Bezug auf ihre subjektive Erwerbsperspektive?

Im Mittel wollen die Männer bis 62,7 Jahre und die Frauen bis 62,5 Jahre erwerbstätig sein, sie planen, erwerbstätig zu sein bis zum Alter von 64,0 (Männer) bzw. 63,9 Jahren (Frauen, Abb. 2). Signifikant unterschiedlich zwischen Männern und Frauen ist in diesen Analysen lediglich das Alter, bis zu dem man meint, erwerbstätig sein zu können. Bei Männern liegt es mit im Mittel 65,6 Jahren deutlich über dem von Frauen (64,8 Jahre, $t_{(2.658)}$ = 5.32, p < .001).

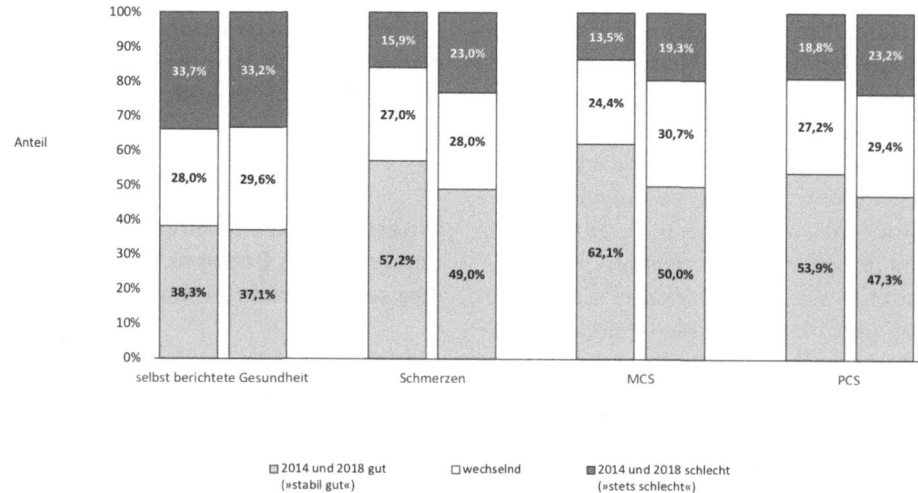

Abbildung 1: Verteilung der drei Gesundheitsgruppen »stabil gut«, »wechselnd« und »stets schlecht«, bei Frauen und Männern (Erwerbstätige der Geburtsjahrgänge 1959 bzw. 1965, N = 2.832 bis 2.852)

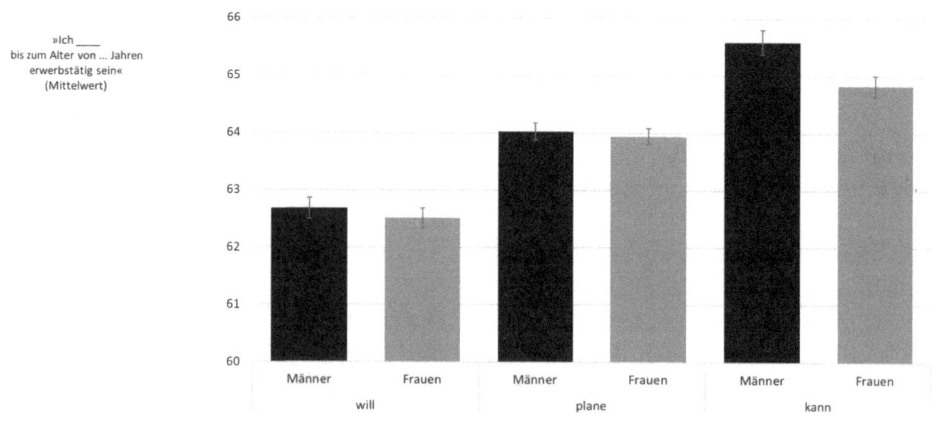

Abbildung 2: Mittelwerte für die drei Indikatoren der subjektiven Erwerbsperspektive Wollen, Planen und Können nach Geschlecht. (Erwerbstätige der Geburtsjahrgänge 1959 bzw. 1965, N = 2.685 bis 2.802, Fehlerbalken zeigen das 95%-Konfidenzintervall des Mittelwertes an)

Ist die Assoziation von Gesundheit und Erwerbsperspektive bei Männern anders als bei Frauen?

➤ *Gesamtsample:* Im Gesamtsample bestätigen die MANOVAs die obigen Befunde. Bei jedem der vier Gesundheitsindikatoren sind die Gesund-heitsgruppen signifikant – und in erwarteter Richtung – mit Wollen, Planen und Können assoziiert, gleichzeitig ist Geschlecht lediglich mit Können signifikant assoziiert. Allerdings zeigen sich keine signifikanten Interaktionseffekte für Gesundheit und Geschlecht. Folglich unterscheidet sich die Assoziation Gesundheit–Erwerbsperspektive nicht zwischen Männern und Frauen. Von Interesse ist nun, ob beim differenzierten Blick auf die verschiedenen Bildungslevel die Befunde stabil bleiben oder nicht.

➢ *Mittlerer Bildungsstand:* Personen mit mittlerem Bildungsstand machen den größten Teil der lidA-Studie aus (hier: N = 1.418–1.429). Diese Gruppe unterscheidet sich nicht vom Bild, welches zuvor für die Gesamtgruppe beschrieben worden ist.

➢ *Niedriger Bildungsstand:* Die Gruppe mit niedrigem Bildungsstand (N = 492–494) weist für keinen der Gesundheitsindikatoren einen signifikanten Geschlechtsunterschied in Bezug auf Wollen, Planen und Können auf. Die jeweiligen Gesundheitsgruppen unterscheiden sich stets signifikant in Bezug auf das Alter, bis zu dem man glaubt, arbeiten zu können. Einzig bei der psychischen Gesundheit unterscheiden sich die Gesundheitsgruppen signifikant in Bezug auf alle drei Indikatoren der Erwerbsteilhabe.

➢ *Hoher Bildungsstand:* Auch die Gruppe mit hohem Bildungsstand (N = 581–584) weist ein charakteristisches Befundmuster auf. Wie in der Gruppe mit mittlerem Bildungsstand finden sich Geschlechterunterschiede in Bezug auf Können, bei körperlicher Gesundheit auch auf Planen (Frauen planen, früher auszusteigen). Bei allen untersuchten Gesundheitsindikatoren unterscheiden sich die Gesundheitsgruppen signifikant in Bezug auf das Arbeitenkönnen, bei der psychischen Gesundheit zusätzlich auch das -wollen und -planen. In der Gruppe derer mit hohem Bildungsstand weichen die Muster für Männer und Frauen durchaus mehr voneinander ab als in den übrigen Gruppen, allerdings wurde dies in nur einer Analyse signifikant: Bei Beschäftigten mit hohem Bildungsstatus zeigte die Interaktion zwischen Geschlecht und psychischer Gesundheit einen signifikanten multivariaten Gesamteffekt (Wilks λ = .98, p = .032). Dieser bezieht sich jedoch nur auf das Können ($F_{(2,575)}$ = 5.67, p = .004, Abb. 3).

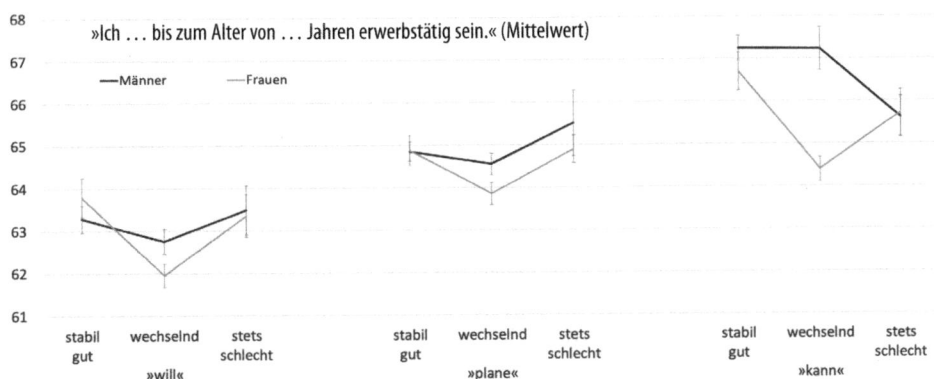

Abbildung 3: Assoziation von psychischer Gesundheit mit subjektiver Erwerbsperspektive nach Geschlecht, hier bei ca. 580 Erwerbstätigen im Alter von 53 bzw. 59 Jahren mit hohem Bildungsstatus. (Fehlerbalken zeigen den Standardfehler an); 2014 bis 2018, jeweils drei »Gesundheitsgruppen«

Im rechten Drittel der Abbildung 3 ist dargestellt, dass Männer, die sowohl 2014 als auch 2018 gute psychische Gesundheit aufwiesen (»stabil gut«), im Jahr 2018 im Mittel angegeben hatten, dass sie bis ca. 72,2 Jahre erwerbstätig sein können. Dieser Mittelwert gilt ebenfalls für Männer mit wechselnder Gesundheit (»wechselnd«, 2014 gut, 2018 schlecht – oder umgekehrt). Dagegen gaben Männer mit zu beiden Messzeitpunkten schlechter Gesundheit (»stets schlecht«) im Mittel an, lediglich bis zum Alter von ca. 65,7 Jahren arbeiten zu können. Bei den Frauen weichen die Wechselnden deutlich vom Muster der Männer ab: Sie geben im Mittel an, nur bis 64,5 Jahr erwerbstätig sein zu können. Hier findet sich also ein signifikanter Interaktionseffekt für Geschlecht und Gesundheit in Bezug auf das »Können«.

Diskussion

In diesem Beitrag wurde für die sozialversicherungspflichtig erwerbstätige Babyboomergeneration in Deutschland gezeigt, dass bei ihr

➤ subjektive Gesundheit und subjektive Erwerbsperspektive in erwarteter Richtung miteinander korrelieren,
➤ Männer bei einigen, aber nicht allen Gesundheitsindikatoren bessere Mittelwerte aufweisen als Frauen,
➤ sich die subjektive Erwerbsperspektive von Männern und Frauen in Bezug auf das Wollen und Planen im Mittel nicht unterscheidet, dass Männer aber im Durchschnitt angeben, deutlich länger als Frauen erwerbstätig sein zu können,
➤ keine klaren Unterschiede zwischen Männern und Frauen zu erkennen sind in Bezug auf die Frage, inwieweit die Gesundheit die Erwerbsperspektive beeinflusst,
➤ sich in Bezug auf die Frage, inwieweit die Gesundheit die Erwerbsperspektive beeinflusst, eher Unterschiede zwischen Bildungsgruppen andeuten.

Annahme hat sich nicht bestätigt

Damit hat sich die dem Beitrag zugrundeliegende Annahme nicht bestätigt. Unsere Ergebnisse zeigen nicht, dass die Gesundheit bei Männern und Frauen eine unterschiedliche Rolle bei den eigenen Vorstellungen zur künftigen Erwerbstätigkeit und zum Erwerbsaustritt spielen würde. Nur bei einer der 16 durchgeführten MANOVAs – nämlich bei der Untersuchung des Einflusses der psychischen Gesundheit auf die Erwerbsperspektive in der Personengruppe mit hohem Bildungsstatus – wurde ein signifikanter multivariater Gesamteffekt der Interaktion zwischen Geschlecht und Gesundheit gefunden, und dort auch nur für das Können und nicht etwa für Wollen und Planen. Hier meinten Männer mit zwischen 2014 und 2018 wechselnder psychischer Gesundheit, dass sie – im Mittel – bis zum Alter von 67,2 Jahren erwerbstätig sein könnten, die entsprechenden Frauen dagegen bis 64,4 Jahren; bei »stabil guter« und »stets schlechter« Gesundheit lagen Männer und Frauen dagegen wieder gleichauf. Dieser Geschlechterunterschied ist nicht einfach und nur spekulativ erklärbar, zumal er sich nicht in vergleichbaren Befunden bei anderen Bildungsgruppen bzw. den Endpunkten Wollen und Planen wiederfindet.

Folglich ist von keiner geschlechtsspezifischen Assoziation der Gesundheit mit der Erwerbsperspektive auszugehen.

Dies kann mehrere Gründe haben, die im Folgenden diskutiert werden: Zunächst könnte die Komplexität der Erwerbsperspektive Älterer den Einfluss der Gesundheit deutlich relativieren. Zudem ist die Rolle der Gesundheit in Bezug auf die Erwerbsteilhabe älterer Erwerbstätiger nicht immer eindeutig.

Gründe für Erwerbsteilhabe und -ausstieg sind komplex

Eine doch überraschende Erkenntnis dieser Untersuchung ist, dass sich nach unseren Befunden ältere erwerbstätige Männer und Frauen nur gering in Bezug auf ihre subjektive Erwerbperspektive unterscheiden: Die Mittelwerte für Wollen und Planen stimmten bei Männern und Frauen ziemlich überein. Lediglich beim Können lag der Mittelwert bei Männern deutlich und signifikant über dem der Frauen.

Ob und wie lange Personen im höheren Erwerbsalter erwerbstätig sein wollen bzw. sind, wird nicht durch einen einzelnen Umstand bestimmt, sondern ergibt sich aus dem Zusammenwirken verschiedener Größen, und hier wären deutliche Geschlechtsunterschiede zu erwarten.

Das lidA-Denkmodell zu Arbeit, Alter, Gesundheit und Erwerbsteilhabe soll den Ruhestandsübergang älterer Beschäftigter in seiner Komplexität besser verstehbar machen. Es stellt die Vielzahl der Einflüsse auf die Erwerbsteilhabe Älterer in elf »Domänen« zusammen und zeigt, wie diese zusammenhängen (Abb. 4). Dabei macht es vier Merkmale des Ruhestandsübergangs deutlich: Das Merkmal *Komplexität* wurde bereits dargelegt: Aspekte aus verschiedenen Domänen sind beteiligt, deren Einflüsse (oft kausal) miteinander verknüpft sind. Zweitens verdeutlicht das Modell, dass der Ruhestandsübergang ein *Prozess* ist. Wie große Studien zeigen, werden schon früh im Leben entscheidende Weichen gestellt: Bereits der soziale Status einer Person in frühen Jahren bestimmt mit über die Berufswahl, über die langjährigen Einflüsse aus der Tätigkeit und schließlich über die Gesundheit und die Arbeitsfähigkeit einer Person. Zum Dritten zeigt das Modell, dass die Wege des Erwerbsausstiegs auch eine starke *individuelle Komponente* haben. So hängen Entstehung und Umsetzung der Entscheidung, das Erwerbsleben früher oder später zu verlassen, von den Ressourcen des Einzelnen ab (z. B. Gesundheit, Arbeitsfähigkeit),

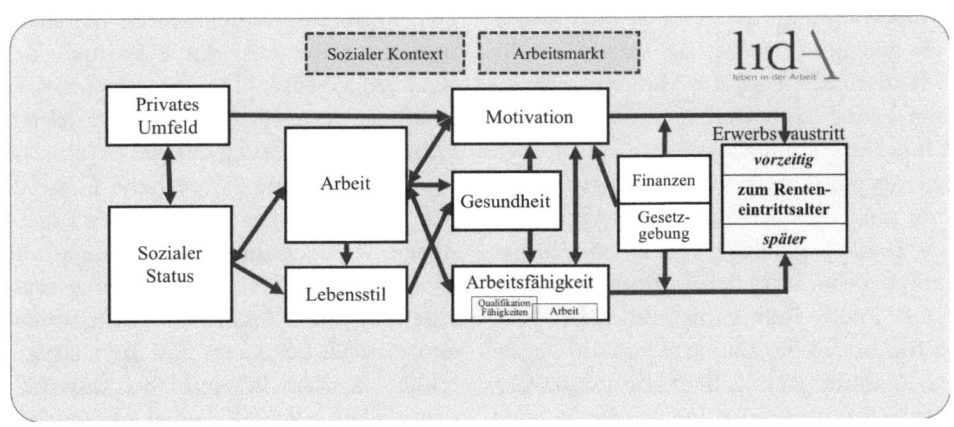

Abbildung 4: Das lidA-Denkmodell zu Arbeit, Alter, Gesundheit und Erwerbsteilhabe [19, 20]

seiner Lebenssituation (z. B. Lebensstandard sichern, Pflegeverpflichtungen,
Erwerbsstatus des Partners) oder auch
von seinem Umfeld (z. B. Erwartungen
in Bezug auf Frühberentung). Diese Aspekte sind in vielfältiger, ganz persönlicher Weise kombiniert. Schließlich ist
der Erwerbsausstieg ebenfalls stark geprägt durch strukturelle gesellschaftliche
Rahmenbedingungen *(strukturelle Komponente)*, beispielsweise dem gesetzlich
vorgegebenen Rentenalter, Altersteilzeitregelungen oder der Verfügbarkeit am-
bulanter Pflegeressourcen zur Entlastung
bei familiären Pflegeverpflichtungen. Bei
zahlreichen dieser Faktoren unterscheiden sich ältere Männer und Frauen in
Deutschland deutlich (z. B. [21]).

Die Männer und Frauen dieser Untersuchung *wollten* im Mittel lediglich bis
zum Alter von weniger als 63 Jahren erwerbstätig bleiben. Dies kann als Zeichen
für die aus unserer Sicht nach wie vor bestehende »Kultur des Frühausstiegs« [6]
in der Babyboomergeneration angesehen
werden. Das *geplante* Ausstiegsalter lag
mit etwa 64 Jahren bei Männern und
Frauen schon etwas höher. Nach Analysen von Engstler (2018) kommt das
geplante Ausstiegsalter dem realen sehr
nahe, allerdings mit der hier interessanten
Einschränkung, dass Frauen eher länger
als geplant erwerbstätig waren als die
Männer [22]. Dass die Männer in dieser
Befragung im Mittel meinten, deutlich
länger als Frauen erwerbstätig bleiben
zu *können*, könnte darauf zurückzuführen sein, dass im höheren Erwerbsalter
durchaus zahlreiche Frauen mit hoher
körperlicher Arbeitsbelastung tätig sind
(z. B. Pflege, Reinigung) und dabei auch
schlechtere Gesundheitswerte aufweisen
als Männer [23]. Zudem könnte der Geschlechtsunterschied beim *Können* auch
Ausdruck einer bei Männern mit ihrem

Männlichkeitsbild assoziierten Belas-
tungsbereitschaft [16] sein.

Gesundheitsmaße

Die hier verwendeten Gesundheitsmaße
wurden bewusst ausgewählt, weil sie zum
einen Gesundheit in ihrer Breite erfassen
– dies gilt für die Einzelfrage zur allgemeinen Gesundheit und die beiden SF12-
Skalen – und zum anderen auch einen
bekannten chronischen Gesundheitszustand umschreiben, nämlich Schmerzen.
Natürlich lässt die Erhebung von Gesundheitsindikatoren zu zwei Zeitpunkten,
die vier Jahre auseinanderliegen, nicht zu,
von chronischer Krankheitsbelastung zu
reden. Allerdings zeigen die Gesundheitsgruppen den erwarteten Trend in Bezug
auf ihre Assoziation mit den Indikatoren
der Erwerbsperspektive, sodass anzunehmen ist, dass sie durchaus chronische Ex-
position widerspiegeln, wenn auch in be-
grenztem Maße.

Männer und Frauen unterschieden
sich in dieser Studie nicht in Bezug auf
die selbstberichtete allgemeine Gesundheit, dies deckt sich mit Befunden des
RKI für Personen im mittleren Lebensalter [3, 4]. Die hier festgestellte niedrigere Prävalenz an Schmerzen bei Männern wird ebenfalls durch Befunde des
RKI [3] gestützt. Die günstigeren Gesundheitswerte für Männer im mittleren
Lebensalter in Bezug auf die psychische
(SF12-MCS) und körperliche Gesundheit (SF12-PCS) entsprechen den Ergebnissen der deutschen Validierungsstudie
dieser Skalen [15, s. a. 5]. Allerdings muss
eine schlechte Gesundheit nicht immer
automatisch bedeuten, dass Beschäftigte
früher aus dem Erwerbsleben ausscheiden wollen. Allein die zunehmende Zahl
älterer Erwerbstätiger mit selbst berichte-

ter schlechter Gesundheit deutet hierauf hin. Für ein tieferes Verständnis dieser Frage haben Forscher qualitative Studien durchgeführt [24, 25]. Letztendlich können ihre Befunde so zusammengefasst werden: Sowohl *gute* wie auch *schlechte* Gesundheit kann dazu führen, dass man das Erwerbsleben vorzeitig verlässt; ebenso sind viele Personen mit schlechter Gesundheit weiterhin erwerbstätig, nämlich dann, wenn sie es *können, wollen* oder *müssen*. Inwieweit die verschiedenen gesundheitsbezogenen Ausstiegsmechanismen geschlechtsspezifisch sind, ist bisher nicht bekannt.

Ausmaß. Aufgrund dieser Befunde lassen sich also keine geschlechtsspezifischen Herangehensweisen an die Förderung der Erwerbsteilhabe älterer Beschäftigter ableiten. Gleichwohl sollten Betriebe, die ihre älteren Mitarbeiterinnen und Mitarbeiter länger im Unternehmen halten wollen, die Vielzahl an Einflussfaktoren beachten, welche mitbestimmen, wie lange man erwerbstätig sein wird. Viele von ihnen stellen sich für Männer und Frauen unterschiedlich dar und erfordern damit möglicherweise unterschiedliche Herangehensweisen vonseiten des Personalmanagements.

Schlussfolgerungen

Die Erwerbsmotivation der Beschäftigten kann als eine zentrale Ressource der Belegschaft eines Betriebes angesehen werden [26]. Sie dürfte in Zeiten immer knapper werdender Arbeitsangebote von steigender betrieblicher Relevanz werden. Die vorliegenden Ergebnisse zeigen allerdings, dass die meisten Männer wie Frauen vorzeitig in den Ruhestand gehen wollen und dies auch planen. Wie können Betriebe dies verhindern – und ist hier bei Männern und Frauen unterschiedlich vorzugehen?

Eine gute Gesundheit wird gemeinhin als ein zentraler Faktor zur Förderung der Erwerbsteilhabe Älterer angesehen, hier wird auch der betrieblichen Gesundheitsförderung eine wichtige Rolle zugeschrieben [27]. Diese Studie zeigt, dass in der Tat Beschäftigte mit guter selbst berichteter Gesundheit später aus dem Erwerbsleben aussteigen wollen, planen und können als ihre Kolleginnen und Kollegen mit schlechter Gesundheit. Entgegen den Erwartungen des Autors erfolgt dies für Männer und Frauen in ähnlichem

Literatur

1 Fuchs J, Weber B. Fachkräftemangel: Inländische Personalreserven als Alternative zur Zuwanderung. IAB-Discussion Paper 7/2018.
2 Statistisches Bundesamt. Datenbank Genesis Online. https://www-genesis.destatis.de/genesis/online/data?operation=previous&levelindex=1&step=1&titel=Ergebnis&levelid=1578673255108&acceptscookies=false (10.01.2020).
3 Robert Koch-Institut. Gesundheit bei Frauen und Männern im mittleren Lebensalter. Gesundheitsberichterstattung des Bundes. Berlin; 2005.
4 Robert Koch-Institut. Daten und Fakten: Ergebnisse der Studie »Gesundheit in Deutschland aktuell 2009«. Gesundheitsberichterstattung des Bundes. Berlin; 2011.
5 Robert Koch-Institut. Gesundheit in Deutschland. Gesundheitsberichterstattung des Bundes. Berlin; 2015. doi:10.17886/rkipubl-2015–003
6 Hofäcker D. In line or at odds with active ageing policies? Exploring patterns of retirement preferences in Europe. Ageing and Society. 2014;35(7):1529–1556.
7 lidA-Broschüre 2019. lidA – Idee, Studie, Ergebnisse – eine Kohortenstudie zu Arbeit, Alter, Gesundheit und Erwerbsteilhabe bei älteren Erwerbstätigen in Deutschland. Hasselhorn HM, Borchart D, Brühn L et al. (Hrsg.). Bergische Universität Wuppertal; 2019. https://www.arbeit.uni-wuppertal.de/file-

admin/arbeit/Brosch%C3%BCre_und_Flyer/lidA_Brosch%C3%BCre.pdf (10.01.2020).

8   Brown P, Vickerstaff S. Health Subjectivities and Labor Market Participation. Research on Aging. 2011;33(5):529–550.

9   Loretto W, Vickerstaff S. The domestic and gendered context for retirement. Human relations; 2012;66:65–86.

10 Wurm S, Engstler H, Tesch-Römer C. Ruhestand und Gesundheit: Expertise für die Akademiengruppe »Altern in Deutschland« der Deutschen Akademie der Naturforscher Leopoldina und der Deutschen Akademie der Technikwissenschaften (acatech). In: Kocka J, Staudinger UM (Hrsg.), Altern in Deutschland. Halle a. d. S., Stuttgart: Wissenschaftliche Verlagsgesellschaft mbH; 2009:81–192.

11 van Rijn RM, Robroek SJ, Brouwer S, Burdorf A. Influence of poor health on exit from paid employment: a systematic review. Occup Environ Med 2014;71:295–301. https://doi.org/10.1136/oemed-2013-101591

12 Hasselhorn HM, Müller BH. Fortgeschrittenes Erwerbsalter und Übergang in den Ruhestand. In: Knieps F, Pfaff H (Hrsg.), Arbeit und Gesundheit Generation 50+ – BKK Gesundheitsreport 2018. Berlin: Medizinisch Wissenschaftliche Verlagsgesellschaft; 2018:216–222.

13 Heuvel S van den, Wind A de (2015) Domain: Health and health-related behaviour. In: Hasselhorn HM, Apt W (Hrsg.). Understanding employment participation of older workers: Creating a knowledge base for future labour market challenges. Research Report. Federal Ministry of Labour and Social Affairs (BMAS) and Federal Institute for Occupational Safety and Health (BAuA). BMAS/BAuA, Berlin; 2015.

14 Hasselhorn HM, Peter R, Rauch A, Schröder H, Swart E, Bender S, Prel JB du, Ebener M, March S, Trappmann M, Steinwede J, Müller BH. Cohort profile: The lidA Cohort Study – a German Cohort Study on Work, Age, Health and Work Participation. International Journal of Epidemiology. 2014;43:1736–1749.

15 Nübling, M, Andersen, H H, Mühlbacher, A. Entwicklung eines Verfahrens zur Berechnung der körperlichen und psychischen Summenskalen auf Basis der SOEP-Version des SF 12 (Algorithmus) (No. 16). DIW Data Documentation; 2006.

16 Dinges W. Wandel der Herausforderungen an Männer und Männlichkeit in Deutschland seit 1930. In: Weißbach L, Stiehler M (Hrsg.) Männergesundheitsbericht 2013 – im Fokus: Psychische Gesundheit. Bern: Hans Huber; 2013:31–62.

17 Prel JB du, Schrettenbrunner C, Hasselhorn HM. Vertikale und horizontale soziale Ungleichheit und Motivation zum vorzeitigen Erwerbsausstieg. Zeitschrift für Gerontologie und Geriatrie. 2018;52(S1):3–13.

18 Jöckel KH, Babitsch B, Bellach B M, Bloomfield K, Hoffmeyer-Zlotnik J, Winkler J, Ahrens W. Messung und Quantifizierung soziodemographischer Merkmale in epidemiologischen Studien. In: Ahrens W, Bellach B-M, Jöckel K-H (Hrsg.), Messung soziodemographischer Merkmale in der Epidemiologie. München: MMV Medizin; 1998:7–38.

19 Hasselhorn HM, Apt W. Understanding employment participation of older workers: Creating a knowledge base for future labour market challenges. Research Report. Federal Ministry of Labour and Social Affairs (BMAS) and Federal Institute for Occupational Safety and Health (BAuA). BMAS/BAuA, Berlin; 2015. https://www.baua.de/DE/Angebote/Publikationen/Kooperation/Gd81.pdf? (10.01.2020).

20 Hasselhorn H, Ebener M, Müller B. Determinanten der Erwerbsteilhabe im höheren Erwerbsalter – das »lidA-Denkmodell zu Arbeit, Alter und Erwerbsteilhabe«. Zeitschrift für Sozialreform. 2015;61(4).

21 Siegrist J. Männer in der Arbeitswelt: Auswirkungen auf die psychische Gesundheit. In: Weißbach L, Stiehler M (Hrsg.), Männergesundheitsbericht 2013 – im Fokus: Psychische Gesundheit. Bern: Hans Huber; 2013:141–157.

22 Engstler H. Wie erfolgreich sind ältere Arbeitskräfte in der zeitlichen Umsetzung ihrer Ausstiegspläne? Zeitschrift für Gerontologie und Geriatrie. 2018;52(S1):14–24.

23 Burr H, Kersten N, Kroll L, Hasselhorn HM. Selbstberichteter allgemeiner Gesundheitszustand nach Beruf und Alter in der Erwerbsbevölkerung. Bundesgesundheitsblatt, Gesundheitsforschung und Gesundheitsschutz. 2013;56:349–358.

24 Wind A de, Geuskens G, Reeuwijk K, Westerman M, Ybema J, Burdorf A et al. Pathways through which health influences early retirement: a qualitative study. BMC Public Health. 2013;13(1).

25 Pond R, Stephen C, Alpass F. How health affects retirement decisions: three pathways taken by middle-older aged New Zealanders. Ageing and Society. 2010;30:527–545

26 Ebener M. Die Erfassung der Motivation, er-

werbstätig zu sein, in arbeitswissenschaftlichen Studien. Dissertation an der Fakultät für Maschinenbau und Sicherheitstechnik der Bergischen Universität Wuppertal; 2019.

27 Prel JB du, Borchart D. Gesundheitsförderung und Prävention bei älteren Beschäftigten im Geschlechtervergleich. In: Siegrist J, Jürges H, Stiehler M (Hrsg.), Männergesundheitsbericht Nr. 4. Männer und ihre Gesundheit vor und nach der Rente. Gießen: Psychosozial-Verlag; 2020.

Prof. Dr. med. Hans Martin Hasselhorn

Ausgeübte Tätigkeit: Facharzt für Arbeitsmedizin, Lehrstuhl für Arbeitswissenschaft

Arbeits- und Forschungsschwerpunkte: Arbeit, Alter, Gesundheit und Erwerbsteilhabe, Psychosoziale Arbeitsbelastung und -beanspruchung

Adresse: Bergische Universität Wuppertal, Fakultät für Maschinenbau und Sicherheitstechnik, Lehrstuhl für Arbeitswissenschaft, Gaußstr. 20, 42119 Wuppertal

E-Mail: hasselhorn@uni-wuppertal.de

2.2 Betriebliche Gesundheitsförderung und Prävention bei älteren Beschäftigten im Geschlechtervergleich

Jean-Baptist du Prel & Daniela Borchart

Zusammenfassung

Mit dem Präventionsgesetz von 2015 gewinnen Maßnahmen der Gesundheitsförderung und Prävention zunehmend an Bedeutung. Als eine vulnerable Zielgruppe rückt dabei die wachsende ältere Arbeitnehmerschaft – hier insbesondere Männer – in den Fokus der betrieblichen Präventionsarbeit. Denn neben dem Risikofaktor »Alter« kommt bei Männern erschwerend hinzu, dass sie im Geschlechtervergleich ohnehin eine höhere Morbidität und geringere Lebenserwartung haben. Nach internationalen Studien nehmen sie zudem Maßnahmen der Gesundheitsförderung und Prävention seltener in Anspruch. Dieser Beitrag untersucht erstmals für Deutschland das Gesundheitsverhalten, die Inanspruchnahme von Gesundheitsförderungs- und Präventionsmaßnahmen und deren Teilnahmehemmnisse in Betrieben und die Motivation, etwas am Gesundheitsverhalten zu ändern, bei männlichen im Vergleich zu weiblichen älteren Beschäftigten. Datengrundlage sind Befragungsergebnisse von 3.347 sozialversicherten Beschäftigten der Jahrgänge 1959 und 1965 der lidA (leben in der Arbeit)-Studie von 2018. Neben dem höheren Anteil Übergewichtiger in allen Bildungsschichten und einer geringeren Motivation zur Verhaltensänderung in der mittleren Schicht, fand sich bei allen sozialversicherten männlichen älteren Arbeitnehmern hierzulande übereinstimmend mit internationalen Untersuchungsergebnissen eine geringere Teilnahme an betrieblichen Gesundheitsförderungs- und Präventionsmaßnahmen. Sehr häufig wurden neben zeitlichen Engpässen als Teilnahmebarriere genannt, dass die angebotenen betrieblichen Gesundheitsförderungs- und Präventionsmaßnahmen an dem Bedarf der Zielgruppe vorbeigehen. Weitergehende Studien müssen klären, wie bedarfsgerechte betriebliche Gesundheitsförderungs- und Präventionsmaßnahmen für diese Zielgruppe zukünftig aussehen sollen.

Gender Comparison in Workplace Health Promotion and Prevention among Elderly Employees

In Germany, health promotion and prevention programmes have gained in importance, thanks to the National Prevention Act of 2015. A vulnerable target group coming to the fore of occupational prevention is the increasing proportion of older workers, especially men. Even without the risk factor »age«, men have a higher morbidity and a lower life expectancy than women do. Furthermore, international studies have found that men participate less often in health promotion and prevention programmes. For the first time in Germany, this study investigates health behaviour, utilisation of workplace health promotion and prevention programmes and its barriers, as well as the motivation of older male workers to change their own future health behaviour, compared to females. The data are survey results of 3.347 socially secured employees born in 1959 or 1965, gained from the third wave of the lidA (leben in der Arbeit)-study in 2018. Besides an over-all higher percentage of obesity, and a lower motivation to change health behaviour in the middle educational level, all socially secured older male workers in this country participate less often in workplace health promotion and prevention programmes in line with interna-tional studies. As a major participation bar-rier, besides time constraints, it was found that currently offered health promotion and pre-vention programmes do not meet the needs of this target group. Further studies should clarify how appropriate health promotion and prevention programmes for this target group should look like in the future.

Einleitung

Durch das 2015 in Kraft getretene Prä-ventionsgesetz sollen Gesundheitsför-derungs- und Präventionsmaßnahmen für alle Altersgruppen und viele ver-schiedene Lebensbereiche zukünftig verstärkt an Bedeutung gewinnen. Im Zuge dessen sollen insbesondere Ge-sundheitsförderungs- und Präventions-maßnahmen etabliert werden, die ziel-gruppenorientiert dort greifen, wo Menschen leben und arbeiten. Für die Erwachsenenbevölkerung ist dabei ins-besondere die Arbeitswelt ein wichtiger Lebensbereich, in dem unabhängig von sozialen Unterschieden viele Personen für Gesundheitsförderungs- und Präven-tionsangebote erreicht werden können. Eine besondere Zielgruppe für die be-triebliche Gesundheitsförderung (BGF) sind ältere Beschäftigte [1, 2]. Denn mit Blick auf die demografische Entwicklung wird in den kommenden Jahrzehnten die Arbeitnehmerschaft hierzulande zu-nehmend altern [3] und vorangegangene Untersuchungen konnten bereits eine erhöhte Krankheitslast für verschiedene

Tätigkeitsgruppen ab einem Alter von 45 Jahren belegen [4].

Zugleich ist bekannt, dass Männer sel-tener als Frauen Gesundheitsförderungs- und Präventionsmaßnahmen in Anspruch nehmen, obwohl für sie hinsichtlich ihrer vergleichsweise schlechteren gesundheit-lichen Lage offenbar ein Förderbedarf besteht: Nationalen und internationalen Übersichtsarbeiten nach haben in Indus-trienationen lebende Männer eine signi-fikant höhere Morbiditätsrate und eine um fünf Jahre geringere Lebenserwartung im Vergleich zu Frauen [5, 6, 7]. So zeigte sich in der US-amerikanischen Untersu-chung von Leone et al. [8], dass Männer von neun der zehn führenden Todesursa-chen häufiger betroffen sind als Frauen. Es wäre naheliegend, zu versuchen, die geschlechtsspezifischen Unterschiede in der Lebenserwartung alleine auf hormo-nelle Faktoren zurückzuführen (u.a. senkt Östrogen das Risiko von kardiovaskulä-ren Krankheiten bei Frauen; ein erhöhter Testosteronspiegel geht mit einem hö-heren Unfallrisiko bei Männern einher). Biologische Faktoren können jedoch die Geschlechtsunterschiede hinsichtlich der Mortalität und Morbidität offenbar nur teilweise erklären. So zeigte eine Studie von Luy [9] an bayerischen Nonnen und Mönchen, welche unter ähnlichen Lebensbedingungen in Klöstern lebten, deutlich geringere geschlechtsspezifische Unterschiede in der Lebenserwartung im Vergleich zur deutschen Allgemeinbevöl-kerung.

Geschlechterunterschiede in Morbi-dität und Mortalität können sich teil-weise auch durch ein unterschiedliches Gesundheitsverhalten erklären lassen. Männer unterscheiden sich von Frauen in vielen gesundheitsbezogenen Verhal-tensweisen (z. B. Alkoholkonsum, Aus-üben riskanter Sportarten oder sexueller

Praktiken, (Nicht-)Tragen von Sicherheitsgurten) [10]. Auch zeigt sich, dass Gesundheitsförderungs- und Präventionsmaßnahmen von Männern seltener als von Frauen in Anspruch genommen werden [7, 10, 11]. Die Gründe hierfür scheinen vielseitig zu sein.

Ein möglicher Grund für das unterschiedliche Gesundheitsverhalten von Männern und Frauen kann ein ungleicher Wissensstand zu gesundheitsrelevanten Themen (z. B. gesunde Ernährung, empfohlene Vorsorgeuntersuchungen) sein [7, 12]. Dieser gesundheitsbezogene Wissensstand kann wiederum die Einschätzung des eigenen Bedarfs an Gesundheitsförderungs- und Präventionsmaßnahmen bzw. angemessenen Verhaltensänderungen beeinflussen. Je realistischer die Selbsteinschätzung gesundheitsbezogener Faktoren ist, desto adäquater kann eine Person ihr Verhalten bei Bedarf anpassen [13]. Frühere Studien lassen darauf schließen, dass Männer im Vergleich zu Frauen eher einen geringeren Kenntnisstand über gesundheitsrelevante Themen bzw. dessen unterschiedliche Umsetzung haben (z. B. gesunde Essenszubereitung) und seltener Gesundheitsleistungen in Anspruch nehmen [7, 12]. Allerdings sind die Studienergebnisse zu Wissensdefiziten bei Männern bezüglich Gesundheitsfragen nicht ganz einheitlich. Beispielsweise konnte eine Studie von Verdonk et al. [14] diese geschlechterspezifischen Wissensunterschiede nicht bestätigen. Auch ist nicht gesagt, dass Männer ihr Gesundheitsverhalten weniger realistisch bewerten als Frauen. Frühere Untersuchungen zur Einschätzung des eigenen Körpergewichts zeigen, dass Männer häufiger als Frauen ihr Körpergewicht unterschätzen [15, 16], während Frauen ihr Gewicht häufiger als Männer überschätzen [15, 17].

Bezüglich der Geschlechterunterschiede im Gesundheitsverhalten können auch gesellschaftlich geprägte Rollenbilder und individuelle Vorstellungen das Verhalten beeinflussen. Eine höhere Adhärenz an typische Männlichkeitsattribute wie Stärke und Unabhängigkeit erhöht offenbar das Risiko für die Abhängigkeit von bestimmten Suchtmitteln und Selbstmord [12]. Dann kann sich eine Reaktanz gegenüber gesellschaftlich verschriebenen gesunden Ernährungsweisen einstellen, oder gesunde Ernährung wird als >fade< und >nicht ausreichend energiereich für körperliche Tätigkeiten< empfunden [18]. Männliche Kontrollbestrebungen können auch mit einer verzögerten Inanspruchnahme professioneller Hilfe im Krankheitsfall einhergehen – Man(n) will eine >übertriebene< Sorge um die eigene Gesundheit vermeiden oder Einschränkungen im eigenen Gesundheitszustand zunächst selbst beheben [14]. Unzureichende Kontrolle über den eigenen Körper kann bei Männern zudem schambesetzt sein. Auch das Gefühl, vom medizinischen Fachpersonal nicht ernst genommen zu werden, kann eine Barriere der Inanspruchnahme von Gesundheitsleistungen sein [8]. Bei stereotypisch weiblicher Ausrichtung vieler Gesundheitsförderungs- und Präventionsangebote (z. B. Achtsamkeit, Gymnastik) fühlen sich Männer möglicherweise weniger angesprochen [10]. Andere Männlichkeitsattribute, wie eine starke Affinität zu körperlicher Aktivität, können sich hingegen gesundheitsförderlich auswirken. Gelingt es aber, Männer mit Gesundheitsförderungs- und Präventionsmaßnahmen (z. B. zur Gewichtsreduktion) anzusprechen, setzen sie diese mit höherer Wahrscheinlichkeit als Frauen erfolgreich, im Sinne einer dauerhaften Verhaltensänderung, um [19].

Die Gesundheit und das Gesundheitsverhalten eines Menschen werden auch stark von der jeweiligen Lebenslage, insbesondere von Bildung, Einkommen und beruflicher Stellung beeinflusst [6, 10, 20]. Aktuelle Ergebnisse aus dem »European Working Conditions Survey« (EWCS) für Deutschland zeigen für zahlreiche Arbeitsbelastungen Unterschiede in Abhängigkeit von der beruflichen Tätigkeit [20, 21]. Demnach sind Männer und Frauen in manuellen, im Vergleich zu qualifizierten Tätigkeiten deutlich häufiger mit physischen Belastungen, wie schwerem Heben und Tragen, und psychosozialen Belastungen, wie geringen Entwicklungsmöglichkeiten, konfrontiert [20]. Der soziale Gradient bezüglich der Arbeitsbelastungen ist bei Männern noch ausgeprägter als bei Frauen [20, 21]. Erklärbar scheint dies mit unterschiedlichen physischen Belastungen [22, 23]. Männer arbeiten häufiger im Baugewerbe, in Verkehr und Logistik oder im verarbeitenden Gewerbe, während Frauen häufiger berufliche Tätigkeiten im Sozial- und Gesundheitswesen, in der öffentlichen Verwaltung oder im Erziehungssektor ausüben [24]. Frühere Studien zeigten zudem, dass männliche Beschäftigte häufiger als weibliche mit physikalischen Belastungen, wie Vibration und Lärm, exponiert sind. Frauen sind dagegen häufiger als Männer mit psychosozialen Belastungen, wie Arbeiten unter Zeitdruck, konfrontiert [22, 23]. Doch auch innerhalb der Berufsbilder bestehen geschlechtsspezifisch unterschiedliche Belastungen [22, 23]. Auch vor diesem Hintergrund kann der Bedarf an bestimmten Gesundheitsförderungs- und Präventionsmaßnahmen zwischen den Geschlechtern variieren. Bezüglich des Gesundheitsverhaltens je nach Tätigkeitsgruppen zeigte sich in der Studie von Baker [12] aus Großbritannien, dass der Anteil von riskanten Verhaltensweisen – untersucht wurden Rauchen, exzessiver Alkoholkonsum, ungesundes Ernährungsverhalten und geringe körperliche Aktivität – bei Männern in einfachen manuellen im Vergleich zu qualifizierten Tätigkeiten doppelt so hoch war. Insgesamt besteht noch weiterer Forschungsbedarf, welche Faktoren die geschlechtsspezifischen Unterschiede im Gesundheitsverhalten an sich und im Teilnahmeverhalten an Gesundheitsförderungs- und Präventionsmaßnahmen erklären können.

Obwohl sie eine besondere Zielgruppe für die BGF darstellen, standen ältere Beschäftigte unseres Wissens nach in deutschen Studien noch nicht im Fokus der Untersuchungen von Geschlechtsunterschieden des Gesundheitsverhaltens allgemein und spezifisch der Teilnahme an Maßnahmen der Gesundheitsförderung und Prävention. Diese Lücke will folgender Beitrag schließen. Ziel dieser Untersuchung ist es, wesentliche Faktoren des Gesundheitsverhaltens älterer Beschäftigter auf Geschlechtsunterschiede hin zu prüfen. Daraufhin wurden die Einschätzung des eigenen Gesundheitsverhaltens, ausgewählte gesundheitsrelevante Verhaltensweisen und die Teilnahme und Teilnahmehemmnisse an betrieblichen Gesundheitsförderungs- und Präventionsangeboten sowie die Motivation, zukünftig mehr für die eigene Gesundheit zu tun, untersucht. Unter Berücksichtigung der vorgestellten Befunde zu sozialen Unterschieden in der Gesundheit wie auch dem Gesundheitsverhalten beider Geschlechter wird innerhalb der sozialen Schichten untersucht, inwieweit geschlechtsspezifische Unterschiede der eben genannten Faktoren durch Unterschiede in der Schichtzugehörigkeit – hier parametrisiert in Form des

Bildungsniveaus – erklärbar sein können. Damit wollen wir dazu beitragen, eine hierzulande bestehende Forschungslücke unzureichender Differenzierung von Geschlechterunterschieden zu gesundheitsrelevanten Themen zu schließen [26].

Datenbasis
und methodisches Vorgehen

Analysegrundlage waren Daten der prospektiven lidA (leben in der Arbeit)-Kohortenstudie zu Arbeit, Alter, Gesundheit und Erwerbsverbleib. Diese Studie mit mittlerweile Daten zu drei Studienwellen (2011, 2014 und 2018) ist repräsentativ für alle älteren sozialversicherungspflichtig Beschäftigten der Jahrgänge 1959 und 1965 in Deutschland [27, 28]. In die Analyse gehen die Daten von 3.347 Teilnehmerinnen und Teilnehmern der dritten Befragungswelle 2018 ein, die mindestens eine Stunde pro Woche sozialversicherungspflichtig beschäftigt waren. Zum Erhebungszeitpunkt hatten die Befragten das 53. bzw. 59. Lebensjahr bereits vollendet oder standen kurz davor. In dieser Welle wurden erstmalig Merkmale zur Einschätzung des eigenen Gesundheitsverhaltens und zur Motivation der Gesundheitsverhaltensänderung erhoben. Die Befragten sollten zunächst ihr eigenes Gesundheitsverhalten der letzten zwölf Monate beschreiben. Dabei wurden die Faktoren körperliche Aktivität in der Freizeit, Rauchverhalten (Raucher vs. Nichtraucher) und Übergewicht gemäß der BMI Klassifikation der WHO [29] sowie die Nutzung von betrieblichen Gesundheitsförderungs- und Präventionsmaßnahmen zu Ernährung, Entspannung und Bewegung (Rückenschulung, Fitness, Sport) abgefragt. Zudem wurden die Gründe für eine Nichtteilnahme (zeit-lich, motivational, bedarfsspezifisch) bei bestehendem Angebot an Gesundheitsförderungs- und Präventionsmaßnahmen im Geschlechtervergleich erfragt. Daraufhin sollten die Teilnehmerinnen und Teilnehmer zur Einschätzung des eigenen Gesundheitsverhaltens anhand ihres Gesundheitsverhaltens der letzten zwölf Monate beurteilen, ob sie genug für ihre Gesundheit tun. Zur Motivation der Gesundheitsverhaltensänderung wurden die Beschäftigten gefragt, ob sie in den nächsten zwölf Monaten mehr für Ihre Gesundheit tun wollen. Mittels stratifizierter Analyse nach Bildungsstand wurde auf geschlechtsspezifische Unterschiede in den sozialen Schichten getestet. Der Bildungsstand (hoch, mittel, gering) wurde mit einer Kombination des jeweils höchsten erreichten schulischen und beruflichen Bildungsabschlusses nach den Empfehlungen der Deutschen Gesellschaft für Epidemiologie parametrisiert [30].

Für den geschlechtsspezifischen Gruppenvergleich wurden die Häufigkeitsverteilungen inklusive 95 %-Konfidenzintervalle (95 %-KI) und Differenzen der Intervalle nach Newcombe und Altman (traditional method) [31] berechnet. Mit dieser Methode lassen sich die Differenzen zwischen den jeweiligen Ausprägungen darstellen und bei mehr als zwei Ausprägungen erlaubt die Betrachtung der Differenzen der Konfidenzintervalle (= Intervalldifferenz) zudem den Rückschluss, welche Kategorien sich statistisch signifikant voneinander unterscheiden. Das ist dann der Fall, wenn beide Konfidenzgrenzen der Intervalldifferenz entweder oberhalb oder aber unterhalb der Null liegen [11]. Die Signifikanz der Verteilungsunterschiede wurde zudem anhand von χ^2-Unabhängigkeitstests geprüft. Alle Analysen erfolgten mit der Statistiksoftware IBM SPSS Statistics Version 24.

Ergebnisse

Das Gesundheitsverhalten von männlichen und weiblichen älteren Beschäftigten

Beim Gesundheitsverhalten fanden sich einige Auffälligkeiten: Die überwiegende Mehrheit der älteren Beschäftigten ist zu wenig körperlich aktiv (weniger als 3 Tage/Woche aktiv: 64,3 % der Frauen und 67,8 % der Männer) und übergewichtig bis adipös (Frauen: 60,7 %; Männer: 79,4 %). 28 % der Männer und 26 % der Frauen rauchen. Am häufigsten wurden von allen älteren Beschäftigten betriebliche Gesundheitsförderungs- und Präventionsmaßnahmen zu Bewegung (Fitness, Sport, Rückengymnastik; Frauen: 56 %; Männer: 45 %) genutzt, sofern diese angeboten wurden.

Hinsichtlich der körperlichen Aktivität fanden sich keine signifikanten Geschlechtsunterschiede. In allen drei Bildungsschichten sind etwa ein Drittel der Frauen und Männer in einem ausreichenden Maß körperlich aktiv. Allerdings zeigte sich ein leicht höheres Aktivitätsniveau zugunsten höherer Bildungsschichten bei den Befragten (Tab. 1a).

Zum Rauchverhalten der älteren Beschäftigten ließen sich innerhalb der drei Bildungsschichten keine signifikanten Geschlechtsunterschiede feststellen. Wohl aber zeigte sich mit zunehmendem Bildungsniveau ein negativer Trend im Rauchverhalten. Je höher das Bildungsniveau ist, desto seltener rauchen ältere Beschäftigte beider Geschlechter (Tab. 1b).

Zum BMI fanden sich signifikante Geschlechtsunterschiede in allen Bildungsschichten. Der Anteil Übergewichtiger war in allen Bildungsschichten bei den Männern signifikant höher als bei den Frauen. Auch ließ sich ein negativer Trend zugunsten der Bildung feststellen. Je höher das Bildungsniveau, desto seltener sind die älteren Beschäftigten übergewichtig bzw. adipös. Bei den weiblichen älteren Beschäftigten war der Unterschied im Anteil Adipöser zwischen hohem und geringem Bildungsniveau noch deutlicher ausgeprägt als bei den männlichen (Tab. 1c).

Bezüglich der Teilnahme an betrieblichen Gesundheitsförderungs- und Präventionsmaßnahmen zeigten sich deutliche geschlechtsspezifische Unterschiede. Männliche ältere Beschäftigte nehmen im Vergleich zu weiblichen sowohl Maßnahmen zur gesunden Ernährung (27,6 % vs. 40,8 %), als auch zur Entspannung (25,2 % vs. 39,1 %) und zur Bewegung bzw. Rückengymnastik (45,1 % vs. 56,0 %) signifikant seltener in Anspruch (Abb. 1).

Teilnahmehindernisse

Sowohl bei den Männern wie auch den Frauen waren die häufigsten Hinderungsgründe zeitlich bedingt (keine Zeit, Termine liegen ungünstig) und bedarfsbezogen (bereits privat ausgeführt, Angebot entspricht nicht Bedarf). Ferner wurden die Angebote auch aus motivationalen Gründen (man kann sich nicht »aufraffen«, nach der Arbeit zu müde) nicht wahrgenommen (Tab. 2).

Während etwa vier von zehn männlichen Beschäftigten finden, dass die Termine der betrieblichen Gesundheitsförderungs- und Präventionsmaßnahmen ungünstig liegen, geben von den Frauen etwa fünf von zehn dies als Hinderungsgrund an. Nach der Arbeit zu müde für die Teilnahme ist etwa jede fünfte Frau und jeder siebte Mann (Tab. 2).

Signifikante Geschlechtsunterschiede

Tabelle 1a: Verteilungshäufigkeiten der körperlichen Aktivität nach Geschlecht und schulisch-beruflichem Bildungsniveau. $N = 3.324$

Bildungsniveau	Körperliche Aktivität (Tage/Woche)	Anteil Frauen in % [95%-KI]	Anteil Männer in % [95%-KI]	Intervalldifferenz uKI–oKI
Hoch	< 1	19,5 [15,6; 24,0]	16,8 [13,4; 20,7]	-2,9 – 8,3
	1–2	43,4 [38,3; 48,7]	49,5 [44,6; 54,4]	-13,2 – 1,1
	mind. 3	37,0 [32,0; 42,2]	33,7 [29,2; 38,4]	-3,5 – 10,2
Mittel	< 1	19,9 [17,6; 22,3]	23,6 [20,6; 26,8]	-7,6 – 0,1
	1–2	45,2 [42,3; 48,1]	44,0 [40,4; 47,6]	-3,5 – 5,8
	mind. 3	35,0 [32,2; 37,8]	32,4 [29,1; 35,9]	-1,8 – 7,0
Gering	< 1	22,5 [18,2; 27,3]	27,6 [23,2; 32,3]	-11,5 – 1,4
	1–2	40,7 [35,5; 46,2]	41,9 [36,9; 47,0]	-8,5 – 6,2
	mind. 3	36,7 [31,6; 42,1]	30,5 [26,0; 35,4]	-0,9 – 13,2

uKI/oKI = unterer bzw. oberer Konfidenzintervall

Tabelle 1b: Verteilungshäufigkeiten Rauchverhalten nach Geschlecht und schulisch-beruflichem Bildungsniveau. Dargestellt ist der Anteil aktiver Raucher. $N = 3.324$

Bildungsniveau	Anteil Frauen in % [95%-KI]	Anteil Männer in % [95%-KI]	Intervalldifferenz uKI-oKI
Hoch	18,1 [14,3; 22,4]	17,4 [13,9; 21,3]	-4,8 – 6,2
Mittel	26,6 [24,1; 29,3]	28,1 [25,0; 31,5]	-5,7 – 2,6
Gering	33,8 [28,9; 39,1]	40,0 [35,1; 45,1]	-13,3 – 1,0

Tabelle 1c: Verteilungshäufigkeiten des BMI nach Geschlecht und schulisch-beruflichem Bildungsniveau. $N = 3.243$

Bildungsniveau	BMI	Anteil Frauen in % [95%-KI]	Anteil Männer in % [95%-KI]	Intervalldifferenz uKI–oKI*
Hoch	kein Übergewicht	49,2 [43,9; 54,6]	27,1 [22,9; 31,6]	**15,2 – 29,1**
	übergewichtig	37,8 [32,7; 43,1]	50,5 [45,6; 55,4]	**-19,9 – -5,6**
	adipös	13,0 [9,7; 16,9]	22,4 [18,5; 26,7]	**-14,8 – -3,9**
Mittel	kein Übergewicht	39,7 [36,9; 42,7]	19,4 [16,6; 22,4]	**16,2 – 24,4**
	übergewichtig	35,6 [32,8; 38,5]	52,5 [48,8; 56,1]	**-21,5 – -12,3**
	adipös	24,7 [22,2; 27,3]	28,1 [24,9; 31,5]	-7,6 – 0,7
Gering	kein Übergewicht	27,7 [22,9; 32,8]	16,0 [12,5; 20,0]	**5,4 – 17,9**
	übergewichtig	39,9 [34,5; 45,4]	48,5 [43,4; 53,6]	**-16,1 – -1,2**
	adipös	32,5 [27,5; 37,8]	35,5 [30,7; 40,5]	-10,2 – 4,1

*Signifikante Ergebnisse fett gedruckt

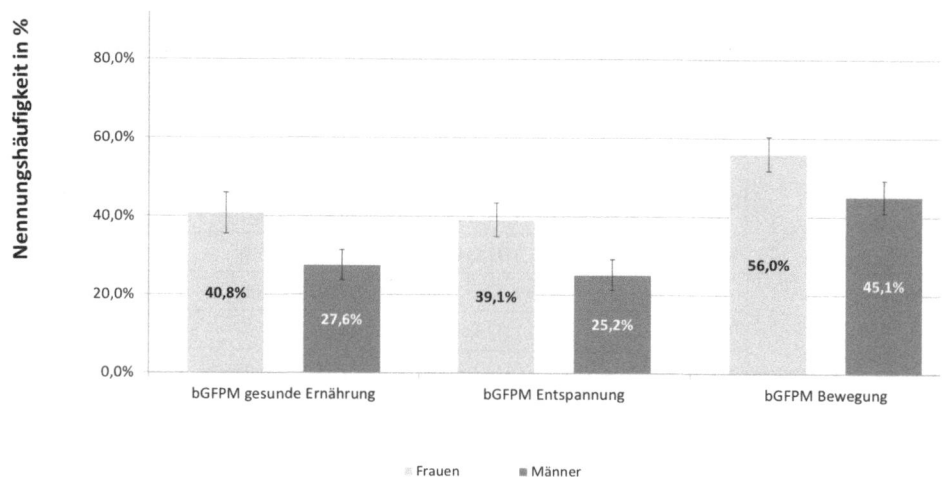

Abbildung 1: Teilnahme an betrieblichen Gesundheitsförderungs- und Präventionsmaßnahmen (bGFPM) nach Geschlecht

zeigten sich für die zeitlichen Gründe »keine Zeit«, »Termine liegen ungünstig«, für den motivationalen Aspekt »bin nach der Arbeit zu müde« und für den bedarfsbezogenen Grund »entspricht nicht meinem Bedarf«.

Zur Einschätzung des eigenen Gesundheitsverhaltens älterer Beschäftigter

In der Häufigkeit der Zustimmung, genug für die eigene Gesundheit zu tun, zeigen sich folgende Geschlechtsunterschiede nach Bildungsniveau: Weibliche hochgebildete Beschäftigte und die mit mittlerer Bildung stimmten signifikant häufiger der Aussage zu, genug zu tun (hohe Bildung: 72 %, mittlere Bildung: 67 %) als die männlichen Beschäftigten (hohe Bildung: 63 %, mittlere Bildung: 60 %). Bei Beschäftigten mit geringer Bildung fanden sich keine signifikanten geschlechtsspezifischen Unterschiede (Tab. 3a). In einer weiteren Analyse (nicht dargestellt) zum Zusammenhang der Ein-

schätzung des eigenen Gesundheitsverhaltens mit den gesundheitsbezogenen Verhaltensweisen körperliche Aktivität, Rauchen und Übergewicht zeigten sich ebenfalls signifikante Geschlechtsunterschiede. Bei den weniger körperlich aktiven Beschäftigten finden Frauen signifikant häufiger als Männer, dass sie genug tun (körperliche Aktivität < 1 Tag/ Woche: 46,4 % [95 %-KI: 41,3–51,4] vs. 38,0 % [95 %-KI: 33,0–43,2]; körperliche Aktivität 1–2 Tage/Woche: 64,7 % [95 %-KI: 61,3–68,0] vs. 58,1 % [54,3–61,7]). Bezogen auf das Rauchverhalten zeigte sich, dass weibliche Raucher häufiger als männliche zustimmen, genug für die Gesundheit zu tun (55,6 % [95 %-KI: 51,2–60,1] vs. 48,8 % [95 %-KI: 44,1–53,6]). Bezüglich des Körpergewichts zeigte sich, dass nur in der Gruppe derer ohne Übergewicht sich Männer und Frauen hinsichtlich ihrer Einschätzung des eigenen Gesundheitsverhaltens signifikant unterscheiden. Frauen geben in dieser Gruppe häufiger als Männer an, genug zu tun (77,7 % [95 %-KI: 74,5–80,7] vs. 69,3 % [95 %-KI: 63,9–74,2]).

Tabelle 2: Verteilungshäufigkeiten zu den Teilnahmehindernissen an betrieblichen Angeboten von Gesundheitsförderungs- und Präventionsmaßnahmen (bGFPM) nach Geschlecht. N = 1.547

Hinderungsgrund	Anteil Frauen in % [95%-KI]	Anteil Männer in % [95%-KI]	Intervalldifferenz uKI–oKI*
keine Zeit	22,9 [20,0; 26,1]	29,9 [26,8; 33,1]	**-11,3 – -2,6**
kann mich nicht aufraffen	14,3 [11,9; 17,0]	14,4 [12,1; 16,9]	-3,5 – 3,4
bin nach der Arbeit zu müde	19,9 [17,1; 22,9]	15,7 [13,3; 18,3]	**0,4 – 8,0**
Termine liegen ungünstig	47,7 [44,1; 51,4]	38,7 [35,4; 42,1]	**4,1 – 14,0**
entspricht nicht meinem Bedarf	27,1 [24,0; 30,5]	32,6 [29,4; 35,8]	**-10,0 – -0,9**
weil ich es bereits privat mache	51,8 [48,2; 55,4]	47,2 [43,8; 50,6]	-0,3 – 9,7
kein Interesse an bGFPM	3,8 [2,6; 5,4]	4,5 [3,3; 6,1]	-2,7 – 1,3

*Signifikante Ergebnisse fett gedruckt

Tabelle 3a: Verteilungshäufigkeiten zur Einschätzung des eigenen Gesundheitsverhaltens. Dargestellt ist die Zustimmung zur Aussage, genug für die eigene Gesundheit zu tun, nach Geschlecht und schulisch-beruflichem Bildungsniveau. N = 3.305

Bildungsniveau	Anteil Frauen in % [95%-KI]	Anteil Männer in % [95%-KI]	Intervalldifferenz uKI–oKI*
Hoch	72,0 [67,1; 76,6]	62,6 [57,8; 67,2]	**2,7 – 16,1**
Mittel	66,9 [64,1; 69,6]	60,3 [56,7; 63,8]	**2,1 – 11,0**
Gering	60,6 [55,2; 65,8]	59,9 [54,8; 64,8]	-6,6 – 8,0

*Signifikante Ergebnisse fett gedruckt

Zur Motivation älterer Beschäftigter, zukünftig mehr für die eigene Gesundheit zu tun

Bei den hochgebildeten Beschäftigten und denjenigen mit geringer Bildung zeigten sich keine signifikanten Unterschiede zwischen Männern und Frauen in Hinblick auf die Motivation zur Gesundheitsverhaltensänderung. Dahingegen gaben weibliche Beschäftigte mit mittlerer Bildung signifikant häufiger als männliche an, zukünftig mehr für die eigene Gesundheit tun zu wollen (Tab. 3b).

In einer zusätzlichen Analyse (nicht dargestellt) wurde die Motivation zur Gesundheitsverhaltensänderung im Zusammenhang mit der Einschätzung des eigenen Gesundheitsverhaltens bei Männern und Frauen untersucht. Hierbei wollen Frauen, die finden, dass sie derzeit nicht genug für die eigene Gesundheit tun, signifikant häufiger als Männer in den kommenden zwölf Monaten mehr für ihre Gesundheit tun (Intervalldifferenz uKI–oKI: 0,2–8,2). Von diesen Frauen wollen zukünftig 87,4 % [95 %-KI: 84,5–89,8] mehr tun. Bei den Männern, die finden, dass sie bisher nicht genug tun, wollen zukünftig 83,2 % [95 %-KI: 80,0–86,1] mehr für die eigene Gesundheit tun.

Tabelle 3b: Verteilungshäufigkeiten zur Gesundheitsverhaltensänderungsmotivation. Dargestellt wird die Motivation, in den nächsten zwölf Monaten mehr für ihre Gesundheit tun wollen, nach Geschlecht und schulisch-beruflichem Bildungsniveau. N = 3.301

Bildungsniveau	Anteil Frauen in % [95%-KI]	Anteil Männer in % [95%-KI]	Intervalldifferenz uKI-oKI*
Hoch	74,3 [69,4; 78,7]	76,5 [72,2; 80,4]	-8,4 – 4,0
Mittel	79,5 [77,1; 81,8]	74,1 [70,8; 77,2]	**1,5 – 9,4**
Gering	76,0 [71,1; 80,4]	73,2 [68,5; 77,5]	-3,7 – 9,3

*Signifikante Ergebnisse fett gedruckt

Schlussfolgerungen

Übereinstimmend mit anderen, internationalen Studien [8] zeigte sich in unserer Untersuchung ein ungünstigeres Gesundheitsverhalten bei den männlichen älteren Beschäftigten. Die Männer waren im Vergleich zu den Frauen häufiger übergewichtig und nahmen an betrieblichen Gesundheitsförderungs- und Präventionsmaßnahmen zu gesunder Ernährung, Entspannung und Bewegung seltener teil. Das mag zum Teil daran liegen, dass diese Maßnahmen von männlichen älteren Beschäftigten häufiger als nicht bedarfsgerecht eingestuft wurden. Als häufigsten Grund für die Nichtteilnahme an betrieblichen Gesundheitsförderungs- und Präventionsmaßnahmen gaben etwa die Hälfte aller Befragten an, vergleichbare Maßnahmen schon privat auszuüben. Zwar zeigte sich bezüglich dieser Teilnahmebarriere kein signifikanter Geschlechtunterschied, dennoch ist der Hinderungsgrund in die Planung zukünftiger betrieblicher Gesundheitsförderungs- und Präventionsmaßnahmen mit einzubeziehen, da das bisherige Angebot offenbar am Bedarf vieler älterer Beschäftigter vorbeigeht. Knapp ein Drittel aller Befragten nannten als Grund ihrer Nichtteilnahme zudem, dass das Angebot nicht ihrem Bedarf entspricht. Befragt nach ihrem Wunsch für ein Angebot an gesundheitsförderlichen Maßnahmen in ihrem Betrieb nannten die Teilnehmer dieser Studie an anderer Stelle am häufigsten Rückengymnastik (64 %), Entspannung (56 %) und Bewegung (51 %), sodass hinsichtlich dieser Maßnahmen offenbar besonders hoher Nachbesserungsbedarf besteht. Neben bedarfsbezogenen waren bei den älteren Beschäftigten auch zeitliche Teilnahmehemmnisse häufig. Viele Befragte gaben als Hinderungsgrund »keine Zeit« an – wobei Männer diesen Grund häufiger nannten als Frauen. Allerdings ist diese Aussage unspezifisch und die Interpretation daher schwierig. Ein häufiges Teilnahmehemmnis war auch, dass die Termine des Angebots an Maßnahmen der betrieblichen Gesundheitsförderung und Prävention ungünstig liegen – Frauen nannten das häufiger als Männer, womit möglicherweise die häufigere Doppelbelastung bei Frauen durch Beruf und Haushalt zum Ausdruck kommt. Hierfür sprechen auch frühere Untersuchungsergebnisse am gleichen Studienkollektiv, wonach Konflikte zwischen Arbeit und Privatleben bei Frauen ausgeprägter sind als bei Männern [32]. Zur Einschätzung des eigenen Gesundheitsverhaltens gaben in der mittleren und hohen Bildungsgruppe Frauen häufiger als Männer an, genug für die eigene

Gesundheit zu tun. Bei gering gebildeten Beschäftigten zeigten sich hingegen keine signifikanten Geschlechtsunterschiede in der Einschätzung des eigenen Gesundheitsverhaltens. Insgesamt war die angegebene Motivation zur Gesundheitsverhaltensänderung bei allen älteren Beschäftigten hoch. So gaben etwa drei Viertel der Befragten an, in den kommenden zwölf Monaten mehr für ihre Gesundheit tun zu wollen, wobei in der mittleren Bildungsgruppe weibliche ältere Beschäftigte dazu noch häufiger motiviert waren als männliche. Inwieweit bei diesen Angaben soziale Erwünschtheit eine Rolle gespielt hat, kann man erst in der nächsten Befragungswelle abschätzen. Frühere Untersuchungen weisen eher auf ein reziprokes Verhältnis zwischen dem tatsächlichen Gesundheitsverhalten, der Selbsteinschätzung des eigenen Verhaltens und der Motivation, mehr für die eigene Gesundheit zu tun, hin. So versuchen Übergewichtige, die sich fälschlich als normalgewichtig einschätzen, offenbar seltener, ihr Gewicht zu reduzieren und körperlich aktiv zu sein [33]. Andere Untersuchungen zeigten geschlechtsspezifische Unterschiede bezüglich der Einschätzung des eigenen Gesundheitsverhaltens. So neigen Frauen wohl eher dazu, ihre körperliche Aktivität zu überschätzen [34]. Das bestätigen auch unsere Untersuchungsergebnisse, wo bei jeweiliger körperlicher Inaktivität und Rauchen Frauen häufiger als Männer zustimmen, genug für die eigene Gesundheit zu tun. Verschiedene Studien zeigten wiederum, dass Männer häufiger als Frauen ihr Körpergewicht unterschätzen [15, 16], während Frauen ihr Gewicht häufiger als Männer überschätzen [15, 17]. Hinsichtlich der Einschätzung des eigenen Gesundheitsverhaltens zeigten sich in unseren Ergebnissen keine signifikanten

Geschlechtsunterschiede bei Übergewichtigen und Adipösen. In einer weiteren eigenen Untersuchung zu soziodemografischen und gesundheitsbezogenen Determinanten der Einschätzung des eigenen Gesundheitsverhaltens anhand der gleichen Daten zeigte sich, dass Frauen auch nach Kontrolle der Bildung, körperlichen Gesundheit und Indikatoren gesundheitsrelevanter Verhaltensweisen (körperliche Aktivität, Rauchen, Übergewicht) häufiger als Männer finden, genug für ihre eigene Gesundheit zu tun [35].

Das geschlechtsspezifische Gesundheitsverhalten an sich und die Teilnahme an Gesundheitsförderungs- und Präventionsmaßnahmen im Speziellen liefern wichtige Anhaltspunkte, um die zumeist höhere Morbidität und Mortalität bei Männern zu erklären. Zur Erklärung der Geschlechtsunterschiede in riskanten Gesundheitsverhaltensweisen und in der Teilnahme an Gesundheitsförderungs- und Präventionsmaßnahmen gibt es mittlerweile umfangreiche Theorien – unter anderem:

➤ Sozio-kulturelle Unterschiede, wie ein gesellschaftlich geprägtes Männerbild der Stärke und dessen Unvereinbarkeit mit der Inanspruchnahme von Gesundheitsleistungen [36].

➤ Geschlechtsspezifische gesellschaftliche Rollenvorstellungen von Gesundheit, wobei die gesellschaftliche Toleranz von Gesundheitseinschränkungen bei Männern größer zu sein scheint. Bezüglich dieser Rollenvorstellungen konnte zudem gezeigt werden, dass Männer, wie übrigens auch Frauen, die der traditionellen Männlichkeitsvorstellung von körperlicher Stärke und Unabhängigkeit folgen, mit höherer Wahrscheinlichkeit ungesunden Verhaltensweisen anhängig waren [36].

➤ Die geschlechtsspezifische Perzeption der eigenen Gesundheit mit der Tendenz von Männern, sich eher als gesund zu klassifizieren. Damit kann eine geringere Teilnahmewahrscheinlichkeit von präventiven Angeboten einhergehen [8].

➤ Wie sich Männer und Frauen von Gesundheitsangeboten angesprochen und zur Teilnahme motiviert fühlen.

Andererseits kann die große Bedeutung, welche körperliche Fitness für einige Männer hat, sich günstig auf das Gesundheitsverhalten auswirken. All diese geschlechtsspezifischen Unterschiede werden noch zu wenig in betrieblichen Programmen zur Gesundheitsförderung und Prävention berücksichtigt [14, 37].

Zu den Stärken dieser Untersuchung zählt die Fallzahl und die Repräsentativität für alle älteren sozialversicherungspflichtig Beschäftigten zweier Geburtsjahrgänge der Babyboom-Generation. Limitierend ist, dass es sich um eine Querschnittanalyse handelt, womit Richtungszusammenhänge mit Vorsicht zu interpretieren sind. Auch ist die Zahl der einbezogenen Faktoren zu Gesundheitsrisiken und Maßnahmen der betrieblichen Gesundheitsförderung überschaubar und wurde nur subjektiv erfragt. Damit ist auch die Aussagekraft zum Gesundheitsverhalten älterer Beschäftigter eingeschränkt.

Aktuelle prospektive Studien weisen darauf hin, dass sich eine Änderung gesundheitsrelevanter Verhaltensweisen auch in fortgeschrittenem Lebensalter lohnen kann: Danach wäre für Beschäftigte ab 50 eine deutlich verlängerte Lebenszeit frei von drei der häufigsten chronischen Erkrankungen (kardiovaskuläre Erkrankungen, Typ-2-Diabetes und Tumorerkrankungen) zu erwarten, falls vier

von fünf lebensstilbezogene Faktoren (gesunde Ernährung, Rauchkarenz, Normalgewicht gemäß BMI, tägliche mindestens 30-minütige körperliche Aktivität, nur moderater Alkoholkonsum) eingehalten würden [38]. Die Autoren schätzen den durchschnittlichen Lebenszeitgewinn damit für Frauen bei 10,6 und für Männer bei 7,6 Jahren. Eine zumindest moderate körperliche Aktivität ab 40 könnte 46 % aller mit körperlicher Inaktivität assoziierten Todesfälle verhindern [39]. Eigene Studienergebnisse weisen in die gleiche Richtung: Körperliche Aktivität kann zur Verminderung von arbeitsbezogenem Stress auf Grundlage beruflicher Gratifikationskrisen, einem wichtigen Risikofaktor für kardiovaskuläre Erkrankungen wie Herzinfarkt, über die Zeit beitragen [40].

Aus diesen und unseren eigenen Ergebnissen schließen wir, dass sich erfolgreiche zielgruppenspezifische Gesundheitsförderungs- und Präventionsmaßnahmen bei vulnerablen Gruppen, wie älteren männlichen Beschäftigten, positiv auf die Gesundheit und Arbeitsfähigkeit und somit auch förderlich auf die Erwerbsteilhabe auswirken können. Grundvoraussetzung ist jedoch, dass man die Zielgruppe mit diesen Maßnahmen auch erreicht. Unsere Untersuchung weist darauf hin, dass hinsichtlich der Gesundheitsrisiken und der Teilnahmebereitschaft an Gesundheitsförderungs- und Präventionsmaßnahmen bei männlichen älteren Beschäftigten Handlungsbedarf besteht und die aktuell angebotenen Maßnahmen teilweise an der Zielgruppe vorbeigehen. Auch bezüglich der Motivationslage, zukünftig mehr für die eigene Gesundheit tun zu wollen, besteht gerade in der Gruppe mit riskantem Gesundheitsverhalten noch Verbesserungspotenzial. Eine zentrale Frage für weitergehende qualitative und quantitative Untersuchungen ist, welche Faktoren es braucht, damit sich ältere männliche Beschäftigte von den Angeboten an Gesundheitsförderungs- und Präventionsmaßnahmen innerhalb und außerhalb des betrieblichen Kontexts mehr als bisher angesprochen fühlen und welche ihre Motivation, mehr für die eigene Gesundheit zu tun, steigern können. Eine qualitative Untersuchung könnte zudem hilfreich sein, den Bedarf an weiteren und die Teilnahmebarrieren an bestehenden Maßnahmen der betrieblichen Gesundheitsförderung und Prävention genauer zu untersuchen. Der zu erwartende Gewinn an Arbeits- und Lebenszeit für die vulnerable Gruppe der älteren männlichen Arbeitnehmer würde den diesbezüglichen Forschungsaufwand jedenfalls rechtfertigen.

Literatur

1 Medizinischer Dienst des Spitzenverbandes Bund der Krankenkassen e.V. (MDS), GKV Spitzenverband. Präventionsbericht 2019. https://www.gkv-spitzenverband.de/media/dokumente/krankenversicherung_1/praevention__selbsthilfe__beratung/praevention/praeventionsbericht/2019_GKV_MDS_Praventionsbericht_barrierefrei.pdf (14.04.2020).

2 Tempel J, Geißler H, Illmarinen J. Stärken fördern, Schwächen anerkennen: Der Beitrag der betrieblichen Gesundheitsförderung für die Erhaltung der Arbeitsfähigkeit von älteren und älterwerdenden Mitarbeiterinnen und Mitarbeitern. In: Faller G (Hrsg.), Lehrbuch Betriebliche Gesundheitsförderung. Bern: Huber; 2010:181–189.

3 Fuchs J, Söhnlein D, Weber B, Weber E. Ein integriertes Modell zur Schätzung von Arbeitskräfteangebot und Bevölkerung. IAB Forschungsbericht 10/2016; aktualisiert 2017, 17. Mai. http://doku.iab.de/forschungsbericht/2016/fb1016.pdf (14.04.2020).

4 Hasselhorn H, Rauch A. Perspektiven von Arbeit, Alter, Gesundheit und Erwerbsteilhabe in Deutschland. Bundesgesundheitsblatt – Gesundheitsforschung – Gesundheitsschutz. 2013;56(3):339–348.

5 National Center for Health Statistics (NCHS, 2019). Health, United States. Hyattsville, MD: U.S. Department of Health and Human Services; 2018.

6 Lampert T, Hoebel J, Kroll LE. Soziale Unterschiede in der Mortalität und Lebenserwartung in Deutschland – Aktuelle Situation und Trends. Journal of Health Monitoring. 2019;4(1): 3–15.

7 Wollesen B, Lorf S, Bischoff LL, Menzel J. Teilnahmemotivation von Männern an bewegungsorientierten Präventionsangeboten. Gesundheitswesen. 2019;81(4):361–369.

8 Leone J, Rovito M, Mullin E, Mohammed S, Lee C. Development and Testing of a Conceptual Model Regarding Men's Access to Health Care. American Journal of Men's Health. 2017;11(2):262–274.

9 Luy, M. Warum Frauen länger leben – Erkenntnisse aus einem Vergleich von Kloster- und Allgemeinbevölkerung. Materialien zur Bevölkerungswissenschaft, Heft 106. Wiesbaden: Bundesinstitut für Bevölkerungsforschung; 2002. https://nbn-resolving.org/urn:nbn:de:0168-ssoar-333988 (14.04.2020).

10 Robert Koch-Institut. Gesundheitliche Lage der Männer in Deutschland. Kapitel 6: »Mehr Gesundheit für Männer« – Männerspezifische Prävention und Gesundheitsförderung; 2014. https://www.rki.de/DE/Content/Gesundheitsmonitoring/Gesundheitsberichterstattung/GBEDownloadsB/maennerbericht/kapitel_6_praevention_maenner.pdf?__blob=publicationFile (14.04.2020).

11 Borchart D, Hasselhorn H, Prel J du. Teilnahme älterer Beschäftigter an gesundheitsfördernden und präventiven Maßnahmen. Zentralblatt für Arbeitsmedizin, Arbeitsschutz und Ergonomie. 2019;69(5):261–270.

12 Baker P. Men's health: time for a new approach. Physical Therapy Reviews. 2018;23(2):144–150.

13 Lenartz N, Soellner R, Rudinger G. Gesundheitskompetenz: Modellbildung und empirische Modellprüfung einer Schlüsselqualifikation für Gesundes Leben. Zeitschrift für Erwachsenenbildung. 2014;2:29–32.

14 Verdonk P, Seesing H, de Rijk A. Doing masculinity, not doing health? A qualitative study among Dutch male employees about health beliefs and workplace physical activity. BMC Public Health. 2010, 19. November;10. doi:10.1186/1471-2458-10-712

15 Kuchler F, Variyam J. Mistakes were made: misperception as a barrier to reducing over-

weight. International Journal of Obesity. 2003;27(7):856–861.

16 Vandelanotte C, Duncan M, Hanley C, Mummery W. Identifying population subgroups at risk for underestimating weight health risks and overestimating physical activity health benefits. Journal of Health Psychology. 2011;16(5):760–769.

17 Lemon SC, Milagros CR, Zapka DJ et al. Contributions of Weight Perceptions to Weight Loss Attempts: Differences by Body Mass Index and Gender. Body Image. 2009;6:90–96. doi:10.1016/j.bodyim.2008.11.004

18 Gough B, Conner M. Barriers to healthy eating amongst men: A qualitative analysis. Social Science & Medicine. 2006;62(2):387–395.

19 Robertson C, Archibald D, Avenell A, Douglas F, Hoddinott P, van Teijlingen E et al. Systematic reviews of and integrated report on the quantitative, qualitative and economic evidence base for the management of obesity in men. Health Technology Assessment. 2014;18(35). doi:10.3310/hta18350

20 Lampert T, Hoebel J, Kuntz B et al. Gesundheitliche Ungleichheit in verschiedenen Lebensphasen. Gesundheitsberichterstattung des Bundes, Robert Koch Institut (RKI), Berlin; 2017.

21 Dragano N, Wahrendorf M, Müller K, Lunau T. Arbeit und gesundheitliche Ungleichheit. Bundesgesundheitsblatt – Gesundheitsforschung – Gesundheitsschutz. 2016;59(2):217–227.

22 Eng A, t'Mannetje A, McLean D, Ellison-Loschmann L, Cheng S, Pearce N. Gender differences in occupational exposure patterns. Occupational and Environmental Medicine. 2011;68(12):888–894.

23 Sultan-Taïeb H, St-Hilaire F, Lefebvre R, Biron C, Vézina M, Brisson C. Taking Account of Gender Differences When Designing Interventions in Occupational Health? Lessons from a Study of the »Healthy Enterprise« Standard in Québec: Les différences de genre sont-elles prises en compte lors de la conception des interventions de prévention en santé au travail? Résultats d une étude sur la norme »Entreprises en Santé« dans les entreprises au Québec. New Solutions: A Journal of Environmental and Occupational Health Policy. 2017;27(3):361–381.

24 Bundesagentur für Arbeit. Statistik (2019, Juli). Die Arbeitsmarktsituation von Frauen und Männern 2018. Arbeitsmarktbericht-

erstattung, Berichte: Blickpunkt Arbeitsmarkt, Nürnberg; 2019, Juli. https://statistik.arbeitsagentur.de/Statischer-Content/Arbeitsmarktberichte/Personengruppen/generische-Publikationen/Frauen-Maenner-Arbeitsmarkt.pdf (14.04.2020).

25 Quinn M. Why do women and men have different occupational exposures? Occupational and Environmental Medicine. 2011;68(12):861–862.

26 Merbach M, Brähler E Hurrelmann K, Klotz T, Haisch J. Lehrbuch Prävention und Gesundheitsförderung. 4., vollst. überarb. Aufl. Bern: Hans Huber, Hogrefe; 2014.

27 Hasselhorn H, Peter R, Rauch A, Schroder H, Swart E, Bender S et al. Cohort profile: The lidA Cohort Study – a German Cohort Study on Work, Age, Health and Work Participation. International Journal of Epidemiology. 2014;43(6):1736–1749.

28 Schröder H, Kersting A, Gilberg R, Steinwede J. Methodenbericht zur Haupterhebung lidA – leben in der Arbeit. FDZ-Methodenreport 01/2013. Institut für Arbeitsmarkt- und Berufsforschung; 2013. http://doku.iab.de/fdz/reporte/2013/MR_01–13.pdf (14.04.2020).

29 World Health Organization (WHO). Body mass index – BMI (2019). http://www.euro.who.int/en/health-topics/disease-prevention/nutrition/a-healthy-lifestyle/body-mass-index-bmi (14.04.2020).

30 Jöckel KH, Babitsch B, Bellach B-M, Bloomfield K, Hoffmeyer-Zlotnik J, Winkler J, Ahrens W. Messung und Quantifizierung soziodemographischer Merkmale in epidemiologischen Studien. In: Ahrens W, Bellach B-M, Jöckel K-H (Hrsg.), Messung soziodemographischer Merkmale in der Epidemiologie.München: MMV; 1998:7–38.

31 Newcombe RG, Altman DG. Proportions and their differences. In: Altman DG, Machin D, Bryant TN, Gardner MJ (Hrsg.), Statistics with confidence. 2. Aufl. Bristol: BMJ Books; 2000:45–56.

32 Prel JB du, Peter R. Work-family conflict as a mediator in the association between work stress and depressive symptoms: cross-sectional evidence from the German lidA-cohort study. Int Arch Occup Environ Health. 2015;88(3):359–368. doi:10.1007/s00420-014-0967-0.

33 Duncan D, Wolin K, Scharoun-Lee M, Ding E, Warner E, Bennett G. Does perception equal reality? Weight misperception in re-

lation to weight-related attitudes and behaviors among overweight and obese US adults. International Journal of Behavioral Nutrition and Physical Activity. 2011;8(1). doi:10.1186/1479-5868-8-20

34 Visser M, Brychta R, Chen K, Koster A. Self-Reported Adherence to the Physical Activity Recommendation and Determinants of Misperception in Older Adults. Journal of Aging and Physical Activity. 2014;22(2):226–234.

35 Borchart D, Hasselhorn HM, Prel JB du. Zum Gesundheitsverhalten älterer Beschäftigter – inwieweit stimmen Selbsteinschätzung und Realität überein? Prävention und Gesundheitsförderung; 2020. doi:10.1007/s11553-020-00765-1

36 Sloan C, Conner M, Gough B. How does masculinity impact on health? A quantitative study of masculinity and health behavior in a sample of UK men and women. Psychology of Men & Masculinity. 2015;16(2):206–207.

37 Östlin P, Eckermann E, Mishra U, Nkowane M, Wallstam E. Gender and health promotion: A multisectoral policy approach. Health Promotion International. 2006;21(Supplement 1):25–35.

38 Li Y, Schoufour J, Wang DD, Dhana K, Pan A, Liu X, Song M, Liu G, Shin HJ, Sun Q, Al-Shaar L, Wang M, Rimm EB, Hertzmark E, Stampfer MJ, Willett WC, Franco OH, Hu FB. Healthy lifestyle and life expectancy free of cancer, cardiovascular disease, and type 2 diabetes: prospective cohort study. BMJ. 2020;368:l6669. doi:10.1136/bmj.l6669

39 Mok A, Khaw K, Luben R, Wareham N, Brage S. Physical activity trajectories and mortality: population based cohort study. BMJ. 2019;365:l2323. doi:10.1136/bmj.l2323

40 Prel J du, Siegrist J, Borchart D. The Role of Leisure-Time Physical Activity in the Change of Work-Related Stress (ERI) over Time. International Journal of Environmental Research and Public Health. 2019;16(23):4839. doi:10.3390/ijerph16234839

Dr. med. Jean-Baptist du Prel
Ausgeübte Tätigkeit: Arzt und Epidemiologe, Senior Researcher am Lehrstuhl für Arbeitswissenschaft
Arbeits- und Forschungsschwerpunkte: Arbeit, Alter, Gesundheit und Erwerbsteilhabe, Arbeitsbezogener Stress, Epidemiologie und Prävention
Adresse: Bergische Universität Wuppertal, Fakultät für Maschinenbau und Sicherheitstechnik, Lehrstuhl für Arbeitswissenschaft, Gaußstr. 20, 42119 Wuppertal
E-Mail: duprel@uni-wuppertal.de

Daniela Borchart
Ausgeübte Tätigkeit: Psychologin (M. Sc.), Wissenschaftliche Mitarbeiterin am Lehrstuhl für Arbeitswissenschaft
Arbeits- und Forschungsschwerpunkte: Arbeit, Alter, Gesundheit und Erwerbsteilhabe
Adresse: Bergische Universität Wuppertal, Fakultät für Maschinenbau und Sicherheitstechnik, Lehrstuhl für Arbeitswissenschaft, Gaußstr. 20, 42119 Wuppertal
E-Mail: borchart@uni-wuppertal.de

2.3 Psychosoziale Arbeitsbelastungen bei älteren erwerbstätigen Männern

Hanno Hoven, Morten Wahrendorf & Thorsten Lunau

Zusammenfassung

Angesichts der demografischen Alterung in Europa wächst der Anteil älterer Menschen an der Gesamtbevölkerung. Aus diesem Grund wird in den meisten europäischen Ländern das gesetzliche Renteneintrittsalter erhöht, und die Möglichkeiten zur frühzeitigen Verrentung werden eingeschränkt. In diesem Beitrag untersuchen wir, wie es um die psychosozialen Arbeitsbedingungen älterer Menschen bestellt ist und ob für bestimmte Berufsgruppen aufgrund einer höheren Belastung eine verlängerte Lebensarbeitszeit realistisch ist. Wir beschreiben psychosoziale Arbeitsbelastungen (Modell beruflicher Gratifikationskrisen und Anforderungs-Kontroll-Modell) von älteren Erwerbstätigen in verschiedenen beruflichen Positionen und Wirtschaftsbranchen in Europa und zeigen, dass die psychosoziale Belastung bei älteren Erwerbstätigen im Vergleich zu jüngeren Altersklassen verhältnismäßig gering ist. Soziale Unterschiede zeigen sich jedoch auch bei älteren Erwerbstätigen mit einer hohen Arbeitsstressbelastung in niedrigeren beruflichen Positionen und in prekärem Erwerbsstatus. Verglichen mit dem öffentlichen Dienst sind die psychosozialen Belastungen in der Industrie bzw. im Dienstleistungssektor leicht erhöht. Zusammengefasst weisen unsere Ergebnisse darauf hin, dass politische Regelungen zur Anhebung des gesetzlichen Renteneintrittsalters immer auch die Arbeitsqualität älterer Erwerbstätiger im Blick behalten und insbesondere die Unterschiede zwischen verschiedenen beruflichen Positionen berücksichtigen müssen.

Psychosocial Working Conditions among Older Working Men

In view of demographic ageing in Europe, the proportion of older people within total populations is increasing. For this reason, the pension legislation of most European countries follows the general trend of increasing the statutory retirement age and of limiting the possibilities for early retirement. In this contribution, we investigate whether raising the retirement age for older men is associated with an increased occupational burden, specifically so among distinct occupations and socioeconomic groups. In doing so, we describe psychosocial working conditions (effort-reward imbalance and job strain) of older workers in general, and among different occupational positions and sectors in particular. Compared to younger workers, older workers report relatively good psychosocial working conditions. However, social differences are evident among older workers with higher work stress in lower occupational positions and among those in the industry and service sector. In summary, our results support the notion that political regulations raising the statutory retirement age should acknowledge the quality of work of older workers in different occupational positions.

Einleitung

Der Anteil älterer Menschen am Arbeitsmarkt wird in den nächsten Jahren zunehmend ansteigen. Nach einer Prognose der

OECD wird der Anteil von Menschen über 65 Jahren im Verhältnis zu Menschen zwischen 20 und 64 Jahren im Jahr 2020 in den 28 EU-Ländern bei nahezu 35 % liegen. Bis zum Jahr 2050 wird sich der OECD zufolge dieser Anteil auf 56 % erhöhen [1]. Die politischen Implikationen sind weitreichend, da angesichts einer alternden Gesellschaft und eines nicht endlos ausschöpfbaren Erwerbstätigenpotenzials in jüngeren Generationen nur die Möglichkeit bleibt, den Anteil älterer Erwerbstätiger auf dem Arbeitsmarkt zu erhöhen. In diesem Sinne wird in der Rentengesetzgebung in den meisten Ländern der Europäischen Union das Ziel verfolgt, den Anteil älterer Menschen auf dem Arbeitsmarkt zu erhöhen und die Menschen entsprechend länger aktiv am Erwerbsleben teilhaben zu lassen. Häufige Instrumente sind hierbei die Anhebung der Regelaltersgrenze, Einschränkungen der Möglichkeiten zur vorzeitigen Berentung und ökonomische Anreizmodelle für eine Verlängerung der Lebensarbeitszeit über die Regelaltersgrenzen hinaus (z. B. durch Altersteilzeitregelungen). Alle diese Maßnahmen haben das gemeinsame Ziel, den frühzeitigen Ausstieg aus dem Erwerbsleben möglichst unattraktiv zu gestalten.

Es stellt sich nun allerdings die Frage, für welche Berufsgruppen eine verlängerte Lebensarbeitszeit überhaupt möglich ist. Mit anderen Worten: Das politische Ziel einer verlängerten Lebensarbeitszeit trifft auf eine Reihe individueller Faktoren, welche über die Chancen entscheiden, im höheren Alter weiterhin aktiv am Arbeitsmarkt teilzuhaben. Hierzu zählen u. a. der Gesundheitszustand Erwerbstätiger sowie Erschwernisse und Qualitätsaspekte des Arbeitsplatzes und des Arbeitsumfelds. In der internationalen Forschung zur Arbeitsmarktbeteiligung im Alter geht es primär um das Ziel der Prädiktion des Renten-

eintritts und seiner Determinanten, wobei zumeist jüngere Kohorten herangezogen werden. Forschungsarbeiten untersuchen zum Beispiel das Alter bei Arbeitsmarktaustritt oder auch die (gegenwärtige oder zukünftige) subjektive Berentungsabsicht, und sie diskutieren verschiedene individuelle Determinanten, die den Erwerbsverlauf im Alter beeinflussen, darunter psychosoziale Arbeitsbelastungen [2, 3], familienbezogene Faktoren [4], Gesundheit [5] und die soziökonomische Position [6, 7].

Die angesprochenen Studienergebnisse zu den Determinanten der Arbeitsmarktbeteiligung im Alter lassen vermuten, dass die Arbeitsqualität bei älteren Erwerbstätigen insgesamt eher besser sein müsste als bei jüngeren: Wenn Menschen in benachteiligten Positionen und schlechter Gesundheit ein höheres Risiko für einen vorzeitigen Arbeitsmarktaustritt haben, verbleiben im Umkehrschluss eher diejenigen mit guten Arbeitsbedingungen und guter Gesundheit länger im Erwerbsleben. Dieser Selektionsprozess wird auch als *healthy worker effect* beschrieben. Das Ausmaß der psychosozialen Arbeitsbelastung spezifisch für ältere Erwerbstätige ist jedoch bisher kaum erforscht worden. In diesem Beitrag tragen wir zur Schließung dieser Forschungslücke bei, indem wir die psychosozialen Arbeitsbelastungen älterer Männer in 28 europäischen Ländern mit denjenigen jüngerer Männer vergleichen. Zugleich beschreiben wir das Ausmaß psychosozialer Arbeitsbelastungen bei älteren Erwerbstätigen in verschiedenen beruflichen Positionen und Wirtschaftsbranchen.

Psychosoziale Arbeitsbelastungen

In der Forschung zu psychosozialen Arbeitsbelastungen wird einerseits der

Einfluss einzelner Stressoren untersucht, während andererseits theoretische Modelle herangezogen werden, welche es gestatten, aus den komplexen Belastungen moderner Erwerbsarbeit kritische, d. h. stresserzeugende Aspekte herauszufiltern. Beispiele für einzelne Stressoren liefern Untersuchungen zur Bedeutung von Arbeitsplatzunsicherheit [8], zur Vereinbarkeit zwischen Beruf und Familie [9], zu fehlender sozialer Unterstützung und geringer Gerechtigkeit in Organisationen [10].

In diesem Beitrag konzentrieren wir uns auf theoretische Modelle, die den Vorteil bieten, dass in ihnen mehrere Dimensionen der psychosozialen Belastung untersucht werden, die zudem auf einer abstrakten Ebene definiert werden und somit für ein breites Spektrum verschiedener Berufe Geltung besitzen. Zwei Modelle erfahren in der internationalen Arbeitsbelastungsforschung besondere Beachtung: das Anforderungs-Kontroll-Modell [11] und das Modell beruflicher Gratifikationskrisen (*effort-reward imbalance*; ERI) [12]. Das Anforderungs-Kontroll-Modell konzentriert sich auf Aspekte der Arbeitsinhalte und Arbeitsorganisation mit unterschiedlichen Graden an Autonomie und Selbstwirksamkeit. Als belastend angenommen wird dabei die Kombination aus hohen quantitativen Anforderungen (u.a. Arbeiten unter Zeitdruck) sowie niedriger Kontrolle und Entscheidungsgewalt über eigene Arbeitsaufgaben. Diese Kombination wird in der internationalen Forschung häufig als *job strain* bezeichnet. Das Modell beruflicher Gratifikationskrisen bezieht sich im Gegensatz dazu auf reziproke Austauschprozesse im Erwerbsleben und damit auf die Tauschgerechtigkeit zwischen Verausgabung für den Beruf und einer angemessenen Belohnung, welche Arbeitnehmerin-

nen und Arbeitnehmer als Gegenleistung für die erbrachte Arbeitsleistung erwarten. Stehen Verausgabung und Belohnung in einem Missverhältnis, nimmt eine Arbeitnehmerin oder ein Arbeitnehmer also subjektiv wahr, dass die erbrachten Leistungen nicht durch entsprechende Belohnungen honoriert werden, entstehen nach diesem Modell Gratifikationskrisen mit einer gesundheitsschädigenden Wirkung, wenn sie über einen längeren Zeitraum auftreten. Beide Formen psychosozialer Arbeitsbelastungen führen zu Stressreaktionen, die zu einer Beeinträchtigung der Gesundheit beitragen können.

Zu beiden Modellen psychosozialer Arbeitsbelastungen und ihren gesundheitlichen Auswirkungen wurde in der internationalen Arbeitsstressforschung eine große Anzahl an Studien veröffentlicht, darunter großangelegte Meta-Analysen zu depressiven Störungen [13] und kardiovaskulären Erkrankungen [14–16]. Zunehmend werden auch mögliche stressphysiologische Mechanismen zum Zusammenhang untersucht. Auch hier zeigt eine Reihe von Studien, dass ERI und *job strain* mit der Dysregulation physiologischer Systeme in Beziehung stehen [17]. Die meisten Studien basieren jedoch auf Kohorten des mittleren Erwerbstätigenalters, und das Alter wird dabei üblicherweise lediglich als Kontrollvariable einbezogen. Daher ist die Evidenzlage zur spezifischen Bedeutung psychosozialer Arbeitsbelastungen im höheren Erwerbsalter – im Vergleich zu jüngeren Altersgruppen – nicht besonders gut. Eine Ausnahme findet sich in einer Studie zum Zusammenhang zwischen dem Modell beruflicher Gratifikationskrisen und Arbeitsunfähigkeitstagen auf Grundlage von Daten des Sozioökonomischen Panels [18]. Ältere Erwerbstätige (zwischen 58 und 65 Jahren) berichten hier insgesamt über geringere Anforderungen, bessere Werte auf der Belohnungsskala und ein günstigeres Verhältnis zwischen Anforderungen und Belohnung als die Vergleichsgruppen im mittleren Erwerbstätigenalter (nicht jedoch im Vergleich zu Berufsanfängern). In einer Untersuchung verschiedener Indikatoren psychosozialer Arbeitsbelastungen, die auch Aspekte des Familienlebens berücksichtigt, wird auf die Bedeutung des Alters für den Zusammenhang zwischen Arbeit und Gesundheit hingewiesen [19]. Eine weitere Studie zeigt leicht erhöhte gesundheitliche Auswirkungen psychosozialer Arbeitsbelastungen (job strain) bei jüngeren Erwerbstätigen [20]. Die Evidenzlage ist insgesamt jedoch nicht eindeutig, was möglicherweise an zwei gegensätzlichen Trends liegt. Physische und kognitive Alterungsprozesse, die mit steigendem Alter zunehmen, führen zwar dazu, dass berufliche Anforderungen und Herausforderungen die Ausübung einer beruflichen Tätigkeit erschweren. Mit steigendem Alter nimmt jedoch auch die Berufserfahrung zu, sodass Resilienz und Coping-Strategien verbessert werden und ältere Arbeitnehmerinnen und Arbeitnehmer besser mit erfahrenen Stressbelastungen umgehen können [21]. Erstaunlicherweise zeigen erste Ergebnisse, dass dies auch für neue Anforderungen im Beruf, wie technologische Stressoren, zutrifft [22].

Psychosoziale Arbeitsbelastungen bei älteren erwerbstätigen Männern

Auf der Grundlage von Daten des *European Working Conditions Surveys* (EWCS) untersuchen wir im Folgenden die Verteilung psychosozialer Arbeitsbelastungen in einer Stichprobe von älteren

erwerbstätigen Männern in Europa. Der EWCS startete im Jahr 1995 und wird seitdem im Fünfjahresabstand in den EU-28-Ländern durchgeführt. Unsere Analysen basieren auf diesen 28 Ländern, und wir ziehen die neuesten Daten aus der Befragung von 2015 heran. Mit diesem Datensatz ist eine detaillierte Darstellung der Verteilung psychosozialer Arbeitsbedingungen in europäischen Ländern möglich, da für die beiden erwähnten Arbeitsstressmodelle entsprechende Informationen erhoben wurden. Die Daten basieren auf 11.749 männlichen Erwerbstätigen aus 28 EU-Ländern (siehe Tab. 1 für eine Stichprobenbeschreibung). Zur besseren Vergleichbarkeit sind die erwähnten Arbeitsstressmodelle in vergleichbaren Summenmaßen dargestellt (*Ungleichgewicht Verausgabung/Belohnung, job strain*; Skalenrange 0,5–2), und wir führen auch die zugrundeliegenden Belastungsdimensionen (Skalenrange jeweils 1–2) auf. Dies sind hohe Verausgabung (Zeitdruck, Arbeitsverdichtung und Arbeitsunterbrechungen), geringe Belohnung (Arbeitsplatzunsicherheit, fehlende Aufstiegsmöglichkeiten, geringe Wertschätzung, unfaire Bezahlung und fehlende soziale Unterstützung) und geringe Kontrolle (fehlende Entscheidungsgewalt über Arbeitsstunden, -aufgaben, -methoden, -geschwindigkeit und -pausen).

In Tabelle 2 zeigen wir die Differenzen der spezifischen psychosozialen Belastungen zwischen älteren Männern (55–65) (Referenzgruppe) und zwei jüngeren Alterskohorten (31–54 Jahre und jünger als 30 Jahre). Die Zahlen stellen unstandardisierte Regressionskoeffizienten aus linearen Mehrebenenmodellen zum Zusammenhang zwischen Alter und Ausprägung von Arbeitsbelastungen dar. Sie sind jeweils adjustiert für wichtige Einflussgrößen wie berufliche Position

Tabelle 1: Beschreibung der Stichprobe (n = 11.749)

	Kategorie oder Skalenrange	Mittelwert (Standardabweichung) oder Anzahl (Prozent)
Ungleichgewicht zw. Verausgabung und Belohnung	0,5–2	0,85 (0,8)
Hohe Verausgabung	1–2	1,40 (0,21)
Geringe Belohnung	1–2	1,32 (0,19)
Job Strain	0,5–2	0,90 (0,21)
Geringe Kontrolle	1–2	1,41 (0,23)
Alter	30 oder jünger	2.416 (20,6%)
	31–54	7.315 (62,3%)
	55 bis 65	2.018 (17,2%)
ESeC	Höhere und leitende Professionen	4.038 (34,4%)
	Qualifizierte Berufe	1.617 (13,8%)
	Einfache Büro- und Dienstleistungs-berufe	1.635 (13,9%)
	Facharbeiter	3.117 (26,5%)
	Un- oder angelernte Arbeiter	1.342 (11,4%)
NACE	Öffentlicher Dienst	340 (2,9%)
	Land- und Forstwirtschaft	3.968 (33,8%)
	Verarbeitendes Gewerbe	4.963 (42,2%)
	Dienstleistungssektor	879 (7,5%)
	Andere Berufe	1.599 (13,6%)

Tabelle 2: Zusammenhang zwischen Alter und psychosozialen Arbeitsbelastungen (Modell beruflicher Gratifikationskrisen und Anforderungs-Kontroll-Modell) für Männer in den EU-28-Ländern (n = 11749)

		Ungleich-gewicht zw. Verausgabung und Beloh-nung	Hohe Veraus-gabung	Geringe Be-lohnung	Job Strain	Geringe Kon-trolle
		b (p-Wert)	b (p-Wert)	b (p-Wert)	b (p-Wert)	b (p-Wert)
Alter	30 oder jünger	0,009 (0,093)	0,061 (<0,001)	-0,054 (<0,001)	0,052 (<0,001)	0,023 (<0,001)
	31 bis 54	0,020 (<0,001)	0,047 (<0,001)	-0,018 (<0,001)	0,030 (<0,001)	0,000 (0,935)
	55 bis 65 (Referenz)	-	-	-	-	-

Unstandardisierte Regressionskoeffizienten, basierend auf linearen Mehrebenenmodellen (Befragte gruppiert in 28 EU-Ländern), adjustiert für ESeC, NACE und Erwerbsstatus (befristete vs. unbefristete Beschäftigung)

(ESeC), Branche (NACE) und Erwerbs-status. Ein Wert von 0,052 für jüngere Beschäftigte und *job strain* bedeutet bei-spielsweise: Jüngere Beschäftigte (30 oder jünger) haben (unter Kontrolle von beruflicher Position, Branche und Er-werbsstatus) durchschnittlich einen um 0,052 höheren Wert für *job strain* (mit einem Skalenrange zwischen 0,5–2) als ältere Beschäftigte (55–65 Jahre). Zu-sammengefasst zeigen sich bei vier der fünf untersuchten Indikatoren höhere durchschnittliche Arbeitsbelastungen bei den Jüngeren im Vergleich zur älteren Re-ferenzgruppe (höheres Ungleichgewicht Verausgabung/Belohnung, höherer *job strain*, höhere Verausgabung, niedrigere Kontrolle). Einzig bei der Belohnungs-komponente sehen wir einen entgegen-laufenden Trend. Zusätzliche Analysen zeigen, dass dieses unerwartete Ergebnis wesentlich darauf zurückzuführen ist, dass eine der entscheidenden Fragen zur Messung beruflicher Belohnungen (ver-besserte Aufstiegschancen) bei Jüngeren sehr viel häufiger als bei Älteren bejaht wurde.

Deuten die Ergebnisse für beide Ar-beitsstressmodelle also darauf hin, dass psychosoziale Arbeitsbelastungen bei äl-teren Männern geringer sind als bei jün-geren, so sollen in einem zweiten Schritt die Belastungen in verschiedenen Beru-fen bewertet werden. Auch hierzu bildet die EWCS-Studie aufgrund der hohen Fallzahl auch bei älteren Erwerbstätigen eine geeignete Datenbasis. Die in Ta-belle 3 dargestellten Analysen beruhen ausschließlich auf der Stichprobe von 2.018 erwerbstätigen Männern zwischen 55 und 65 Jahren und zeigen wiederum Unterschiede psychosozialer Belastun-gen entlang unterschiedlicher beruflicher Positionen (oberer Teil; ESeC) und Bran-chen (unterer Teil; NACE). Zunächst un-terscheiden wir Berufe anhand der *Euro-pean Socio-economic Classification (ESeC)*, wobei wir fünf unterschiedliche beruf-liche Klassen berücksichtigen: Höhere und leitende Professionen, Qualifizierte Berufe, Einfache Büro- und Dienstleis-tungsberufe, Facharbeiter, Un- oder an-gelernte Arbeiter. In den hier vorgestell-ten Analysen schätzen wir das Ausmaß an verschiedenen Arbeitsbelastungen in den einzelnen beruflichen Klassen im Vergleich zu der höchsten Kategorie: den höheren und leitenden Professionen. Es ist zu sehen, dass ältere Männer in niedri-geren beruflichen Klassen geringere quan-titative Anforderungen und gleichzeitig geringere Werte auf der Belohnungsskala aufweisen als Männer in einer höheren beruflichen Position. Für die zusammen-fassende Maßzahl ERI bedeutet dies, dass insbesondere ungelernte Arbeiter, Fach-arbeiter, aber auch kleinere Selbstständige unter einer hohen Arbeitsstressbelastung leiden. Für das Anforderungs-Kontroll-Modell sind die Ergebnisse ähnlich und zeigen klare soziale Unterschiede in der Arbeitsqualität mit einer höheren Exposi-tion in niedrigeren beruflichen Positio-nen. Neben der beruflichen Position ist es mit den EWCS-Daten auch möglich, ge-nauere Aussagen über Stressbelastungen in unterschiedlichen Branchen zu tref-fen. Die Klassifizierung unterschiedlicher Wirtschaftszweige erfolgt auf der Basis der international gebräuchlichen *Nomen-clature des Activités Économiques dans la Communauté Européenne* (NACE). Im Vergleich zu Berufen in der öffentlichen Verwaltung zeigen die Ergebnisse hier, dass die Arbeitsbelastungen in der In-dustrie- und Dienstleistungsbranche im Vergleich zum öffentlichen Dienst erhöht sind, wenn auch insgesamt die Konsistenz der Zusammenhänge geringer ist als im Fall ungleicher beruflicher Positionen.

Tab. 3: Berufliche Position, Wirtschaftsbranche und psychosoziale Arbeitsbelastungen für Männer im Alter von 55 bis 65 Jahren (n = 2018)

		Ungleichgewicht zw. Verausgabung und Belohnung	Hohe Verausgabung	Geringe Belohnung	Job Strain	Geringe Kontrolle
		b (p-Wert)	b (p-Wert)	b (p-Wert)	b (p-Wert)	b (p-Wert)
ESeC	Höhere und leitende Professionen (Referenz)	-	-	-	-	-
	Qualifizierte Berufe	0,024 (0,057)	0,004 (0,784)	0,048 (<0,001)	0,069 (<0,001)	0,121 (<0,001)
	Einfache Büro- und Dienstleistungsberufe	-0,008 (0,545)	-0,073 (<0,001)	0,080 (<0,001)	0,056 (<0,001)	0,173 (<0,001)
	Facharbeiter	0,030 (0,004)	-0,014 (0,261)	0,082 (<0,001)	0,110 (<0,001)	0,204 (<0,001)
	Un- oder angelernte Arbeiter	0,033 (0,018)	-0,038 (0,018)	0,106 (<0,001)	0,142 (<0,001)	0,270 (<0,001)
NACE	Öffentlicher Dienst (Referenz)	-	-	-	-	-
	Land- und Forstwirtschaft	-0,005 (0,844)	-0,014 (0,623)	0,002 (0,946)	-0,011 (0,676)	-0,012 (0,666)
	Verarbeitendes Gewerbe	0,059 (<0,001)	0,066 (<0,001)	0,029 (0,049)	0,055 (<0,001)	0,017 (0,312)
	Dienstleistungssektor	0,039 (0,006)	0,046 (0,006)	0,018 (0,222)	0,060 (<0,001)	0,047 (0,004)
	Andere Berufe	0,024 (0,138)	0,008 (0,653)	0,034 (0,036)	0,020 (0,245)	0,026 (0,163)

Unstandardisierte Regressionskoeffizienten, basierend auf linearen Mehrebenenmodellen (Befragte gruppiert in 28 EU-Ländern), adjustiert für Erwerbsstatus (befristete vs. unbefristete Beschäftigung)

Insgesamt lässt sich festhalten, dass die Arbeitsstressbelastung in den älteren Altersgruppen geringer ausgeprägt ist als in den jüngeren Altersgruppen, sodass ältere Beschäftigte weniger stark exponiert sind als jüngere. Gleichzeitig lassen sich berufliche Positionen und Branchen bestimmen, in denen die psychosoziale Stressbelastung dennoch stark ausgeprägt ist. Dies sind vor allem niedrigere berufliche Positionen, die durch einfachere oder manuelle Tätigkeiten gekennzeichnet sind, und Berufe im Industrie- und Dienstleistungssektor.

Schlussfolgerungen

In diesem Beitrag haben wir anhand von Daten aus dem *European Working Conditions Survey*[1] gezeigt, dass psychosoziale Arbeitsbelastungen bei älteren Erwerbstätigen überwiegend geringer ausgeprägt sind als bei jüngeren. Zusätzlich wurden

1 Die Datenanalysen des EWCS wurden im Rahmen eines von der Deutschen Forschungsgemeinschaft (DFG) geförderten Projektes durchgeführt (392132829; LU 2211/1–1).

innerhalb der Gruppe älterer Erwerbstätiger soziale Ungleichheiten in der Arbeitsstressbelastung sichtbar: Menschen in niedrigeren beruflichen Positionen sind insgesamt häufiger von erhöhten psychosozialen Arbeitsbelastungen betroffen als Berufstätige in höheren Positionen. Ebenso zeigten sich vereinzelt höhere Belastungen bei Beschäftigten im Industrie- und Dienstleistungssektor im Vergleich zu denjenigen im öffentlichen Dienst.

Bei einer Rentengesetzgebung, die zum Ziel hat, Erwerbstätige möglichst lange am Arbeitsmarkt zu halten, muss sichergestellt sein, dass die individuellen Voraussetzungen geschaffen sind, die es Beschäftigten ermöglichen, ihren Beruf möglichst lange auszuüben. Zu diesen Voraussetzungen gehört eine gute Qualität der Arbeit. Hier zeigen unsere Analysen eine bessere Arbeitsqualität in den höheren beruflichen Positionen. Für viele Männer in niedrigeren Positionen gibt es erhebliche Hürden, die Lebensarbeitszeit zu verlängern, da psychosoziale Belastungen im Beruf unter anderem zu erhöhten Krankheitsrisiken führen, die eine erfolgreiche Arbeitsmarktteilhabe erschweren. Im Erwerbsleben verbleiben eher gesunde Personen, die in einer guten beruflichen Position mit geringen psychosozialen Arbeitsbelastungen arbeiten, wohingegen das Risiko für einen vorzeitigen Arbeitsmarktaustritt (z. B. durch Frühverrentung) bei Männern in Berufen mit einer hohen Arbeitsstressbelastung erhöht ist (*healthy worker effect*) [23].

Maßnahmen der Rentengesetzgebung, die vor allem durch finanzielle Anreizsysteme anstreben, den Anteil älterer Erwerbstätiger auf dem Arbeitsmarkt zu erhöhen, sollten ergänzt werden um Maßnahmen zur Verbesserung der Arbeitsqualität im höheren Erwerbstätigenalter. Ein vielversprechender Ansatz ist

die Gefährdungsbeurteilung Psyche und daraus abgeleitete Maßnahmen der betrieblichen Gesundheitsförderung, u. a. zur Stressreduktion am Arbeitsplatz. Gleichzeitig sollte aber auch die Langzeitexposition gegenüber psychosozialen Arbeitsbelastungen mitberücksichtigt werden, um auch die Auswirkungen von ungünstigen Arbeitsbedingungen in früheren Phasen der Erwerbstätigkeit abzumildern. Erste Ergebnisse deuten hier darauf hin, dass wohlfahrtsstaatliche Leistungen geeignet sind, die Auswirkungen hoher psychosozialer Arbeitsbelastungen abzumildern [24]. Durch eine Erhöhung der Lebensarbeitszeit werden soziale Ungleichheiten in der Gesundheit verstärkt: Es kann angenommen werden, dass Männer in niedrigen beruflichen Positionen, die auch im höheren Alter berufstätig sind, häufig aus finanziellen Zwängen einer bezahlten Arbeit mit vergleichsweise hohen psychosozialen Belastungen nachgehen, wohingegen ältere Männer in höheren beruflichen Positionen sich möglichst lange in einem positiven und wertschätzenden Arbeitsumfeld aufhalten möchten.

Literatur

1   OECD. Pensions at a Glance 2019: OECD and G20 Indicators. Paris: OECD Publishing; 2019.
2   Browne P, Carr E, Fleischmann M, Xue B, Stansfeld SA. The relationship between workplace psychosocial environment and retirement intentions and actual retirement: a systematic review. Eur J Ageing. 2019;16:73–82. doi:10.1007/s10433–018–0473–4.
3   Hintsa T, Kouvonen A, McCann M, Jokela M, Elovainio M, Demakakos P. Higher effort-reward imbalance and lower job control predict exit from the labour market at the age of 61 years or younger: evidence from the English Longitudinal Study of Ageing. J Epidemiol Community Health. 2015;69:543–9. doi:10.1136/jech-2014-205148.

4   Finch N. Why are women more likely than men to extend paid work? The impact of work-family life history. Eur J Ageing. 2014;11:31–9. doi:10.1007/s10433–013–0290–8.

5   Berg T van den, Schuring M, Avendano M, Mackenbach J, Burdorf A. The impact of ill health on exit from paid employment in Europe among older workers. Occup Environ Med. 2010;67:845–52. doi:10.1136/oem.2009.051730

6   Hoven H, Dragano N, Blane D, Wahrendorf M. Early Adversity and Late Life Employment History – A Sequence Analysis Based on SHARE. Work, Aging and Retirement. 2018;4:238–50. doi:10.1093/workar/wax014

7   Wahrendorf M, Dragano N, Siegrist J. Social Position, Work Stress, and Retirement Intentions: A Study with Older Employees from 11 European Countries. Occup Environ Med. 2013;29:792–802. doi:10.1093/esr/jcs058.

8   Ferrie JE, Shipley MJ, Newman K, Stansfeld SA, Marmot M. Self-reported job insecurity and health in the Whitehall II study: potential explanations of the relationship. Soc Sci Med. 2005;60:1593–602. doi:10.1016/j.socscimed.2004.08.006.

9   Bergs Y, Hoofs H, Kant I, Slangen J, Jansen NW. Work-family conflict and depressive complaints among Dutch employees: examining reciprocal associations in a longitudinal study. Scand J Work Environ Health. 2018;44:69–79. doi:10.5271/sjweh.3658.

10 Thorsen SV, Jensen PH, Bjørner JB. Psychosocial work environment and retirement age: a prospective study of 1876 senior employees. Int Arch Occup Environ Health. 2016;89:891–900. doi:10.1007/s00420–016–1125–7.

11 Karasek R, Theorell T. Healthy work, stress, productivity, and the construction of the working life. New York: Basic Books; 1990.

12 Siegrist J. Adverse health effects of high-effort/low-reward conditions. Journal of Occupational Health Psychology. 1996;1:27–41. doi:10.1037//1076–8998.1.1.27.

13 Rugulies R, Aust B, Madsen IE. Effort-reward imbalance at work and risk of depressive disorders. A systematic review and meta-analysis of prospective cohort studies. Scand J Work Environ Health. 2017;43:294–306. doi:10.5271/sjweh.3632.

14 Backé E-M, Seidler A, Latza U, Rossnagel K, Schumann B. The role of psychosocial stress at work for the development of cardiovascular diseases: a systematic review. Int Arch Occup Environ Health. 2012;85:67–79. doi:10.1007/s00420–011–0643–6.

15 Dragano N, Siegrist J, Nyberg ST, Lunau T, Fransson EI, Alfredsson L et al. Effort-Reward Imbalance at Work and Incident Coronary Heart Disease: A Multicohort Study of 90,164 Individuals. Epidemiology. 2017;28:619–26. doi:10.1097/EDE.0000000000000666

16 Fransson EI, Nyberg ST, Heikkilä K, Alfredsson L, Bjorner JB, Borritz M et al. Job strain and the risk of stroke: an individual-participant data meta-analysis. Stroke. 2015;46:557–9 doi:10.1161/STROKEAHA.114.008019.

17 Eddy P, Heckenberg R, Wertheim EH, Kent S, Wright BJ. A systematic review and meta-analysis of the effort-reward imbalance model of workplace stress with indicators of immune function. J Psychosom Res. 2016;91:1–8. doi:10.1016/j.jpsychores.2016.10.003.

18 Götz S, Hoven H, Müller A, Dragano N, Wahrendorf M. Age differences in the association between stressful work and sickness absence among full-time employed workers: evidence from the German socio-economic panel. Int Arch Occup Environ Health. 2018;91:479–96. doi:10.1007/s00420–018–1298–3

19 Donders NCGM, Bos JT, van der Velden K, van der Gulden JWJ. Age differences in the associations between sick leave and aspects of health, psychosocial workload and family life: a cross-sectional study. BMJ Open 2012. doi:10.1136/bmjopen-2012–000960.

20 Chandola T, Britton A, Brunner E, Hemingway H, Malik M, Kumari M et al. Work stress and coronary heart disease: what are the mechanisms? Eur Heart J. 2008;29:640–8. doi:10.1093/eurheartj/ehm584

21 Diehl M, Hay EL. Risk and resilience factors in coping with daily stress in adulthood: the role of age, self-concept incoherence, and personal control. Dev Psychol. 2010;46:1132–46. doi:10.1037/a0019937

22 Hauk N, Göritz AS, Krumm S. The mediating role of coping behavior on the age-technostress relationship: A longitudinal multilevel mediation model. PLoS ONE. 2019;14:e0213349. doi:10.1371/journal.pone.0213349.

23 Blekesaune M, Solem PE. Working Conditions and Early Retirement. Res Aging. 2005;27:3–30. doi:10.1177/0164027504271438.

24 Lunau T, Wahrendorf M, Dragano N, Siegrist J. Work stress and depressive symptoms in older employees: impact of national labour and social policies. BMC Public Health. 2013;13:1086. doi:10.1186/1471-2458-13-1086.

Dr. Hanno Hoven
Ausgeübte Tätigkeit: Wissenschaftlicher Mitarbeiter
Arbeits- und Forschungsschwerpunkte: Sozialepidemiologie, Psychosoziale Arbeitsbelastungen und Gesundheit
Adresse: Heinrich-Heine-Universität Düsseldorf, Institut für Medizinische Soziologie, Universitätsklinikum – Centre for Health and Society (CHS), Moorenstr. 5, 40225 Düsseldorf
E-Mail: hanno.hoven@med.uni-duesseldorf.de

PD Dr. phil. Morten Wahrendorf
Ausgeübte Tätigkeit: Wissenschaftlicher Mitarbeiter
Arbeits- und Forschungsschwerpunkte: Arbeitsbedingungen im Lebenslauf und Gesundheit im Alter, Soziale Produktivität und Gesundheit im höheren Lebensalter
Adresse: Heinrich-Heine-Universität Düsseldorf, Institut für Medizinische Soziologie, Universitätsklinikum – Centre for Health and Society (CHS), Moorenstr. 5, 40225 Düsseldorf
E-Mail: wahrendorf@uni-duesseldorf.de

Dr. PH Thorsten Lunau
Ausgeübte Tätigkeit: Wissenschaftlicher Mitarbeiter
Arbeits- und Forschungsschwerpunkte: Sozialepidemiologie, Psychosoziale Arbeitsbelastungen und Gesundheit, Europäische Vergleichsstudien
Adresse: Heinrich-Heine-Universität Düsseldorf, Institut für Medizinische Soziologie, Universitätsklinikum – Centre for Health and Society (CHS), Moorenstr. 5, 40225 Düsseldorf
E-Mail: thorsten.lunau@uni-duesseldorf.de

2.4 Erwerbsminderung

Vorgeschichte und Absicherung im Leistungsfall

Dina Frommert

Zusammenfassung

Der Beitrag untersucht das Erwerbsminderungsgeschehen der Geburtsjahrgänge 1957–1966 anhand von Daten der Studie Lebensverläufe und Altersvorsorge (LeA). Es werden einzelne Indikatoren zur Erwerbshistorie, zur aktuellen Lebenssituation und zur finanziellen Absicherung dargestellt. Dabei wird deutlich, dass sich bei Erwerbsminderungsrentnerinnen und -rentnern verschiedene ungünstige Faktoren kumulieren und gegebenenfalls auch gegenseitig bedingen. So weisen sie im Vergleich zum Rest der Bevölkerung nicht nur eine schlechtere Gesundheit, sondern auch ungünstigere Erwerbsverläufe und größere Lücken bei der Absicherung auf. Erwerbsgeminderte Männer scheinen im Vergleich zu erwerbsgeminderten Frauen im Vorfeld des Leistungsfalls stärker von Arbeitslosigkeit betroffen und nehmen weniger häufig Rehabilitationsleistungen in Anspruch. Insgesamt scheint eine Strategie nötig, die schon frühzeitig im Lebensverlauf präventiv ansetzt und mehrere Lebensbereiche einbezieht.

Life Histories and Benefits in Case of Reduced Earning Capacity

The following article uses data from the study on life courses and old age provisions (LeA) to examine pensions due to reduced earning capacity for the birth cohorts 1957–1966. Different indicators relating to the work histories, present living conditions and financial provisions are presented. For people with reduced earning capacity several adverse conditions cumulate and probably even reinforce each other. Compared to the rest of the population they are not only less healthy, but they also have less stable work histories and show bigger gaps when (old age) provisions are concerned. Men with reduced earning capacity are affected by unemployment more than women with reduced earning capacity and they are less likely to have taken part in measures of professional rehabilitation. Overall there seems to be a need for prevention strategies which focus on the life course before the reduction of earning capacity manifests itself and which consider several areas of life.

Einleitung und Hintergrund

Erwerbsminderung und vor allem die Absicherung im Erwerbsminderungsfall sind sowohl in der sozialpolitischen als auch in der wissenschaftlichen Diskussion schon länger sehr präsent. Dabei standen zwei Ebenen im Fokus: Einerseits wurden soziodemografische Merkmale und Erwerbsverläufe betrachtet, also die Frage danach, welche Gruppen aus welchen Gründen von Erwerbsminderung besonders betroffen sind. Andererseits wurde vor dem Hintergrund der Reformen des Alterssicherungssystems die Absicherung im Erwerbsminderungsfall thematisiert.

Bei dem Erwerbsminderungsgeschehen hat sich in den letzten Jahren eine dynamische Entwicklung ergeben.

Lange Zeit waren insbesondere in Westdeutschland in erster Linie körperlich schwer arbeitende Männer im Laufe ihres Lebens von gesundheitlichen Problemen und chronischen Krankheiten so stark eingeschränkt, dass sie ihrem Beruf nicht mehr nachgehen konnten. Häufig handelte es sich um Männer, die nur eine geringe Bildung aufwiesen und denen auch keine alternative weniger belastende Erwerbstätigkeit offenstand [1]. In den letzten Jahren hat sich dieses Bild dahingehend verändert, dass zunehmend Frauen aufgrund von psychischen Diagnosen erwerbsgemindert werden, sodass inzwischen davon ausgegangen werden kann, dass Frauen etwas häufiger eine Erwerbsminderungsrente erhalten als Männer. Dies liegt sicherlich auch daran, dass mit einer zunehmenden Erwerbsbeteiligung (westdeutscher) Frauen immer mehr Frauen die Zugangsvoraussetzungen für eine Erwerbsminderungsrente erfüllen [2]. Ein weiterer Grund für die inzwischen geringere Betroffenheit der Männer mag darin liegen, dass der zunehmende Trend von Erwerbsminderung aufgrund psychischer Erkrankungen bei ihnen aufgrund geschlechterspezifischen Gesundheitsverhaltens und geringerer Diagnosewahrscheinlichkeiten weniger ausgeprägt ist [3]. Auffällig ist weiterhin, dass der Zugang in die Erwerbsminderungsrente vermehrt aus Arbeitslosigkeit erfolgt. Dies lässt darauf schließen, dass die Erwerbsverläufe Erwerbsgeminderter auch vor Eintritt des Leistungsfalls nicht geradlinig verlaufen [4].

Aufgrund der verkürzten und unterbrochenen Erwerbsverläufe ergibt sich für Erwerbsminderungsrentnerinnen und -rentner eine geringere Anwartschaft in der gesetzlichen Rentenversicherung als für Personen mit vollständigen und durchgehenden Erwerbsverläufen. Die kürzere Beitragszahlung im Fall der Erwerbsminderung wird in der gesetzlichen Rentenversicherung durch Zurechnungszeiten aufgefangen, über die auch ohne Beitragszahlung weitere Anwartschaften aufgrund eines individuellen Durchschnitts an Entgeltpunkten generiert werden.[1]

Seit der Jahrtausendwende wurden mehrere Reformen im Alterssicherungssystem eingeführt, die Auswirkungen auf die Absicherung im Erwerbsminderungsfall haben. Zunächst wurden die Renten wegen Berufs- und Erwerbsunfähigkeit abgeschafft und durch die Erwerbsminderungsrenten ersetzt [5]. Damit wurde einerseits der Zugang erschwert und andererseits die Voraussetzung für befristete und teilweise Erwerbsminderungsrenten geschaffen. Aber auch der Paradigmenwechsel hin zum Mehrsäulensystem in der Alterssicherung hat Auswirkungen auf die Absicherung im Erwerbsminderungsfall, da in der betrieblichen und privaten Altersvorsorge je nach Produkt in der Regel kein verpflichtender Erwerbsminderungsschutz vorgesehen ist. Auch aus diesem Grund wurde in Bezug auf Erwerbsminderungsrentnerinnen und -rentner ein hohes und zunehmendes Armutsrisiko konstatiert [6].

In den letzten Jahren wurden mehrere Reformmaßnahmen auf den Weg gebracht, die die Absicherung von Erwerbsgeminderten verbessern sollen. Dabei wurden zwei unterschiedliche Strategien verfolgt. Es wurden in mehreren Schritten die Zurechnungszeiten verlängert, sodass künftig die Zeit vom Eintritt der Erwerbs-

---

1 Die Anwartschaften in der gesetzlichen Rentenversicherung ergeben sich aus Entgeltpunkten, die errechnet werden, indem das individuelle beitragspflichtige Einkommen ins Verhältnis zum Durchschnittseinkommen gesetzt wird.

minderung bis zum Regelrentenalter mit Zurechnungszeiten aufgefüllt wird. Weiterhin wurde eine Vergleichsberechnung eingeführt, die sicherstellen soll, dass sich die letzten Jahre vor dem Eintritt des Erwerbsminderungsfalls nicht negativ auf die Bewertung der Zurechnungszeit auswirken, falls schon eine Beeinträchtigung und damit eine geringere Beitragszahlung in diesen Jahren vorliegt. Insbesondere aus der Verlängerung der Zurechnungszeiten vom Alter 60 auf das Alter 62 (Teil des Rentenpakets 2014) haben sich schon jetzt spürbare Leistungsverbesserungen für die Betroffenen ergeben, obwohl die schon beschlossene weitere Verlängerung bis zum Regelrentenalter noch aussteht [7].

Bei dem Erwerbsminderungsgeschehen zeigen sich somit in den letzten Jahren einige Veränderungen und bezogen auf die Geschlechter auch deutlich unterschiedliche Ausprägungen und Trends. Der folgende Beitrag soll das Geschehen anhand von Daten aus der Studie Lebensverläufe und Altersvorsorge (LeA) am aktuellen Rand beleuchten. Dafür wird die 50–59-jährige Bevölkerung dahingehend untersucht, wie sich Lebensverläufe, Gesundheit und Alterssicherung der noch im Erwerbsleben Stehenden von den vorzeitig aus gesundheitlichen Gründen Ausgeschiedenen unterscheiden. Im nächsten Abschnitt wird zunächst die Datenbasis vorgestellt, bevor anhand der Daten aktuelle Schlaglichter zu den hier vorgestellten zentralen Themen präsentiert werden. Ein Fazit mit Handlungsempfehlungen rundet den Beitrag ab.

Datenbasis

Die vorgestellten Auswertungen beziehen sich auf Daten aus der Studie Lebens-verläufe und Altersvorsorge (LeA), die gemeinsam von der Deutschen Rentenversicherung Bund und dem Bundesministerium für Arbeit und Soziales in Auftrag gegeben wurde. Die Durchführung der Studie lag bei dem Sozialforschungsinstitut Kantar.

Für die Studie wurden Personen der Geburtsjahrgänge 1957–1976 und ggf. ihre Partnerinnen bzw. Partner im Jahr 2016 zu ihren Erwerbsverläufen und ihrer Altersvorsorge befragt. Zum Zeitpunkt der Befragung waren die Zielpersonen zwischen 40 und 59 Jahren alt. Die umfangreichen Angaben aus der Befragung wurden dann mit der Zustimmung der Befragten individuell mit Daten aus den Versicherungskonten der gesetzlichen Rentenversicherung zusammengespielt. Durch die Kombination der beiden unterschiedlichen Datenquellen liegen sowohl für die Erwerbsverläufe als auch für die Altersvorsorgeaktivitäten sehr detaillierte Angaben vor [8].

Die Stichprobe für LeA wurde bei den Einwohnermeldeämtern gezogen, um repräsentative Ergebnisse für die Wohnbevölkerung in Deutschland zu erhalten. Insgesamt stehen Angaben zu 9.447 Personen zur Verfügung, wobei 8.901 Personen zur Grundgesamtheit der Geburtsjahrgänge 1957–1976 gehören und die Differenz sich auf Partnerinnen und Partner mit früheren oder späteren Geburtsjahren bezieht. Für die folgenden Auswertungen wird die Grundgesamtheit auf Personen der Geburtsjahrgänge 1957–1966 reduziert. Dies entspricht der Altersgruppe 50 bis 59 zum Befragungszeitpunkt im Jahr 2016 und bietet sich an, da das Erwerbsminderungsrisiko ab dem Alter 50 deutlich ansteigt [9]. Damit stehen für die Auswertungen 5.228 Personen zur Verfügung, von denen 379 zum Befragungszeitpunkt eine Erwerbsminderungsrente beziehen. Die Daten werden mit gewichteten Hochrechnungsfaktoren auf die Gesamtbevölkerung der entsprechenden Jahrgänge bezogen.

Erwerbsminderung im Alter von 50 bis 59

Dieser Abschnitt thematisiert einige der oben aufgeworfenen Punkte. Zunächst wird die Prävalenz der Erwerbsminderung, definiert als Anteil der Erwerbsminderungsrentnerinnen und -rentner an der Gesamtbevölkerung, in den betrachteten Geburtsjahrgängen 1957–1966 in Jahr 2016 dargestellt. Daraufhin werden kurz Indikatoren zur Erwerbshistorie und zur aktuellen Lebenssituation vorgestellt. Nach einer Betrachtung der aktuellen Einkommenssituation folgen noch Indikatoren zur weiteren Absicherung über Systeme der betrieblichen und privaten Altersvorsorge.

Tabelle 1 gibt zunächst einen Überblick über die Anteile der Erwerbsminderungsrentnerinnen und -rentner an der Gesamtbevölkerung. Demnach beziehen in den betrachteten Jahrgängen 1957–1966 im Jahr 2016 6,6 % der Männer und 8,4 % der Frauen eine Erwerbsminderungsrente. Insgesamt liegt die Quote der Erwerbsminderungsrentnerinnen und -rentner bei 7,5 % der Gesamtbevölkerung. Im Vergleich zu den Quoten, die für die 1990er Jahre ausgewiesen wurden, ist dieser Wert als gering einzuschätzen, wobei sich ein rückläufiger Trend bei den Erwerbsminderungsrentenzugängen schon seit einigen Jahren abzeichnet. Ein weiterer Trend, der sich erst in der jüngeren Vergangenheit abzeichnet und der hier ebenfalls sichtbar wird, betrifft die Geschlechterverteilung: Während Männer früher häufiger von Erwerbs-

minderung betroffen waren als Frauen, hat sich dies in den letzten Jahren umgekehrt [10].

Tabelle: 1: Erwerbsminderungsrentenbezug im Jahr 2016 für Personen der Jahrgänge 1957–1966 (in %). Quelle: LeA, eigene Berechnungen, gewichtet, n = 5.228

	Männer	Frauen	Gesamt
Erwerbsminderungs-rentner	6,6	8,4	7,5
Rest der Bevölkerung	93,4	91,6	92,5

In der Einleitung wurde schon die Bedeutung der vorangegangenen Lebensverläufe hervorgehoben. Abbildung 1 zeigt nun differenziert für Männer und Frauen die durchschnittliche Dauer der sozialversicherungspflichtigen Beschäftigung und der Arbeitslosigkeit für Erwerbsminderungsrentnerinnen und -rentner und den Rest der Bevölkerung auf. Dabei zeigt sich insbesondere bei Männern ein großer Unterschied zwischen den beiden betrachteten Gruppen: Während Erwerbsminderungsrentner im Durchschnitt auf 20 Jahre der sozialversicherungspflichtigen Beschäftigung kommen, verfügen Männer der gleichen Altersgruppe, die nicht aus gesundheitlichen Gründen frühzeitig verrentet wurden, im Durchschnitt über 24 Jahre der sozialversicherungspflichtigen Beschäftigung. Im Gegenzug weisen Erwerbsminderungsrentner im Schnitt immerhin sechs Jahre an Arbeitslosigkeit auf, während es bei der Vergleichsgruppe nur 2 Jahre sind. Ein ähnliches Muster findet sich auch bei den Frauen, die Unterschiede sind aber weniger ausgeprägt. Diese durchschnittlichen Dauern belegen eindrücklich, dass das Risiko der Erwerbsminderung mit ungünstigen Erwerbsverläufen einhergeht, die nicht nur durch gesundheitliche

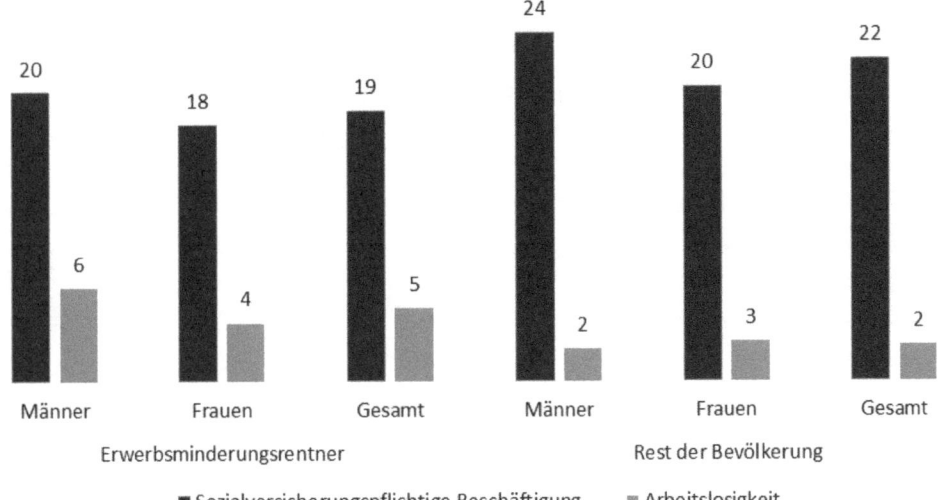

Abbildung 1: Indikatoren zum Erwerbsverlauf (in Jahren). Quelle: LeA, eigene Berechnungen, gewichtet, n = 5.228

Probleme gekennzeichnet sind, sondern in hohem Maße auch Zeiten der Arbeitslosigkeit umfassen.

In Tabelle 2 werden einige Indikatoren zur gesundheitlichen Vorgeschichte sowie zur aktuellen gesundheitlichen Situation und der Gestaltung des Alltags ausgewiesen. Der erste Indikator bezieht sich auf die persönliche Einschätzung der Gesundheit und erfragt, inwiefern Personen durch Gesundheitsprobleme in ihrem Alltag eingeschränkt sind. Wie erwartet sind Erwerbsminderungsrentnerinnen und -rentner stärker eingeschränkt als der Rest der Bevölkerung. Etwa zwei Drittel geben an, dass sie sehr stark eingeschränkt sind und weitere 30 % geben an, dass sie etwas eingeschränkt sind. Nur ein sehr geringer Teil ist damit im Alltag nicht gesundheitlich eingeschränkt. Bei dem Rest der Bevölkerung stellt sich dies genau umgekehrt dar: etwa zwei Drittel leben ohne Einschränkungen, etwa ein Viertel gibt an etwas eingeschränkt zu sein und der Anteil derjenigen, die stark eingeschränkt sind, beläuft sich auf unter 10 %. Dies ist

das zu erwartende Bild, da der Zugang zu einer Erwerbsminderungsrente über eine Gesundheitsprüfung erfolgt und davon ausgegangen werden kann, dass diese Rentenart nur gewährt wird, wenn entsprechende Einschränkungen vorliegen. Bei der Einschätzung der Gesundheit gibt es keine nennenswerten Unterschiede zwischen den Geschlechtern.

Weiterhin wird in Tabelle 2 die durchschnittliche Anzahl der Rehabilitationsleitungen (Reha-Leistungen) ausgewiesen, die eine Person bis zum Befragungszeitpunkt im Jahr 2016 in Anspruch genommen hat. Wie zu erwarten war, haben Erwerbsminderungsrentnerinnen und -rentner mehr Reha-Maßnahmen in Anspruch genommen als der Rest der Bevölkerung. Hier zeigt sich unter den Erwerbsminderungsrentnerinnen und -rentnern auch ein Unterschied zwischen Männern und Frauen. Während Frauen im Durchschnitt 2,5 Reha-Leistungen in Anspruch genommen haben, sind es bei Männern nur 1,8; eine Differenz von immerhin 0,7, die allerdings

Tabelle 2: Indikatoren zur gesundheitlichen Lage. Quelle: LeA, eigene Berechnungen, gewichtet, n = 5.228

		Erwerbsminderungsrentner			Rest der Bevölkerung		
		Männer	Frauen	Gesamt	Männer	Frauen	Gesamt
Gesundheits-probleme im Alltag (in %)	Ja, stark eingeschränkt	63	66	65	8	8	8
	Ja, etwas eingeschränkt	30	30	30	24	28	26
	Nein, nicht eingeschränkt	7	4	5	68	64	66
Ø Anzahl Reha-Leistungen		1,8	2,5	2,2	0,6	0,7	0,7
Anteil mit Schwerbehinderung (in %)		77	81	79	12	10	11
Anteil erwerbstätig (in %)		29	26	27	91	83	87

nicht statistisch signifikant ist (zusätzliche Berechnungen).

Der Anteil der Personen mit Schwerbehinderung ist unter den Erwerbsminderungsrentnerinnen und -rentnern deutlich höher als bei dem Rest der Bevölkerung, doch trotz der gesundheitlichen Einschränkungen geht immerhin ein Anteil von etwas mehr als einem Viertel der Erwerbsminderungsrentnerinnen und -rentner weiterhin einer Erwerbstätigkeit nach. Hierbei zeigt sich ebenfalls ein kleiner Unterschied zwischen den Geschlechtern. Männer sind etwas häufiger erwerbstätig als Frauen, wobei diese Tendenz in der Vergleichsgruppe eher stärker ausgeprägt ist.

Bei dem individuellen Netto-Einkommen zeigen sich deutliche Unterschiede zwischen Erwerbsminderungsrentnerinnen und -rentnern und dem Rest der Bevölkerung (Tabelle 3). Unter den Erwerbsminderungsrentnerinnen und -rentnern kommen Männer im Durchschnitt auf 1.153 Euro monatlich, bei den Frauen sind es 966 Euro. Im Gegensatz dazu steht der Rest der Bevölkerung deutlich besser da: Männer erreichen ein monatliches Netto-Einkommen von 2.537 Euro und Frauen von 1.286 Euro.

Knapp die Hälfte der Erwerbsminderungsrentnerinnen und -rentner liegt in der Kategorie von 700 bis unter 1.100 Euro, jeweils etwa ein Fünftel findet sich in den beiden angrenzenden Kategorien. Die monatlichen Netto-Einkommen klumpen sich damit im unteren Bereich der Einkommensverteilung, insbesondere der hohe Anteil von rund 20 % in der Kategorie bis 700 Euro gibt Anlass zur Sorge. Falls im Haushalt kein weiteres Einkommen hinzukommt, kann in diesen Fällen von einer Armutslage ausgegangen werden. Bei dem Rest der Bevölkerung ist dagegen eine größere Spannbreite zu beobachten, hier sind außerdem auch die Unterschiede zwischen Männern und Frauen größer.

Fast alle Erwerbsminderungsrentnerinnen und -rentner erhalten nur eine Leistung aus einem Sicherungssystem. Der Anteil derjenigen, deren Einkommen sich aus mehreren Systemen speist, liegt bei lediglich 11 % (zusätzliche Berechnungen). Und auch unter den Mehrfachbeziehern ist es die Ausnahme, dass mehr als zwei Leistungen vorliegen. In der Regel handelt es sich bei diesen Mehrfachleistungen um die Kombination einer Rente der gesetzlichen Rentenversicherung mit einer Rente aus der betrieblichen Altersversorgung. Die Anzahl derjenigen, die Leistungen aus einer privaten Berufsunfähigkeitsversicherung erhalten, liegt in der

Tabelle 3: Individuelles Netto-Einkommen im Jahr 2016 (in %). Quelle: LeA, eigene Berechnungen, gewichtet, n = 5.228, Durchschnitt auf der Basis von n = 4.871 Angaben

	Erwerbsminderungsrentner			Rest der Bevölkerung		
	Männer	Frauen	Gesamt	Männer	Frauen	Gesamt
1 bis unter 700 Euro	18	22	20	5	19	12
700 bis unter 1.100 Euro	43	44	43	6	19	13
1.100 bis unter 1.700 Euro	21	21	21	17	22	20
1.700 bis unter 2.300 Euro	7	5	6	22	15	19
2.300 bis unter 3.200 Euro	4	1	3	22	8	15
3.200 Euro oder mehr	3	1	2	21	4	13
Keine Angabe	3	6	5	7	12	10
Durchschnitt (in €/Monat)	1.153	966	1.049	2.537	1.286	1.911

Stichprobe (ungewichtet) im unteren einstelligen Bereich.

Auch wenn im Erwerbsminderungsfall keine Leistung der betrieblichen oder privaten Vorsorge gezahlt wird, kann sich die Einkommenssituation im Rentenalter noch einmal positiv verändern, wenn Altersrenten aus der Zusatzvorsorge zur Auszahlung kommen. Tabelle 4 zeigt den Anteil der Personen, die im Jahr 2016 solche Anwartschaften in der zusätzlichen Vorsorge aufweisen, sowie den Durchschnittsbetrag der Anwartschaften im Jahr 2016 für Personen mit Anwartschaften. Neben Riester-Renten und der betrieblichen Altersversorgung wird die zusätzliche Vorsorge insgesamt ausgewiesen. Unter der zusätzlichen Vorsorge insgesamt werden neben der betrieblichen Altersversorgung und der Riester-Rente auch weitere Formen der privaten Altersvorsorge wie Basisrenten, sonstige private Rentenversicherungen und Kapitallebensversicherungen gefasst.

Es fällt auf, dass Erwerbsminderungsrentnerinnen und -rentner deutlich schlechter dastehen als der Rest der Bevölkerung. Nur 12 % von ihnen verfügen über einen Riester-Vertrag und 13 % über eine betriebliche Altersversorgung. Wird die Zusatzvorsorge insgesamt betrachtet, liegt der Anteil der Personen mit Anwartschaften bei knapp einem Drittel. In Bezug auf den Rest der Bevölkerung liegen die Beteiligungsquoten deutlich höher: 26 % verfügen über einen Riester-Vertrag, 42 % erwerben Anwartschaften im Rahmen einer betrieblichen Altersversorgung und immerhin 69 % weisen Anwartschaften auf, wenn die zusätzliche Vorsorge insgesamt betrachtet wird. Die Geschlechterunterschiede sind in Bezug auf die Beteiligung an privater Vorsorge gering ausgeprägt, lediglich bei der Betrachtung der Riester-Renten im Rest der Bevölkerung fällt auf, dass Männer eine geringere Beteiligung aufweisen als Frauen.

In Tabelle 4 werden auch die durchschnittlich bis zum Jahr 2016 generierten Anwartschaften brutto, in Euro pro Monat ausgewiesen. Bei den Riester-Renten liegt dieser Durchschnittswert über alle betrachteten Personengruppen auf einem relativ ähnlichen Niveau bei etwa 70 Euro, lediglich Männer, die keine Erwerbsminderungsrente beziehen (»Rest der Bevölkerung«), liegen mit 97 Euro pro Monat etwas darüber. Bei der betrieblichen Altersversorgung zeigt sich

Tabelle 4: Zusätzliche Vorsorge, Stand 2016. Quelle: LeA, eigene Berechnungen, gewichtet, n = 5.228

	Erwerbsminderungsrentner			Rest der Bevölkerung		
	Männer	Frauen	Gesamt	Männer	Frauen	Gesamt
Beteiligungen (in %)						
Riester-Renten	10	13	12	23	30	26
Betriebliche Altersversorgung	12	14	13	44	41	42
Zusätzliche Vorsorge insgesamt	32	31	31	70	68	69
Anwartschaften 2016 pro Bezieher (in €/Monat)						
Riester-Renten	72	71	72	97	70	82
Betriebliche Altersversorgung	322	171	230	361	217	293
Zusätzliche Vorsorge insgesamt	238	150	189	472	269	373

dagegen eine größere Spanne: am unteren Rand liegen erwerbsgeminderte Frauen mit 171 Euro pro Monat, am oberen Rand wiederum Männer, die keine Erwerbsminderungsrente beziehen, mit 361 Euro pro Monat. Werden Erwerbsminderungsrentnerinnen und -rentner mit dem Rest der Bevölkerung verglichen, liegen die Erwerbsminderungsrentnerinnen und -rentner immer unter dem Wert für den Rest der Bevölkerung. Wird die zusätzliche Vorsorge insgesamt betrachtet, ist dieser Trend noch deutlicher: Erwerbsgeminderte Männer erreichen nur etwa die Hälfte des Werts der Männer aus dem Rest der Bevölkerung. Bei Frauen ist der Unterschied nicht ganz so groß, dafür ist das Niveau deutlich niedriger als bei den Männern.

Zusammenfassend lässt sich festhalten, dass der Anteil der Personen mit Erwerbsminderungsrentenbezug vergleichsweise gering ausfällt, sich diese Personen aber nicht nur in ihrem Gesundheitszustand, sondern auch in ihren Lebensverläufen nachhaltig von dem Rest der Bevölkerung unterscheiden. Auch vor dem Eintritt des Leistungsfalls weisen Erwerbsminderungsrentnerinnen und -rentner ungünstige Erwerbsverläufe mit im Durchschnitt

langen Phasen der Arbeitslosigkeit auf. Mit diesen unterbrochenen Erwerbsverläufen werden einerseits in der gesetzlichen Rentenversicherung nur geringe Anwartschaften generiert und andererseits sinkt der Spielraum für zusätzliche Vorsorge. Dies zeigt sich in den aktuell niedrigen monatlichen Einkommen, aber vor allem in der Beteiligung an zusätzlicher Vorsorge und auch in den daraus generierten Alterssicherungsanwartschaften. Lediglich bei den Riester-Renten zeigen sich für alle Gruppen vergleichbare Anwartschaften, sie liegen aber im Vergleich zu der betrieblichen Altersversorgung – auch aufgrund der bislang kurzen Ansparphase seit der Einführung der Riester-Rente – auf einem niedrigen Niveau.

Fazit und Handlungsempfehlungen

Der vorliegende Beitrag hat einen Überblick über die Situation der Erwerbsgeminderten im Alter von 50 bis 59 Jahren geliefert. Dabei fiel auf, dass der Anteil der Erwerbsminderungsrentnerinnen und -rentner eher gering ausfällt, was damit zusammenhängen kann, dass die

Zugangsvoraussetzungen mit der Reform im Jahr 2001 verschärft wurden.

Im Hinblick auf die Lebenssituation der Erwerbsminderungsrentnerinnen und -rentner lässt sich festhalten, dass sie erwartungsgemäß aus gesundheitlichen Gründen im Alltag stärker eingeschränkt sind als der Rest der Bevölkerung, doch trotzdem gehen über ein Viertel, bei den Männern sogar fast 30 %, weiterhin einer Erwerbstätigkeit nach. Dies kann damit zusammenhängen, dass die Renteneinkommen zu gering sind, um den gewünschten Lebensstandard zu finanzieren. Es kann aber auch damit zusammenhängen, dass Personen mit einer befristeten, teilweisen Erwerbsminderung – wie sozialpolitisch vorgesehen – im Rahmen ihres Restleistungsvermögens einer Erwerbstätigkeit nachgehen.

Es gibt weiterhin deutliche Hinweise darauf, dass Erwerbsminderungsrentnerinnen und -rentner schon im Vorfeld des Leistungsfalls über ungünstige Erwerbsverläufe verfügen. So weisen sie durchschnittlich weniger sozialversicherungspflichtige Beschäftigung und mehr Arbeitslosigkeitszeiten auf als der Rest der Bevölkerung. Dieses Muster ist insbesondere bei Männern ausgeprägt.

Ein weiterer Punkt, der die Vorgeschichte des Leistungsfalls betrifft und bei welchem Geschlechterdifferenzen sichtbar werden, betrifft die Inanspruchnahme von Rehabilitationsleistungen. Frauen nehmen Rehabilitationsleistungen häufiger in Anspruch als Männer. Dabei konnte in diesem Beitrag nicht geklärt werden, ob dies durch die spezifischen Krankheitsprofile oder die individuelle Gesundheitseinstellung bedingt ist, oder ob institutionelle Faktoren eine Rolle spielen und Männer weniger entsprechende Angebote erhalten.

Es wurde weiterhin deutlich, dass sich die Unterschiede bei den Erwerbsverläufen auch auf die zusätzliche Altersvorsorge auswirken. So gibt es unter den Leistungsbeziehern nur einen geringen Anteil, der Leistungen aus mehreren Quellen bezieht. Schon dieser Punkt ist aus Sicht der Absicherung aus mehreren Säulen problematisch. Aber auch wenn der Blick auf weitere Vorsorgeprodukte, die erst zum Regelrentenalter zur Auszahlung kommen, erweitert wird, zeigt sich eine schlechtere Absicherung der Erwerbsminderungsrentnerinnen und -rentner im Vergleich zum Rest der Bevölkerung. Durch die Freiwilligkeit der zusätzlichen Vorsorge wird auch bei dem Rest der Bevölkerung keine flächendeckende Verbreitung erreicht. Doch die Beteiligung der Erwerbsminderungsrentnerinnen und -rentner erreicht mit einem knappen Drittel nicht einmal die Hälfte der Quote der Vergleichsgruppe und ist daher als ungenügend zu bewerten. Auch an dieser Stelle muss offenbleiben, welche Faktoren zu diesem Bild führen: Sicherlich spielen individuelle Abwägungen und finanzielle Spielräume eine Rolle. Es ist aber auch denkbar, dass es bestimmten Personengruppen aufgrund ihres Gesundheitszustands oder ihres Berufs schwerfällt, auf dem privaten Markt eine adäquate Absicherung bspw. in Form einer Berufsunfähigkeitspolice zu erwerben.

Bei der Betrachtung der Erwerbsverläufe und der Absicherung zeigt sich, dass sich Erwerbsminderungsrentnerinnen und -rentner in beiden Bereichen deutlich von dem Rest der Bevölkerung unterscheiden. Dies lässt darauf schließen, dass die Berentung aus gesundheitlichen Gründen nicht der Hauptfaktor ist, der diese beiden Gruppen voneinander trennt. Vielmehr muss der Erwerbsminderungsfall als Endpunkt einer Historie verstanden werden, welche die beiden

Gruppen sukzessive auseinanderdriften lässt. Bei den Erwerbsminderungsrentnerinnen und -rentnern kumulieren ungünstige Erwerbsverläufe und eine ungenügende Absicherung dahingehend, dass von einem verstärkten Armutsrisiko ausgegangen werden muss, falls im Haushalt keine weiteren Einkommen hinzukommen.

Doch es wurde auch deutlich, dass sich sowohl bei dem Erwerbsminderungsgeschehen als auch bei der politischen Gestaltung sozialer Sicherung viele Veränderungen ergeben haben. Diese dynamische Entwicklung schafft nicht nur Reformbedarf, sondern öffnet auch ein Gestaltungsfenster für sozialpolitische Maßnahmen. Dabei erscheint es nach den hier vorgestellten Befunden nicht angebracht, sich auf die finanzielle Absicherung durch die gesetzliche Rentenversicherung zu beschränken. Es muss schon früher im Lebensverlauf angesetzt werden, sodass ein gesunder Verbleib im Arbeitsleben für mehr Menschen gelingt. Ein erster Ansatz kann sein, die Inanspruchnahme von Rehabilitationsleistungen insbesondere bei Männern zu erhöhen und so einen frühzeitigen Rentenbezug nach Möglichkeit zu vermeiden. Es muss gleichzeitig aber auch darum gehen, auf dem Arbeitsmarkt und im konkreten Arbeitsumfeld förderliche Umstände zu schaffen. Und nicht zuletzt stellt sich die Frage, wie Menschen mit einer befristeten Erwerbsminderungsrente gesundheitlich gefördert und dann wieder in den Arbeitsmarkt eingegliedert werden können.

Weiterhin hat sich gezeigt, dass die Absicherung aus mehreren Säulen im Fall der Erwerbsminderung nicht greift. Eine Absicherung alleine aus der gesetzlichen Rentenversicherung wird aber bei einem sinkenden Rentenniveau künftig keine adäquate Absicherung bieten können. In diesem Themenfeld erscheint es daher angezeigt, zunächst zu evaluieren, wie sich die beschlossene, weitere Verlängerung der Zurechnungszeiten auswirkt. Dies gilt umso mehr, als die 2014 erfolgte Verlängerung positive Wirkung zeigte [11]. Die nächsten Anstrengungen sollten sich aber darauf konzentrieren, wie die Niveausenkung in der gesetzlichen Rentenversicherung im Fall der Erwerbsminderung kompensiert werden kann. Eine Lösung über die freiwillige betriebliche oder private Vorsorge scheint nach den hier vorgestellten Befunden unwahrscheinlich.

Abschließend stellt sich die Frage, ob und wie die einzelnen Akteure dahingehend koordiniert werden können, dass eine Art präventive Begleitung für den Lebensverlauf entsteht. Um für die Betroffenen und, im Hinblick auf den demografischen Wandel, auch für die Gesellschaft, eine optimale Unterstützung beim Verbleib im Erwerbsleben zu erreichen, dürfen einzelne Lebensbereiche nicht gesondert betrachtet werden, sondern Maßnahmen aus verschiedenen Lebensbereichen müssen planvoll und gezielt aufeinander abgestimmt werden.

Literatur

1   Hagen C, Himmelreicher RK, Kemptner D, Lampert T. Soziale Ungleichheit und Risiken der Erwerbsminderung. WSI Mitteilungen. 7/2011:336–344.

2   Hagen C, Himmelreicher RK. Starke Zunahme von Erwerbsminderungsrenten wegen psychischer Erkrankungen bei westdeutschen Frauen: Analysen zu individuellen, sozialen und regionalen Unterschieden beim Zugang in Erwerbsminderungsrente in Deutschland. Informationsdienst Soziale Indikatoren. 2014;51:6–11. Sowie Kaldybajewa K, Kruse E. Erwerbsminderungsrenten im Spiegel der Statistik der gesetzlichen Rentenversicherung. RVaktuell. 2012;8:206–216.

3   Bardehle D, Stiehler M. Erster deutscher Männergesundheitsbericht. Ein Pilotbericht. München: Zuckschwerdt; 2010.

4   Söhn J, Mika T. Die erwerbsbiografische Vorgeschichte der Frühverrentung wegen Erwerbsminderung. ZSR. 2015;61(4):461–492.

5   Dragano N, Arbeit, Stress und krankheitsbedingte Frührenten. Zusammenhänge aus theoretischer und empirischer Sicht. Wiesbaden: Springer VS; 2007.

6   Bäcker G. Erwerbsminderungsrenten = Armutsrenten. Ein vergessenes soziales Problem? WSI Mitteilungen. 2013;8:572–579. Sowie Märtin S, Zollman P, Buschmann-Steinhage R. Sozioökonomische Situation von Personen mit Erwerbsminderung. DRV-Schriften, Band 99. Deutsche Rentenversicherung Bund. Berlin; 2012.

7   Krickl T, Kruse E. Empirische Auswirkungen des Rentenpaktes 2014 bei Erwerbsminderungsrenten. RVaktuell. 2019;9/10:222–229.

8   Heien T, Krämer M. Lebensverläufe und Altersvorsorge der Personen der Geburtsjahrgänge1957 bis 1976 und ihrer Partner. DRV-Schriften, Band 115 und BMAS Forschungsbericht, Band 519. Deutsche Rentenversicherung Bund und Bundesministerium für Arbeit und Soziales. Berlin; 2018.

9   Kaldybajewa K, Kruse E. Erwerbsminderungsrenten im Spiegel der Statistik der gesetzlichen Rentenversicherung. RVaktuell. 2012;8:206–216.

10 Kaldybajewa K, Kruse E. Erwerbsminderungsrenten im Spiegel der Statistik der gesetzlichen Rentenversicherung. RVaktuell. 2012;8:206–216.

11 Krickl T, Kruse E. Empirische Auswirkungen des Rentenpaktes 2014 bei Erwerbsminderungsrenten. RVaktuell. 2019;9/10:222–229.

Dr. Dina Frommert

Ausgeübte Tätigkeit: Projektleiterin der Studie »Lebensverläufe und Altersvorsorge (LeA)«

Arbeits- und Forschungsschwerpunkte: Alterssicherung, Erwerbsbiografie, statistische Analysen

Adresse: Deutsche Rentenversicherung Bund, Geschäftsbereich Forschung und Entwicklung, Ruhrstr. 2, 10709 Berlin

E-Mail: Dina.Frommert@drv-bund.de

Kapitel 3
Übergangsphase und drittes Lebensalter

3.1 Gewonnene Zeit?

Die Zeitverwendung von Männern vor und nach Renteneintritt

Hendrik Jürges

Zusammenfassung

Der Übergang in den Ruhestand als einer der großen Einschnitte im Leben eines Menschen bringt naturgemäß große Veränderungen in der Zeitverwendung mit sich. Acht Stunden oder mehr pro Tag, die bislang für Erwerbstätigkeit aufgewendet werden, müssen nun mit anderen Aktivitäten gefüllt werden. In diesem Kapitel untersuchen wir mit Daten der Zeitverwendungsstudie 2012/13 des Statistischen Bundesamtes, wie sich die Zeitverwendung von Männern im Alter zwischen 55 und 74 Jahren nach Erwerbsstatus unterscheidet. Dabei zeigt sich, dass Rentner je etwa ein Drittel der verfügbaren zusätzlichen Zeit mit unbezahlter Arbeit im Haushalt oder für Andere, mit Freizeitaktivitäten (aktive wie passive) und mit Aktivitäten im persönlichen Bereich (Schlafen, Essen) verbringen. Vertiefende Untersuchungen zeigen, dass die Erwerbstätigkeit für einen Teil der Befragten zu den Aktivitäten zählt, die besonders viel Freude bereiten, für einen anderen Teil dagegen zu den Aktivitäten, die besonders wenig Freude bereiten. Auch die unbezahlten Tätigkeiten im Haushalt erfreuen sich unabhängig vom Erwerbsstatus keiner großen Beliebtheit. Ein deutlich positiver Effekt des Renteneintritts geht von einem selbstberichteten Rückgang eines empfundenen Zeitdrucks bzw. des verminderten Wunsches aus, mehr Zeit für sich selbst oder die Familie und Freunde zu haben.

Spare Time? Men's Use of Time before and after Retirement

The transition to retirement as one of the major changes in a person's life naturally brings with it major changes in the way people spend time. Eight hours or more a day, previously spent on gainful employment, must now be filled with other activities. In this chapter, we use data from the Federal Statistical Office's Time Use Study 2012/13 to investigate how the time used by men between the ages of 55 and 74 differs according to employment status. It shows that pensioners spend about a third of the additional time available with unpaid work in the household or for others, with leisure activities (active and passive) and with personal activities (sleeping, eating). In-depth studies show that for some of those surveyed, employment is one of the activities that are particularly enjoyable, while for others, it is one of those activities that are least enjoyable. Unpaid household chores are also not very popular, regardless of employment status. A clearly positive effect of retirement comes from a self-reported decrease in perceived time pressure or the desire to have more time for oneself or for family and friends.

Einleitung

Die offensichtlichste Änderung, die mit dem Eintritt in die Rente einhergeht, ist der Zuwachs an verfügbarer Zeit, d. h. Zeit, die für andere Tätigkeiten als Erwerbstätigkeit oder damit verbundene Wegezeiten zur Verfügung steht. Wer von einer Vollzeiterwerbstätigkeit in den Ruhestand wechselt, hat von einem Tag auf den anderen acht oder mehr Stunden Zeit pro Wochentag zur Verfügung. Viele auch in diesem Band untersuchte Aspekte des Eintritts in den Ruhestand haben mehr oder weniger direkt mit Zeitverwendung zu tun: Tätigkeiten in Ehrenämtern, die Betreuung von Enkeln [1, 2], intellektuelle Stimulation [3] oder fortgesetzte Erwerbsarbeit als Rentner [4]. Dabei kommt der Frage, ob ehemals aktiv verbrachte Zeit nun eher passiv verbracht wird, eine große Bedeutung zu. So ist der Wechsel von aktiver zu passiver Gestaltung der Zeit oft mit nachlassender kognitiver Leistungsfähigkeit verbunden, insbesondere dann, wenn die berufliche Tätigkeit in kognitiver Hinsicht fordernd war [3].

Ziel dieses Kapitels ist die Beschreibung von Zeitverwendungsmustern von Männern in der Phase des Übergangs von der Erwerbstätigkeit in den Ruhestand, d. h. im Alter von 55 bis 74 Jahren. D. h. wir gehen im Wesentlichen der Frage nach, wofür Männer im Ruhestand die gewonnene Zeit verwenden, und ob sich Indizien dafür finden, dass sich durch die »gewonnene Zeit« auch die Lebensqualität verbessert. Daher werden wir auch Daten zu Wünschen und Einstellungen zu bestimmten Aktivitäten auswerten. Im Einzelnen werden wir uns mit folgenden Forschungsfragen beschäftigen:

1 Wie verbringen 55–74-jährige Männer – erwerbstätige und nicht erwerbstätige – den Tag? D. h. welche Aktivitäten werden *zu welchen Tageszeiten* besonders häufig ausgeführt? Welche Unterschiede gibt es zwischen Wochentagen und Wochenenden?

2 *Wie viele Stunden* verbringen Männer durchschnittlich an Wochentagen und Wochenenden mit welchen Aktivitäten? Gibt es Unterschiede zwischen der jüngeren Altersgruppe der 55–64-Jährigen und der älteren Altersgruppe der 65–74-Jährigen? Gibt es innerhalb der Altersgruppen Unterschiede nach Erwerbsstatus?

3 Welche Zeitverwendung macht den befragten Männern nach eigenen Angaben Freude, welche bereitet Verdruss? Diese Frage stellt sich insbesondere in Bezug auf Erwerbstätigkeit. Wird diese von arbeitenden Personen im höheren Alter eher als erfreuliche oder als unerfreuliche Form der Zeitverwendung empfunden? Macht das Ausüben von Ehrenämtern tatsächlich Freude?

4 Empfinden erwerbstätige Ältere in stärkerem Maße Zeitdruck als nicht erwerbstätige? Wünschen Sie sich häufiger, Zeit für die Familie oder Freunde zu haben?

Wie sich im Folgenden herausstellt, sind die Antworten auf die gestellten Fragen durchaus heterogen.

Datenbasis

In unserem Beitrag verwenden wir Daten der 3. Zeitverwendungserhebung 2012/13 des Statistischen Bundesamtes. Zeitverwendungserhebungen in Form von Tagebüchern sind sehr aufwändig und werden daher nur selten durchgeführt. Sie erlauben sehr tiefe, detaillierte Einblicke in die Zeitverwendung der Menschen. Die beiden vorangegangenen Zeitverwendungserhebungen des Statistischen Bundesamtes wurden 1991/1992 und 2001/2002 durchgeführt. Eine in

Teilen mit der hier vorgelegten Auswertung vergleichbare Studie wurde von Engstler et al. [5] auf Basis der Daten von 2001/2002 vorgelegt.

Die Daten von 2012/13 stellen die jüngste Erhebungswelle dar und sind die für Deutschland derzeit aktuellste und detaillierteste Datenquelle zur Zeitverwendung. In Bezug auf unsere Analysen sind zwei Einschränkungen der Verallgemeinerbarkeit der Ergebnisse zu nennen. Erstens sind die Daten angesichts sehr schneller Entwicklungen und neuer Formen der Zeitverwendung wie Nutzung des Internets z. B. mittels Smartphones in der Freizeit wohl in Bezug auf bestimmte Aspekte des Lebens veraltet. Seit 2012/13 hat es gerade in diesem Bereich große Veränderungen des Alltags der Menschen gegeben [6].

Zweitens erlauben die Daten nur Vergleiche zwischen der Gruppe der Erwerbstätigen und der Gruppe der Rentner im Querschnitt, d.h. zu einem bestimmten Zeitpunkt. Mit anderen Worten beziehen sich unsere Vergleiche auf Männer, die zum Zeitpunkt der Erhebung entweder noch erwerbstätig oder schon im Ruhestand sind. *Veränderungen* im Übergang auf individueller Ebene können dagegen in den Daten nicht nachvollzogen werden. Wünschenswert wäre dagegen, die Muster der Zeitverwendung für die *gleichen* Personen über die Zeit hinweg, d.h. insbesondere während des Übergangs in den Ruhestand, beobachten zu können. Dafür sind allerdings Längsschnittdaten erforderlich. Mit dem Sozio-ökonomischen Panel (SOEP) steht in Deutschland ein solcher Datensatz zur Verfügung, allerdings sind Daten zur Zeitverwendung dort bei Weitem nicht so detailliert vorhanden, wie es für die Untersuchung unserer Fragestellungen erforderlich wäre.

Zusammenhang von Alter und Erwerbsbeteiligung

Insgesamt stehen im hier verwendeten Auszug der Daten der 3. Zeitverwendungserhebung Tagebücher von 1.015 Befragten in der Gruppe der 55- bis 74-jährigen Männer zur Verfügung. Davon waren zum Zeitpunkt der Erhebung 372 Männer in Vollzeit, 32 Männer in Teilzeit und 611 Männer nicht erwerbstätig. Eine separate Analyse der Teilzeitbeschäftigten erscheint aufgrund der kleinen Fallzahl als nicht zielführend, daher werden Teilzeit- und Vollzeiterwerbstätige im Folgenden zu einer Gruppe zusammengefasst, sodass Angaben für 404 Erwerbstätige vorliegen.

Wie verschiedene andere Analysen in diesem Band dokumentieren, hängt der Anteil Erwerbstätiger in der betrachteten Altersgruppe naturgemäß stark vom Alter ab. Der Zusammenhang in unserem Datensatz – in Form der Erwerbsquoten nach 5-Jahres-Altersgruppen – ist in Tabelle 1 dargestellt. Entsprechend der Empfehlung des Statistischen Bundesamtes werden in diesem Beitrag alle Statistiken auf Basis der Zeitverwendungserhebung gewichtet ausgewiesen. In der jüngsten Altersgruppe der 55–59-jährigen liegt die Erwerbsbeteiligung noch bei über 70 Prozent. Bei den 60–64-jährigen ist sie mit 60 % immer noch vergleichsweise hoch. Nichterwerbstätige Männer unter 65 sind zu etwa einem Drittel arbeitslos. Ab Alter 65 liegt die Erwerbsbeteiligung weit unter 10 %. Zum Zeitpunkt der Datenerhebung im Jahr 2012/13 lag das Eintrittsalter in die Regelaltersrente für Männer noch bei genau 65 Jahren. Bei erwerbstätigen Männern im Alter ab 65 handelt es sich daher praktisch nur um Selbstständige und Freiberufler.

Tabelle 1: Beschreibung der Stichprobe.
Quelle: Eigene Berechnungen auf Basis der
Zeitverwendungserhebung 2012/13.

Alters-gruppe	N (Erwerbs-tätig)	N (Nicht-erwerbs-tätig)	Anteil Erwerbs-tätiger (in Prozent)
55–59	223	83	72,8
60–64	161	111	59,2
65–69	10	194	4,9
70–74	10	223	4,3

Ein Vergleich der Zeitverwendungsmuster von erwerbstägigen Männern und Ruheständlern ist aufgrund des starken Zusammenhangs von Erwerbsbeteiligung und Alter zwangsläufig auch ein Vergleich der Zeitverwendungsmuster nach Alter. Beide Einflüsse überlagern sich und sind auch in einer rein deskriptiv motivierten Analyse statistisch nur schwer voneinander zu trennen. Zeitverwendungsstudien aus den USA zeigen indes, dass in der betrachteten Altersgruppe Erwerbstätigkeit eine wichtigere Determinante der Zeitverwendung ist als das chronologische Alter [7].

Hinzu kommt, dass Erwerbsbeteiligung nicht zufällig ist. Alle Unterschiede in der Zeitverwendung zwischen Erwerbstätigen und Ruheständlern können sowohl auf den Wegfall von Erwerbstätigkeitszeiten selbst als auch auf andere Merkmale, die sowohl Erwerbsbeteiligung als auch Zeitverwendung beeinflussen, zurückzuführen sein. Ein Beispiel ist die Gesundheit. Ein Ruheständler, der aus gesundheitlichen Gründen die Arbeit aufgibt, wird seltener seine gewonnene Zeit in Sport oder andere aktive Formen der Freizeitgestaltung investieren als jemand, der bei voller Gesundheit nach Erreichen des Ruhestandsalters in Rente geht [8, 9]. Neben gesundheitlichen

Einschränkungen, die Menschen unter 65 daran hindern, weiter erwerbstätig zu sein, spielen wohl auch Präferenzen für Freizeit im Gegensatz zu Arbeit eine Rolle bei der Renteneintrittsentscheidung. Die Zeitverwendungserhebung des Statistischen Bundesamtes erlaubt es aufgrund des vergleichsweisen geringen Umfangs an Hintergrundinformationen über die Befragten nicht, zwischen den verschiedenen Einflussfaktoren zu unterscheiden. Auch das ist ein Grund, warum die Vergleiche in diesem Kapitel als nur beschreibend und nicht kausal zu interpretieren sind.

Wie verbringen 55–74-jährige Männer den Tag?

In der Zeitverwendungserhebung des Statistischen Bundesamtes wurden die Befragten gebeten, an insgesamt drei Tagen, davon an zwei Wochentagen und einem Samstag oder Sonntag bzw. Feiertag, Tagebuch über ihre Aktivitäten zu führen. Dabei sollten alle körperlichen und geistigen Aktivitäten, die mindestens 10 Minuten dauerten, in ein vorgegebenes Tagebuch eingetragen werden. Die handschriftlich eingetragenen offenen Angaben wurden nachträglich in 150 Kategorien codiert. Eine gleichzeitige Darstellung der Zeitverwendung in allen 150 Kategorien ist offensichtlich sehr unübersichtlich, daher werden meist je nach Erkenntnisinteresse verschiedene, zweckmäßige Oberkategorien gebildet. Im Wesentlichen sollen hier bezahlte und nicht bezahlte Tätigkeiten, sowie eher aktive und eher passive Formen der Zeitverwendung in der Freizeit unterschieden werden. Hinzukommen noch Aktivitäten im persönlichen Bereich, wie Schlafen, Essen, Waschen und Anziehen. Dies sind im Einzelnen:

➤ Erwerbstätigkeit als bezahlte Tätig-keit

➤ Hausarbeit und Besorgungen einer-seits und Betreuungsleistungen und ehrenamtliche Tätigkeiten anderer-seits als unbezahlte Tätigkeiten

➤ Bildschirmzeiten (Fernsehen, Com-puter, Smartphone), Lesen und Mu-sikhören sowie andere Hobbies und Kultur als körperlich nicht aktive Freizeitbeschäftigung

➤ Körperliche Bewegung und Sport als aktive Freizeitbeschäftigung

➤ Essen, Trinken, sowie Aktivitäten im persönlichen Bereich (Waschen, An-ziehen)

➤ Schlafen

Tabelle 2 zeigt eine Übersicht der neun Oberkategorien mit dazugehörigen Bei-spieltätigkeiten.

Die durchschnittliche Zeitverwen-dung über den Tag verteilt kann in einem sogenannten Tempogramm dargestellt werden. Dieses gibt den Anteil aller Per-sonen wieder, die zu einer bestimmten Uhrzeit des Tages einer bestimmten Tä-tigkeit nachgehen. Der dargestellte durch-schnittliche Tag beginnt um vier Uhr morgens und endet um vier Uhr morgens am darauffolgenden Tag. Abbildung 1 zeigt die Tempogramme für die genann-ten neun Hauptaktivitäten von Männern im Alter zwischen 55 und 74 Jahren, an Wochentagen und Wochenenden, ge-trennt nach Erwerbsstatus. Die y-Achse wurde für jede Tätigkeit separat skaliert und erlaubt auf den ersten Blick interes-sante Vergleiche zwischen Erwerbstätigen und Nichterwerbstätigen auch bei eher seltenen Tätigkeiten. Beim Vergleich *zwi-schen verschiedenen Tätigkeiten* muss man indes die unterschiedliche Skalierung be-rücksichtigen.

Wir beginnen die Diskussion der Er-

Tabelle 2: Aktivitätenliste der Zeitverwen-dungserhebung 2012/2013

Oberkategorie	Unterkategorien
Erwerbstätigkeit	Haupt- und Nebenerwerbstätigkeit, ein-schließlich Wegezeiten, Arbeitssuche, berufliche Qualifikation und Bildung
Hausarbeit und Besorgungen	Kochen, Instandhaltung, Wäsche-waschen und Bügeln, Gartenarbeit, Einkaufen, einschließlich Wegezeiten
Betreuung und Ehrenamt	Kinderbetreuung, Pflege, Unterstützung innerhalb und außerhalb des eigenen Haushalts, ehrenamtliche Tätigkeit und Freiwilligenarbeit
Bildschirmzeiten	Fernsehen, Computer, Computerspiele und Smartphone
Lesen und Musikhören	Lesen (auch elektronisch), Radiohören, Musikhören
Hobbies und Kultur	Gespräche, Kino, Theater, Museen, Aus-gehen, Besuche, Besuch Empfangen, künstlerische und technische Hobbies, Gesellschaftsspiele
Körperliche Bewegung	Spaziergänge, Joggen, Wandern, Rad-fahren, Ballspiele, Gymnastik, usw.
Persönlicher Bereich	Essen und Trinken, Waschen, Anziehen, krank im Bett
Schlafen	Schlafen

gebnisse mit den Wochenenden in der unteren Hälfte der Abbildung 1. Es fällt auf, dass der durchschnittliche Tagesab-lauf erwerbstätiger und nicht erwerbstä-tiger Männer sehr ähnlich ist. Zwischen 5 und 10 % der erwerbstätigen Männer arbeiten auch am Wochenende. Daher bleibt diesen insgesamt weniger Zeit für andere Aktivitäten, und die Tempo-gramme der meisten Aktivitäten verlau-fen leicht unterhalb derer der Nichter-werbstätigen. Die Profile der Tätigkeiten über den Tag hinweg sind jedoch bei Er-werbstätigen und Nichterwerbstätigen fast gleich. Grundlegende Unterschiede in den Mustern der Zeitverwendung sind nicht zu erkennen. Daher lässt sich ver-muten, dass die Präferenzen bezüglich der

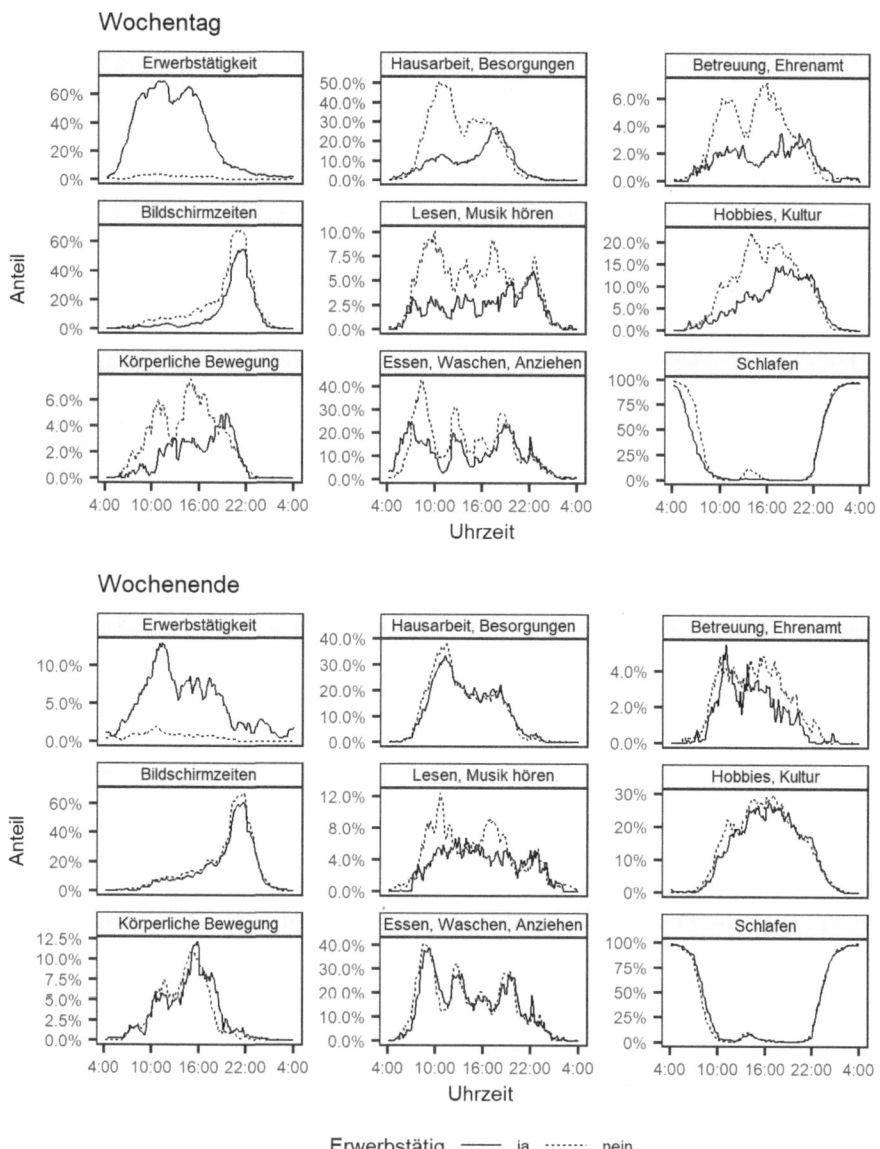

Abbildung 1: Tempogramme für neun Hauptaktivitäten von Männern im Alter zwischen 55 und 74 Jahren, an Wochentagen und Wochenenden, getrennt nach Erwerbsstatus. Die Kurven zeigen den Anteil an Befragten zu jeder Uhrzeit des Tages, der einer bestimmen Gruppe von Tätigkeiten nachgegangen ist. Quelle: Eigene Berechnungen auf Basis der Zeitverwendungserhebung 2012/13.

Zeitverwendung außer Erwerbsarbeit bei Erwerbstätigen und Nichterwerbstätigen recht ähnlich sind.

Unbezahlte Tätigkeiten wie Hausar-beiten und Besorgungen finden in beiden Gruppen (Erwerbstätige und Nicht-erwerbstätige) hauptsächlich am späten Vormittag zwischen 10 und 12 Uhr statt, wobei zu Spitzenzeiten bis zu 40 % der nichterwerbstätigen Männer und 35 % der erwerbstätigen Männer mit Hausarbeiten und Besorgungen beschäftigt sind. Auch am Nachmittag bis etwa 18 Uhr trifft dies auf noch 20 % der Männer beider Gruppen zu. Betreuung und Ehrenamt als weitere Form unbezahlter Tätigkeit spielen eine weitaus geringere Rolle. Während der Tagstunden zwischen 10 und 18 Uhr üben etwa 4 % der nichterwerbstätigen und 3 % der erwerbstätigen Männer diese Tätigkeiten aus.

Quantitativ sehr bedeutsam, aber über den Tag ungleichmäßig verteilt sind Bildschirmzeiten. Zwischen 18 und 24 Uhr befinden sich stets mehr als 20 % der Männer vor Bildschirmen, zwischen 20 und 22 Uhr sogar über 60 %. Natürlich sind das hauptsächlich Zeiten, die vor dem Fernseher verbracht werden. Zwischen erwerbstätigen und nicht erwerbstätigen Männern gibt es hier nur leichte Unterschiede. Die 5 Prozentpunkte weniger, die erwerbstätige Männer zwischen 20 und 22 Uhr vor Bildschirmen verbringen, lassen sich etwa zur Hälfte durch Erwerbstätigkeit in den Abendstunden erklären.

Insbesondere die Morgenstunden zwischen 8 und 12 Uhr und die Nachmittagsstunden zwischen 16 und 18 Uhr verbringen Nichterwerbstätige häufiger mit Lesen und Musikhören als Erwerbstätige. Auch für andere Hobbies und Kultur wird von Nichterwerbstätigen in den Morgenstunden mehr Zeit aufgebracht. Die Unterschiede zu den Erwerbstätigen lassen sich quantitativ aber recht gut durch deren Wochenendarbeit erklären. Bei körperlicher Bewegung hingegen zeigen sich leicht unterschiedliche Profile, wobei der zeitliche Schwerpunkt bei den Erwerbstätigen etwas später als bei Nichterwerbstätigen liegt. Über den gesamten Tag hinweg scheint sich das aber auszugleichen. Schließlich sind auch die Profile der Aktivitäten im persönlichen Bereich sowie des Schlafs in beiden Gruppen sehr ähnlich. Erwerbstätige scheinen morgens insgesamt etwas länger zu schlafen, gehen aber ungefähr zur gleichen Zeit zu Bett wie Nichterwerbstätige.

Die Zeitverwendung an Wochentagen, d. h. an regulären Arbeitstagen, findet sich in der oberen Hälfte der Abbildung 1. Durch die für Erwerbsarbeit aufgewendete Zeit sind die Unterschiede zwischen den beiden Gruppen naturgemäß größer als an Wochenenden. Das fängt bereits mit dem Aufstehen an. Um 7 Uhr morgens sind 38 % der erwerbstätigen Männer im Vergleich zu 73 % der nichterwerbstätigen Männer noch im Bett. Für Essen, aber auch für Waschen und Anziehen lassen sich die Nichterwerbstätigen viel mehr Zeit. Darauf deuten die größeren Anteile an Personen hin, die zu den dafür üblichen Tageszeiten morgens, mittags, nachmittags und abends diesen Beschäftigungen nachgehen.

Der größte Teil der Erwerbstätigkeit fällt in die Tagstunden zwischen 8 und 16 Uhr. Hier geben zu jeder Zeit etwa 60 % der Erwerbstätigen an, zu arbeiten. Statt Erwerbsarbeit steht für viele nichterwerbstätige Männer unbezahlte Arbeit auf dem Programm. Etwa 50 % der nichterwerbstätigen Männer verbringen die Zeit von 10 bis 12 Uhr mit Hausarbeit und Besorgungen. Am Nachmittag bis etwa 18 Uhr sind es immer noch etwa 30 %. Mit Betreuung und Ehrenamt sind weitere 6 % der Nichterwerbstätigen befasst. Auch ein Teil der Erwerbstätigen ist mit unbezahlter Arbeit beschäftigt, aber die Anteile sind mit etwa 10 % (Hausarbeit und Besorgungen) und 2 % (Betreuung und Ehrenamt) deutlich geringer.

Zu praktisch jeder Tageszeit außer in

den späteren Abendstunden ab 22 Uhr verbringen Nichterwerbstätige häufiger Zeit vor Bildschirmen, aber auch mit Lesen und Musikhören, anderen Hobbies und Kultur sowie körperlicher Bewegung. Es sind also nicht nur rein passive Freizeitbeschäftigungen, denen mit der gewonnenen Zeit nachgegangen wird. Vielmehr teilt sich dies auf alle Bereiche auf, wobei gerade Hobbies und Kultur vom Morgen bis in den Nachmittag quantitativ bedeutsam zu sein scheinen. Beim Zu-Bett-Gehen finden sich hingegen interessanterweise keine Unterschiede, d. h. Nichterwerbstätige gehen nicht später ins Bett, etwa weil sie am nächsten Tag nicht so früh aufstehen müssten. Sie leisten sich aber häufiger einen Mittagsschlaf, wie der Verlauf der Kurve gegen 14 Uhr zeigt.

Ein weiterer interessanter Vergleich kann zwischen den Tempogrammen von Nichterwerbstätigen an Wochentagen und Wochenenden vorgenommen werden, also zwischen oberer und unterer Hälfte der Abbildung 1. Legt man die Kurven übereinander (was hier aus Platzgründen nicht gezeigt wird), dann zeigt sich, dass Nichterwerbstätige insgesamt an Wochentagen mehr unbezahlten Tätigkeiten nachgehen als am Wochenende, dafür am Wochenende mehr Zeit insbesondere mit Hobbies/Kultur und körperlicher Bewegung verbringen.

Zeitverwendung nach Alter und Erwerbstätigkeit

Die Tempogramme zeichnen aufgrund der feinen zeitlichen Granularität gut verschiedene Arten der Zeitverwendung über den Tag hinweg nach, eignen sich aber nicht für weitere Unterteilungen nach demografischen Untergruppen. Auch um der Frage nachzugehen, in-

wiefern der Unterschied in der Zeitverwendung zwischen Erwerbstätigen und Nichterwerbstätigen durch das unterschiedliche mittlere Alter erklärt werden kann, wird nun die durchschnittliche Anzahl an Stunden pro Tag berechnet, die mit den neun verschiedenen Aktivitäten verbracht werden. Diese finden sich in Tabelle 3.

Auf den ersten Blick wird deutlich, dass Unterschiede in der durchschnittlichen Zeitverwendung an Wochentagen nach Altersgruppen im Wesentlichen eine Folge der Erwerbstätigkeit bzw. Nichterwerbstätigkeit sind. Erwerbstätige Männer im Alter von 55–64 geben im Schnitt eine tägliche Arbeitszeit von 7 Stunden und 21 Minuten an. Erwerbstätige Männer im Alter von 65–74 arbeiten im Schnitt eine halbe Stunde weniger pro Tag. Nichterwerbstätige wenden 39 Minuten (im Alter 55–64) bzw. 15 Minuten (im Alter 65–74) pro Tag für Arbeit selbst oder Tätigkeiten im Zusammenhang mit Erwerbstätigkeit auf, wie etwa Arbeitsuche. Das heißt, durch Nichterwerbstätigkeit steigt die für andere Aktivitäten verfügbare Zeit um etwa sieben Stunden täglich an. Wie wird die gewonnene Zeit auf die verbleibenden Aktivitäten aufgeteilt?

Nichterwerbstätige leisten an Wochentagen im Durchschnitt etwa zweieinhalb Stunden mehr unbezahlte Arbeit als Erwerbstätige, insgesamt etwas weniger als fünf Stunden. Davon werden vier Stunden auf Hausarbeit und Besorgungen verwendet und etwa 40 bis 50 Minuten auf Betreuungsleistungen oder Ehrenamt.

Für Freizeitaktivitäten werden von Nichterwerbstätigen etwa drei Stunden mehr aufgewandt als von Erwerbstätigen. Dies sind insgesamt pro Tag sieben Stunden im Vergleich zu vier Stunden. Von allen Freizeitaktivitäten nimmt die

Tabelle 3: Durchschnittliche Anzahl an Stunden:Minuten, die von Männern für jede der neun Aktivitäten aufgewendet werden, nach Wochentag, Erwerbsstatus und Alter. Quelle: Eigene Berechnungen auf Basis der Zeitverwendungserhebung 2012/13.

| | Wochentag | | | |
| | Erwerbstätig | | Nicht erwerbstätig | |
Aktivität	Alter 55–64	Alter 65–74	Alter 55–64	Alter 65–74
Erwerbstätigkeit	7:21	6:50	0:39	0:15
Unbezahlte Tätigkeit	2:14	2:20	4:54	4:38
Hausarbeit und Besorgungen	1:57	1:49	4:04	3:57
Betreuung und Ehrenamt	0:18	0:31	0:49	0:41
Freizeit	4:21	4:12	6:59	7:14
Bildschirmzeiten	2:12	1:42	3:26	3:18
Lesen und Musikhören	0:31	0:46	1:03	1:11
Hobbies und Kultur	1:18	1:35	1:56	2:06
Körperliche Bewegung	0:20	0:08	0:34	0:39
Essen, Waschen, Anziehen	2:34	3:10	3:15	3:17
Schlafen	7:30	7:28	8:14	8:36

| | Wochenende | | | |
| | Erwerbstätig | | Nicht erwerbstätig | |
Aktivität	Alter 55–64	Alter 65–74	Alter 55–64	Alter 65–74
Erwerbstätigkeit	1:13	1:36	0:13	0:06
Unbezahlte Tätigkeit	3:04	3:26	3:17	3:11
Hausarbeit und Besorgungen	2:42	3:04	2:45	2:45
Betreuung und Ehrenamt	0:22	0:21	0:32	0:26
Freizeit	7:16	6:56	8:15	8:23
Bildschirmzeiten	3:08	2:17	3:57	3:17
Lesen und Musikhören	0:49	0:44	1:01	1:11
Hobbies und Kultur	2:40	3:22	2:34	3:13
Körperliche Bewegung	0:41	0:32	0:42	0:42
Essen, Waschen, Anziehen	3:19	3:23	3:20	3:36
Schlafen	9:08	8:40	8:56	8:45

Bildschirmzeit bei Nichterwerbstätigen mit nahezu dreieinhalb Stunden den größten Raum ein. Dies sind über eine Stunde mehr als bei den Erwerbstätigen. Auch Hobbies und Kultur machen mit anderthalb bis zwei Stunden Zeitverwendung einen großen Teil des durchschnitt- lichen Tages aus. Mit im Schnitt etwa 20 bis 30 Minuten körperlicher Bewegung pro Tag bleibt diese Art der Zeitverwendung eher unbedeutend, entspricht aber, zumindest bei den Nichterwerbstätigen im zeitlichen Umfang den Nationalen Empfehlungen für Bewegung und Bewegungsförderung [10]. Allerdings sind die Zeitverwendungsdaten nicht geeignet, die Intensität der körperlichen Bewegung zuverlässig zu messen. Da auch weniger intensive Bewegungsarten wie Spazierengehen zu den körperlichen Betätigungen gezählt werden, überzeichnet die rein quantitative Betrachtung das Aktivitätsniveau relativ zu den genannten Empfehlungen.

Auch für Schlafen (etwa eine dreiviertel bis eine ganze Stunde länger) und Essen, Waschen und Anziehen (ebenfalls etwa eine dreiviertel Stunde länger) verwenden die Nichterwerbstätigen pro Tag mehr Zeit als die Nichterwerbstätigen. Zusammenfassend kann man festhalten, dass die etwa sieben Stunden Zeitgewinn durch Nichterwerbstätigkeit an Wochentagen zu etwa je einem Drittel auf unbezahlte Tätigkeiten, Freizeitbeschäftigungen sowie Essen und Schlafen verwandt werden. Das Alter selbst spielt offenbar keine bedeutende Rolle bei der Prognose von Zeitverwendungsmustern. Männer im Alter von 55 bis 64 und im Alter von 65 bis 74 verhalten sich als Erwerbstätige und Nichterwerbstätige jeweils sehr ähnlich. Innerhalb jeder Altersgruppe unterscheiden sich Zeitverwendungsmuster dagegen sehr stark nach Erwerbsstatus.

Bei den Beschäftigungen am Wochenende sind die Unterschiede insgesamt sehr viel kleiner. Die durchschnittlich mit Hausarbeiten und Besorgungen oder Ehrenamt und Betreuungsleistungen verbrachte Zeit unterscheidet sich kaum zwischen den vier betrachteten Gruppen. Das Gleiche gilt für das Schlafverhalten, sonstige Tätigkeiten im persönlichen Bereich (Essen, Waschen, Anziehen) und körperliche Bewegung. Der einzige systematische Unterschied (neben der Wochenendarbeit der Erwerbstätigen) scheint in den Freizeitbeschäftigungen

»Bildschirmzeiten« und »Hobbies und Kultur« zu liegen. Hier ist es die ältere Gruppe der 65–74-Jährigen die an Wochenenden etwa 40 bis 50 Minuten weniger Zeit vor Bildschirmen verbringt und etwa die gleiche Zeit mehr mit Hobbies und Kultur verbringt als 55–64-Jährige. Bei detaillierter Analyse der Daten zeigt sich, dass dieser Unterschied nur teilweise durch die stärkere Nutzung von Computer/Smartphone unter den Jüngeren (im Sinne eines Kohorteneffekts) erklärt werden kann.

Welche Zeitverwendung macht Freude, welche bereitet Verdruss?

Neben der rein quantitativen Erhebung der Zeitverwendung enthalten die hier verwendeten Daten des Statistischen Bundesamtes auch qualitative Aussagen der Befragten, z. B. dazu, welche der Tätigkeiten am Tagebuchtag ihnen besondere Freude bereitet haben oder gerade keine Freude bereitet haben. Um ein etwas genaueres Bild der jeweiligen Tätigkeiten zu bekommen, wurden diese Daten auf Ebene der zweistellig codierten Aktivitäten ausgewertet. Dafür wurden die Aktivitäten in eine Rangfolge gebracht. Die von den meisten Befragten genannte Aktivität liegt auf Rang 1, die am zweitmeisten genannte Aktivität liegt auf Rang 2, usw. Die Ergebnisse finden sich in Tabelle 4.

Beginnen wir mit den Aktivitäten, die am wenigsten Freude bereitet haben. Hier finden sich in fast allen Gruppen und an allen Tagen, d. h. unabhängig von Erwerbsstatus, Alter und Wochentag, Tätigkeiten rund um die Haushaltsführung wie »Einkaufen«, »Wohnung aufräumen« oder »Kochen und Spülen«. Bei den jüngeren Erwerbstätigen gehören

Tabelle 4: Die drei meistgenannten Tätigkeiten (Zweisteller), die nach Angaben der Befragten Freude oder keine Freude bereitet haben, nach Wochentag, Alter und Erwerbstatus. Quelle: Eigene Berechnungen auf Basis der Zeitverwendungserhebung 2012/13

	Erwerbstätig		Nicht erwerbstätig	
Rang	Alter 55–64	Alter 65–74	Alter 55–64	Alter 65–74
Tätigkeiten, die an Wochentagen Freude bereitet haben				
1	Körperliche Bewegung	Erwerbsarbeit	Besuche/Familienfeiern	Körperliche Bewegung
2	Essen und Trinken	Fernsehen und Video/DVD	Körperliche Bewegung	Gartenarbeit/mit Hund spazieren gehen
3	Erwerbsarbeit	Essen und Trinken	Einkaufen	Besuche/Familienfeiern
Tätigkeiten, die an Wochentagen keine Freude bereitet haben				
1	Erwerbsarbeit	Wohnung aufräumen/reinigen	Einkaufen	Einkaufen
2	Einkaufen	Erwerbsarbeit	Wohnung aufräumen/reinigen	Wohnung aufräumen/reinigen
3	Wegezeiten Erwerbstätigkeit	Einkaufen	Andere Aktivitäten Haushaltsführung	Kochen, Tischdecken, Spülen
Tätigkeiten, die an Wochenenden Freude bereitet haben				
1	Körperliche Bewegung	Unterhaltung und Kultur	Besuche/Familienfeiern	Besuche/Familienfeiern
2	Besuche/Familienfeiern	Besuche/Familienfeiern	Körperliche Bewegung	Körperliche Bewegung
3	Essen und Trinken	Soziale Kontakte/Teilnahme an Versammlungen	Essen und Trinken	Unterhaltung und Kultur
Tätigkeiten, die an Wochenenden keine Freude bereitet haben				
1	Wohnung aufräumen/reinigen	Andere Aktivitäten Haushaltsführung	Wohnung aufräumen/reinigen	Wohnung aufräumen/reinigen
2	Erwerbsarbeit	Wohnung aufräumen/reinigen	Kochen, Tischdecken, Spülen	Einkaufen
3	Einkaufen	Einkaufen	Einkaufen	Kochen, Tischdecken, Spülen

an Wochentagen wie an Wochenenden die Erwerbsarbeit und an Wochentagen die dazugehörenden Wegezeiten zu den unbeliebtesten Aktivitäten. Damit sind bezahlte und unbezahlte Arbeit unbeliebte Tätigkeiten, die zudem noch einen großen Teil des Tages beanspruchen.

Interessanterweise findet sich aber die Erwerbsarbeit auch unter denjenigen Tätigkeiten, die den (natürlich erwerbstätigen) Befragten die *meiste* Freude bereitet haben. Offensichtlich gibt es unter den älteren Arbeitnehmern mindestens zwei unterschiedliche Gruppen: solche, denen die Arbeit gar keinen Spaß (mehr) macht und solche, denen die Arbeit noch großen Spaß macht. Die erste Gruppe gehört vermutlich zu denjenigen, die sobald wie möglich in Rente gehen wollen oder würden, während die zweite Gruppe soweit gesundheitlich möglich bis zum Erreichen der regulären Altersgrenze oder darüber hinaus arbeitet bzw. arbeiten würde. Betrachtet man in vertiefenden Analysen die Angaben von Erwerbstätigen unter 65 (an Wochentagen) nach Stellung im Beruf, dann findet man recht plausible Unterschiede: 23 % der Arbeiter gaben an, dass die Erwerbstätigkeit am wenigsten Freude bereitet hat, im Vergleich zu 16 % der Selbstständigen, 14 % der Beamten und 13 % der Angestellten. Am meisten Freude bereitet hat die Erwerbstätigkeit dagegen 10 % der Beamten, 8 % der Selbstständigen, 7 % der Angestellten und nur 6 % der Arbeiter. Unterscheidet man nach Vollzeit- und Teilzeiterwerbstätigkeit, dann geben 13 % der Teilzeit-, aber nur 7 % der Vollzeiterwerbstätigen an, dass ihnen die Arbeit am meisten Freude bereitet hat. Dagegen geben nur 4 % der Teilzeit- aber 17 % der Vollzeiterwerbstätigen an, dass ihnen die Arbeit am wenigsten Freude bereitet hat. Schließlich findet man auch in Bezug auf Bildung nachvollziehbare Ergebnisse: Unter befragten Erwerbstätigen mit hoher Bildung (d.h. tertiären Bildungsabschlüssen) hat die Arbeit 10 % am meisten Freude bereitet, bei niedriger und mittlerer Bildung dagegen nur 5 %. Der Anteile an Befragten, denen die Arbeit am wenigsten Freude gemacht hat, ist mit 16 % bei hoher bzw. 17 % bei niedriger und mittlerer Bildung ähnlich hoch.

Ansonsten ist das Bild in Bezug auf Freude bereitende Tätigkeiten erstaunlich homogen. Immer wieder genannt werden z. B. »Körperliche Bewegung« und »Besuche/Familienfeiern«, aber auch »Essen und Trinken« sowie »Unterhaltung und Kultur«. Nicht genannt werden dagegen, zumindest unter den drei Aktivitäten, die die meiste Freude gemacht haben, ehrenamtliche und andere unbezahlte Tätigkeiten. Dies mag überraschen, ist aber natürlich auch eine Folge davon, dass diese Tätigkeiten vergleichsweise selten ausgeübt werden. In der Betrachtung

aller Befragten, also auch einschließlich derjenigen, die diese Tätigkeit nicht ausgeübt haben, fällt dann kaum auf, wenn Ehrenamtler großen Spaß an ihrer Tätigkeit haben. Beschränkt man nämlich die Stichprobe auf Personen, die mindestens eine Minute Ehrenamt geleistet haben, dann nimmt das Ehrenamt die Spitzenposition als am häufigsten genannte, Freude bringende Tätigkeit ein. Das Gleiche gilt für die Kategorie »Unterstützung für fremde Haushalte«, d. h. wer überhaupt fremde Haushalte unterstützt, dem bereitet das besondere Freude.

Erwerbstätigkeit als Zeitbeschränkung

Die Zeitverwendungsstudie enthält auch Angaben der Befragten dazu, ob Sie Zeitdruck verspüren oder gerne *mehr* Zeit für bestimmte Tätigkeiten hätten. Dazu wurden den Befragten die folgenden Aussagen vorgelegt:

- Ich bin darauf angewiesen, den Tag genau zu planen.
- Ich fühle mich häufig unter Zeitdruck.
- Ich kann regelmäßig ausschlafen.
- Ich wünsche mir mehr Zeit für mich selbst (z. B. zum Ausruhen, für persönliche Interessen).
- Ich wünsche mir mehr Zeit für meine Familie.
- Ich wünsche mir mehr Zeit für Freunde, Bekannte.

Zu diesen Aussagen konnte auf einer 5-stufigen Skala von »Stimme voll und ganz zu« bis »Stimme ganz und gar nicht zu« Stellung genommen werden. Abbildung 2 zeigt den Anteil befragter Männer aller Altersgruppen zwischen 55 und 74, unterteilt nach Erwerbsstatus, die den ge-

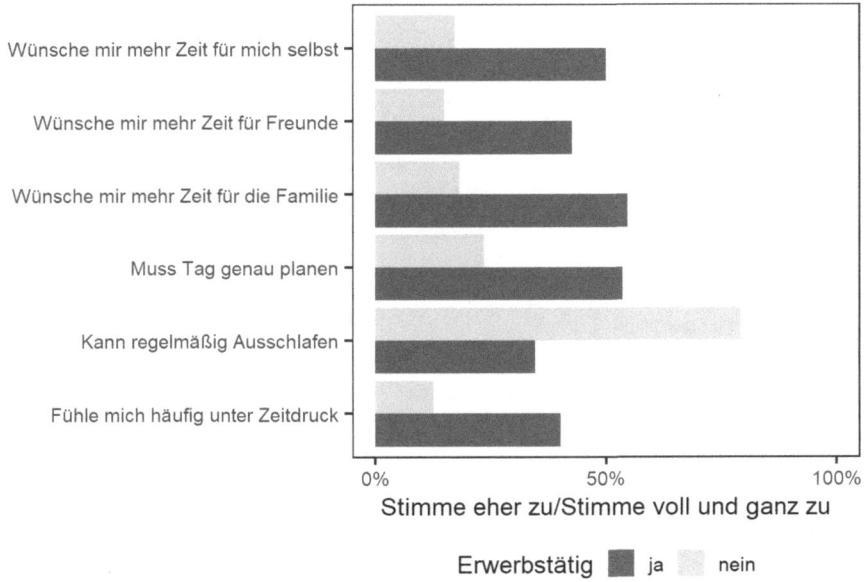

Abbildung 2: Anteil an Befragten, die den genannten Aussagen bzgl. zeitlicher Einschränkungen entweder eher zugestimmt haben oder ganz und gar zugestimmt haben, nach Erwerbstätigkeit, Männer im Alter von 55 bis 74 Jahren. Quelle: Eigene Berechnungen auf Basis der Zeitverwendungserhebung 2012/13

nannten Aussagen entweder »eher« oder »ganz und gar« zugestimmt haben. Die Ergebnisse sind eindeutig: erwerbstätige Männer fühlen sich in allen Belangen stärker unter Zeitdruck oder wünschen sich sehr viel häufiger Zeit für sich selbst, die Familie oder Freunde und Bekannte. So stimmten beispielsweise 50 % der erwerbstätigen Befragten der Aussage zu, dass sie sich mehr Zeit für sich selbst wünschen, während das nur für 17 % der nicht erwerbstätigen Befragten der Fall war. 40 % der erwerbstätigen, aber nur 13 % der nicht erwerbstätigen Befragten fühlten sich häufig unter Zeitdruck. Für sozialwissenschaftliche Erhebungen sind solche Unterschiede ungewöhnlich groß und deuten auf eine starke subjektiv empfundene zeitliche Beanspruchung hin. Andererseits kann man die Ergebnisse auch positiv deuten, denn bei fast allen Aussagen stimmten etwa die Hälfte der

erwerbstätigen Befragten den Aussagen, die auf Zeitknappheit hindeuten, *nicht* zu.

Die Wünsche der Befragten bezüglich ihrer Zeitverwendung wurden in einer weiteren Frage erfasst, bei der man angeben sollte, ob man sich für bestimmte Tätigkeiten mehr Zeit wünscht und falls ja, bis zu fünf derartige Tätigkeiten nennen. Der Anteil an Personen, die überhaupt eine Aktivität genannt haben, unterscheidet sich ähnlich wie in Abbildung 2 zwischen Erwerbstätigen und Nichterwerbstätigen. Während etwa 50 % der Erwerbstätigen mindestens eine Aktivität genannt haben, für die sie gerne mehr Zeit hätten, waren es unter den Nichterwerbstätigen nur etwa 20 %. Die Rangfolge der am häufigsten genannten Aktivitäten, unterteilt nach Erwerbsstatus und Altersgruppe, ist in Tabelle 5 dargestellt.

159

Tabelle 5: Die fünf meistgenannten Aktivitäten (Zweisteller), für die die Befragten gerne mehr Zeit hätten, nach Alter und Erwerbstatus. Quelle: Eigene Berechnungen auf Basis der Zeitverwendungserhebung 2012/13

	Erwerbstätig		Nicht erwerbstätig	
Rang	**Alter 55–64**	**Alter 65–74**	**Alter 55–64**	**Alter 65–74**
1	Körperliche Bewegung	Sport ohne nähere Bezeichnung	Körperliche Bewegung	Körperliche Bewegung
2	Sport ohne nähere Bezeichnung	Technische und andere Hobbys	Lesen	Lesen
3	Unterhaltung und Kultur	Reisen	Unterhaltung und Kultur	Technische und andere Hobbys
4	Gartenarbeit, Pflanzen- und Tierpflege	Unterhaltung und Kultur	Gartenarbeit, Pflanzen- und Tierpflege	Reisen
5	Lesen	Lesen	Sport ohne nähere Bezeichnung	Sport ohne nähere Bezeichnung
Anteil	49%	60%	22%	21%

Die Ergebnisse sind erneut sehr interessant, weil sie sich gerade *nicht* zwischen Erwerbstätigen und Nichterwerbstätigen, Jüngeren und Älteren unterscheiden. So findet sich körperliche Bewegung oder Sport bei allen Gruppen an erster Stelle. Auch für Lesen, Gartenarbeit, Hobbies und Kultur würden die Befragten in allen Gruppen gerne mehr Zeit haben. Bei den Älteren kommt noch das Reisen hinzu. D. h. wenn Zeitknappheit empfunden wird, dann sind die selbstberichteten Aktivitäten, denen man gerne nachgehen würde, sehr ähnlich. Grob gesprochen handelt es sich um alle möglichen Formen von Freizeitaktivitäten ohne Bildschirmzeiten. In Anbetracht des Befundes in Tabelle 3, dass etwa die Hälfte der Freizeit vor Bildschirmen verbracht wird, stellt sich natürlich die Frage, ob die Befragten nicht durch Umschichtung von Aktivitäten innerhalb der Kategorie Freizeit ihre Wünsche teilweise erfüllten könnten. Beschränkt man die Stichprobe auf Personen, die für mindestens eine Aktivität mehr Zeit wünschen, dann findet man, dass diese im Mittel in ihrer Freizeit nur etwa 20 Minuten weniger vor Bildschirmen verbringen als die Gesamtstichprobe, also immer noch drei Stunden. Was die Befragten nun tatsächlich daran hindert, mehr Sport zu treiben oder zu lesen, bleibt offen.

Fazit und Ausblick

Die in diesem Kapitel zusammengefassten Befunde zur Zeitverwendung von Männern im Übergang vom Erwerbsleben in den Ruhestand haben gezeigt, dass durch den Übergang in Rente an Wochentagen durchschnittlich etwa sieben Stunden Zeit pro Tag für andere Aktivitäten frei werden. Davon werden ca. 2,5 Stunden für zusätzliche unbezahlte Arbeit und 2,5 Stunden für zusätzliche Freizeitaktivitäten aufgewendet. Der Rest teilt sich auf den sonstigen persönlichen Bereich (Essen, Waschen, Schlafen) und fortgesetzte Erwerbsarbeit in sehr geringem mittlerem Umfang auf. Der Tagesablauf unterscheidet sich zwischen Erwerbstätigen und Rentnern naturgemäß schon deshalb, weil die Erwerbstätigkeit die tagsüber dominierende Form der Zeitverwendung darstellt. Rentner bzw. Nichterwerbstätige schlafen etwas länger und sind dann aber bis in den späten Nachmittag häufig mit unbezahlten Tätigkeiten wie Hausarbeiten und Besorgungen beschäftigt. Ab etwa 20 Uhr gleichen sich dann die durchschnittlichen Tage von Erwerbstätigen und Nichterwerbstätigen in Bezug auf alle Aktivitäten sehr.

An Wochenenden und Feiertagen ändert sich die Zeitverwendung dagegen mit dem Übergang in die Rente kaum. Die ca. eine Stunde durchschnittliche Arbeitszeit von Erwerbstätigen an Wochenenden wird im Ruhestand praktisch vollständig in Freizeit verbracht und hier praktisch nur in Bildschirmzeiten. Betrachtet man die Verteilung der Aktivitäten im Tagesablauf, dann ergeben sich an Wochenenden bei Erwerbstätigen und Nichterwerbstätigen fast gleiche zeitliche Muster von Schlafen, Essen, Hausarbeit oder Medienkonsum über den Tag.

Weitere Evidenz dafür, dass Erwerbstätige und Rentner in der betrachteten Altersgruppe sehr ähnliche Präferenzen bezüglich Ihrer Zeitverwendung in der freien Zeit haben, finden sich in den Angaben zu den Tätigkeiten, die an Wochenenden entweder besonders viel Freude oder gar keine Freude bereitet haben. Körperliche Bewegung und Soziale Kontakte werden als positiv wahrgenommen, alle unbezahlten Tätigkeiten rund um die Haushaltsführung als belastend. Bei den Nichterwerbstätigen finden sich an Wochentagen sehr ähnliche Muster. Interessanterweise ist der Übergang in den Ruhestand aber im Mittel wie beschrieben mit mehr als zwei Stunden Zuwachs an Hausarbeit und Besorgungen verbunden. Das ist ein Indiz dafür, dass die Entlastung von Erwerbsarbeit nicht ausschließlich zu einer Entlastung von ungeliebten Tätigkeiten führt. Dafür spricht auch der Befund, dass unter den Erwerbstätigen die Erwerbsarbeit sowohl zu den drei Tätigkeiten zählt, die am häufigsten Freude bereiten als auch zu den drei Tätigkeiten, die am häufigsten keine Freude bereiten.

Dass die Auswirkung des Ruhestands auf das Wohlbefinden der Ruheständler in der Tat recht heterogen sein könnte, wird schließlich durch die Selbstangaben der Befragten zu verschiedenen Aspekten wahrgenommenen Zeitdrucks bzw. Zeitmangels gestützt. Einerseits geben Erwerbstätige dreimal häufiger an, sich mehr Zeit für sich selbst oder andere Personen zu wünschen oder sich häufig unter Zeitdruck zu fühlen. Andererseits sind es auch unter den Erwerbstätigen etwas weniger als die Hälfte der Befragten, die diesbezüglichen Aussagen zustimmen. Insgesamt scheint der Übergang in den Ruhestand, die gewonnene Zeit und der damit möglicherweise verbundene Gewinn an Lebensqualität stark von individuellen Lebenslagen abhängig. So ist eine mögliche Erklärung für diese Heterogenität, der wir in diesem Beitrag nicht nachgehen konnten, die Rolle der Zeitverwendung im Familien- bzw. Paarkontext. Dieser hat aus zwei Gründen eine Bedeutung und wären eine eigene Studie wert. Zum einen wird in der Literatur oft dokumentiert, dass Paare anstreben gemeinsam in Rente zu gehen. Es lässt sich vermuten, dass dahinter der Wunsch steckt, gemeinsam die gewonnene Zeit zu verbringen, wodurch auch die Art der gewählten Aktivitäten beeinflusst werden dürfte. Zum anderen können sich mit Eintritt in den Ruhestand lange eingeübte innerfamiliale Zeitverwendungsmuster verändern [11, 12, 13], was sowohl positive als auch negative Auswirkungen auf Lebenszufriedenheit oder gar die Stabilität von Partnerschaften haben kann.

Der Übergang in den Ruhestand als einer der großen Einschnitte im Leben eines Menschen bringt, wie hier dokumentiert wurde, große Veränderungen in der Zeitverwendung mit sich. Dabei kann für den Durchschnitt der befragten Männer sowohl ein Anstieg der Zeit für Aktivitäten, die mit besserer seelischer Gesundheit und besserem allgemeinem Wohlbefinden in Verbindung gebracht werden (Schlaf, Ehrenamt, Enkelbetreuung), als auch ein Anstieg der Zeit für Aktivitäten, die eher mit schlechterer seelischer Gesundheit und schlechterem Wohlbefinden assoziiert sind (Bildschirmzeiten), gefunden werden [vgl. auch 9]. Physische Aktivitäten, denen vielfältige langfristig positive Wirkungen zugeschrieben werden, erhöhen sich dagegen in kaum nennenswerter Weise. Als mögliche Maßnahmen der Sozialpolitik oder Public Health zur Verbesserung von körperlicher und seelischer Gesundheit im Rentenalter könnten Beratungsangebote dienen, die Menschen kurz vor Eintritt in den Ruhestand über förderliche und weniger förderliche Formen der Zeitverwendung informieren und zur Aufnahme oder Verstärkung der förderlichen Aktivitäten ermutigen. Für die weitere Forschung und in der Folge auch für die passgenaue Ausgestaltung von Beratungsangeboten wären allerdings Längsschnittdaten wünschenswert, mit deren Hilfe man individuelle Verläufe der Zeitverwendung messen und Zielgruppen von Fördermaßnahmen identifizieren kann.

Literatur

1 Erlinghagen M. Die Beteiligung an ehrenamtlicher Arbeit und informeller Hilfe nach dem Renteneintritt. Analysen mit dem Sozio-Oekonomischen Panel (SOEP). SOEPpapers on Multidisciplinary Panel Data Research 27; 2007.

2 Schmitz A, Brandt M, Deindl C. Aktives Altern und Gesundheit in Deutschland und Europa. In: Jürges H, Siegrist J, Stiehler M (Hrsg.), Männergesundheitsbericht. Gießen: Psychosozial-Verlag; 2020.

3 Bonsang E & Lemoin A. Renteneintritt und kognitive Leistungsfähigkeit. In: Jürges H, Siegrist J, Stiehler M (Hrsg.), Männergesundheitsbericht. Gießen: Psychosozial-Verlag; 2020.

4 Hanemann, F. Was kommt nach der Arbeit? Erwerbstätigkeit im Ruhestand. In: Jürges H, Siegrist J, Stiehler M (Hrsg.), Männergesundheitsbericht. Gießen: Psychosozial-Verlag; 2020.

5 Engstler H, Nowossadeck S, Hoffmann E, Tesch-Roemer C. Die Zeitverwendung älterer Menschen. Statistisches Bundesamt (Hrsg.), Alltag in Deutschland – Analysen zur Zeitverwendung. Forum der Bundesstatistik. 2004;43:216–246.

6 Livingston G. Americans 60 and older are spending more time in front of their screens than a decade ago. Pew Research Center; 2019. https://pewrsr.ch/2ZlCbpn (18.02.2020).

7 Krantz-Kent R, Stewart J. How do older Americans spend their time? Monthly Labor Review. 2007;130:8–26.

8 Hurd MD, Rohwedder S. Time-use in the older population: variation by socio-economic status and health. In: Belli RF, Stafford FP, Alwin DF (Hrsg.), Using Calendar and Diary Methodologies in Life Events Research. Thousand Oaks: Sage Publications; 2009:207–224.

9 Olds T, Burton NW, Sprod J, Maher C, Ferrar K, Brown WJ, van Uffelen J, Dumuid D. One day you'll wake up and won't have to go to work: The impact of changes in time use on mental health following retirement. Plos One. 2018;13(6):e0199605.

10 Rütten A, Pfeifer K (Hrsg.). Nationale Empfehlungen für Bewegung und Bewegungsförderung. FAU Erlangen-Nürnberg; 2016.

11 Stancanelli E, Van Soest A. Retirement and Time Use in Couples: A Regression Disconti-

nuity approach. Mimeo: Université de Cergy-Pointoise; 2011.

12 Bonke J. Love and retirement – Older couples' leisure time before and after retirement. International Journal of Time Use Research. 2015;12(1):97–114.

13 Heß M, Stich D, Hofäcker D. Auswirkungen des Renteneintritts auf die Hausarbeit. In: Giesselmann M, Golsch K, Lohmann H, Schmidt-Catran A (Hrsg.), Lebensbedingungen in Deutschland in der Längsschnittperspektive. Wiesbaden: Springer VS; 2018:49–68.

Prof. Dr. Hendrik Jürges

Ausgeübte Tätigkeit: Lehrstuhl Volkswirtschaftslehre, insb. Gesundheitsökonomik

Arbeits- und Forschungsschwerpunkte: Gesundheits- und Bildungsökonomik

Adresse: Bergische Universität Wuppertal, Rainer-Gruenter-Str. 21 (FN), 42119 Wuppertal

E-Mail: juerges@uni-wuppertal.de

3.2 Berentung als kritisches Lebensereignis?

Johannes Siegrist & Anne-Maria Möller-Leimkühler

Zusammenfassung

Der Übergang zur Berentung stellt ein einmaliges, für viele berufstätige Menschen einschneidendes Ereignis dar. Ob es als befreiend oder belastend erlebt wird, hängt sowohl von persönlichen Faktoren wie auch vom vorhergehenden Berufsverlauf und seinen Folgen ab. Unter Bezugnahme auf Erkenntnisse der sogenannten Lebensereignisforschung untersucht dieses Kapitel, welche Bedingungen gegeben sein müssen, damit Berentung als kritisches Lebensereignis mit ungünstigen gesundheitlichen Folgen erfahren wird. Der Überblick über vorliegende Ergebnisse zeigt erstens, dass Beschäftigte in niedrigen beruflichen Positionen und mit ungünstigen Erwerbskarrieren in der dem Renteneintritt folgenden Zeit vermehrt von relativer Benachteiligung betroffen sind: Ihnen stehen weniger Optionen aktiver Lebensgestaltung zur Verfügung, und sie leiden öfter unter eingeschränkter Gesundheit, teilweise mitbedingt durch frühere arbeitsbedingte Einflüsse. Während für beruflich höher gestellte Beschäftigte die Berentung häufiger als kritisches Lebensereignis erfahren wird, stehen ihnen zugleich mehr Ressourcen zur Verfügung, den Verlust der Berufsrolle durch andere Aktivitäten zu kompensieren. Ein zweites Ergebnis verweist auf geschlechtsspezifische bzw. geschlechtsrollenspezifische Unterschiede des Berentungsgeschehens, wobei Frauen typischerweise kürzere Erwerbsverläufe und früheren Renteneintritt, aber auch größere ökonomische Benachteiligung bei der Rentenhöhe erfahren. Zugleich sind Frauen vor negativen gesundheitlichen Folgen der Berentung besser geschützt als Männer. Abschließend werden praktische Folgerungen aus den dargestellten Befunden erörtert.

Retirement as a Critical Event in Life?

The transition from employment to retirement is often experienced as a unique and meaningful event. Whether it turns out to be a relief or a stressful time depends on distinct personal characteristics as well as on features of preceding occupational careers. Referring to insights from life event research, this chapter analyses the conditions that increase the probability that entering retirement is associated with enhanced stress and adverse effects on health and wellbeing. A first major result of this review indicates that working people in lower occupational positions and with unfavourable employment trajectories suffer more often from negative consequences of retirement in terms of restricted options of engaging in active ageing and of maintaining good health and wellbeing, partly due to former adversity. While retirement among employed people in higher occupational positions is regarded as loss of social role, evoking concern and mental distress, these groups nevertheless dispose of psychological and social resources to compensate this loss. A second finding points to gender and gender role related differences in retirement. In general, women's duration of labour market participation is shorter, and they retire earlier, but at the same time their pensions are significantly lower, thus generating marked economic inequality. Yet, compared to men, women are better equipped to cope with potential adverse effects of retirement. In its final part, the chapter discusses some practical implications of these results.

Einleitung

Das während langer Zeit vorherrschende traditionelle Konzept des Lebenslaufs hat die Lebensspanne in drei große Phasen unterteilt. Sein wesentliches Unterscheidungsmerkmal bildete die Erwerbsbeteiligung. Mit der Zeit des Heranwachsens, der physischen, psychischen und sozialen Entwicklung wurde die erste Phase definiert, die mit dem Zeitpunkt des Eintritts in das Erwerbsleben endete. Ihr folgte die Phase der Erwerbstätigkeit, deren Ende mit der Berentung zugleich die letzte Phase, diejenige des Ruhestandes, einleitete. Dieses traditionelle Konzept ist nicht nur durch den säkularen Trend demografischen Alterns obsolet geworden, sondern es vermochte auch nicht der Vielgestaltigkeit von Lebensverläufen gerecht zu werden. Man denke beispielsweise an den großen Teil der Bevölkerung, der nicht in eine kontinuierliche Erwerbstätigkeit eingebunden ist, oder an die mannigfach unterbrochenen Berufsverläufe. Daher ist ein Vierphasen-Konzept des Lebenslaufs vorgeschlagen worden, das zwar immer noch der Erwerbsbeteiligung eine wichtige Rolle zuschreibt, das jedoch mit der Unterteilung der nachberuflichen Zeit in ein >drittes< und >viertes< Lebensalter der wachsenden Bedeutung einer Phase des Älterwerdens Rechnung trägt, die eine weitere aktive Gestaltung des Lebens ermöglicht [1]. Dieses dritte Lebensalter umfasst in etwa die Zeit zwischen den frühen 60er und den frühen

80er Jahren, und es wird abgelöst durch eine letzte Phase, in welcher Erfahrungen von Einschränkung und Gebrechlichkeit überwiegen. Strukturelle Entwicklungen des Arbeitsmarktes einschließlich technologischer Neuerungen haben ebenso wie wachsende Probleme der Finanzierbarkeit nationaler Sozial- und Rentensysteme dazu geführt, dass das Berentungsgeschehen eine erhebliche zeitliche Flexibilität erfahren hat. Sie reicht von einer – oft unfreiwilligen – Frühberentung über Teilzeitbeschäftigung bis zur Anhebung des Renteneintrittsalters sowie zu neuen Ansätzen der Förderung von Erwerbsbeteiligung jenseits gesetzlicher Ruhestandsregelungen. Diese Flexibilisierung ist in den einzelnen Ländern entwickelter Gesellschaften bisher in unterschiedlichem Ausmaß realisiert worden, sodass über ihre Auswirkungen auf individueller und kollektiver Ebene wenig bekannt ist. Gegenwärtig gilt für die Mehrzahl europäischer Länder einschließlich Deutschland, dass die gesetzlich definierte Beendigung regulärer Erwerbsarbeit nach wie vor eine prägende gesellschaftliche Zäsur darstellt, die entweder als ersehnte Entlastung und Befreiung von Zwängen oder als bedrohlicher Verlust aktiver Gestaltung und sozialer Einbindung erfahren wird. Diese unterschiedlichen Erfahrungen variieren nicht nur nach berufsbiografischem Hintergrund und soziodemografischen Merkmalen der Betroffenen, sondern sie werden auch durch gesellschaftliche Entwicklungstrends beeinflusst. Ein instruktives Beispiel hierfür stellt der in verschiedenen Studien belegte Wertewandel von bisher dominanten Normen der gesellschaftlichen Verpflichtung und Leistungserbringung hin zu Normen individueller Lebensgestaltung und Bedürfniserfüllung dar [2]. Auf diesem Hintergrund stellt sich die Frage, unter welchen Bedingungen die Zäsur der Berentung als positives oder als negatives Ereignis erlebt wird. Insbesondere erscheint es wichtig, seine kritischen und belastenden Aspekte genauer zu betrachten.

Merkmale kritischer Lebensereignisse

Seit einigen Jahrzehnten befasst sich die Lebenslaufforschung mit der Analyse des Einflusses singulärer Ereignisse auf die weitere Entwicklung von Personen, wobei das Studium gesundheitlicher Folgen oft im Zentrum steht. Ein wichtiger Schwerpunkt dieser Forschung betrifft traumatische Ereignisse in der frühen Kindheit und ihre einschneidenden negativen Folgen für das spätere Leben [3]. Ein weiterer Schwerpunkt widmet sich dem Studium signifikanter Ereignisse im Erwachsenenalter, die entweder normativ bestimmt sind (z. B. Eintritt ins Erwerbsleben, Heirat, Berentung), oder die ungeplant die Lebenskontinuität verändern, meistens in Form von Schicksalsschlägen (z. B. Verlust des Arbeitsplatzes, Unfall, Tod einer nahestehenden Person). Diese Forschungsrichtung hat sich ebenso wie die frühkindliche Traumaforschung vorwiegend mit negativen Ereignissen und ihren Folgen für Gesundheit und Wohlbefinden befasst [4]. Hierbei steht die Frage nach den entscheidenden Merkmalen eines als kritisch zu bewertenden Lebensereignisses im Vordergrund. Sie wird unter Rückgriff auf Erkenntnisse der biopsychosozialen Stressforschung beantwortet [5]. Danach löst ein Ereignis Stressreaktionen aus, wenn es von der mit ihm konfrontierten Person nicht bewältigt werden kann und damit zu einer Bedrohung oder sogar zum Verlust der eigenen Handlungskontrolle und der

daraus resultierenden Folgen führt. Lebensereignisse werden dann als kritisch und belastend erlebt, wenn sie unvermittelt auftreten, ohne dass die Person sich auf ihre Bewältigung vorbereiten kann. Dies gilt umso mehr, je bedeutsamer das Ereignis für die Person ist und je geringer die Erfolgschancen sind, anhand verfügbarer Ressourcen die Bedrohlichkeit des Ereignisses und den dadurch entstandenen Verlust abzuwenden. Entscheidend ist ferner der Kontext, in dem ein solches Ereignis eintritt. Zum einen betrifft dies den zeitlichen Rahmen. Treten beispielsweise mehrere kritische Lebensereignisse in einer kurzen Zeitspanne auf, dann sind ihre Folgen schwerwiegender, weil immer weniger Anpassungsleistungen zu ihrer Bewältigung zur Verfügung stehen. Neben dem zeitlichen Kontext ist die soziale Einbettung der betroffenen Person von Bedeutung. Rückhalt durch nahestehende Personen hilft selbst bei schwerwiegenden Lebensereignissen, das Ausmaß an Verzweiflung und Trauer zu begrenzen, während soziale Isolation und Einsamkeit diese Folgen weiter verschlimmern [6, 7].

Bei dieser Forschung lassen sich zwei methodische Zugänge unterscheiden. Der eine Zugang setzt beim Studium von Personen an, deren gemeinsames Merkmal darin besteht, dass sie vor kurzer Zeit von einem kritischen Lebensereignis betroffen waren und die sodann prospektiv weiter beobachtet werden. Dieser Ansatz gibt Auskunft über Prozesse der Verarbeitung des Ereignisses und der Anpassung an die neue Situation sowie über Auswirkungen auf die psychische und physische Gesundheit. Bekannte Beispiele hierfür sind Studien über den plötzlichen Verlust des Arbeitsplatzes [z. B. 8, 9] oder über den Tod einer nahestehenden Person [10, 11]. Beim zweiten Ansatz werden zwei Kollektive verglichen, deren eines durch das Vorliegen einer bestimmten Erkrankung definiert ist, während das andere als gesunde Kontrollgruppe bestimmt wird, die bezüglich relevanter soziodemografischer Merkmale gut vergleichbar ist. Hierbei wird in beiden Gruppen retrospektiv das Auftreten kritischer Ereignisse erfragt, in der Annahme, dass in der Gruppe der Erkrankten mehr und schwerere Lebensereignisse erfahren wurden als in der gesunden Vergleichsgruppe. Belege für diese Hypothese fanden sich in größerem Umfang bei an depressiven Störungen Erkrankten [12], bei Patientinnen und Patienten nach akuten Herzinfarktereignissen [13] sowie bei an Brustkrebs erkrankten Frauen [14]. Zusammenfassend kann festgehalten werden, dass Lebensereignisse, die zu einer Bedrohung der Handlungskontrolle der betroffenen Person und zu damit einhergehenden Verlusterfahrungen führen, massive Stressreaktionen auslösen. Sie erhöhen dadurch das Risiko, dass sich in der Folge eine stressassoziierte Erkrankung entwickelt. Bedeutsamkeit des Ereignisses im individuellen Relevanzsystem, Unvorhersehbarkeit seiner Manifestation, Verkettung mit weiteren Ereignissen sowie das Fehlen sozialer Schutzfunktionen im Prozess der Bewältigung sind Bedingungen, welche den Schweregrad der von ihm ausgehenden Belastungen bestimmen.

Berentung als kritisches Lebensereignis

Fragen wir nun, inwieweit die Erkenntnisse der Lebensereignisforschung für das Verständnis möglicher negativer Folgen der Berentung von Bedeutung sind. Zunächst ist unbestritten, dass mit dem Ausscheiden aus dem Beruf der Verlust eines vormals zentralen Bereichs der Handlungskontrolle einhergeht. Dieser Verlust betrifft die mit der Berufsrolle verbundenen Tätigkeiten und Verpflichtungen, die im Gegenzug erfahrenen Belohnungen, die in der Organisation entwickelten sozialen Beziehungen und die durch die Erwerbsbeteiligung vorgegebene tägliche Zeitstruktur. Je bedeutsamer die berufliche Tätigkeit und Position für das Selbstwerterleben der Person ist, umso einschneidender gestaltet sich die Verlusterfahrung. Einem besonders hohen Risiko sind Menschen ausgesetzt, die sich mit ihrem Beruf vollständig identifiziert haben, indem sie zu seinen Gunsten alle anderen Lebensäußerungen und Interessen unterdrückt und diesem eindimensionalen Bestreben geopfert haben. Wenn mit dem Wegfall dieser zentralen, Identität stiftenden sozialen Rolle Lebensziel und Lebenssinn verloren gehen, ist auch das physische Überleben gefährdet (sog. Tod durch Pensionierung [15]). Mit der Berentung eröffnet sich somit ein Spektrum unterschiedlicher Intensität von Verlusterfahrungen und daraus resultierender Folgen. Betrachtet man ein weiteres Merkmal kritischer Lebensereignisse, ihre Unvorhersehbarkeit, dann lässt sich feststellen, dass dieses Merkmal lediglich für zwei zahlenmäßig begrenzte Gruppen zutrifft. Dies sind zum einen ältere Beschäftigte, welche durch eine betriebsbedingte Kündigung unfreiwillig frühberentet werden, zum andern Personen, die durch ein akutes Unfall- oder Erkrankungsereignis jäh aus ihrer beruflichen Laufbahn gerissen werden. Für die überwiegende Mehrheit ist das singuläre Ereignis der Berentung jedoch über Jahre hinweg vorhersehbar, sodass die dadurch erforderliche Umstellung der Lebensweise vorbereitet werden kann. Wird das Ereignis jedoch verdrängt oder werden keine Vorbereitungen für die nachfolgende

Phase getroffen, dann sind in erhöhtem Maß Stressreaktionen zu erwarten.

Kritisch kann der Eintritt in den Ruhestand ebenfalls für jene Personen werden, die dadurch mit einer oder mehreren weiteren belastenden Veränderungen konfrontiert werden. Denkbar ist beispielsweise, dass durch die mit der Rente gegebenen finanziellen Einschränkungen ein Wechsel von einer teuren in eine billigere, weniger komfortable Wohnung erfolgen muss. Denkbar ist auch, dass mit der Zäsur der Berufsaufgabe und den dadurch erforderlichen Entscheidungen der weiteren Lebensgestaltung Partnerschaften zerbrechen. Generell gilt jedoch, dass die Gefahr der Auslösung einer belastungsreichen Ereigniskette im Fall der Berentung begrenzt ist. Das letzte der besprochenen Merkmale kritischer Lebensereignisse betrifft den für die Bewältigung von Bedrohung und Verlust verfügbaren sozialen Rückhalt. Auch hier lässt sich im Fall der Berentung angesichts ihrer Vorhersehbarkeit und Planbarkeit keine generelle Gefährdung erkennen. Vielmehr scheinen verschiedene gesellschaftliche Rituale anlässlich des Eintritts in den Ruhestand die Funktion zu haben, die mit der Statuspassage einhergehende Gefahr der sozialen Ausgrenzung und Isolierung abzumildern, indem in einem offiziellen Rahmen die beruflichen Verdienste der scheidenden Person gewürdigt und mit Geschenken bekräftigt werden.

Ist die Berentung somit, nach dem Gesagten, ein kritisches Lebensereignis, von dem eine Gefährdung von Wohlbefinden und Gesundheit ausgeht? Die Antwort muss differenziert ausfallen. Tritt das Ereignis in Form unfreiwilliger, schicksalhafter Frühberentung ein, dann besteht eine hohe Wahrscheinlichkeit belastender Folgewirkungen. Tritt es im Rahmen der normierten Berufsbiografie ein, dann ist

seine kritische Wirkung in erster Linie auf diejenigen Gruppen begrenzt, die der beruflichen Tätigkeit eine hohe Priorität in ihrer Lebensgestaltung eingeräumt haben und somit über keine diesen Verlust kompensierenden Tätigkeiten und Interessen für die nachberufliche Phase verfügen. Entscheidend ist daher der der Berentung vorausgehende berufsbiografische Verlauf und seine bilanzierende Bewertung durch die Betroffenen. Damit drängt sich, wie bereits einleitend erwähnt, eine Betrachtung soziostruktureller Unterschiede beruflicher Karrieren, ihrer Qualität und ihrer Risiken auf.

Die Bedeutung sozial ungleicher beruflicher Biografien

Verschiedene Kapitel dieses Buches haben bereits eindrucksvoll gezeigt, in welchem Umfang die Qualität von Arbeit und Beschäftigung und die dadurch beeinflussten Erkrankungsrisiken durch soziale Ungleichheiten geprägt werden. Als Fazit kann festgehalten werden, dass jenseits feingliedriger Differenzierungen zwei größere Kollektive des Arbeitsmarktes unterschieden werden können. Es sind dies zum einen Beschäftigte mit einer relativ geringen Qualifikation und begrenzten beruflichen Aufstiegschancen. Sie sind vermehrt in manuellen Berufen tätig, in un- und angelernter Beschäftigung bzw. in statusniedrigen Dienstleistungsberufen. Ihre Arbeitsplätze sind durch geringe Einflussmöglichkeiten auf Arbeitsablauf und Arbeitszeit, durch hohe physische Beanspruchung bei zugleich begrenzten Lern- und Entwicklungschancen, durch prekäre Bezahlung und unsichere Beschäftigungsgarantie gekennzeichnet. Das andere Kollektiv setzt sich aus Beschäftigten mit höherer Qualifikation zusammen, die überwiegend in mittleren oder leitenden Führungspositionen im Industrie-, Dienstleistungs- und Verwaltungssektor tätig sind. Ihre Tätigkeiten sind psychomental beanspruchend, beinhalten selbstständige Entscheidungen und Gestaltungsspielräume, und sie begünstigen die berufliche Weiterentwicklung. Die Arbeitsplatzsicherheit ist vergleichsweise hoch, und Bezahlung und Beschäftigungsqualität werden überwiegend als zufriedenstellend bewertet.

Man kann nun in einer groben Annäherung die These aufstellen, dass die Berentung für das erste Kollektiv eher als Erleichterung und Befreiung von jahrzehntelanger belastender Tätigkeit erlebt wird, während sie für das zweite Kollektiv eher als Verlust des nützlichen und wertvollen Handelns wahrgenommen wird. Als kritisches Lebensereignis wäre sie damit vorwiegend im zweiten Kollektiv von Bedeutung. Allerdings muss diese These sogleich relativiert werden, denn entscheidend ist nach dem punktuellen Ereignis der Berentung die nachberufliche Perspektive der Lebensgestaltung. Hier zeigen alterssoziologische Studien übereinstimmend, dass die Chancenstruktur aktiver und gesundheitsfördernder Lebensführung zwischen diesen beiden Kollektiven stark divergiert. Ein instruktives Beispiel ist die ehrenamtliche Tätigkeit. Surveyergebnisse aus Deutschland belegen, dass in der Gruppe der 65–74-Jährigen lediglich 21 % der Befragten freiwillig ehrenamtlich tätig sind, wenn sie einen Hauptschulabschluss haben, während es 38 % in der Gruppe mit Abitur sind [16]. Diese Unterschiede sind in den jüngeren Altersgruppen teilweise noch stärker ausgeprägt. Dabei ist wichtig, darauf hinzuweisen, dass der überwiegende Teil all jener, die nach Berentung ehrenamtlich aktiv sind, dies bereits, wenn auch zeit-

lich eingeschränkt, während einer längeren Phase ihres Berufslebens getan haben. Der >Ruhestandeffekt< des Ehrenamtes ist somit wesentlich weniger bedeutsam als der bereits früher erworbene >Erfahrungseffekt< [17]. Auch hier zeigen sich sehr starke Unterschiede zwischen den beiden Kollektiven: geringer Qualifizierte sind selten während der Berufsphase ehrenamtlich aktiv, und ihre Chancen, im Ruhestand damit zu beginnen, sind nochmals geringer als jene der höher Qualifizierten. Dies wurde anhand von Daten des Sozioökonomischen Panels überzeugend nachgewiesen [17]. Ein weiteres Beispiel sozial ungleicher Chancenstruktur aktiver Lebensgestaltung nach Berentung bilden gesundheitsfördernde Aktivitäten. Hier setzt sich der umfangreich dokumentierte soziale Gradient präventiver Verhaltensweisen (v.a. regelmäßige Bewegung, gesunde Ernährung, Teilnahme an Vorsorgeuntersuchungen) fort, wodurch die ohnehin bereits bestehende höhere Krankheitslast bei Angehörigen niedriger sozialer Schichten weiter ansteigt [18, 19]. Betrachtet man die psychische Gesundheit in dieser Lebensphase, so zeigt sich im Kollektiv der beruflich Belasteten lediglich kurz nach Eintritt in den Ruhestand eine Verbesserung [20], während der >lange Arm der Erwerbsarbeit< im weiteren Verlauf der Berentung seine negative Wirkung auf die psychische Gesundheit weiter ausübt. In einer europaweiten Längsschnittstudie bei Männern und Frauen, die jenseits des 60. Lebensjahres berentet wurden, zeigte sich, dass klinisch bedeutsame depressive Symptome im weiteren Verlauf des Ruhestandes in Abhängigkeit von den im mittleren Erwachsenenalter erfahrenen beruflichen Belastungen auftraten. Bei Männern mit der niedrigsten beruflichen Position war das relative Risiko im Vergleich zu denjenigen in der obersten Berufsgruppe um 77 %, bei Frauen um 92 % erhöht. Ebenfalls signifikant erhöht war das Risiko bei Personen, deren ehemalige Arbeitssituation durch hohe Anforderungen, geringe Kontrolle, fehlenden sozialen Rückhalt und geringe Belohnung gekennzeichnet war [21].

Zusammenfassend können wir festhalten, dass ein angemessenes Verständnis positiver und negativer Folgen der Berentung nicht auf das singuläre Ereignis begrenzt bleiben kann, sondern die berufsbiografische Perspektive berücksichtigen muss. Dabei zeigt sich, dass jenseits der Betrachtung kritischer Lebensereignisse der »lange Arm der Erwerbstätigkeit« Chancen und Risiken der Lebensgestaltung im Ruhestand weiterhin maßgeblich beeinflusst, indem frühere soziale Privilegien eher die Chancen und frühere soziale Benachteiligungen eher die Risiken bestimmen. Dieser bilanzierenden Betrachtung fehlt der wichtige Aspekt des geschlechts- und geschlechtsrollenspezifischen Berentungsgeschehens. Er soll abschließend thematisiert werden.

Geschlecht, Geschlechterrolle und Berentung

Effekte des Renteneintritts auf Gesundheit und Sterblichkeit werden wesentlich durch die Erwerbsbiografie vor der Rente beeinflusst und unterscheiden sich z. T. deutlich bei den Geschlechtern. Aufgrund traditioneller gesellschaftlicher Geschlechtsrollenzuweisungen an die Verteilung von Erwerbs- und Haus-/Familienarbeit verlaufen typische männliche und weibliche Erwerbsbiografien bis heute unterschiedlich. Zwar hat der gesellschaftliche Rollenwandel zu einer gestiegenen Bildung und Erwerbsbetei-

ligung von Frauen geführt, jedoch hat dies aufgrund der weiterhin dominierenden Verantwortlichkeit von Frauen für Haushalt und Familie (Mehrfachbelastung, multiple Rollen) zu erwerbsbiografischen Mustern geführt, die durch eine ausgeprägte Diskontinuität aufgrund von Kinderbetreuung und Pflege von Angehörigen, häufige Teilzeitbeschäftigung sowie einem Gender Pay Gap geprägt sind. Diese Faktoren bedingen eine deutliche ökonomische Benachteiligung von Frauen, die sich im Alter fortsetzt. So liegt die altersbereinigte Rentenlücke (Gender Pension Gap) zwischen Männern und Frauen bspw. für das Jahr 2012 in Deutschland bei 53 %, was bedeutet, dass 65–85-jährige Frauen im Vergleich zu Männern gleichen Alters weniger als die Hälfte der Rentenzahlungen erhalten [22], welche mehrheitlich unter der offiziellen Armutsgrenze liegen. Hier zeigt sich erneut der ›lange Arm der Erwerbsarbeit‹. Das damit verbundene Armutsrisiko für Frauen im Alter ist zudem assoziiert mit dem Risiko des Alleinlebens und der Multimorbidität. Trotzdem scheint der Übergang in den Ruhestand für Frauen ein weniger kritisches Lebensereignis zu sein als für Männer.

Im Hinblick auf typische Erwerbsbiografien von Männern hat die Globalisierung, der strukturelle Wandel der Arbeitswelt und die Verknappung von Arbeit u. a. zu einer Auflösung des Normalarbeitsverhältnisses geführt. Dennoch bleiben traditionelle gesellschaftliche Erwartungen an den Mann als Familien- oder Haupternährer relativ stabil. Dies trifft auch auf das männliche Selbstbild zu, das sich nach wie vor hauptsächlich durch Erwerbsarbeit definiert [23]. Aufgrund der insgesamt längeren und kontinuierlicheren Erwerbsbiografien und des durchschnittlich höheren Einkommens ist zwar die sozioökonomische Ausgangslage in den Ruhestand für Männer ungleich besser als für Frauen, dennoch kann die Berentung, wie oben ausgeführt, aufgrund des Verlustes einer zentralen sozialen Rolle für Männer ein gravierenderes Ereignis sein, das im Geschlechtervergleich mit größeren Anpassungsproblemen einhergeht. Eine Vielzahl arbeitsbezogener Faktoren in der Erwerbsphase und individueller Ressourcen, wie finanzieller Lage und Gesundheitszustand, Bildung, Partnerschaft, Einstellungen und Persönlichkeitsmerkmalen sowie regionalen und gesellschaftlichen Rahmenbedingungen, beeinflussen in komplexer Weise diesen Anpassungsprozess. Er ist unter geschlechtsspezifischen Aspekten jedoch noch wenig systematisch untersucht.

Deutliche geschlechtsspezifische Unterschiede in den Folgewirkungen der Berentung lassen sich hinsichtlich des Zeitpunktes und der Freiwilligkeit des Renteneintritts ausmachen. Eine Reihe empirischer Studien belegt, dass Männer hinsichtlich negativer Folgen für ihre körperliche und psychische Gesundheit von einer frühzeitigen oder unfreiwilligen Berentung (vor dem 60. Lebensjahr) stärker betroffen sind als Frauen. Im Unterschied zu altersentsprechenden Vergleichsgruppen, die weiterhin erwerbstätig waren, wiesen frühberentete Männer in Querschnittsstudien eine höhere Prävalenz von Depressionen und Angststörungen auf, die sich im weiteren Altersverlauf wieder zu reduzieren schienen [24, 25]. Dieser Zusammenhang zwischen Frühberentung und Verschlechterung der psychischen Gesundheit wurde bei Frauen nicht gefunden. Ein vorzeitiger Übergang in den Ruhestand (der überwiegend gesundheitlich bedingt ist und mit geringerer Qualifikation einhergeht) kann darüber hinaus zu einer Erhöhung des Mortalitätsrisikos führen, von dem Männer ebenfalls stärker betroffen sind als Frauen [15]. Dabei bezieht sich dieses Risiko nicht nur auf die ersten Jahre nach der Frühberentung, sondern bleibt auch im weiteren Altersverlauf bestehen. Ein grundsätzliches Problem bei der Interpretation des Zusammenhangs zwischen Berentung und Gesundheitsindikatoren wie Mortalität ist die Frage, ob es sich dabei nicht eher um eine selektive Mortalität handelt, die durch den vorgängigen Gesundheitszustand der Betroffenen verursacht worden ist, oder ob Mortalitätseffekte tatsächlich durch den Einfluss der Frühberentung erklärt werden können. Das heißt, dass der Gesundheitszustand zum Zeitpunkt der Berentung als Maßstab zugrunde gelegt werden muss, um klare Aussagen zur Kausalität machen zu können. Für die verbreitete Annahme, dass eine Frühberentung insbesondere für Arbeitnehmerinnen und Arbeitnehmer mit körperlich belasteten Tätigkeiten gesundheitsförderlich sei, ist die wissenschaftliche Evidenz fraglich. Die Daten eines österreichischen regionalen Vorruhestandsprogramms der Jahre 1988 bis 1993 für Industriearbeiterinnen und Industriearbeiter mit schwerer körperlicher Tätigkeit, das eine 3,5 Jahre frühere Berentung ohne große Einkommensverluste anbot, wurde mit entsprechenden Daten aus anderen Regionen verglichen, in denen dieses Angebot nicht bestand [26]. Durch den regionalen Vergleich konnte das Kausalitätsproblem beim Zusammenhang von Renteneintritt und Gesundheitseffekten weitgehend umgangen werden. Die Ergebnisse zeigen, dass sich für Männer mit jedem Jahr des vorzeitigen Renteneintritts die Wahrscheinlichkeit, vor dem 73. Lebensjahr an überwiegend kardiovaskulären Erkrankungen zu sterben, um

6,8 % erhöhte bzw. die Wahrscheinlichkeit, vor dem 67. Lebensjahr zu sterben, um 13 % anstieg. Das höhere Mortalitätsrisiko wird insbesondere auf ruhestandsbedingte Veränderungen des Lebensstils wie geringere Gesundheitsinvestitionen, weniger körperliche und geistige Aktivität sowie eine fehlende Tagesstruktur zurückgeführt.

Bei den Frauen, die sich für die Frühberentung entschieden hatten, zeigte sich keine Erhöhung der Mortalität. Mögliche Gründe sind der vergleichsweise geringere subjektive Stellenwert der Erwerbsarbeit für Frauen, sodass die Berentung nicht als Statusverlust erlebt wird, der generell gesündere Lebensstil von Frauen auch im Ruhestand und flexiblere Bewältigungsstrategien. Bei Männern ist die Befundlage komplex. Es liegen empirische Hinweise auf eine Reduktion des Mortalitätsrisikos vor, von denen insbesondere gering qualifizierte Männer profitieren. Aktuelle Analysen deutscher Rentenversicherungsdaten bestätigen sozial ungleiche Berentungseffekte auf die Mortalität: Männer, die mit 63 Jahren in Rente gingen, überwiegend körperlich anstrengende Berufe mit manuellen Routinetätigkeiten und geringem Verdienst innehatten, wiesen eine um 1 % verringerte Sterblichkeit auf [27], die mit Entlastungseffekten erklärt werden kann. Dagegen ließ sich bei Männern (und Frauen) aus der oberen Hälfte der Einkommensverteilung, die mit 65 Jahren in Rente gingen, eine um 2 bis 3 % höhere Sterblichkeit beobachten, die auf Statusverlust, negative Veränderungen des Lebensstils und soziale Isolation im Ruhestand zurückgeführt wird.

Negative Stereotype wie das des ›Rentnertods‹ sind heute wissenschaftlich zwar nicht mehr haltbar, jedoch sind die Studienergebnisse für spezifische Subgruppen durchaus heterogen, sodass man eher von einem »retirement mortality puzzle« [27] sprechen sollte.

Jenseits von Berentungseffekten auf die Mortalität, die ja einen extremen Gesundheitsindikator darstellt, wird die (altersbezogene) Berentung gegenwärtig überwiegend als ein positives Ereignis wahrgenommen, das meist bei guter Gesundheit erlebt wird und bei dem die immateriellen Gewinne in den Vordergrund gestellt werden [28]. Darüber hinaus ist seit Jahren ein massiver Rückgang der Frühberentungen zu verzeichnen, wobei Frauen im Durchschnitt häufiger als Männer frühzeitig in den Ruhestand gehen (insbesondere bei geringerer Bildung, aber auch aus partnerschaftlichen und familiären Gründen). Insgesamt sind Frauen nicht nur hinsichtlich ihrer Erwerbsbeteiligung, sondern auch hinsichtlich der Wahrscheinlichkeit einer Frühberentung stärker von der (Gesundheits-)Situation ihres Partners abhängig als umgekehrt. Möglicherweise leiden Frauen sogar mehr unter den Folgen der Berentung ihres Ehemannes als unter ihrer eigenen Berentung. Das sogenannte »Retired Husband Syndrome«, aus Anekdoten bekannt, wurde erstmals im Rahmen einer Längsschnittstudie an der Universität Osaka empirisch belegt [29]. Ein Jahr nach der Berentung ihres Ehemannes litten nicht nur die neuen Rentner, sondern auch deren befragte Ehefrauen signifikant häufiger an einem erhöhten subjektiven Stressniveau, an Schlafstörungen und depressiven Störungen, die mit der Ruhestandsdauer korrelierten. Diese Symptomatik war unabhängig von der Berufstätigkeit der Frauen.

Welche geschlechtsspezifischen Gesundheitseffekte hat der reguläre Übergang in den Ruhestand für die Betroffenen? Die Ergebnisse sind insgesamt inkonsistent, doch die Mehrzahl der Befunde spricht dafür, dass die Berentung ein kritisches Lebensereignis eher für Männer als für Frauen darstellt und sich auf die Gesundheit der Männer negativer auswirkt. So weist eine Längsschnittstudie auf eine erhebliche Verschlechterung psychischer und physischer Gesundheit infolge zunehmender sozialer Isolation und körperlicher Inaktivität hin [30], und Männer mit vorbestehenden körperlichen Erkrankungen sind besonders häufig von erhöhten Depressivitätswerten betroffen [31, 32]. Arbeitslosigkeit, bei Männern generell mit einem höheren Morbiditäts- und Mortalitätsrisiko assoziiert, kann in unmittelbarer Nähe zum Renteneintritt sogar deren negative Folgewirkungen noch massiv verstärken [33]. Dass der Übergang in den Ruhestand in vielen Studien keinen Einfluss auf die psychische Gesundheit von Frauen hat, lässt sich für die untersuchten Alterskohorten nicht nur mit der spezifisch weiblichen Erwerbsbiografie erklären, sondern auch mit dem geübten Umgang mit multiplen Rollenanforderungen und Veränderungen der Familiensituation, mit größeren sozialen Netzwerken und typisch weiblichen prosozialen Stressverarbeitungsstrategien [»tend and befriend«, 34]. Umgekehrt kann die Priorität der Erwerbstätigkeit bei Männern dazu führen, dass berufsunabhängige tragfähige Interessen- und Sinnstrukturen im mittleren Alter nicht entwickelt wurden/werden konnten, an die im Ruhestand angeknüpft werden kann. Es ist allerdings zu erwarten, dass jüngere Generationen von Frauen, die kontinuierliche Berufskarrieren verfolgen, nach ihrer zukünftigen Berentung in ähnlicher Weise wie Männer ein höheres Depressionsrisiko entwickeln könnten.

Fazit für die Praxis

Während die meist unfreiwillig erfolgende Frühberentung ein kritisches Lebensereignis mit negativen Folgen darstellt, gehen von der regulären Berentung, zumindest kurzfristig, überwiegend positive Wirkungen auf die Betroffenen aus. Dies gilt für Männer in geringerem Maß als für Frauen, speziell dann, wenn eine starke Identifizierung mit der Berufsrolle vorliegt. Anders sehen die Ergebnisse aus, wenn längerfristige Folgen des Erwerbsaustritts betrachtet werden. Dabei zeigt sich ein deutliches soziales Gefälle: Beschäftigte in niedrigen Berufspositionen bzw. mit prekären oder kurzen Erwerbsverläufen sind im späteren Leben vermehrt von schlechter Gesundheit sowie von sozialen und ökonomischen Einschränkungen betroffen. Letzteres gilt insbesondere für Frauen. Daher sind zum einen rentenpolitische Regelungen angezeigt, welche den erwähnten Risikobedingungen Rechnung tragen. Zum andern ist ein verstärkter Einsatz primärpräventiver Programme zu fordern, mit dem Ziel, bei hoch belasteten und prekär beschäftigten Kollektiven bereits im mittleren Erwachsenenalter die Arbeitsqualität durch strukturelle Maßnahmen zu verbessern, um auf diese Weise Frühberentungsrisiken ebenso wie ungünstige Langzeitfolgen nach regulärer Berentung zu vermindern.

Literatur

1   Laslett P. A fresh map of life. London: Macmillan; 1996.
2   Klages H, Kmieciak P. Werteorientierungen im Wandel. Frankfurt, New York: P. Lang; 1984.
3   Danese A, McEwen BS. Adverse childhood experiences, allostasis, allostatic load, and age-related disease. Physiol Behav. 2012;106(1):29–39.

4   Dohrenwend BP, Dohrenwend BS (Hrsg.). Stressful life events: Their nature and effects. New York: Wiley; 1974.

5   Weiner H. Perturbing the organism: The biology of stressful experience. Chicago: Chicago University Press; 1992.

6   Berkman LF, Glass T. Social integration, social networks, social support, and health. In: Berkman LF, Kawachi I (Hrsg.), Social epidemiology. Oxford: Oxford University Press; 2000:137–73.

7   Holt-Lunstad J, Smith TB, Layton JB. Social relationships and mortality risk: a meta-analytic review. PLoS Med. 2010;7(7):e1000316.

8   Kasl SV, Cobb S. The experience of losing a job: some effects on cardiovascular functioning. Psychother Psychosom. 1980;34(2–3):88–109.

9   Morris JK, Cook DG, Shaper AG. Loss of employment and mortality. BMJ 1994;308(6937):1135–9.

10 Parkes CM. Bereavement. Studies of grief in adult life. Harmondsworth: Penguin; 1991.

11 Stroebe W, Stroebe MS. Bereavement and health. Cambridge: Cambridge University Press; 1987.

12 Brown GW, Harris T. Social origins of depression. London: Tavistock; 1978.

13 Siegrist J, Dittmann K, Rittner K, Weber I. Soziale Belastungen und Herzinfarkt. Stuttgart: Enke; 1980.

14 Geyer S. Macht Unglück krank? Lebenskrisen und die Entwicklung von Krankheiten. Weinheim: Juventa; 1999.

15 Fitzpatrick MD, Moore TJ. The mortality effects of retirement: Evidence from Social Security eligibility at age 62. J Public Econ. 2018;157:121–37.

16 Backes GM, Hötge J. Überlegungen zur Bedeutung ehrenamtlichen Engagements im Alter. In: Erlinghagen M, Hank K (Hrsg.), Produktives Altern und informelle Arbeit in modernen Gesellschaften. Wiesbaden: Springer VS; 2008:277–99.

17 Erlinghagen M. Ehrenamtliche Arbeit und informelle Hilfe nach dem Renteneintritt. In: Erlinghagen M, Hank K (Hrsg.), Produktives Altern und informelle Arbeit in modernen Gesellschaften. Wiesbaden: Springer VS; 2008:93–117.

18 Kruse A, Schmitt E. Soziale Ungleichheit, Gesundheit und Pflege im höheren Lebensalter. Bundesgesundheitsblatt. 2016;59(2):252–8.

19 Lampert T, Hoebel J, Kroll LE. Soziale Unterschiede in der Mortalität und Lebenserwartung in Deutschland – Aktuelle Situation und Trends. Journal of Health Monitoring. 2019;4(1):3–15.

20 Westerlund H, Kivimaki M, Singh-Manoux A, Melchior M, Ferrie JE, Pentti J et al. Self-rated health before and after retirement in France (GAZEL): a cohort study. Lancet. 2009;374(9705):1889–96.

21 Wahrendorf M, Blane D, Bartley M, Dragano N, Siegrist J. Working conditions in mid-life and mental health in older ages. Adv Life Course Res. 2013;18(1):16–25.

22 Haan P, Hammerschmid A, Rowold C. Geschlechtsspezifische Renten- und Gesundheitsunterschiede in Deutschland, Frankreich und Dänemark. DIW Wochenbericht. 2017;43:971–84.

23 Bundesministerium für Familie, Senioren, Frauen und Jugend (Hrsg.). Männer-Perspektiven. Auf dem Weg zur mehr Gleichstellung? Sozialwissenschaftliche Repräsentativbefragung der Bevölkerung. Penzberg; 2016.

24 Melzer D, Buxton J, Villamil E. Decline in Common Mental Disorder prevalence in men during the sixth decade of life. Evidence from the National Psychiatric Morbidity Survey. Soc Psychiatry Psychiatr Epidemiol. 2004;39(1):33–8.

25 Butterworth P, Gill SC, Rodgers B, Anstey KJ, Villamil E, Melzer D. Retirement and mental health: analysis of the Australian national survey of mental health and well-being. Soc Sci Med. 2006;62(5):1179–91.

26 Kuhn A, Staubli S, Wuellrich J-P, Zweimüller J. Fatal attraction? Extended unemployment benefits, labor force exits, and mortality. J Public Econ. 2019:104087.

27 Giesecke M. The retirement mortality puzzle: Evidence from a regression discontinuity design. Ruhr Economic Papers; 2019. Report No.: 3867889287.

28 Bundesinstitut für Bevölkerungsforschung (Hrsg.). (Un-)Ruhestände in Deutschland. Übergänge, Potenziale und Lebenspläne älterer Menschen im Wandel. Wiesbaden; 2017.

29 Bertoni M, Brunello G. Pappa Ante Portas: The effect of the husband's retirement on the wife's mental health in Japan. Soc Sci Med. 2017;175:135–42.

30 Heller-Sahlgren G. Retirement blues. J Health Econ. 2017;54:66–78.

31 Noh JW, Kwon YD, Lee LJ, Oh IH, Kim J. Gender differences in the impact of retirement on depressive symptoms among

middle-aged and older adults: A propensity score matching approach. Plos One. 2019;14(3).

32 Byles JE, Vo K, Forder PM, Thomas L, Banks E, Rodgers B et al. Gender, mental health, physical health and retirement: A prospective study of 21,608 Australians aged 55–69 years. Maturitas. 2016;87:40–8.

33 Gallo WT, Bradley EH, Dubin JA, Jones RN, Falba TA, Teng HM et al. The persistence of depressive symptoms in older workers who experience involuntary job loss: results from the health and retirement survey. J Gerontol B Psychol Sci Soc Sci. 2006;61(4):221–8.

34 Taylor SE, Klein LC, Lewis BP, Gruenewald TL, Gurung RA, Updegraff JA. Biobehavioral responses to stress in females: tend-and-befriend, not fight-or-flight. Psychol Rev. 2000;107(3):411–29.

Prof. Dr. Johannes Siegrist
Ausgeübte Tätigkeit: Emeritus, Seniorprofessur »Psychosoziale Arbeitsbelastungsforschung«
Arbeits- und Forschungsschwerpunkte: Medizinsoziologische Forschung zu Arbeit, Altern und Gesundheit
Adresse: Heinrich-Heine-Universität Düsseldorf, Institut für Medizinische Soziologie, Universitätsklinikum – Centre for Health and Society (CHS), Moorenstr. 5, 40225 Düsseldorf
E-Mail: siegrist@uni-duesseldorf.de

Prof. Dr. rer. soc. Anne-Maria Möller-Leimkühler
Ausgeübte Tätigkeit: APL Professorin
Arbeits- und Forschungsschwerpunkte: Soziologische Forschung der Psychiatrie, Gender Forschung
Adresse: Klinikum der Universität München, Klinik für Psychiatrie und Psychotherapie, Nußbaumstr. 7, 80336 München
E-Mail: Anne-Maria.Moeller-Leimkuehler@med.uni-muenchen.de

3.3 Was kommt nach der Arbeit?

Erwerbstätigkeit im Ruhestand

Felizia Hanemann

Zusammenfassung

Die Zahl der Menschen, die auch nach Eintritt in den Ruhestand noch erwerbstätig sind, hat sich in Deutschland innerhalb der letzten zehn Jahre mehr als verdoppelt. Mit Fokus auf die männliche Bevölkerung vergleicht dieses Kapitel die finanzielle, soziale und gesundheitliche Situation von erwerbstätigen und nicht-erwerbstätigen Rentnern. Datengrundlage für die Analysen bildet die deutsche Teilstichprobe der SHARE-Studie (Survey of Health, Ageing and Retirement in Europe). Deskriptive Ergebnisse und die marginalen Effekte einer multinomialen Regression weisen darauf hin, dass vor allem das Alter, die Erwerbstätigkeit des Partners und der Gesundheitsstatus einen Einfluss auf die Wahrscheinlichkeit einer Erwerbstätigkeit im Ruhestand haben. Der finanzielle Hintergrund scheint nicht entscheidend zu sein für das Fortführen der Erwerbstätigkeit. Insgesamt deuten die Ergebnisse darauf hin, dass Männer je nach Gesundheitszustand vor allem aus Gründen der Selbstverwirklichung weiterhin eine Beschäftigung ausüben.

What Comes after Work?
Employment during Retirement

The number of people who continue working after retirement has more than doubled in Germany within the last ten years. This chapter compares the health, social and economic situation of working and non-working pensioners with a focus on the male population in Germany. The analyses are based on the German subsample of the Survey of Health, Ageing and Retirement in Europe (SHARE). Descriptive results and marginal effects of a multinomial regression indicate that the age of the respondent, the employment of the partner and the health status influence the probability of working past the retirement age. The financial background seems to play a minor role in the decision of continuing work. Overall, the results suggest that, if health allows it, men continue working after retirement mostly for reasons of self-realization.

Einleitung

Nach der Arbeit kommt: die Arbeit. Zumindest für rund 1,6 Millionen Menschen in Deutschland, die auch nach Eintritt in den Ruhestand noch erwerbstätig sind. Laut Bundesagentur für Arbeit haben im Jahr 2017 erstmals mehr als 240.000 Rentner sozialversicherungspflichtig gearbeitet, rund 980.000 Menschen im Rentenalter gingen einem Minijob nach und 411.000 über 65 Jahre waren selbstständig. Nach Angaben des Statistischen Bundesamtes hat sich die Erwerbstätigenquote der 65- bis 69-Jährigen innerhalb von zehn Jahren auf 17 % im Jahr 2018 mehr als verdoppelt. Dabei sind nach Erreichen der Regelaltersgrenze vor allem Männer beschäftigt [1].

Mit Fokus auf die männliche Bevölkerung in Deutschland vergleicht dieses Kapitel die finanzielle, soziale und gesundheitliche Situation von erwerbstätigen und nichterwerbstätigen Rentnern, um folgende Fragen zu untersuchen: Aus welchen Gründen arbeiten viele Männer im Ruhestand weiter? Wieviel arbeiten sie noch? Wie ist die finanzielle Situation verglichen mit Rentnern, die nicht arbeiten? Gibt es Unterschiede in den Bereichen Gesundheit und Lebenszufriedenheit zwischen erwerbstätigen und nichterwerbstätigen Rentnern?

Die institutionellen Rahmenbedingungen für das Fortführen einer Erwerbstätigkeit nach dem Rentenalter gestalten sich in Deutschland seit dem 1. Januar 2017 wie folgt: Wer eine Regelaltersrente bezieht und trotzdem weiterarbeitet, erhöht seinen Rentenanspruch, wenn er weiter den Rentenbeitrag zahlt. So kann man seine Rente um bis zu 9 % jährlich steigern. Außerdem gibt es nach Erreichen des gesetzlichen Renteneintrittsalters keine Hinzuverdienstgrenzen, das heißt der zusätzliche Verdienst wirkt sich nicht negativ auf den Rentenbetrag aus.

Allgemein spielen institutionelle Rahmenbedingungen eine bedeutsame Rolle in der Entscheidung um das Fortführen der Erwerbstätigkeit. Dies zeigt beispielsweise die empirische Arbeit von Dingemans et al. [2], die untersuchen, welche individuellen und sozialen Kriterien für die Arbeit im Rentenalter entscheidend sind. Anhand der SHARE-Daten von 16 europäischen Ländern finden die Autoren, dass die Gesamtausgaben für Rentenzahlungen in Prozent des Bruttoinlandsprodukts eines Landes negativ mit der Erwerbsneigung korreliert. Das heißt, je höher der Ausgabenanteil für staatliche Ren-

tenzahlungen, desto weniger Rentner arbeiten nach Eintritt in den Ruhestand. Auf individueller Ebene erhöhen eine lange Schulbildung, ein guter Gesundheitszustand und eine Trennung vom Partner die Wahrscheinlichkeit, nach dem Renteneintritt zu arbeiten. Dingemans und Möhring [3] zeigen anhand der SHARE-Daten, dass zudem die vorangegangene Berufslaufbahn Einfluss darauf hat, ob jemand während des Rentenbezugs arbeitet oder nicht. Je größer der Anteil an Teilzeitarbeit oder Selbstständigkeit, desto höher die Wahrscheinlichkeit einer Erwerbstätigkeit im Rentenalter. Außerdem arbeiten vor allem diejenigen, die eine hohe Stellung im Beruf hatten oder eine sehr flexible Berufslaufbahn aufweisen, während der Rente weiter. Dingemans und Henkens [4] untersuchen die Lebenszufriedenheit von erwerbstätigen Rentnern im Vergleich zu nichterwerbstätigen Rentnern. Mithilfe der SHARE-Daten finden sie einen positiven Zusammenhang zwischen Arbeiten und Lebenszufriedenheit für Rentner mit geringem Renteneinkommen und ohne Partner.

Empirische Evidenz zu erwerbstätigen Rentnern in Deutschland liefern Hochfellner und Burkert [5]. Die Analysen beruhen auf dem Datensatz des Projekts BASiD (Biografiedaten ausgewählter Sozialversicherungsträger in Deutschland). Die Autoren kommen zu dem Ergebnis, dass rund 20 % der 60- bis 67-Jährigen, die im Jahr 2007 eine Altersrente erhielten, zeitgleich beschäftigt waren. Unter den erwerbstätigen Rentnern sind vor allem diejenigen, die während ihres Erwerbslebens lediglich eine geringe Anzahl an Entgeltpunkten ansammeln konnten. Sie verfügen durchschnittlich über ein geringeres Qualifikationsniveau und weisen im Mittel längere Arbeitslosigkeitszeiten auf. Die Autoren bestätigen durch die Schätzergebnisse ihre Hypothese, dass eine Beschäftigung bei gleichzeitigem Rentenbezug dazu dient, sich finanziell abzusichern. In einer weiteren Studie auf Grundlage der BASiD Daten finden Burkert und Hochfellner [6], dass rund die Hälfte der erwerbstätigen Rentner im gleichen Beruf und im gleichen Betrieb wie vor dem Renteneintritt arbeitet. Innerhalb dieser Gruppe setzen ca. 60 % ihre berufliche Beschäftigung unmittelbar nach Renteneintritt fort. Ein Großteil der arbeitenden Rentenbezieher knüpft somit nahtlos an die frühere Erwerbstätigkeit an. Die Autoren schließen auf eine starke Identifikation mit dem bisherigen Arbeitgeber und der dort ausgeübten Tätigkeit. 30 % der erwerbstätigen Rentner richten sich dagegen anderweitig aus und wechseln sowohl den Betrieb als auch den vormals ausgeübten Beruf. Allerdings dauert es bei dieser Gruppe länger, nach Renteneintritt wieder in Beschäftigung zu kommen.

Börsch-Supan et al. [7] untersuchen die gesetzliche Ausgestaltung und die Umsetzung flexibler Übergänge in den Ruhestand in Deutschland. Unter anderem wird empirisch mit SHARE-Daten dargelegt, in welchem Ausmaß Rente und Arbeitseinkommen kombiniert werden, welche Personengruppen von solchen Kombinationen Gebrauch machen und welche Erwartungen bezüglich Renteneintritt und einer möglichen (partiellen) Weiterbeschäftigung bestehen. Basierend auf Börsch-Supan et al. [7] erweitert dieser Artikel die empirische Evidenz um eine deutsche Länderstudie mit Schwerpunkt auf die männliche Bevölkerung. Zunächst werden in Kapitel 2 die verwendeten Daten und Variablen näher beschrieben. Kapitel 3

liefert deskriptive und analytische Ergebnisse für den Vergleich von erwerbstätigen und nichterwerbstätigen Rentnern und Kapitel 4 beinhaltet die Schlussfolgerungen.

Daten

Grundlage bildet der internationale Datensatz SHARE (Survey of Health, Ageing and Retirement in Europe) [8]. SHARE wurde erstmals 2004 als repräsentative Befragung der Bevölkerung im Alter 50+ in elf europäischen Ländern erhoben. Die Befragung wurde seitdem auf zusätzliche Länder ausgeweitet; mit der letzten, siebten Befragungswelle (2017) wurden insgesamt 140.000 Menschen in 28 Ländern interviewt. Ziel der Studie ist es, Veränderungen der wirtschaftlichen, gesundheitlichen und sozialen Lage älterer Menschen in Europa zu beobachten. Für die hier präsentierte Analyse beschränken wir uns auf das deutsche Subsample der Befragung in Welle 6 [9]. Unsere Analysen basieren auf der Gruppe der männlichen Teilnehmer zwischen 55 und 74 Jahren, im Folgenden auch nur Teilnehmer oder Personen genannt. Mithilfe der SHARE-Daten können diejenigen Personen in Deutschland identifiziert werden, die neben dem Rentenbezug noch einer Beschäftigung nachgehen. Grundsätzlich können die Teilnehmer je nach Erwerbsstatus in eine der folgenden vier Gruppen eingeteilt werden:

➤ *Erwerbstätige:* Umfasst alle Personen, die angeben, dass sie im vorangehenden Jahr Einkommen aus abhängiger oder selbstständiger Beschäftigung hatten, ohne gleichzeitig Renteneinkommen zu beziehen.

➤ *Rentner:* Umfasst alle Personen, die angeben, dass sie im vorangehenden

Jahr kein Einkommen aus einer Beschäftigung hatten, jedoch Einkommen aus einer betrieblichen oder gesetzlichen Altersrente oder Beamtenpension bezogen haben. Erwerbsminderungsrenten sind hierbei nicht berücksichtigt.

➤ *Erwerbstätige Rentner:* Umfasst alle Personen, die nach den oben genannten Definitionen im vorangehenden Jahr zeitgleich sowohl Erwerbseinkommen als auch Renteneinkommen bezogen haben. Personen, die aufgrund einer Neuverrentung im vorangehenden Jahr sowohl Erwerbseinkommen als auch Renteneinkommen bezogen haben, sind ausgeschlossen.

➤ *Andere:* Umfasst alle Personen, die nicht in eine der oben genannten Gruppen eingeordnet werden können. Dazu gehören beispielsweise Hausmänner oder Arbeitslose/Arbeitssuchende, die kein Erwerbs-/Renteneinkommen beziehen. Auch Personen mit einer Erwerbsminderungsrente können dieser Gruppe angehören.

Tabelle 1 bildet die Anteile der einzelnen Gruppen ab. Der Datensatz umfasst insgesamt 1.290 Personen im Alter zwischen 55 und 74 Jahren. Die Gruppe der Rentner ist anteilsmäßig mit 620 Personen am größten. 459 Personen gehen noch regulär einer Erwerbstätigkeit nach, ohne dabei Renteneinkommen in Anspruch zu nehmen. 82 Personen umfasst die Gruppe derjenigen, die weder Arbeitseinkommen noch Renteneinkommen beziehen. Die für die Analyse interessanteste Gruppe der erwerbstätigen Rentner beinhaltet 129 Personen. Als Zusatzprüfung für die Datenqualität beschränken wir das Alter auf 65- bis 69-Jährige. In dieser Gruppe stellen die erwerbstätigen Rentner einen Anteil von 17 %. Dieser Anteil entspricht der Erwerbstätigenquote des Statistischen Bundesamtes in dieser Altersgruppe von ebenfalls 17 %.

Analysen

Im folgenden Abschnitt werden die Gruppen Erwerbstätige, Rentner und erwerbstätige Rentner hinsichtlich ihrer sozioökonomischen Merkmale beschrieben und miteinander verglichen. Die Gruppe »Andere« ist sehr heterogen und als Vergleichsgruppe nur eingeschränkt hilfreich, daher wird in den nachfolgenden Analysen nicht näher auf diese Gruppe eingegangen.

Demografische Merkmale

Zunächst wird das *Durchschnittsalter* betrachtet, das sich zwischen den Gruppen sehr stark unterscheidet. Wie zu erwarten sind die Erwerbstätigen die jüngste Vergleichsgruppe mit einem Durchschnittsalter von knapp 59 Jahren. Erwerbstätige Rentner sind im

Tabelle 1: Einteilung der Gruppen. Quelle: Eigene Darstellung auf Basis von SHARE-Daten

	Kein Erwerbseinkommen	Erwerbseinkommen	Gesamt
Kein Renteneinkommen	82 (»Andere«)	459 (»Erwerbstätige«)	541
Renteneinkommen	620 (»Rentner«)	129 (»Erwerbstätige Rentner«)	749
Gesamt	702	588	1.290

Durchschnitt 67 Jahre alt, während nichterwerbstätige Rentner mit einem Mittelwert von 68 Jahren die älteste Vergleichsgruppe bilden.

Der *Bildungsstand* der Gruppen kann mithilfe der folgenden SHARE-Frage untersucht werden: »Wie viele Jahre haben Sie sich Vollzeit in schulischer und beruflicher Ausbildung befunden?« Die Anzahl der Bildungsjahre variiert im Mittelwert zwischen 13,2 Jahren für erwerbstätige Rentner, 13,3 Jahren für Rentner und 14,0 Jahren für Erwerbstätige. Eine mögliche Erklärung für die höhere Anzahl der Bildungsjahre für die Erwerbstätigen ist der Kohorteneffekt. Während Rentner und erwerbstätige Rentner im Mittelwert im Jahr 1947 geboren sind und somit in der Nachkriegszeit die Schule begonnen haben, wurden die Erwerbstätigen im Mittelwert im Jahr 1955 geboren und hatten aufgrund von Änderungen im Schulsystem andere Voraussetzungen für ihre (längere) Ausbildung.

Als Nächstes wird untersucht, welchen Zusammenhang es zwischen der Erwerbstätigkeit der *Partnerin* und der Erwerbsneigung im Alter gibt. Insgesamt leben rund 72 % der Befragten mit einer Partnerin zusammen in einem Haushalt. Für die Männer, die mit einer Partnerin zusammenleben, stellt Tabelle 2 dar, ob die jeweilige Partnerin noch erwerbstätig ist. Für die Gruppe der Erwerbstätigen zeigt sich beispielsweise, dass rund 48 % eine Partnerin haben, die auch erwerbstätig ist. Dies ist mit Abstand die Gruppe mit dem höchsten Anteil an erwerbstätigen Partnerinnen. Viele Paare wollen gemeinsam zum gleichen Zeitpunkt in den Ruhestand gehen [10], daher kann die Erwerbstätigkeit der Partnerin ein Anreiz sein, selbst weiter eine Beschäftigung auszuführen. Bei den erwerbstätigen und

nichterwerbstätigen Rentnern haben jeweils rund 19 % eine Partnerin, die noch erwerbstätig ist.

Tabelle 2: Anteile erwerbstätiger vs. nichterwerbstätiger Partnerinnen. Quelle: Eigene Darstellung auf Basis von SHARE-Daten.

	Partnerin nicht-erwerbstätig	Partnerin erwerbstätig
Erwerbstätige	51,9 %	48,1 %
Erwerbstätige Rentner	80,2 %	19,8 %
Rentner	81,1 %	18,9 %

Gesundheit und Lebensqualität

Im Folgenden wird betrachtet, wie sich die Gruppen im Hinblick auf verschiedene *Gesundheitsmerkmale* unterscheiden. Abbildung 1 veranschaulicht die Antworten auf die Frage »Würden Sie sagen, Ihr Gesundheitszustand ist ausgezeichnet, sehr gut, gut, mittelmäßig oder schlecht?« Es handelt sich also um eine Selbsteinschätzung der Gesundheit durch die Befragten. Die meisten Personen in allen Gruppen haben sich in die Kategorien »gut« oder »mittelmäßig« eingeordnet. Auffallend ist, dass der Anteil der Personen, die ihre Gesundheit als »ausgezeichnet« einschätzen, in der Gruppe der erwerbstätigen Rentner am höchsten ist. Auch in der Kategorie »sehr gut« sind die erwerbstätigen Rentner anteilsmäßig stark vertreten und in der Kategorie mit dem schlechtesten Gesundheitszustand ist der Anteil ähnlich gering wie in der Gruppe der Erwerbstätigen. Eine naheliegende Erklärung für diesen Befund ist, dass nur diejenigen mit einem guten Gesundheitszustand auch nach dem Renteneintritt weiterarbeiten. Grundsätzlich ist umgekehrt auch denkbar, dass die Erwerbstätigkeit einen positiven Einfluss auf die Gesundheit hat, denn die täglichen Herausforderungen in der Arbeit helfen, körperlich aktiv und kognitiv gefordert zu bleiben [11, 12, 13].

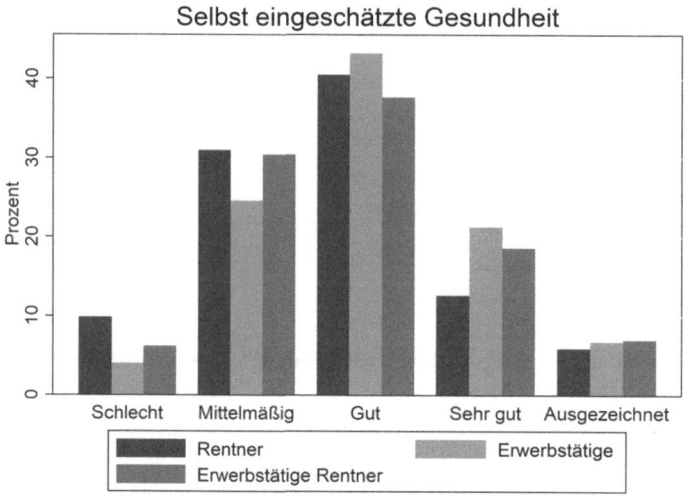

Selbst eingeschätzte Gesundheit

Abbildung 1: Erwerbstätige Rentner schätzen ihre Gesundheit besser ein als nichterwerbstätige Rentner. Quelle: Eigene Darstellung auf Basis von SHARE-Daten

Neben dem allgemeinen Gesundheitszustand sind auch die seelische Gesundheit und das Wohlbefinden interessante Aspekte im Rahmen der Untersuchung von erwerbstätigen Rentnern. SHARE verwendet die sogenannte CASP-12-Skala, um die *Lebensqualität* der Teilnehmer zu ermitteln. Dabei werden Fragen in den folgenden vier Dimensionen gestellt: Kontrolle (z.B. Wie oft haben Sie das Gefühl, am Rande zu stehen?), Autonomie (z.B. Wie oft denken Sie, dass Sie die Dinge tun können, die Sie tun möchten?), Selbstverwirklichung (z.B. Wie oft haben Sie das Gefühl, dass das Leben viele Chancen bietet?) und Wohlbefinden (z.B. Wie oft freuen Sie sich auf jeden neuen Tag?). Die Fragen werden auf einer 4-Punkte-Likert-Skala beantwortet und zu einem Index zusammengefasst, welcher Werte

zwischen 12 und 48 annehmen kann. Der Index kann folgendermaßen interpretiert werden: je höher der Wert, desto höher die Lebensqualität. Die erwerbstätigen Rentner haben mit 39,9 Punkten im Durchschnitt die höchste Lebensqualität, der Unterschied zu den Rentnern (39,6) und den Erwerbstätigen (39,8) ist jedoch nicht signifikant. Die Gruppen liegen also sehr nah beieinander und fallen im europäischen Vergleich durch eine sehr hohe Lebensqualität auf. Ebenfalls einen Wert von 39 oder höher haben Österreich, Schweden, Dänemark, Schweiz, Luxemburg. Im mittleren Bereich zwischen 36 und 38 liegen Polen, Kroatien, Spanien, Frankreich, Belgien und Slowenien. Werte von 35 oder weniger sind in den Ländern Tschechien, Estland, Italien, Israel, Portugal und Griechenland zu finden.

Um die *seelische Gesundheit* der Befragten zu messen, werden in SHARE die Anzahl depressiver Symptome abgefragt und anschließend in der sogenannten EURO-D-Depressionsskala zusammengefasst. Insgesamt werden folgende zwölf Symptome in Bezug auf den Vormonat abgefragt: Depression, Pessimismus, Suizidalität, Schuldgefühle, Schlafstörungen, Interesse am Umfeld, Reizbarkeit, Appetit, Energie, Konzentration, Freude, Traurigkeit. Der daraus abgeleitete Index umfasst Werte von null bis zwölf, wobei eine höhere Punktzahl einem höheren

Grad an Depression entspricht. Erwerbstätige haben einen durchschnittlichen Index von 1,7 und Rentner von 1,8. Im Gegensatz zu der hohen Lebensqualität schneidet die Gruppe der erwerbstätigen Rentner im Hinblick auf depressive Symptome mit einem Mittelwert von 2,0 schlechter ab, wobei auch hier die Unterschiede nicht signifikant sind.

Finanzielle Lage

Bei der Frage, warum manche Männer während der Rente weiterarbeiten, ist der *finanzielle Hintergrund* ein beachtenswerter Faktor. Es stellt sich die Frage, ob diese Männer weiterarbeiten, weil sie das zusätzliche Einkommen benötigen oder andere Gründe den Ausschlag geben (Selbstverwirklichung, soziale Kontakte etc.). Einen ersten Einblick in diesen Zusammenhang gibt Abbildung 2 mit den Antworten auf die Frage: »Wie kommt Ihr Haushalt finanziell über die Runden?«

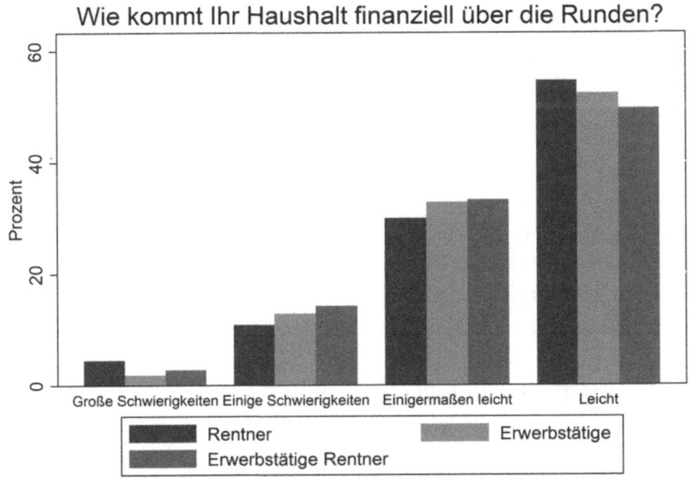

In allen drei Gruppen berichten nur wenige Personen von großen Schwierigkeiten in Bezug auf die zur Verfügung stehenden finanziellen Mittel. Der Anteil derjenigen, die mit »einigen Schwierigkeiten« oder »einigermaßen leicht« über die Runden kommen, steigt für alle Gruppen beträchtlich an. In allen Gruppen berichten die meisten Personen, dass sie finanziell leicht über die Runden kommen. Es gibt dementsprechend keine Hinweise darauf, dass Rentner aufgrund der finanziellen Lage weiterarbeiten müssen. Genauere Zahlen ergeben sich bei der Berechnung des Haushaltsnettoeinkommens. Wir bereinigen dabei das Haushaltsnettoeinkommen der erwerbstätigen Rentner um das Einkommen aus der Erwerbstätigkeit. Dadurch wird ein direkter Vergleich des Haushaltseinkommens mit der Gruppe der Rentner möglich und es kann festgestellt werden, ob eine finanzielle Bedürftigkeit die Erwerbstätigkeit bedingt. Das durchschnittliche Haushaltsnettoeinkommen in der Gruppe der Rentner beläuft sich auf jährlich 29.726 €. Das bereinigte Haushaltsnettoeinkommen der erwerbstätigen Rentner liegt durchschnittlich bei 31.894 €. Somit haben die erwerbstätigen Rentner im Durchschnitt auch *ohne* ihr Erwerbseinkommen ein höheres durchschnittliches Haushaltseinkommen. Finanzielle Notlagen scheinen daher kein Grund für eine Erwerbstätigkeit im Renten-

Abbildung 2: Erwerbstätige Rentner kommen finanziell gut über die Runden. Auch der Großteil der Erwerbstätigen und der Rentner haben keine großen finanziellen Schwierigkeiten. Quelle: Eigene Darstellung auf Basis von SHARE-Daten

183

alter zu sein. Es könnte jedoch sein, dass das Streben nach einem hohen Lebensstandard Motivation für die Fortführung der Erwerbstätigkeit ist. Rechnet man das Einkommen aus der Erwerbstätigkeit im Rentenalter hinzu, beläuft sich das Haushaltsnettoeinkommen bei erwerbstätigen Rentnern auf 42.267 €, was deutlich höher ist als das der Rentner.

Freizeitaktivitäten und Umfang der Erwerbstätigkeit

In Tabelle 3 werden die *Aktivitäten* untersucht, die in den zwölf Monaten vor der Befragung ausgeübt wurden. Dafür werden, getrennt nach Gruppen, die Anteile der Befragten dargestellt, die sich in den letzten zwölf Monaten engagiert haben (ehrenamtliche Tätigkeit, Aktivitäten in Vereinen, Aktivitäten in religiösen oder politischen Organisationen), die an einem Fort- oder Weiterbildungskurs teilgenommen haben oder die einer mental fordernden Aktivität nachgegangen sind (Bücher/Magazine/Zeitungen lesen, Kreuzwort-/Zahlenrätsel lösen, Karten oder Spiele wie Schach). Die letzte Spalte bildet den Anteil der Personen ab, die keine der genannten Aktivitäten ausgeübt haben.

Mit knapp 57 % ist der Anteil der Personen, die sich in irgendeiner Weise engagiert haben, in der Gruppe der erwerbstätigen Rentner am höchsten. Im Bereich der Weiterbildung werden die erwerbstä-

tigen Rentner anteilsmäßig von den Erwerbstätigen übertroffen. Im Vergleich zur Gruppe der Rentner haben sich allerdings mit einem beträchtlichen Anteil von knapp 19 % immerhin mehr als doppelt so viele erwerbstätige Rentner fortgebildet. Was die geistigen Aktivitäten betrifft, ist der Anteil bei den erwerbstätigen Rentnern am größten, wobei die Werte durchweg sehr hoch und nah beieinander liegen. Dies gilt auch für die letzte Spalte, die besagt, dass in allen Gruppen rund 5 % überhaupt keine Aktivitäten im vorangegangenen Jahr ausgeübt haben. Insgesamt lässt sich also feststellen, dass die erwerbstätigen Rentner sehr aktiv und engagiert sind. Daher ist es plausibel, dass sie die Erwerbstätigkeit fortführen, um sich weiterhin täglich in einem aktiven und sozialen Umfeld zu bewegen.

Im Hinblick auf *Art und Umfang der Arbeit* lassen sich aufgrund der speziellen Filterführung der SHARE-Fragen nur für eine Untergruppe von Erwerbstätigen (N = 437) und erwerbstätigen Rentnern (N = 98) Aussagen treffen. Der Umfang der Erwerbstätigkeit beträgt bei den Arbeitern im Mittelwert 40 Wochenstunden und bei den erwerbstätigen Rentnern 20 Wochenstunden. Dies legt erneut die Vermutung nahe, dass erwerbstätige Rentner mit reduzierter Stundenanzahl weiterarbeiten, um die sozialen und stimulierenden Aspekte der Erwerbstätigkeit zu genießen und gleichzeitig genug Zeit für andere Freizeitaktivitäten zu haben.

65 % der Erwerbstätigen sind im pri-

Tabelle 3: Freizeitaktivitäten. Quelle: Eigene Darstellung auf Basis von SHARE-Daten

	Engagement	Weiterbildung	Mentale Aktivitäten	Keine Aktivitäten
Erwerbstätige	49,0%	27,5%	89,8%	4,7%
Erwerbstätige Rentner	56,6%	18,6%	90,7%	5,9%
Rentner	51,3%	8,7%	89,2%	5,6%

vaten Sektor und 22 % im öffentlichen Sektor tätig. Für die erwerbstätigen Rentner sind die Anteile mit 33 % im privaten Sektor und 19 % im öffentlichen Sektor niedriger. Dementgegen bezeichnen sich fast 48 % der erwerbstätigen Rentner als selbstständig, während es bei den Erwerbstätigen nur 12 % sind. Dies entspricht auch den in der Einleitung erwähnten Zahlen der Bundesagentur für Arbeit für das Jahr 2017 (240.000 Rentner arbeiteten sozialversicherungspflichtig und 411.000 über 65 Jahre waren selbstständig). Dies weist darauf hin, dass sich einige Rentner den Traum einer Selbstständigkeit nach Eintritt in den Ruhestand erfüllen, um eine Produkt- oder Geschäftsidee zu verwirklichen, ihr Hobby zum Beruf zu machen oder ihr Wissen und ihre Fähigkeiten bestmöglich einzusetzen und weiterzugeben.

Nur rund 6 % der erwerbstätigen Rentner geben an, in einem körperlich anstrengenden Job zu arbeiten, während sich diese Zahl bei den Erwerbstätigen auf rund 19 % beläuft. Die Zufriedenheit mit der Arbeit ist bei den erwerbstätigen Rentnern höher: Sehr zufrieden mit ihrer Arbeit sind 58 % der erwerbstätigen Rentner und nur 44 % der Erwerbstätigen. Dies unterstützt die bisherigen Einschätzungen, dass nach dem Eintritt in den Ruhestand hauptsächlich aus Gründen der Selbstverwirklichung gearbeitet wird.

Multinomiale Regressionsanalyse

Nachdem die Gruppe der erwerbstätigen Rentner im Hinblick auf verschiedene sozioökonomische Merkmale deskriptiv beschrieben wurde, soll die Untersuchung nun mithilfe einer multinomialen Regressionsanalyse vertieft werden. Ziel ist es, die Gruppe der erwerbstätigen Rentner unter Konstanthaltung bestimmter Merkmale näher zu beschreiben. Als Kontrollvariablen dienen das Alter, die Anzahl der Bildungsjahre, der Gesundheitsstatus, das Haushaltseinkommen und eine Binärvariable, die Aufschluss darüber gibt, ob der Partner erwerbstätig ist oder nicht. Die Ergebnisse in Tabelle 4 geben die marginalen Effekte einer Gruppenzugehörigkeit an. Marginale Effekte geben an, wie sich die Wahrscheinlichkeit einer Gruppenzugehörigkeit ändert, wenn sich die entsprechende Variable um eine empirische Einheit erhöht, während die anderen Variablen konstant gehalten werden. Beispielsweise ergibt sich für das Alter folgender Zusammenhang: Wenn das Alter um ein Jahr steigt, sinkt die Wahrscheinlichkeit, Teil der Gruppe der Erwerbstätigen zu sein, um 9,0 Prozentpunkte. Dagegen steigt die Wahrscheinlichkeit, der Gruppe der Rentner anzugehören, um 8,9 Prozentpunkte und für die Gruppe der erwerbstätigen Rentner um 2,1 Prozentpunkte. Die Koeffizienten aller Gruppen addieren sich zu Null, wenn man den negativen Effekt von 2,0 Prozentpunkten für die Gruppe »Andere« miteinbezieht (nicht dargestellt in Tab. 4).

Die Anzahl der Bildungsjahre und die Erwerbstätigkeit des Partners haben einen positiven Einfluss auf die Wahrscheinlichkeit, in der Gruppe der Erwerbstätigen zu sein und einen negativen Einfluss auf die Wahrscheinlichkeit, sich in der Gruppe der Rentner zu befinden. Auch dies wurde bereits in den deskriptiven Analysen festgestellt und zeigt, dass eine Tendenz besteht, als Paar einen gemeinsamen Renteneintritt zu realisieren. Eine höhere Anzahl von Bildungsjahren ist häufig verbunden mit Erwerbstätigkeiten, die körperlich weniger anstrengend sind und daher im Alter länger ausgeführt werden können. Dies könnte eine

Erklärung dafür sein, dass die Anzahl der Bildungsjahre positiv mit der Gruppe der Erwerbstätigen korreliert. Für die Gruppe der erwerbstätigen Rentner gibt es keinen signifikanten Effekt in Bezug auf die Bildungsjahre und den Erwerbsstatus des Partners.

Wenn die Gesundheit um eine Kategorie schlechter eingeschätzt wird, sinkt die Wahrscheinlichkeit, in der Gruppe der Erwerbstätigen zu sein, um 6,8 Prozentpunkte. Auch die Wahrscheinlichkeit, zu der Gruppe der erwerbstätigen Rentner zu gehören, sinkt um 1,1 Prozentpunkte, allerdings ist dieses Ergebnis nicht signifikant. Im Gegensatz dazu steigt die Wahrscheinlichkeit, in der Gruppe der Rentner zu sein, um 5,5 Prozentpunkte. Hieraus lässt sich keine Aussage für den kausalen Zusammenhang zwischen Erwerbstätigkeit und Gesundheit ableiten.

Beim Haushaltseinkommen sind folgende Zusammenhänge zu beobachten: Ist das Haushaltseinkommen höher, ist die Wahrscheinlichkeit niedriger, zu der Gruppe der Erwerbstätigen zu gehören. Auf den ersten Blick scheint dies nicht intuitiv, allerdings muss man berücksichtigen, dass das Haushaltsnettoeinkommen um das Einkommen aus der Erwerbstätigkeit des Befragten bereinigt wurde. Für die Erwerbstätigen zählt zum Haushaltseinkommen daher beispielsweise nur das Einkommen der Partnerin oder andere Einkommensarten abseits vom Altersrentenbezug, während bei den Rentnern und bei den erwerbstätigen Rentnern die Rentenzahlungen hinzuzählen. Ein höheres Haushaltseinkommen erhöht sowohl die Wahrscheinlichkeit, zu der Gruppe der Rentner als auch zu der Gruppe der erwerbstätigen Rentner zu gehören, sodass weiterhin angenommen werden kann, dass finanzielle Bedürftigkeit kein vorrangiger Grund für das Arbeiten im Rentenalter ist.

Tabelle 4: Einflussfaktoren für Erwerbstätigkeit im Rentenalter. Quelle: Eigene Darstellung auf Basis von SHARE-Daten

VARIABLEN	(1) Erwerbstätige	(2) Rentner	(3) Erwerbstätige Rentner
Alter	-0,090***	0,089***	0,021***
	(0,007)	(0,006)	(0,004)
Anzahl Bildungsjahre	0,027***	-0,020***	-0,006
	(0,005)	(0,005)	(0,004)
Partner erwerbstätig	0,142***	-0,100*	-0,021
	(0,038)	(0,071)	(0,030)
Schlechte Gesundheit	-0,068***	0,055**	-0,011
	(0,018)	(0,020)	(0,014)
Haushaltseinkommen	-0,008***	0,006***	0,002***
	(0,001)	(0,001)	(0,000)
Beobachtungen	1.259	1.259	1.259

Die Tabelle zeigt die Ergebnisse einer multinomialen Schätzung in Form von marginalen Effekten. Diese geben an, wie sich die Wahrscheinlichkeit einer Gruppenzugehörigkeit ändert, wenn sich die entsprechende Variable um eine empirische Einheit erhöht und die anderen Variablen konstant gehalten werden. Die Effekte für die Gruppe »Andere« werden nicht dargestellt, daher addieren sich die Koeffizienten einer Variablen nicht zu Null. Das Haushaltseinkommen in 1000 € wird ohne die Einkünfte aus Beschäftigung oder Selbstständigkeit des Befragten gemessen. Standardfehler in Klammern; *** $p < 0,01$; ** $p < 0,05$; * $p < 0,1$.

Schlussfolgerungen

Die bivariat-deskriptiven Analysen bieten mögliche Erklärungsansätze für die Entscheidung, nach Erreichen der Regelaltersgrenze noch zu arbeiten. Wenn der Partner noch erwerbstätig ist, kann dies ein Anreiz sein, selbst weiter eine Beschäftigung auszuüben. Insgesamt zeigt sich, dass die Gruppe der erwerbstätigen Rentner sowohl körperlich als auch seelisch im Vergleich zu den anderen Gruppen in einer guten gesundheitlichen Verfassung ist. Eine mögliche Erklärung wäre, dass nur diejenigen Rentner erwerbstätig sind, die sich einer guten Gesundheit erfreuen und viel Energie und Kraft für eine bezahlte Tätigkeit aufbringen können. Eine weitere Erklärung könnte sein, dass Erwerbstätigkeit während der Rente einen positiven Einfluss auf die körperliche und seelische Gesundheit hat. Dieser positive Einfluss kann durch verschiedene Wirkungsmechanismen wie soziale Kontakte, kognitive Stimulation oder körperliche Bewegung hervorgerufen werden. Eine dritte Erklärung wäre, dass die erwerbstätigen Rentner im Vergleich zu den anderen Gruppen grundsätzlich eine positivere Lebenseinstellung haben und die selbst eingeschätzte Gesundheit besser ist als der tatsächliche Gesundheitszustand. Diese Kausalitäten lassen sich im Rahmen dieser Untersuchung nicht eindeutig klären. Ähnlich lässt es sich nicht feststellen, ob die hohen Werte an Lebensqualität für erwerbstätige Rentner Ursache oder Wirkung der Erwerbstätigkeit sind.

Bei der Untersuchung der Freizeitaktivitäten ergibt sich, dass die erwerbstätigen Rentner insgesamt sehr aktiv sind und daher Faktoren wie soziale Kontakte, geistige und körperliche Fitness, Anerkennung oder Weiterbildung als Motivation für eine Erwerbstätigkeit wirken können.

Deskriptiv gibt es keine Hinweise auf finanzielle Notlagen der erwerbstätigen Rentner.

Insgesamt zeigt die Regressionsanalyse zur Kontrolle simultaner Einflüsse, dass vor allem das Alter, die Erwerbstätigkeit des Partners und der Gesundheitsstatus einen Einfluss auf die Gruppenzugehörigkeiten haben. Der finanzielle Hintergrund scheint nicht entscheidend zu sein für das Fortführen der Erwerbstätigkeit. Dieser Befund ist im Einklang mit den bivariat-deskriptiven Untersuchungen und lässt vermuten, dass viele Menschen im Rahmen ihrer gesundheitlichen Möglichkeiten aus Gründen der Selbstverwirklichung weiterhin eine sinnvolle Beschäftigung ausüben. Diese Ergebnisse widersprechen dem bisherigen Forschungsstand, der besagt, dass eine Beschäftigung während des Rentenbezugs der finanziellen Absicherung dient [5]. Weitere Studien sind nötig, um die unterschiedlichen Ergebnisse zu evaluieren und um die Gründe der Weiterbeschäftigung während des Rentenbezugs verlässlich festzustellen. Potenzial für eine tiefergehende Untersuchung liegt in der Nutzung der administrativen Daten der Deutschen Rentenversicherung (SHARE-RV). Anhand dieser Daten können zusätzlich die gesammelten Entgeltpunkte ermittelt werden, die laut Hochfellner und Burkert [5] eine wichtige Rolle in der Entscheidung über das Fortführen einer Erwerbstätigkeit spielen. Weiterer Forschungsbedarf besteht in der Kausalitätsbeziehung zwischen der Gesundheit und dem Arbeiten im Ruhestand. Die Frage ist, ob nur diejenigen mit einer guten Gesundheit weiterarbeiten oder ob das Arbeiten im Ruhestand einen positiven Effekt auf die körperliche und seelische Gesundheit hat. Wenn festgestellt wird, dass sich Arbeiten im Ruhestand positiv auf die Gesundheit auswirkt, könnten Maßnahmen zur Förderung einer Weiterbeschäftigung im Rentenalter einen Beitrag zur Verbesserung der Männergesundheit im Alter leisten.

Literatur

1   Statistik der Bundesagentur für Arbeit, Berichte: Blickpunkt Arbeitsmarkt–Situation von Älteren. Nürnberg; September 2019.

2   Dingemans E, Henkens K, Solinge H. Working retirees in Europe: individual and societal determinants. Work, Employment and Society. 2016;31(6):972–991.

3   Dingemans E, Möhring K. A life course perspective on working after retirement: What role does the work history play? Advances in Life Course Research. 2018;39:23–33.

4   Dingemans E, Henkens K. Working After Retirement and Life Satisfaction: Cross-National Comparative Research in Europe. Research on Aging. 2019;41(7):1–22.

5   Hochfellner D, Burkert C. Berufliche Aktivität im Ruhestand. Fortsetzung der Erwerbsbiographie oder notwendiger Zuverdienst? Zeitschrift für Gerontologie und Geriatrie. 2013;46(3):242–250.

6   Burkert C, Hochfellner D. Arbeiten im Ruhestand, Immer mehr Rentner sind mit dabei. IAB-Forum. 2014;1:12–17.

7   Börsch-Supan A, Bucher-Koenen T, Kluth S, Hanemann F, Goll, N. MEA Discussion Paper 04–2015.

8   Börsch-Supan A, Brandt M, Hunkler C, Kneip T, Korbmacher J, Malter F, Schaan B, Stuck S, Zuber S. Data Resource Profile: The Survey of Health, Ageing and Retirement in Europe (SHARE). International Journal of Epidemiology. 2013;42(4):992–1001. DOI: 10.1093/ije/dyt088.

9   Börsch-Supan A. Survey of Health, Ageing and Retirement in Europe (SHARE) Wave 6. Release version: 7.0.0. SHARE-ERIC. Data set. DOI: 10.6103/SHARE.w6.700; 2019.

10 Gustman A, Steinmeier TL. Retirement in Dual-Career Families: A Structural Model. Journal of Labor Economics. 2000;18(3):503–545.

11 van Domelen DR, Koster A, Caserotti P, Brychta RJ, Chen KY, McClain JJ, Troiano RP, Berrigan D, Harris TB. Employment and physical activity in the U.S. American Journal of Preventive Medicine. 2011;41:136–145.

12 Smart EL, Gow AJ, Deary IJ. Occupational complexity and lifetime cognitive abilities. Neurology. 2014;83(24):2285–2291.

13 van der Noordt M, IJzelenberg H, Droomers M, Proper KI. Health effects of employment: a systematic review of prospective studies. Occupational and Environmental Medicine. 2014;71(10):730–736.

Dr. Felizia Hanemann

Ausgeübte Tätigkeit: Wissenschaftliche Mitarbeiterin

Arbeits- und Forschungsschwerpunkte: Demografischer Wandel, Gesundheitsökonomik, Arbeitsmarktökonomik

Adresse: Max-Planck-Institut für Sozialrecht und Sozialpolitik, Amalienstr. 33, 80799 München

E-Mail: hanemann@mea.mpisoc.mpg.de

3.4 Aktivitäten bei fortgesetzter Arbeit

Moritz Heß & Laura Naegele

Zusammenfassung

In Reaktion auf die aus der demografischen Alterung resultierenden Bedenken um die finanzielle Nachhaltigkeit der gesetzlichen Rentenversicherung wurden in Deutschland ab Mitte der 1990er Jahre Renten- und Arbeitsmarktreformen umgesetzt, die auf eine Verlängerung der Lebensarbeitszeit abzielten. Folgend zeigt sich ein deutlicher Anstieg der Erwerbsquote älterer Arbeitnehmerinnen und Arbeitnehmer. Die dabei verhältnismäßig am schnellsten wachsende Gruppe ist die der arbeitenden Rentnerinnen und Rentner. Hierzu zählen jene Personen, die auch über die Regelaltersgrenze hinaus auf dem Arbeitsmarkt verbleiben und zusätzlich zu den ihnen zustehenden Altersbezügen ein Einkommen aus einer Erwerbstätigkeit generieren. Der hier vorliegende Beitrag untersucht, basierend auf der zweiten Welle der »Transitions and Old Age Potential (TOP)«-Studie, welchen Einfluss der subjektive Gesundheitsstatus auf eine Erwerbstätigkeit im Ruhestand bei Männern hat. Es zeigt sich, dass Rentner mit einem »schlechten Gesundheitsstatus« seltener einer Erwerbstätigkeit im Ruhestand nachgehen und dieser Befund über verschiedene Bildungsgruppen robust ist.

Activities in Post-Retirement Work

In response to the concerns about the financial sustainability of the statutory pension insurance stemming from demographic ageing, pension and labour market reforms aimed at extending working life were implemented in Germany from the mid-1990s onwards. As a result, older workers' employment rates have been increasing. The fastest growing group in relative terms is that of working pensioners. These include those who remain on the labour market beyond the standard retirement age and generate an income from employment in addition to retirement benefits. Based on the second wave of the »Transitions and Old Age Potential (TOP)« survey, this paper examines the impact of the subjective health status on retired men's employment. It shows that pensioners with a »poor health status« are less likely to work in retirement. These findings prove to be consistent across different educational groups.

Einleitung

Steigende Lebenserwartungen und sinkende Geburtenraten resultieren in einer wachsenden Zahl älterer Menschen, sowohl absolut als auch relativ. Diese als demografische Alterung bezeichnete Entwicklung führte und führt mitunter noch immer zu Bedenken und Befürchtungen, dass mittelfristig die Finanzierung des Wohlfahrtsstaates insgesamt und des umlagefinanzierten Rentenversicherungssystems im Speziellen gefährdet ist, da eine wachsende Zahl von Rentnerinnen und Rentnern einer schrumpfenden Zahl von Beitragszahlerinnen und Beitragszahlern gegenübersteht [6].

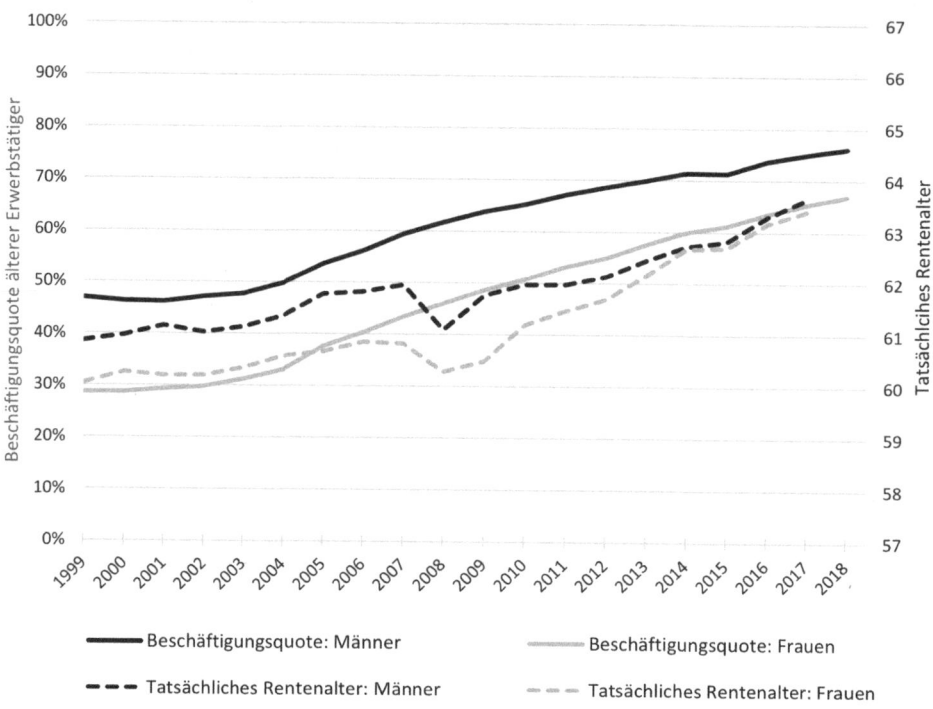

Abbildung 1: Anstieg Beschäftigungsquote älterer Erwerbstätiger und tatsächliches Rentenalter. Quelle: Rentenalter OCED, Beschäftigungsquote Labour Force Survey

Als Reaktion auf diese Befürchtungen wurden in vielen europäischen Ländern in den vergangenen Jahren Reformen eingeführt, die auf einen späteren Renteneintritt und einen längeren Verbleib im Arbeitsmarkt abzielen, um so die Rentenversicherungssysteme zu entlasten. In Deutschland wurde mit Beginn der 2000er Jahre beispielsweise die Regelaltersgrenze angehoben, Frühverrentungsmöglichkeiten geschlossen und in die Beschäftigungsfähigkeit älterer Erwerbstätiger, z. B. im Rahmen von präventiver Gesundheitsförderung oder Maßnahmen der (betrieblichen) Kompetenzentwicklung, investiert [7]. Es scheint, dass die Reformen zusammen mit einer generell robusten Entwicklung des Arbeitsmarktes, Kohorteneffekten – heutige ältere Erwerbstätige sind beispielsweise im Schnitt gesünder und besser ausgebildet als frühere Kohorten – und einer insgesamt gestiegenen Beschäftigungsquote bei Frauen nicht nur zu einem deutlichen Anstieg des tatsächlichen Renteneintrittsalters, sondern auch der Beschäftigungsquote älterer Erwerbstätiger geführt haben (Abbildung 1).

Der relativ gesehen steilste Anstieg findet sich in der Beschäftigungsquote der sogenannten »erwerbstätigen Rentnerinnen und Rentner«, d. h. derjenigen Personen, die – obwohl im Rentenalter bzw. im Ruhestand – (weiterhin) einer Erwerbstätigkeit nachgehen. Dabei ist voranzustellen, dass diese Personengruppe sehr divers ist und daher einer genaueren Differenzierung bedarf. So gibt es Personen, die z. B. im Rahmen einer Selbstständigkeit eine Tätigkeit bis ins höhere Alter ausüben, d. h. ihre Erwerbskarrieren – vereinfacht gesagt – bis ins Rentenalter verlängern bzw. fortsetzen. Dazu gehören aber auch jene Rentnerinnen und Rentner, die über die Regelaltersgrenze hinaus auf dem Arbeitsmarkt verbleiben und zusätzlich zu den ihnen zustehenden Bezügen (aus den verschiedenen (Alters-)Sicherungssystemen) ein Einkommen aus einer abhängigen Beschäftigung generieren. Diese kann dabei bei einem neuen Arbeitgeber erfolgen und einen ähnlichen, aber auch einen anderen Tätigkeitsbereich wie vor dem Renteneintritt umfassen [13]. Zuletzt zu nennen sind hier aber auch die Personen, die im Rentenalter »neu gründen«, wobei an dieser Stelle darauf hinzuweisen ist, dass frühere Studien auf die geringe Anzahl und die häufig fehlende Nachhaltigkeit dieser »Neugründungen im Rentenalter« verweisen [4].[1]

Das vorliegende Kapitel möchte nun diese Gruppe der erwerbstätigen Rentnerinnen und Rentner genauer untersuchen, wobei wir im Sinne des Sammelbandes im Folgenden unsere Analysen auf die Personengruppe der Männer[2] fokussieren

und nicht zwischen den verschiedenen Formen der Beschäftigung im Rentenalter unterscheiden werden. Der Beitrag strukturiert sich dabei wie folgt: Zunächst wird eine allgemeine Übersicht über den aktuellen Stand der Literatur zum Thema gegeben, um sich dann basierend auf Daten der Studie »Transition and Old Age Potential: Übergänge und Alternspotenziale (TOP)« der leitenden Fragestellung, welche Rolle Gesundheit bei einer potenziellen Erwerbstätigkeit im Ruhestand spielt, zu widmen. Der Beitrag schließt mit einer kritischen Diskussion der Ergebnisse sowie Implikationen für die Praxis.

Erwerbstätige Rentnerinnen und Rentner – Zahlen und Charakteristika

Bezogen auf Deutschland ist – wie bereits angemerkt – die Personengruppe der erwerbstätigen Rentnerinnen und Rentner die am schnellsten wachsende Beschäftigungsgruppe im höheren Alter. Dabei ist festzuhalten, dass auch im europäischen Vergleich Deutschland hier einen der vorderen Ränge einnimmt. Berechnungen basierend auf Daten des repräsentativen Labour Force Survey (LFS) zeigen, dass der Anteil der Erwerbsperso-

---

1 Genannt werden sollte an dieser Stelle auch die Personengruppe derjenigen Rentnerinnen und Rentner, die im Ruhestand einer unbezahlten Tätigkeit, z. B. im Rahmen eines freiwilligen Engagements oder eines Ehrenamts, nachgehen. Anerkennend, dass es sich auch hierbei um sinnstiftende, einen Mehrwert für die Gesellschaft generierende Tätigkeiten handelt, soll diese Form der Beschäftigung im weiteren Verlauf dieses Beitrages jedoch nicht weiter behandelt werden. Für einen vergleichenden Blick auf bezahlte und unbezahlte Tätigkeiten im Rentenalter siehe: Griffin & Hesketh [5].

2 Bezogen auf den weiteren Beitrag seien hier zunächst ein paar Anmerkungen erlaubt: Zunächst sei darauf hingewiesen, dass die Annahme das Geschlecht als soziales Konstrukt zu verstehen ist, in weiten Teilen der Frauen- und Genderforschung als Minimalkonsens gilt, was sich unmittelbar auf die Lebensführung, aber auch auf damit verbundene Krankheitsverläufe

auswirkt. So zeigt sich, dass der Arbeitsmarkt (noch) weitestgehend nach Geschlechtern organisiert ist und die daraus resultierenden Erwerbsverläufe nicht nur mit geschlechtsspezifischen Karriere- und Erwerbschancen verbunden sind, sondern auch mit geschlechtsspezifischen Gesundheitsrisiken. Im direkten Vergleich weisen Männer beispielsweise eine höhere Beteiligung an gefährlichen Erwerbsberufen auf, sind häufiger von Arbeitsunfällen betroffen und weisen ein insgesamt höheres gesundheitliches Risikoverhalten auf [9].

nen im Alter von 65 und mehr zwischen den Jahren 2008 und 2018 europaweit (EU-15) um ca. 69 %, in Deutschland sogar um fast 100 % (Eurostat 2019, eigene Berechnungen) stieg. In absoluten Zahlen weist der LFS für das Jahr 2018 insgesamt 1.288.000 Erwerbstätige, die älter als 65 Jahre sind, für Deutschland aus[3], wobei hier auch die schrittweise Anhebung des gesetzlichen Renteneintrittsalters bereits erste Wirkung zeigen dürfte. Während im September 2016 ca. 52.000 sozialversicherungspflichtig Beschäftigte über 65 Jahren arbeiteten, waren es im September 2018 bereits über 91.000 (Bundesagentur für Arbeit 2019, eigene Berechnungen). Unterschieden werden sollte hier jedoch noch einmal zwischen denjenigen älteren Arbeitnehmerinnen und Arbeitnehmern, die im Alter 65+ noch einer regulären Beschäftigung nachgehen, und denjenigen arbeitenden Rentnerinnen und Rentnern, die neben ihrer Erwerbstätigkeit zusätzlich eine Form der Alterssicherung beziehen. Nach Daten des Mikrozensus machen letztere ca. 88 % der erwerbstätigen Personen ab 65 Jahren aus [16]. Blickt man auf die Charakteristika von arbeitenden Ruheständlerinnen und Ruheständlern so zeigt die Forschung konsistent, dass mehr Männer als Frauen im Rentenalter arbeiten [7, 1]. Bezogen auf unterschiedliche Berufsgruppen zeigt sich, dass Selbstständige sich häufiger als alle anderen Berufsgruppen vorstellen können, auch im Ruhestandsalter einer Erwerbstätigkeit nachzugehen, wobei sich hier die Frage stellt, ob es sich dabei nicht eher um die bereits angesprochenen »verlängerten Erwerbskarrieren« handelt [14]. Darüber hinaus ist festzuhalten, dass eine Erwerbstätigkeit im Ren-

tenalter in der Regel mit einem hohen Bildungsgrad einhergeht, jedoch die Neigung zur Arbeit im Ruhestandsalter am stärksten bei Personen mit niedriger Bildung zugenommen hat [8]. Gefragt nach der Ausgestaltung einer potenziellen Erwerbstätigkeit im Ruhestand zeigt sich, dass Personen in der Regel ca. 17 Stunden an 2,5 Tagen in der Woche arbeiten möchten und sich dabei flexible Arbeitsortregelungen (Zuhause und/ oder am Arbeitsplatz) wünschen. Dabei zeigen sich nur vereinzelt Bildungs- oder Geschlechtsunterschiede. So wünschen sich beispielsweise mehr Männer und Hochgebildete von zu Hause zu arbeiten als dies Frauen oder Niedriggebildete tun [13]. Bezogen auf die hier untersuchte Gesundheitsdeterminante, weisen verschiedene Studien auf einen positiven Zusammenhang zwischen dem subjektiv wahrgenommenen Gesundheitszustand und einer potenziellen Beschäftigung im Rentenalter hin [17]. Der folgende Abschnitt greift den Gesundheitsdiskurs noch einmal im Kontext der Motive für eine Erwerbstätigkeit im Rentenalter auf.

Motive für die Erwerbstätigkeit im Rentenalter – Die Bedeutung der Gesundheit

Bezogen auf individuelle Motivlagen muss hier zunächst die Freiwilligkeit der Erwerbstätigkeit im Rentenalter hinterfragt werden. So kann diese beispielsweise nicht den individuellen Wünschen einer Person entsprechen, sondern aus einer finanziellen Notwendigkeit bzw. Motivation heraus geboren sein, da ein Zuverdienst im Rentenalter zum Erhalt des eigenen (gewünschten) Lebensstandards benötigt wird. Gleichzeitig finden

---

3 Eigene Berechnungen auf Basis des Eurostat.

sich in der Gruppe der arbeitenden Rentnerinnen und Rentner sicherlich auch jene mit sogenannten »Silver Careers« [17], die im Rahmen einer zunehmenden Flexibilisierung neue (Karriere-)Wege im Rentenalter einschlagen und sich neuen und anderen Tätigkeiten zuwenden. Diese entsprechen ihren Interessen und Bedarfslagen und unterstreichen an dieser Stelle auch noch einmal die Wichtigkeit non-monetärer, intrinsischer Motive, wie beispielsweise »Spaß an der Arbeit« oder der Wunsch nach einer »beruflichen Weiterentwicklung« [14]. Neben der oftmals diametral geführten Debatte um »Arbeiten müssen« bzw. »Arbeiten wollen«, weisen Studien an dieser Stelle auf die Bedeutung von individuellen, aber auch sozialen Bedürfnissen hin, die durch Arbeit gedeckt werden können. So betonen Maxin und Deller [12] das Erleben von Anerkennung und Wertschätzung durch eine Erwerbstätigkeit im Rentenalter, während neuere Studien [2] den Erhalt von sozialen Netzwerken sowie den Wunsch der Weitergabe von Wissen thematisieren. Blickt man im Weiteren auf die Motive, die Personen nennen, die sich gegen eine Erwerbstätigkeit im Ruhestand entscheiden, zeigen sich zum einen Thematiken von Vereinbarkeit, aber auch des individuellen Gesundheitsstatus. Bezogen auf ersteres ist auffällig, dass ältere Frauen als Grund gegen eine Erwerbstätigkeit im Rentenalter deutlich häufiger Vereinbarkeitsproblematiken mit Sorge- oder Pflegeverpflichtungen nennen, als dies Männer tun (20 % bei Frauen gegenüber 0,8 % bei Männern) [14].

Blickt man auf den Gesundheitsstatus, ist zunächst dessen Bedeutung für die Frage herauszustellen, inwieweit es einer Person tatsächlich möglich ist, bis ins höhere Alter erwerbstätig zu bleiben.

So zeigen Studien, dass eine gute Gesundheit positiv mit einer Tätigkeit im Ruhestand korreliert [10, 11], während der Fall »schlechter Gesundheitsstand« nicht ganz so eindeutig ist: So weisen Griffin und Hesketh (2018) beispielsweise darauf hin, dass ein schlechter Gesundheitszustand zwar dazu führt, dass Personen keiner Vollzeittätigkeit mehr nachgehen möchten, jedoch eine Teilzeitbeschäftigung bzw. eine Tätigkeit mit reduziertem Stundenumfang im Rentenalter durchaus in Erwägung ziehen [5]. Wiederholt belegt ist auch der Zusammenhang von Bildungsgrad und Gesundheitsstatus sowie Bildung und einer Erwerbstätigkeit im Ruhestand [8]. Vor diesem Hintergrund möchte die hier vorliegende Studie im Folgenden die Motivlagen von aktuell erwerbstätigen Rentnern untersuchen und dabei sowohl gesundheitsbezogene als auch bildungsspezifische Unterschiede herausarbeiten. Die folgenden Forschungsfragen sind dabei für die anschließende Untersuchung leitend:

1. Wie unterscheidet sich die subjektive Gesundheit von Männern, die im Ruhestand erwerbstätig sind, von Männern, die im Ruhestand nicht erwerbstätig sind?

2. Variieren die möglichen gesundheitlichen Unterschiede zwischen erwerbstätigen und nicht erwerbstätigen Rentnern bei unterschiedlichem Bildungsgrad?

Daten und Methoden

Als Datengrundlage für diesen Beitrag dient die zweite Welle der TOP-Studie, in welcher im Jahr 2016 knapp 2.500 ältere Arbeitnehmerinnen und Arbeitnehmern bzw. Rentnerinnen und Rentner telefonisch zu ihren aktuellen Beschäftigungsverhältnissen sowie zu ihren Motiven und Erwartungen, bezogen auf eine Erwerbstätigkeit im Rentenalter, befragt wurden [15]. In die vorliegenden Analysen wurden im Folgenden nur Männer einbezogen, die im Rahmen der Befragung angegeben haben, bereits im Ruhestand zu sein (n = 188). Folgende Variablen wurden für die weiteren Analysen verwendet: Erwerbsstatus (Ausprägungen: im Ruhestand und nicht erwerbstätig; im Ruhestand und erwerbstätig), subjektive Gesundheit (gut; schlecht), Bildung (Ausprägungen: hohe (tertiäre); niedrige), Region (West; Ost) und Alter. Neben deskriptiven Darstellungen wurde eine logistische Regression durchgeführt, mit dem Erwerbsstatus als abhängige Variable. Erklärende Variable war der subjektive Gesundheitsstatus, um so den Zusammenhang zwischen Gesundheit und Erwerbstätigkeit im Ruhestand näher zu untersuchen. Dabei wurde auf konfundierende Einflüsse durch Bildung, Region und Alter kontrolliert. Um zu untersuchen, ob sich der mögliche Zusammenhang zwischen Gesundheit und Erwerbstätigkeit im Ruhestand für verschiedene Bildungsgruppen unterscheidet, wurden Interaktionsterme in die Regression eingeführt. Die Differenzierung nach verschiedenen Bildungsgruppen ist deshalb hier von Interesse, weil sie – so hat die Forschung in der Vergangenheit gezeigt – Hinweise auf verschiedene Erwerbslagen bzw. Ruhestandsentscheidungen geben kann. Dazu Hofäcker und Naumann: »Education in particular seems to be a valid proxy to summarize several interrelated characteristics that are known to be influential individual-level determinants of the retirement decision (e.g. workplace characteristics and work autonomy, health, income, labor market chances)« [8, S. 474].

Ergebnisse

Tabelle 1 gibt einen Überblick über die deskriptiven Charakteristika der Stichprobe. Es zeigt sich zunächst, dass etwa ein Viertel der Rentner im Ruhestand einer Erwerbstätigkeit nachgeht und dies häufiger bei Personen mit einem hohen Bildungsgrad und mit Wohnsitz in Westdeutschland der Fall ist.

Tabelle 1: Überblick über die Stichprobe

	Erwerbstätig im Ruhestand	Nicht erwerbstätig im Ruhestand
Anzahl	188	544
Bildung (%)		
Niedrige Bildung	30,8	36,0
Hohe Bildung	69,1	63,9
Alter (in Jahren)	67,6	67,5
Region (%)		
Ost	13,2	17,4
West	86,7	82,6

Tabelle 2 zeigt, dass Männer mit einer subjektiv schlechten Gesundheit seltener im Rentenalter erwerbstätig sind und sich dieses Muster konstant über beide Bildungsgruppen hinweg zeigt. Diese Ergebnisse lassen sich entlang früherer Studien interpretieren, welche ebenfalls eine »gute Gesundheit« bzw. einen »guten Gesundheitsstatus« als wichtige Determinante für Erwerbstätigkeit im Ruhestand herausarbeiten konnten.

Die berichteten deskriptiven Ergebnisse spiegeln sich auch in den Ergebnissen der multivariaten Analysen in Tabelle 3 wider. So zeigt sich auch unter Kontrolle verschiedener anderer Einflüsse für die Gesundheit ein signifikanter Zusammenhang mit einer Erwerbstätigkeit im Ruhestand: Rentner, die eine schlechte subjektive Gesundheit

Tabelle 2: Prozentualer Anteil mit schlechter Gesundheit

Gesamt	
Erwerbstätig im Ruhestand	9,0
Nicht erwerbstätig im Ruhestand	20,1
Niedrige Bildung	
Erwerbstätig im Ruhestand	12,1
Nicht erwerbstätig im Ruhestand	26,0
Hohe Bildung	
Erwerbstätig im Ruhestand	7,8
Nicht erwerbstätig im Ruhestand	17,0

Tabelle 3: Logistische Regression auf die Wahrscheinlichkeit im Ruhestand zu arbeiten, Odds Ratios

	Odds Ratios	Standard-fehler
Bildung (Ref: Niedrig)		
Hoch	1.19	0.23
Gesundheit (Ref: Gut)		
Schlecht	0.39**	0.17
Interaktion von Bildung und Gesundheit		
Hohe Bildung und schlechte Gesundheit	1.06	0.60
Region (Ref: Westdeutschland)		
Ostdeutschland	0.74	0.18
Alter (in Jahren)	1.00	0.02

N = 732; Pseudo R^2 = 0,02; *p < 0,10; **p < 0,05

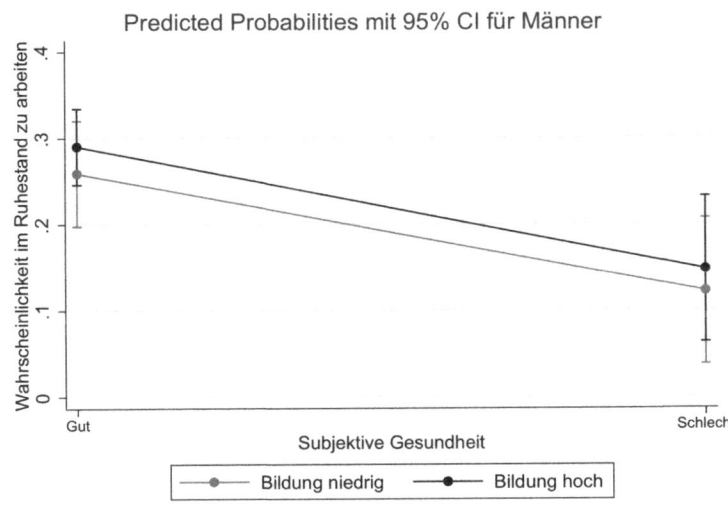

Predicted Probabilities mit 95% CI für Männer

Abbildung 2: Predicted Probabilities für die Wahrscheinlichkeit im Ruhestand zu arbeiten

haben, sind signifikant seltener erwerbstätig. Da die Interpretation von Interaktionseffekten in logistischen Regressionsmodellen schwierig ist, wurden für diese Predicted Probabilities berechnet, welche in Abbildung 2 dargestellt sind. Hier zeigt sich, dass der Zusammenhang zwischen Gesundheit und Erwerbstätigkeit im Ruhestand nicht über die beiden Bildungsgruppen variiert, d.h. der Effekt von einem schlechten (subjektiven) Gesundheitsstatus findet sich gleichermaßen für hoch- als auch niedriggebildete Rentner.

Fazit und Folgerungen für die Praxis

Fasst man die hier präsentierten Ergebnisse zusammen, lässt sich zunächst ein Zusammenhang zwischen Gesundheit und Erwerbstätigkeit von Rentnern im Ruhestand feststellen. So sind Rentner mit einem subjektiv schlechten Gesundheitsstatus signifikant seltener im Ruhestand erwerbstätig. Dieser Effekt – so zeigen die Analysen – bleibt auch dann bestehen, wenn nach unterschiedlichem Bildungsstatus differenziert wird. Das heißt, sowohl für hoch- als auch niedriggebildete Rentner ist der individuelle Gesundheitsstatus bedeutsam für die Frage, ob sie im Rentenalter einer Erwerbstätigkeit nachgehen. Überträgt man diese Befunde auf die Praxis, sind hier einige Punkte herauszustellen. Zum einen sei angemerkt, dass wenn – wie die Analysen hier implizieren – individuelle »gute Gesundheit« als Determinante für verlängerte Erwerbsverläufe zu interpretieren ist, bestimmte Beschäftigungsgruppen deutlich schlechtere Chancen aufweisen dürften, überhaupt bis ins Rentenalter erwerbstätig bleiben zu können. Dies betrifft insbesondere diejenigen Personen in Berufen mit begrenzter Tätigkeitsdauer [3] und/oder in Berufen mit Tätigkeitsbereichen, die hohe physische bzw. psychische Belastungen aufweisen. So ist es nicht nur grundsätzlich unwahrscheinlicher, dass Personen in diesen Berufen bis zum regulären Rentenalter erwerbstätig bleiben können, sondern die in diesen Berufen oftmals über den Erwerbsverlauf akkumulierten Gesundheitsrisiken könnten sich dann auch noch negativ auf ihre Chancen und Fähigkeiten einer – wenn gewünscht – Erwerbstätigkeit im Ruhestand auswirken. Dies ist insbesondere dann problematisch und könnte als Basis

neuer sozialer Ungleichheiten gewertet werden, wenn eine persönliche bzw. finanzielle Notwendigkeit dazukommt, ein (weiteres) Einkommen im Rentenalter für sich zu generieren. Interessant an den vorliegenden Ergebnissen ist, dass sich die Korrelation zwischen Gesundheit und Erwerbstätigkeit im Ruhestand nicht zwischen den Bildungsgruppen unterscheidet. Hier ließe sich zum einen vermuten, dass zunehmend hochkomplexe und dynamisierte Arbeitswelten Gesundheitsrisiken über alle Bildungs- und Berufsgruppen hinweg generieren. Allerdings müssten die aktuellen Arbeitsbedingungen, Tätigkeitsbereiche und potenziellen Dequalifizierungsrisiken weiter untersucht werden. So könnte man beispielsweise davon ausgehen, dass niedrig gebildete Personen – auch wenn sie im Rentenalter erwerbstätig bleiben – häufiger als betriebliche Flexibilisierungsreserve und zur Abfederung von Arbeitsspitzen eingesetzt werden, sich jedoch weniger auf Arbeitsplätzen wiederfinden, die alter(n)sgerecht und gesundheitsförderlich ausgestaltet sind, ihren Kompetenzen entsprechen und diese – im Sinne einer kompetenzbasierten Laufbahngestaltung – auch weiterentwickeln. Personen mit tendenziell höherer Bildung fällt hingegen ein Wechsel der Tätigkeitsbereiche in Berufe nicht nur mit geringeren Belastungsstrukturen u. U. leichter, sondern auch die Qualität und die Zielorientierung der Beschäftigung könnte eine andere sein. Politik und Sozialpartner sollten diesen Wunsch zu notwendigen bzw. auch gewünschten beruflichen Veränderungen im Rentenalter ernstnehmen und hierfür förderliche Maßnahmen entwickeln. Dazu gehören jedoch nicht nur auf das Individuum ausgelegte Kompetenzentwicklungsmaßnahmen oder Maßnahmen der Gesundheitsförderung, sondern auch betriebliche Akteure sollten bei der Entwicklung von Beschäftigungs- und Karriereentwicklungsmodellen im Rentenalter unterstützt werden.

Abschließend lässt sich festhalten, dass das Phänomen der Erwerbstätigkeit im Rentenalter nicht nur aktuell an Bedeutsamkeit gewinnt, sondern – so lässt sich vermuten – zukünftig zahlenmäßig weiter zunehmen wird. Vor dem Hintergrund ist eine weitere Erforschung der Gruppe der arbeitenden Rentnerinnen und Rentner von hoher wissenschaftlicher und gesellschaftlicher Relevanz. Dies gilt nicht nur in Bezug auf das Bestreben, ein besseres Verständnis der Wünsche und Bedürfnisse von arbeitenden Rentnerinnen und Rentner zu generieren, sondern – so eine These, die im Weiteren zu überprüfen wäre – könnte weitere Forschung auch die Grundlage für die Schaffung »adäquater« bzw. »bedarfsgerechter« Beschäftigungsbedingungen für das höhere Alter sein.

Literatur

1 Bäcker G, Schmitz J. Über eine Millionen Menschen ab 65 sind erwerbstätig. Erwerbstätigkeit im Ruhestand – eine neue Form des gleitenden Altersübergangs? Soziale Sicherheit 2017;(66)6:229–236.

2 Cihlar V, Micheel F, Konzelmann L, Mergenthaler A, Schneider NF. Grenzgänge zwischen Erwerbsarbeit und Ruhestand. Berlin: Verlag Barbara Budrich; 2019.

3 Frerichs F. Laufbahngestaltung bei begrenzter Tätigkeitsdauer. Betriebliche Herausforderungen und Handlungsperspektiven. WSI-Mitteilungen. 2019;72(5):327–34.

4 Franke A. Existenzgründungen im Lebenslauf. In: Naegele G (Hrsg.), Soziale Lebenslaufpolitik Wiesbaden: VS Verlag für Sozialwissenschaften; 2010:371–408.

5 Griffin B, Hesketh B. Post-Retirement work: The individual determinants of paid and volunteer work. Journal of Occupational and Organizational Psychology. 2018;81:101–121.

6 Harper S. The Challenges of the Twenty-First-Century Demography. In: Torp C (Hrsg.), Challenges of Aging: Retirement, Pensions, and Intergenerational Justice. Houndmills: Palgrave Macmillan; 2015:17–30.

7 Hess M. Erwartetes und gewünschtes Renteneintrittsalter in Deutschland und Europa. Deutsche Rentenversicherung 2018;3:228–242.

8 Hofäcker D, Naumann E. The emerging trend of work beyond retirement age in Germany. Increasing social inequality? Zeitschrift für Gerontologie und Geriatrie. 2015;48(5):473–9.

9 Hurrelmann K, Kolip P. Geschlecht – Gesundheit – Krankheit: Eine Einführung. In: Hurrelmann K, Petra K. (Hrsg.), Geschlecht, Gesundheit und Krankheit. Männer und Frauen im Vergleich. Bern: Huber; 2002:13–31.

10 Kim S, Feldman DC. Working in retirement: The antecedents of bridge employment and its consequences for quality of life in retirement. Academy of Management Journal. 2000;43:1195–210.

11 Lippke S, Strack J, Staudinger, UM. Erwerbstätigkeitsprofile von 55- bis 70-Jährigen. In: Schneider NF, Mergenthaler A, Staudinger UM, Sackreuther I (Hrsg.), Mittendrin? Beiträge zur Bevölkerungswissenschaft, Band 47. Opladen/Berlin/Toronto: Verlag Barbara Budrich; 2015:157–79.

12 Maxin L, Deller J. Beschäftigung statt Ruhestand: Individuelles Erleben von Silver Work. Zeitschrift für Bevölkerungswissenschaft. 2011;35(4):767–800.

13 Naegele L, Hess M. Karrieren nach der Rente: Karriere- und Arbeitsvorstellungen von arbeitenden Rentner*innen. In: Gruppe. Interaktion. Organisation. Zeitschrift für Angewandte Organisationspsychologie (GIO). 2018;49(1):58–68.

14 Naegele L, Stiemke P, Hess M, Mäcken J. (Wie) wollen wir im Rentenalter arbeiten? Eine Untersuchung zu den Beschäftigungsvorstellungen zukünftig erwerbstätiger Rentnerinnen und Rentner in Deutschland. In: Fachinger U, Frerichs F (Hrsg.), Selbstständige Erwerbstätigkeit und Erwerbskarrieren in späteren Lebensjahren – Potentiale, Risiken und Wechselwirkungen. Vechtaer Beiträge zur Gerontologie. Berlin: Springer VS; 2020 [im Erscheinen].

15 Sackreuther I, Schröber J, Cihlar V, Mergenthaler A, Micheel F, Schill G. TOP-Transitions and Old Age Potential: Methodology Report

on the Study. Wiesbaden: Bundesinstitut für Bevölkerungsforschung; 2016.

16 Schmitz-Kießler J. Zum Bestand, den Motiven, und der sozialpolitischen Einordnung von erwerbstätigen Rentnerinnen und Rentnern. Dissertation an der Universität Duisburg-Essen; 2019.

17 Wöhrmann AM, Pundt L, Deller J. Silver Careers: Laufbahngestaltung im Ruhestand. In: Kauffeld S, Spurk D (Hrsg.), Handbuch Karriere und Laufbahnmanagement. Berlin/Heidelberg: Springer; 2017:913–33.

Prof. Dr. Moritz Heß

Ausgeübte Tätigkeit: Professor für Gerontologie

Arbeits- und Forschungsschwerpunkte: Altern, Wohlfahrtsstaat, Rentenübergänge, Gesundheit, Demografie

Adresse: Hochschule Niederrhein, Fachbereich Sozialwesen, Richard-Wagner-Str. 101, 41065 Mönchengladbach

E-Mail: moritz.hess@hs-niederrhein.de

Dr. Laura Naegele

Ausgeübte Tätigkeit: Wissenschaftliche Mitarbeiterin

Arbeits- und Forschungsschwerpunkte: Altern und Arbeit, alternde Belegschaften, Ungleichheiten im Rentenübergang, alter(n)sgerechte Personal- und Kompetenzentwicklung

Adresse: Universität Vechta, Institut für Gerontologie, Fachgebiet Altern und Arbeit, Driverstr. 22, 49377 Vechta

E-Mail: laura.naegele@uni-vechta.de

3.5 Renteneintritt und kognitive Leistungsfähigkeit

Eric Bonsang & Adèle Lemoine

Zusammenfassung

Dieses Kapitel bietet einen Überblick über die Ergebnisse von Studien, die die Auswirkung des Renteneintritts auf die kognitiven Funktionen untersuchen. Die meisten Studien deuten auf einen durchschnittlichen negativen Effekt des Renteneintritts auf die kognitive Leistungsfähigkeit hin. Es zeigt sich auch, dass der Effekt je nach Art des Berufs unterschiedlich ist.

Retirement and Cognitive Functioning

This chapter provides an overview on the findings from studies investigating the effect of retirement on cognitive functioning. Most studies suggest an average negative effect of retirement on cognitive functioning. It also shows that the effect tends to differ according to the type of occupation.

Einleitung

In den letzten Jahrzehnten ist die Bevölkerung in vielen Ländern kontinuierlich gealtert. Dieser demografische Wandel führt zu neuen Herausforderungen und insbesondere zu der Frage nach dem Gesundheitszustand in der späten Lebensphase. Ältere Menschen stehen vor vielen neuen Herausforderungen, die sowohl mit einer verminderten körperlichen als auch verminderten geistigen Leistungsfähigkeit verbunden sind. In vielen Veröffentlichungen wird beispielsweise der altersbedingte Rückgang einiger wichtiger Bereiche der kognitiven Leistungsfähigkeit beschrieben. Dazu zählen die fluide Intelligenz (Informationsverarbeitungsgeschwindigkeit, Arbeitsgedächtnis, Langzeitgedächtnis) sowie insbesondere das episodische Gedächtnis [1, 2]. Das episodische Gedächtnis bezieht sich auf spezifische Ereignisse, die persönlich zu einer bestimmten Zeit und an einen bestimmten Ort erlebt wurden (zum Beispiel der letzte Urlaub). Kognitive Beeinträchtigungen, auch wenn sie nicht die Schwelle für eine Demenzdiagnose erreichen, sind mit einem Verlust an Lebensqualität, einem erhöhten Grad an Behinderung, einer geringeren Produktivität und höheren gesundheitsbezogenen Kosten verbunden [3, 4]. Alltagsaufgaben wie der Umgang mit Geld können aufgrund kognitiver Beeinträchtigungen zu einer großen Herausforderung werden, wie Untersuchungen zum Zusammenhang zwischen kognitiven Fähigkeiten und finanziellen Entscheidungen wie Sparen und Investieren zeigen [5, 6].

Die Abnahme der fluiden Intelligenz ist in der Bevölkerung nicht gleichmäßig verteilt. Einige Menschen können eine hohe kognitive Leistungsfähigkeit bis ins hohe Alter aufrechterhalten [7]. Altersbedingte zerebrale Veränderungen können sehr unterschiedliche Auswirkungen auf die kognitive Leistungsfähigkeit haben. Stern [8, 9] und Scarmeas und Stern [10] haben daher das Konzept der »kognitiven Reserve« eingeführt. Mit ihr soll fehlende Evidenz zum direkten Zusammenhangs zwischen dem Schweregrad eines leistungsmindernden Faktors (z. B. der Grad der Gehirnveränderungen mit dem Alter oder die Gehirnpathologie im Zusammenhang mit der Alzheimer-Krankheit) und dem Ausmaß der Leistungsstörung oder der Funktionsstörung bei Aktivitäten des täglichen Lebens erklärt werden. Dabei wird angenommen, dass einige Menschen ihre kognitiven Ressourcen effizienter nutzen können und daher weniger anfällig für Störungen ihrer kognitiven Leistungsfähigkeit sind. Diese individuelle Heterogenität kann auf angeborene bzw. genetische Unterschiede oder auf unterschiedliche Lebenserfahrungen wie Bildung, beruflicher Erfolg oder die Teilnahme an kognitiv stimulierenden Aktivitäten zurückzuführen sein. Diese Hypothese ist durchaus interessant, da sie darauf hindeutet, dass der Einzelne in einem gewissen Maße die Kontrolle über die Entwicklung seiner kognitiven Leistungsfähigkeit hat, und dass es einen Spielraum für Interventionen gibt, die den Verlauf des kognitiven Alterns beeinflussen können.

Da eine immer stärker alternde Bevölkerung eine Herausforderung für die Zukunftsfähigkeit der Sozialsysteme darstellt, haben viele Länder Maßnahmen ergriffen, um die Erwerbsbeteiligung älterer Menschen zu erhöhen. In Europa wurde damit begonnen, das gesetzliche Renteneintrittsalter zu erhöhen und zusätzlich finanzielle Anreize für einen späteren Eintritt in den Ruhestand zu schaffen. Während die Auswirkungen derartiger Reformen für den Renteneintritt auf der Hand liegen, sind die gesundheitlichen Folgen des Renteneintritts weiterhin umstritten. In mehreren Studien wurde gezielt die Frage aufgeworfen, ob der Eintritt in den Ruhestand selbst die kognitive Leistungsfähigkeit mindert, da dieser einen zentralen Einschnitt im Lebenslauf eines Menschen darstellt. Insbesondere wenn das berufliche Umfeld kognitiv stimulierend wirkt, kann der Renteneintritt zu einer Beeinträchtigung der kognitiven Fähigkeiten führen. Je nach Art des früheren Berufs und des Lebensstils während des Ruhestandes kann der Renteneintritt jedoch auch eine Schutzfunktion für die kognitive Gesundheit einnehmen. Die Bewertung der Folgen des Renteneintritts für die Entwicklung der kognitiven Leistungsfähigkeit ist für die Politik von großem Interesse, da Reformen zur Erhöhung des Renteneintrittsalters nicht intendierte Auswirkungen auf verschiedene Aspekte der Gesundheit haben können. In diesem Kapitel wollen wir dazu einen kurzen Überblick über zentrale Ergebnisse der jüngeren wissenschaftlichen Literatur geben.

Der deskriptive Zusammenhang zwischen Renteneintritt und kognitiver Leistungsfähigkeit

Adam et al. [11] haben den Zusammenhang zwischen Ruhestand und kognitiven Testergebnissen mit Daten aus den USA und Europa analysiert. Dies wurde mit einem Gedächtnistest (»ten word recall«) und einem Animal-Naming-Test gemessen. Beim Gedächtnistest liest der Interviewer eine Liste mit zehn Wörtern vor, und die Teilnehmer werden gebeten, sich so viele Wörter wie möglich zu merken und diese zu nennen. Nach einer kurzen Unterbrechung durch andere Fragen folgt eine wiederholte Messung. Für den Animal-Naming-Test müssen die Befragten in einer Minute so viele ver-

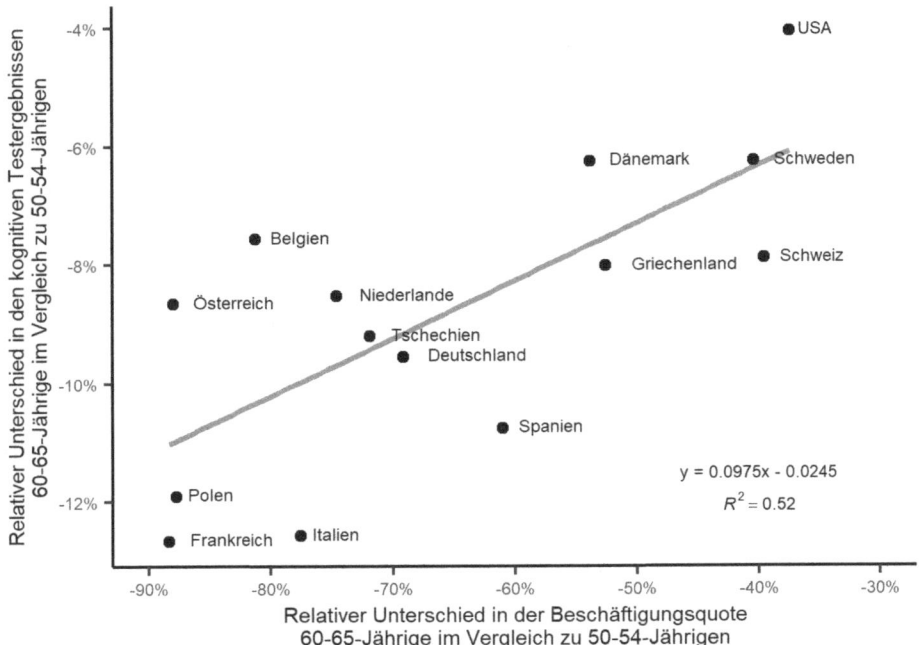

Abbildung 1: Länderübergreifender Zusammenhang zwischen dem relativen Unterschied in kognitiven Testergebnissen und den Beschäftigungsquoten zwischen 60- bis 65-Jährigen und 50- bis 55-Jährigen. Quelle: Survey of Health, Ageing and Retirement in Europe 2004–2006, Health and Retirement Study 2004. Der relative Unterschied in der Beschäftigungsquote und der relative Unterschied im kognitiven Testergebnis ist definiert als (Y60–65 - Y50–55)/Y50–55, mit Yi = durchschnittliche Beschäftigungsquote bzw. kognitives Testergebnis in der Alterskategorie i (50–55 oder 60–65 Jahre alt)

schiedene Tiere wie möglich benennen. In der Querschnittsbetrachtung zeigte sich, dass Rentner schlechtere kognitive Testergebnisse erzielen als erwerbstätige Personen, selbst wenn eine Reihe von weiteren Faktoren wie Alter, Bildung und körperliche Gesundheit in die Analyse einbezogen wurden.

Abbildung 1 zeigt das Ergebnis weitergehender ländervergleichender Untersuchungen. Diese zeigen einen signifikanten Zusammenhang zwischen den Unterschieden im mittleren Testergebnis zwischen 60- bis 65-Jährigen und 50- bis 55-Jährigen (vertikale Achse) und dem Unterschied in der Erwerbsquote zwischen den gleichen Altersgruppen (ho-

rizontale Achse). Die Abbildung zeigt, dass es große Unterschiede zwischen den Ländern in der Differenz der Beschäftigungsquoten zwischen diesen beiden Altersgruppen gibt: Während in den USA, in der Schweiz und in Schweden die Beschäftigungsquote der Gruppe der 60- bis 65-Jährigen etwa 40 % unter der Beschäftigungsquote der 50- bis 55-Jährigen liegt, erreicht der Unterschied in Frankreich, Österreich und Polen fast 90 %. Darüber hinaus gibt es auch Unterschiede in der relativen kognitiven Leistungsfähigkeit zwischen beiden Altersgruppen: In den USA erzielt die Gruppe der 60- bis 65-Jährigen ein kognitives Testergebnis, das um 4 % unter dem Ergebnis der 50- bis

55-jährigen liegt, während in Frankreich zwischen den Altersgruppen ein Unterschied von etwa 13 % gemessen wurde. Die Abbildung belegt stark positive länderübergreifende Zusammenhänge zwischen Alters-Unterschieden in der Beschäftigungsquote und Alters-Unterschieden der kognitiven Testergebnisse. Daraus lässt sich indirekt schließen, dass Männer, die länger erwerbstätig sind bzw. später in Ruhestand gehen, eine höhere kognitive Leistungsfähigkeit haben. Der negative Zusammenhang zwischen Ruhestand und Kognition steht im Einklang mit anderen Studienergebnissen, die Erwerbstätigkeit selbst als einen Schlüsselfaktor für die kognitive Stimulation hervorheben [12], insbesondere dann, wenn der Beruf kognitiv anspruchsvolle Tätigkeiten beinhaltet [13].

Der kausale Effekt des Renteneintritts auf die kognitive Leistungsfähigkeit ...

Für den in den genannten Studien beobachteten Unterschied in der kognitiven Leistungsfähigkeit zwischen Arbeitnehmern und Rentnern könnte es jedoch auch andere Erklärungen geben als den kausalen Einfluss des Renteneintritts. Erstens kann eine Beeinträchtigung der kognitiven Leistungsfähigkeit Menschen am Arbeiten hindern, ihre Erwerbsfähigkeit vermindern oder ihre Produktivität verringern, was jeweils die Wahrscheinlichkeit in Ruhestand zu gehen begünstigt. Wenn diese Möglichkeit umgekehrter Kausalität nicht berücksichtigt wird, kann es zu einer Überschätzung des negativen Zusammenhangs zwischen Ruhestand und Kognition kommen, da Personen mit einem schlechteren kognitiven Gesundheitszustand bei gegebenem Alter mit einer höheren Wahrscheinlichkeit in den Ruhestand eintreten. Darüber hinaus können unbeobachtbare Drittvariablen sowohl mit der kognitiven Leistungsfähigkeit als auch mit Entscheidungen, in den Ruhestand zu gehen, in Verbindung stehen. Bingley und Martinello [14] machen beispielsweise deutlich, dass der Einfluss der Bildung berücksichtigt werden muss, da diese sowohl das Renteneintrittsalter als auch die kognitive Leistungsfähigkeit vorhersagt. Es scheint daher von großer Bedeutung zu sein, individuelle Heterogenität zu berücksichtigen, um Schätzungen des Einflusses von Verrentung auf die kognitive Leistungsfähigkeit vor einer möglichen Verzerrung zu schützen.

Um den Einfluss individueller Heterogenität zu berücksichtigen, haben es sich verschiedene Autoren zum Ziel gesetzt, neben deskriptiven Belegen für eine negative Beziehung zwischen Ruhestand und kognitive Leistungsfähigkeit auch den kausalen Effekt des Renteneintritts zu identifizieren. So verwenden einige Studien den Unterschied im gesetzlichen Renteneintrittsalter zwischen verschiedenen Ländern als Quelle exogener Variation für die Entscheidung in den Ruhestand zu gehen. Anhand länderübergreifender Daten des Survey of Health, Ageing and Retirement in Europe (SHARE) untersuchten Rohwedder und Willis [15], Coe und Zamarro [16] sowie Mazzonna und Perracchi [17] die Auswirkungen des Renteneintritts auf die kognitive Leistungsfähigkeit. Dabei fanden sowohl Rohwedder und Willis [15] als auch Mazzonna und Peracchi [17] einen großen, signifikant negativen Effekt der Verrentung. Allerdings müssen die Ergebnisse von Rohwedder und Willis mit Vorsicht interpretiert werden, da sie weder die Heterogenität zwischen einzelnen Personen noch zwischen Ländern berücksichtigen. Coe und Zamarro fanden dagegen keine Belege für einen kausalen Zusammenhang zwischen Ruhestand und Kognition. Dieser Unterschied kann auf die Tatsache zurückzuführen sein, dass ihre Identifikationsstrategie auf einem Regression Discontinuity Design basiert (siehe [18]), welches nur die Identifizierung kurzfristiger Auswirkungen des Renteneintritts ermöglicht. Mazzonna und Peracchi [17] sind hingegen davon ausgegangen, dass der Renteneintritt nicht nur das Niveau, sondern auch die Veränderungsrate der kognitiven Leistungsfähigkeit mit dem Alter beeinflusst, sodass auch längerfristige Auswirkungen des Renteneintritts erfasst werden können.

Wenngleich länderübergreifende Unterschiede des regulären Renteneintrittsalters als sogenanntes Instrument für den Renteneintritt dienen und daher aussagekräftige empirische Strategien zur Identifikation des kausalen Effekts des Renteneintritts erlauben können, so gibt es doch Anlass zur Skepsis. Wie bereits erwähnt, sind Personen aus verschiedenen Ländern unterschiedlichen institutionellen Rahmenbedingungen und kulturellen Einflüssen jenseits des Rentenversicherungssystems ausgesetzt. Diese Heterogenität wird wahrscheinlich das Niveau und das altersbezogene Profil der kognitiven Leistungsfähigkeit teilweise beeinflussen und mit den institutionellen Rahmenbedingungen des Rentenversicherungssystems korrelieren. So zeigt sich beispielsweise in Europa bei vielen Gesundheitsoutcomes, die über kognitive Testergebnisse hinausgehen, ein klares Nord-Süd-Gefälle, wobei die nordeuropäischen Länder in der Regel bessere Outcomes haben als die südeuropäischen Länder [19]. Gleichzeitig ist das Renteneintrittsalter in nord-

europäischen Ländern tendenziell höher als in südeuropäischen Ländern. Es ist unwahrscheinlich, dass die länderübergreifenden Unterschiede bei den Rentenregeln dieses Muster zwischen den europäischen Ländern vollständig erklären. Daher sind Zweifel angebracht, ob die Unterschiede im Rentenversicherungssystem tatsächlich exogen sind und nicht mit anderen Determinanten der kognitiven Leistungsfähigkeit korrelieren (d.h. die sogenannte Ausschlussrestriktion ist verletzt). Dies kann zu einer Überschätzung der Auswirkung des Renteneintritts auf die kognitive Leistungsfähigkeit führen.

Bonsang, Adam und Perelman [20] umgehen die genannten Schätzprobleme, indem sie die kausalen Auswirkungen des Renteneintritts auf die kognitive Leistungsfähigkeit, gemessen durch den Ten-Word-Recall-Test, anhand von Längsschnittdaten aus den USA (der Health and Retirement Study, HRS) schätzen. Auch hier dienen Regelaltersgrenzen für den Rentenbezug als exogene Variationen bei der Entscheidung über den Renteneintritt. Die Längsschnitt-Dimension der Daten ermöglicht die Berücksichtigung von nicht beobachtbaren Merkmalen, die sich im Zeitablauf nicht verändern. Dadurch erhöht sich die Aussagekraft der Analysen. Im Gegensatz zu früheren Studien erfolgt die Analyse mit Daten aus einem einzelnen Land, in dem die Personen grundsätzlich denselben institutionellen Rahmenbedingungen ausgesetzt waren. Abbildung 2 zeigt für Befragte im Alter von 55 bis 70 Jahren die geschätzte Wahrscheinlichkeit, innerhalb eines Jahres in Ruhestand zu gehen (Abb. 2a) und die geschätzte Veränderung der kognitiven Testergebnisse mit jedem weiteren Lebensjahr (Abb. 2b).

Abbildung 2a

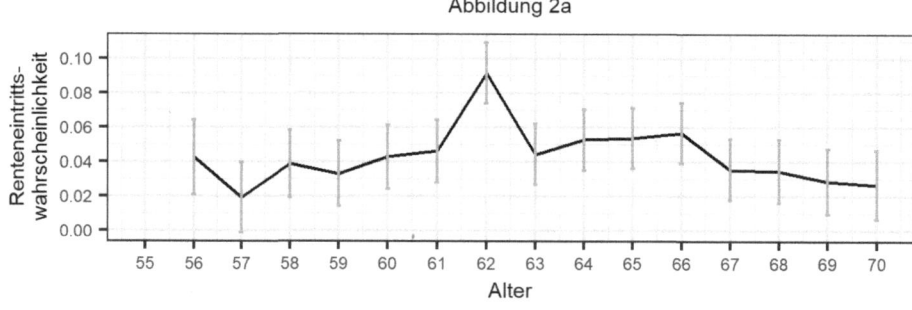

Abbildung 2b

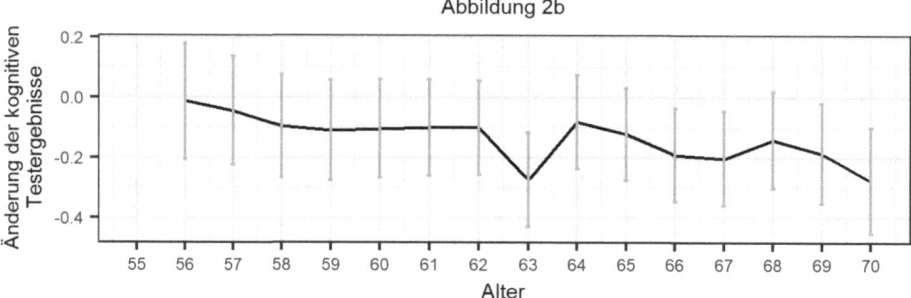

Abbildung 2: Änderungen der Renteneintrittswahrscheinlichkeit und Änderungen der kognitiven Testergebnisse nach Alter. Quelle: Health and Retirement Study 1998–2008. Alle Befragten waren zwischen 55 und 70 Jahre alt (horizontale Achse). Die Abbildungen zeigen den Zusammenhang zwischen Renteneintrittswahrscheinlichkeit und Alter (Abb. 2a) sowie zwischen kognitivem Testergebnis und Alter (Abb. 2b). Die vertikalen Achsen zeigen jeweils die Änderung der Rentenwahrscheinlichkeit (Abb. 2a) oder des kognitiven Testergebnisses (Abb. 2b) bei Alterung um ein Jahr (mit dem entsprechenden 95%-Konfidenzintervall).

Wie erwartet, zeigt Abbildung 2a einen signifikanten Anstieg der Verrentungswahrscheinlichkeit bei 62 Jahren, was dem Mindestalter entspricht, ab dem Personen in den USA Anspruch auf Rentenleistungen haben. Bemerkenswerterweise zeigt Abbildung 2b einen signifikanten Rückgang der kognitiven Testergebnisse bei der Messung im Alter von 63 Jahren, obwohl es keinen biologischen Grund für eine Änderung des kognitiven Rückgangs in diesem spezifischen Alter gibt, es sei denn, dies wird durch eine erhöhte Wahrscheinlichkeit des Renteneintritts verursacht. Dieses deskriptive Ergebnis stützt die

Hypothese, dass der Renteneintritt mit einem Rückgang der kognitiven Leistungsfähigkeit einhergeht und dass dieser Rückgang nicht unmittelbar zum Zeitpunkt des Renteneintritts eintreten wird. Tiefergehende statistische Analysen bestätigen die deskriptiven Belege aus Abbildung 2 und zeigen einen signifikanten negativen kausalen Einfluss des Renteneintritts auf die kognitive Leistungsfähigkeit, was im Einklang mit den Ergebnissen von Rohwedder und Willis [15] sowie Mazzonna und Peracchi [17] steht. Die Analysen legen nahe, dass die Auswirkung des Renteneintritts auf die kognitive Leistungsfähigkeit verzögert auftritt und dass der größte Teil des Rückgangs am Beginn der Ruhestandsphase auftritt und sich anschließend tendenziell stabilisiert. Besonders interessant ist dabei, dass bei Männern ein größerer Einfluss des Renteneintritts auf die kognitive Leistungsfähigkeit als bei Frauen gefunden wurde (wenngleich der Unterschied nicht signifikant war). Eine neuere Studie von Atalay, Barrett und Staneva [21] für Australien verwendet eine Rentenreform zur Identifikation und findet ebenfalls einen negativen Einfluss des Renteneintritts auf die kognitive Leistungsfähigkeit bei Männern, aber nicht bei Frauen. Die Ergebnisse sind indes im Vergleich zu den zuvor veröffentlichen Studien weniger deutlich.

Negative Effekte sind jedoch nicht immer nachweisbar. Wie bereits erwähnt, haben Mazzonna und Peracchi [17] bei der Analyse der europäischen Daten des SHARE einen negativen mittleren Effekt festgestellt, während Coe und Zamarro [16] bei der Analyse derselben Daten keinen signifikanten Effekt zeigen konnten. Der Unterschied zwischen den Ergebnissen kann auf unterschiedliche Modellspezifikationen zurückzuführen sein. Mazzonna und Peracchi [17] gingen von einem Einfluss des Ruhestandes auf die Rate der altersbedingten Abnahme der kognitiven Leistungsfähigkeiten aus, während Coe und Zamarro [16] von einer konstanten Abnahme im Ruhestand ausgegangen sind. Außerdem wurde bei beiden Studien der Alterseffekt auf die kognitiven Testergebnisse unterschiedlich spezifiziert. Mazzonna und Peracchi [17] verwenden einen linearen Effekt des Alters, während Coe und Zamarro [16] einen quadratischen Effekt verwenden. Bianchini und Borella [22] verwendeten ebenfalls SHARE-Daten

und nutzen Unterschiede im gesetzlichen Renteneintrittsalter zwischen europäischen Ländern als Instrumente in einem Schätzansatz mit festen individuellen und zeitlichen Effekten (*individual and time fixed effects*). Dabei stellten sie keinen signifikanten kurzfristigen Effekt fest, zeigten aber, dass der Renteneintritt langfristig eine schützende Wirkung auf das Gedächtnis haben kann. Auch hier wurde argumentiert, dass der Unterschied zu den Ergebnissen von Mazzonna und Peracchi [17] hauptsächlich auf Unterschiede in der Spezifikation des Alterseffekts auf die kognitive Leistungsfähigkeit zurückzuführen ist.

... mit einer gewissen Heterogenität.

Die vorangehend beschriebenen Untersuchungsergebnisse lassen auf eine Auswirkung des Renteneintritts auf die kognitive Gesundheit im statistischen Mittel schließen. Es ist jedoch sehr wahrscheinlich, dass heterogene Effekte auftreten, da frühere Berufe und Lebensstile den Ruhestand unterschiedlich prägen. Auch wenn dieser Punkt in den zuvor erwähnten Veröffentlichungen nicht explizit untersucht wurde, so hat man ihn zumindest in die Diskussion miteinbezogen. In der Folge gab es Arbeiten, wo diese Heterogenität bei der Analyse berücksichtigt wurde. Mazzonna und Peracchi [23] erweiterten ihre bisherigen Analysen, indem sie – weiterhin mit SHARE-Daten – den Effekt des Renteneintritts auf die kognitive Leistungsfähigkeit für verschiedene Berufsgruppen untersuchten. Sie kommen zu dem Schluss, dass der durchschnittliche Effekt des Renteneintritts auf die Kognition negativ ist und mit zunehmender Dauer im Ruhestand zunimmt. Anhand von Indizes, die die körperliche und psychosoziale Arbeitsbelastung messen, wurden in der Folge Arbeitnehmer mit hoher Belastung identifiziert. Dort wirkte sich der Renteneintritt unmittelbar positiv auf die Gesundheit und Kognition aus. Coe et al. [24] nutzten Daten aus den USA und zeigten, dass durch bestimmte Frühverrentungsprogramme induzierte Übergänge in den Ruhestand keinen Effekt auf die kognitive Leistungsfähigkeit bei Angestellten *(white collar workers)* hatten, sich aber positiv auf die kognitive Leistungsfähigkeit von Arbeitern *(blue collar workers)* auswirkten. Es handelt sich bei diesen Frühverrentungsprogrammen im Wesentlichen um Maßnahmen von Arbeitgebern, die ältere Arbeitnehmer mittels finanzieller Anreize (Boni oder höhere Altersbezüge) dazu ermutigen sollten, ein Unternehmen zu einem bestimmten Zeitpunkt zu verlassen. Unterschiede zwischen Angestellten und Arbeitern zeigten sich auch bei Betrachtung des weiteren zeitlichen Verlaufs. Celidoni, Dal Bianco und Weber [25] fanden hingegen einen kurzfristig positiven, jedoch keinen langfristigen Effekt des Renteneintritts auf die kognitive Leistungsfähigkeit von Frührentnern. Bei Personen, die später in Rente gehen, ergibt sich dagegen ein negativer Langzeiteffekt. Es stellte sich heraus, dass Frührentner mit größerer Wahrscheinlichkeit geringqualifizierte Männer sind, während Personen, die später in Rente gingen, im Vergleich zu Frührentnern mit höherer Wahrscheinlichkeit mit dem Gehalt und beruflichen Gestaltungsspielräumen zufrieden waren. Dies bestätigt indirekt die weiter oben beschriebenen Erkenntnisse zu den unterschiedlichen Auswirkungen der Verrentung nach beruflicher Stellung und Qualifikation.

Auf welche Weise beeinflusst Verrentung die kognitive Leistungsfähigkeit?

Die Befunde heterogener Effekte der Verrentung auf die kognitive Leistungsfähigkeit verweisen auf verschiedene Arten und Weisen, durch die der Renteneintritt die kognitive Leistungsfähigkeit beeinflussen kann. So hat sich vor allem gezeigt, dass der Renteneintritt einen zeitlich verzögerten negativen Effekt auf die kognitive Leistungsfähigkeit hat, der sich im Laufe der Zeit im Durchschnitt stabilisiert [20]. Bei gering qualifizierten Personen ist ein positiver Kurzzeiteffekt zu sehen [22, 25]. Diese Ergebnisse lassen sich wahrscheinlich dadurch erklären, dass der Renteneintritt eine wesentliche Änderung in Bezug auf die Ressource Zeit darstellt. Nach der Verrentung, wenn die berufliche Tätigkeit beendet ist, wird anderen Aktivitäten mehr Zeit eingeräumt. Für Personen, die bei ihrer beruflichen Tätigkeit über ein kognitives Grundniveau hinaus wenig stimuliert wurden, scheint es sich daher positiv auszuwirken, mehr Zeit mit nichtberuflichen Aktivitäten zu verbringen. Dagegen vermindern sich nach der Verrentung die kognitiven Fähigkeiten von Menschen mit höherer geistiger Beanspruchung bei der Arbeit.

Im Laufe ihres Lebens investieren Menschen in ihr Humankapital (z. B. indem sie zur Schule gehen, eine Ausbildung machen, studieren), um sich auf den Arbeitsmarkt zu etablieren und dort bestehen zu können [26]. Sie haben aber einen geringeren Anreiz, in ihr Humanvermögen zu investieren, wenn ihr Einkommen nicht (mehr) von ihrer Produktivität abhängt. Laut Humankapitaltheorie sollten Rentner daher weniger als beruflich aktive Menschen in ihr Humanvermögen und ihre kognitive

Leistungsfähigkeit investieren. Auf der anderen Seite reduziert die Zunahme von Freizeit die Opportunitätskosten von Gesundheitsinvestitionen, wie gesundheitsbewusste Verhaltensweisen [27]. Tatsächlich scheint die Literatur diese Überlegung zu stützen, da Verrentung die körperliche Aktivität erhöht [28, 29], ungesunde Verhaltensweisen wie Alkoholkonsum und Rauchen reduziert [30], die allgemeine Gesundheit verbessert und die Inanspruchnahme von gesundheitsfördernden Maßnahmen erhöht [31]. Atalay, Barrett und Stavena [21] erklären den bereits erwähnten geschlechtsspezifischen Effekt des Renteneintritts auf die kognitiven Fähigkeiten durch den unterschiedlichen Umgang mit der Ressource Zeit. Der negative Effekt der Verrentung, den sie für Männer, aber nicht für Frauen, festgestellt haben, scheint darauf zurückzuführen zu sein, dass Frauen im Ruhestand mehr Zeit für geistige und haushaltsbezogene Aktivitäten aufwenden als Männer, was zu einer unterschiedlichen kognitiven Stimulation führt.

Zusammenfassend scheinen zwei Mechanismen eine Rolle zu spielen. *Erstens* wird durch den Renteneintritt Zeit frei und es bieten sich neue Perspektiven diese Zeit zu nutzen, was aufgrund der Reduzierung der Opportunitätskosten zu mehr Investitionen in die Gesundheit führen dürfte. Gleichermaßen könnten die Menschen durch den Zeitgewinn vermehrter kognitiver Stimulation ausgesetzt sein. *Zweitens* könnten Rentner einen geringeren Anreiz haben, in ihre kognitive Leistungsfähigkeit zu investieren, da sie den Arbeitsmarkt verlassen haben. Ein wichtiger Punkt ist, dass die Literatur zu unterschiedlichen Ergebnissen bezüglich der kurz- und langfristigen Auswirkungen der Verrentung auf die kognitive Gesundheit kommt. Dies gilt insbesondere für Personen mit kognitiv weniger stimulierenden Berufen, bei denen der Wechsel zu nichtberuflichen Aktivitäten von Vorteil ist. Spiegelbildlich betrachtet, profitieren Menschen mit einer höheren kognitiven Stimulation im Beruf weniger von außerberuflichen Aktivitäten, die tendenziell weniger stimulierend wirken.

Folgerungen für die Politik

Arbeitsmarktreformen, die das Rentenalter erhöhen sollen, werfen mehrere Fragen auf. Erstens scheint Verrentung einen schützenden Effekt auf die körperliche Gesundheit und das Gesundheitsverhalten zu haben. Deswegen ist eine Anhebung des Renteneintrittsalters in Bezug auf die Gesundheit der Bevölkerung nicht zu empfehlen. Schlussfolgerungen in Bezug auf die kognitive Leistungsfähigkeit sind dagegen weniger eindeutig, da die Auswirkungen der Verrentung weitgehend heterogen sind und wohl auch davon abhängen, welcher Aspekt der Kognition im Vordergrund steht. Bei Menschen, die auf dem Arbeitsmarkt stark kognitiv stimuliert wurden, könnte eine Erhöhung des Renteneintrittsalters positive Auswirkungen haben. Im Gegensatz dazu kann sich ein höheres Renteneintrittsalter bei Menschen, die bei der Arbeit weniger kognitiv stimuliert werden, nachteilig auf ihre kognitive Gesundheit auswirken. Insbesondere die Teilnahme an kognitiv fördernden Aktivitäten nach der Verrentung (sprich nichtberufliche Aktivitäten) scheint eine Rolle für ein »erfolgreiches« kognitives Altern zu spielen. Freizeitaktivitäten, wie beispielsweise Sport und oder Engagement im Ehrenamt, sollten demzufolge in hohem Maße gefördert werden. Da das kognitive Kapital, welches Personen mit kognitiv stimulierenden Berufen im Laufe der Zeit aufgebaut haben, höher ist, haben sie nach Eintritt in den Ruhestand entsprechend mehr zu verlieren. Die Förderung nichtberuflicher Aktivitäten würde dazu beitragen, den Verlust an kognitiver Stimulation auszugleichen. Für weniger qualifizierte Arbeitskräfte sollte das natürlich gleichermaßen gefördert werden, da sie dadurch mehr von den Chancen, die der Renteneintritt bietet, profitieren würden. Insgesamt zeigen die hier vorgestellten Ergebnisse, dass Personen aufgrund von Entscheidungen über ihre eigenen Aktivitäten auch im Alter zumindest teilweise Kontrolle über die Entwicklung ihrer kognitiven Leistungsfähigkeit haben. Daher besteht auch Spielraum für Interventionen, um die kognitive Alterung positiv zu beeinflussen.

Literatur

1 Bäckman L, Small BJ, Wahlin Å. Aging and memory: Cognitive and biological perspectives. In: Birren JE, Schaie, KW (Hrsg.), Handbook of the Psychology of Aging. Cambridge, MA: Academic Press; 2001:349–377.

2 Dixon RA, de Frias CM. The Victoria Longitudinal Study: From characterizing cognitive aging to illustrating changes in memory compensation. Aging, Neuropsychology and Cognition. 2004;11(2–3):346–376.

3 Albert MS. Changes in cognition. Neurobiology of Aging. 2011;32(1):58–63.

4 Tabert MH, et al. Functional deficits in patients with mild cognitive impairment: prediction of AD. Neurology. 2002;58(5):758–764.

5 Banks J, Oldfield Z. Understanding pensions: Cognitive function, numerical ability and retirement saving. Fiscal Studies. 2007;28(2):143–170.

6 Christelis D, Jappelli T, Padula M. Cognitive abilities and portfolio choice. European Economic Review. 2010;54(1):18–38.

7 Silver MH, Jilinskaia E, Perls, TT. Cognitive functional status of age-confirmed centenarians in a population-based study. The Journals of Gerontology Series B: Psychological Sciences and Social Sciences. 2001;56(3):134–140.

8 Stern Y. What is cognitive reserve? Theory and research application of the reserve concept. Journal of the International Neuropsychological Society. 2002;8(3):448–460.

9 Stern Y. The concept of cognitive reserve: a catalyst for research. Journal of Clinical and Experimental Neuropsychology. 2003;25(5):589–593.

10 Scarmeas N, Stern Y. Cognitive reserve and lifestyle. Journal of Clinical and Experimental Neuropsychology. 2003;25(5):625–633.

11 Adam S., Bonsang E, Germain S, Perelman S. Retirement and cognitive reserve: A stochastic frontier approach applied to survey data. HEC-ULg, CREPP working papers. 2007;04. http://www.crepp.ulg.ac.be/papers/crepp-wp200704.pdf (02.09.2020).

12 Potter GG, Helms MJ, Plassman BL. Associations of job demands and intelligence with cognitive performance among men in late life. Neurology. 2008;70(19, Part 2):1803–1808.

13 Finkel D, Andel R, Gatz M, Pedersen NL. The role of occupational complexity in trajectories of cognitive aging before and after retirement. Psychology and aging. 2009:24(3):563.

14 Bingley P, Martinello A. Mental retirement and schooling. European Economic Review. 2013;63:292–298.

15 Rohwedder S, Willis RJ. Mental retirement. Journal of Economic Perspectives. 2010;24(1):119–38.

16 Coe NB, Zamarro G. Retirement effects on health in Europe. Journal of Health Economics. 2011;30(1):77–86.

17 Mazzonna F, Peracchi, F. Ageing, cognitive abilities and retirement. European Economic Review. 2012;56(4):691–710.

18 Lee DS, Lemieux T. Regression Discontinuity Designs in Economics. Journal of Economic Literature. 2010;48(2):281–355.

19 Börsch-Supan A, Hank K, Jürges H. A new comprehensive and international view on ageing: introducing the »Survey of Health, Ageing and Retirement in Europe«. European Journal of Ageing. 2005;2(4):245–253.

20 Bonsang E, Adam S, Perelman S. Does retirement affect cognitive functioning?. Journal of Health Economics. 2012;31(3):490–501.

21 Atalay K, Barrett GF, Staneva, A. The effect of retirement on elderly cognitive functioning. Journal of Health Economics. 2019;66:37–53.

22 Bianchini L, Borella M. Retirement and memory in Europe. Ageing & Society. 2016;36(7):1434–1458.

23 Mazzonna, F, Peracchi, F. Unhealthy retirement? Journal of Human Resources. 2017;52(1):128–151.

24 Coe NB, von Gaudecker HM, Lindeboom M, Maurer J. The effect of retirement on cognitive functioning. Health Economics. 2012;21(8):913–927.

25 Celidoni M, Dal Bianco C, Weber G. Retirement and cognitive decline. A longitudinal analysis using SHARE data. Journal of Health Economics. 2017;56:113–125.

26 Becker GS. Investment in human capital: A theoretical analysis. Journal of Political Economy. 1962;70(5, Part 2):9–49.

27 Grossman M. On the concept of health capital and the demand for health. Journal of Political Economy. 1972;80(2):223–255.

28 Kämpfen F, Maurer J. Time to burn (calories)? The impact of retirement on physical activity among mature Americans. Journal of Health Economics. 2016;45:91–102.

29 Celidoni M, Rebba V. Healthier lifestyles after retirement in Europe? Evidence from SHARE. The European Journal of Health Economics. 2017;18(7):805–830.

30 Bertoni M, Brunello G, Mazzarella G. Does postponing minimum retirement age improve healthy behaviors before retirement? Evidence from middle-aged Italian workers. Journal of Health Economics. 2018;58:215–227.

31 Eibich P. Understanding the effect of retirement on health: Mechanisms and heterogeneity. Journal of Health Economics. 2015;43:1–12.

Prof. Dr. Eric Bonsang

Ausgeübte Tätigkeit: Professor

Arbeits- und Forschungsschwerpunkte: Gesundheitsökonomik, Angewandte Mikroökonomik, Arbeitsmarkt- und Bevölkerungsökonomik, Ökonomik des Alterns

Adresse: Université Paris-Dauphine – PSL, Place du Maréchal de Lattre de Tassigny, 75016 Paris cedex 16, France

E-Mail: eric.bonsang@dauphine.psl.eu

Adèle Lemoine

Ausgeübte Tätigkeit: Doktorandin

Arbeits- und Forschungsschwerpunkte: Gesundheitsökonomik, Ökonomik des Alterns, Public Health, Geschlechterforschung

Adresse: Université Paris-Dauphine – PSL, Place du Maréchal de Lattre de Tassigny, 75016 Paris cedex 16, France

E-Mail: adele.lemoine@dauphine.eu

3.6 Aktives Altern und Gesundheit in Deutschland und Europa[1]

Alina Schmitz, Martina Brandt & Christian Deindl

Zusammenfassung

In unserem Beitrag beleuchten wir den Zusammenhang zwischen Gesundheit und (außer-)familialem Engagement (Pflege, Enkelbetreuung, Ehrenamt) von Männern in der zweiten Lebenshälfte. Wir widmen uns dabei sowohl individuellen Einflüssen als auch kontextuellen Faktoren für aktives Altern in Deutschland und Europa auf der Basis aktueller Forschung und eigener Analysen. Wir schließen, dass aktives und gesundes Altern in der Gemeinschaft vor allem in einem Umfeld ermöglicht wird, wo private und öffentliche Leistungen sich gegenseitig ergänzen.

Active Ageing and Health in Germany and Europe

In our contribution we focus on the links between men's health and informal engagement (providing care to older family members, grandchildren and volunteering) in the second half of life. We address individual influences as well as contextual factors for active ageing in Germany and Europe based on recent research and our own analyses. We conclude that active and healthy ageing in the community is facilitated in environments where private and public support go hand in hand.

Einleitung

Trotz der Anhebung des gesetzlichen Renteneintrittsalters führt die steigende Lebenserwartung dazu, dass der Ruhestand zu einer eigenständigen Lebensphase geworden ist, die es zu gestalten gilt. Gesundheit ist dabei ein zentraler Aspekt des »erfolgreichen« Alterns, ebenso wie die Möglichkeit der sozialen Partizipation und des gesellschaftlichen Engagements [1]. Für viele Männer ist die Erwerbsarbeit ein zentrales identitätsstiftendes Element und gegen Ende des Arbeitslebens stellt sich die Herausforderung, eine Alternative zur Erwerbsarbeit zu finden. Viele Männer engagieren sich im Ruhestand ehrenamtlich oder leisten Unterstützung in der Familie und der Nachbarschaft. Dieses außerberufliche Engagement ist von hohem Wert für die gesamtgesellschaftliche Wohlfahrtsproduktion [2].

Im Folgenden werden unter dem Begriff »aktives Altern« drei zentrale Bereiche außerberuflichen Engagements und ihre Wechselwirkungen mit der Gesundheit älterer Männer beleuchtet: Angehörigenpflege, Betreuung von Enkelkindern und ehrenamtliches Engagement. Der Beitrag wirft auch einen Blick auf die Situation in den Nachbarländern Deutschlands, um auf dieser Grundlage Ansatzpunkte zur Förderung aktiven Alterns abzuleiten.

---

1 Wir danken Judith Becker für die Unterstützung bei der Erstellung dieses Beitrags.

Aktives Altern in Deutschland

Angehörigenpflege

Von den 3,4 Millionen Menschen in Deutschland, die zum Jahresende 2017 Leistungen der Pflegeversicherung bezogen, wurden gut drei Viertel zu Hause durch ihre Angehörigen gepflegt – teilweise mit Unterstützung durch ambulante Pflegedienste [3]. Gepflegt werden meist die (Schwieger-) Eltern oder der eigene Partner/die eigene Partnerin [4]. Aktuell sind etwa zwei Drittel der Hauptpflegepersonen weiblich [5]. Zugleich ist aber die Zahl der pflegenden Männer in den letzten Jahrzehnten kontinuierlich angestiegen [6].

Daten des Deutschen Alterssurveys zeigen: Pflegetätigkeit kommt in jüngeren Jahren nur wenig vor und hat ihren Höhepunkt in den späten Fünfzigern. Für Frauen findet sich ein zweiter Pflegehöhepunkt mit Ende 70. Diese beiden Pflegehöhepunkte unterstreichen die Ergebnisse der Pflegeforschung, dass vor allem (Schwieger-)Eltern und der eigene Partner/die eigene Partnerin gepflegt werden. Der Unterschied zwischen Frauen und Männern ist in jüngeren Jahren konstant, nimmt aber vor allem aufgrund der Partnerpflege durch Frauen deutlich zu (Abbildung 1). Somit tragen Frauen über den Lebenslauf die Hauptlast der Angehörigenpflege.

Enkelbetreuung

Großeltern sind für Enkelkinder wichtige Bezugspersonen. Unter anderem infolge des steigenden Lebensalters bei Geburt des ersten Kindes hat sich die Übernahme der Enkelkinderbetreuung zudem über die Geburtskohorten stark verändert und findet mittlerweile vermehrt in höherem Alter statt [2]. Die Unterschiede zwischen Männern und Frauen bei der Enkelkinderbetreuung sind geringer als bei Pflegetätigkeiten, aber dennoch ist die höhere Beteiligung der Großmütter zumindest bis zum Alter von etwa 70 Jahren deutlich (Abbildung 2).

Ehrenamtliches Engagement

Auch außerhalb der Familie sind viele Menschen in Form eines Ehrenamts, z. B. in Vereinen oder wohltätigen Organisationen, tätig. Im Gegensatz zur Pflege und zur Enkelbetreuung sind beim ehrenamtlichen Engagement Männer aktiver als Frauen. Spätestens nach dem 70. Lebensjahr sinkt der Anteil der ehrenamtlich Engagierten allerdings bei beiden Geschlechtern deutlich ab (Abbildung 3). Hierfür kommen mehrere Gründe in Frage wie z. B. eine Zunahme gesundheitlicher Einschränkungen, aber auch fehlende Möglichkeiten des ehrenamtlichen Engagements für ältere Menschen [7].

Wie in der Erwerbstätigkeit zeigen sich auch bei vielen Aktivitäten im Rentenalter also Unterschiede zwischen den Geschlechtern. So wird Unterstützung innerhalb der Familie noch immer vorrangig von Frauen geleistet. Sobald es allerdings nicht primär um zeitintensive Sorgearbeit geht, sondern auch sporadische Hilfen berücksichtigt werden, erhöht sich der Anteil an engagierten Männern deutlich – innerhalb wie außerhalb der Familie [8].

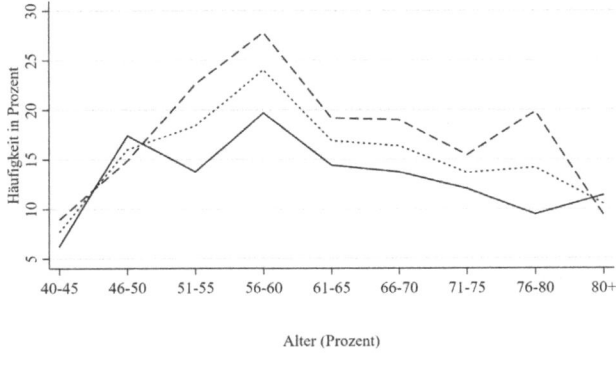

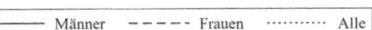

Abbildung 1: Anteil der pflegenden Angehörigen nach Geschlecht und Alter. Quelle: Eigene Darstellung auf Basis des Deutschen Alterssurveys 2017, n = 6.626 (angelehnt an [2]). Die Vergabe von Pflege im Deutschen Alterssurvey wird mit der folgenden Frage erhoben: *Gibt es Personen, die aufgrund ihres schlechten Gesundheitszustandes von Ihnen privat oder ehrenamtlich betreut bzw. gepflegt werden oder denen Sie regelmäßig Hilfe leisten?*

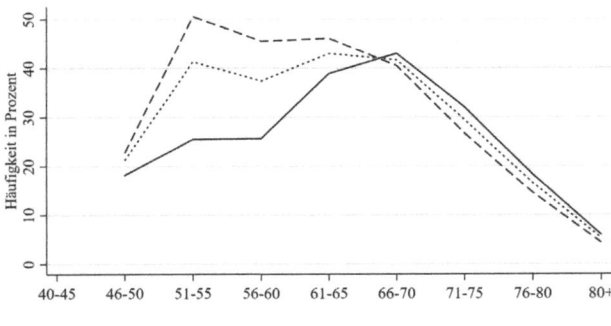

Abbildung 2: Anteil von Großeltern, die Enkelkinderbetreuung leisten, nach Geschlecht und Alter. Quelle: Eigene Darstellung auf Basis des Deutschen Alterssurveys 2017, n = 3.885 (angelehnt an [2]). Die Betreuung von Enkelkindern im Deutschen Alterssurvey wird mit der folgenden Frage erhoben: *Im Folgenden möchte ich jetzt etwas über Ihre sonstigen Tätigkeiten und Aktivitäten wissen. Betreuen oder beaufsichtigen Sie privat Kinder, die nicht Ihre eigenen sind, z. B. auch Ihre Enkel oder Kinder von Geschwistern, Nachbarn, Freunden oder Bekannten?* Für diese Grafik wird nur die Betreuung von Enkelkindern berücksichtigt.

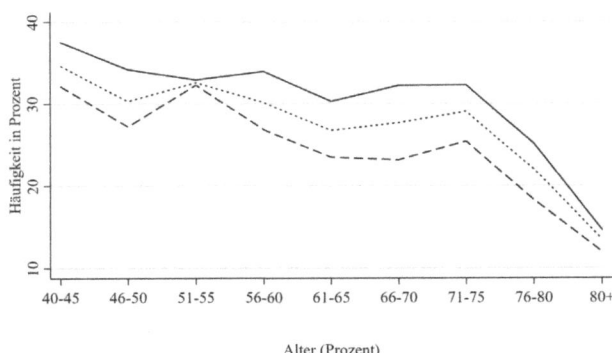

Abbildung 3: Anteil der ehrenamtlich Engagierten nach Geschlecht und Alter. Quelle: Eigene Darstellung auf Basis des Deutschen Alterssurveys 2017, n = 6.626 (angelehnt an [2]). Ehrenamtliche Aktivitäten werden im Deutschen Alterssurvey anhand der Frage nach der Ausübung einer *ehrenamtlichen Funktion in Gruppen und Organisationen* erhoben.

Aktives Altern und Gesundheit

Angehörigenpflege

Pflegende Angehörige sind mit einer Reihe von Anforderungen konfrontiert, die sich negativ auf Gesundheit und Wohlbefinden auswirken können. Inwiefern gesundheitliche Verschlechterungen eintreten, hängt von verschiedenen Faktoren ab. Neben der Beziehung zwischen der pflegebedürftigen Person und dem oder der Pflegenden ist auch der Unterstützungsbedarf und der konkret erforderliche Pflegeaufwand von Bedeutung. Eine Rolle spielen zudem Umweltfaktoren, wie z. B. die Verfügbarkeit von familiärer und/oder professioneller Unterstützung. Je nach Ausgangslage unterscheidet sich also das Ausmaß der körperlichen, psychischen, zeitlichen wie auch finanziellen Belastungen durch die Pflege [5]. Übersteigen diese Belastungen über längere Zeit die Ressourcen der Pflegenden, dann sind gesundheitliche Beeinträchtigungen wahrscheinlich.

Studien stellen oft eine stärkere subjektiv empfundene Belastung durch die Partnerpflege bei Frauen fest als dies bei Männern der Fall ist – unter anderem, weil Frauen häufiger mit finanziellen Problemen und der Vereinbarkeit von Pflege und weiteren (familiären) Verpflichtungen konfrontiert sind. Je nach Geschlecht unterscheidet sich auch, wie die Pflegeverantwortung bewertet und die damit zusammenhängenden Belastungen verarbeitet werden. Während Frauen zu emotionsorientierten Coping-Strategien tendieren, sehen Männer die Angehörigenpflege eher als »Arbeit« an, die es professionell zu organisieren gilt. Während dies einerseits ein Schutzfaktor für Wohlbefinden und Gesundheit sein kann, führt diese Sichtweise mitunter dazu, dass professionelle Unterstützung nicht in Anspruch genommen wird. Bedenklich ist auch, dass Männer eher nicht geneigt sind, (psychische) Belastungen zu kommunizieren. Daher bleiben Unterstützungsbedarfe pflegender Männer oft lange unerkannt [9].

Verschiedene Faktoren werden von männlichen Pflegepersonen als besonders belastend erlebt. Im Mittelpunkt stehen Trauer, Einsamkeit und das Gefühl von Autonomieverlust. Männer möchten diese Themen tendenziell eher nicht mit ihren Kindern besprechen [10], sondern wünschen sich Austausch mit anderen Männern, die sich in einer ähnlichen Situation befinden [11]. Eine weitere Belastung ergibt sich durch die nunmehr alleinige Verantwortung für Hausarbeit und die Organisation des Alltagslebens – eine Aufgabe, mit der vor allem Männer aus Partnerschaften mit »traditioneller« Aufgabenteilung überfordert sein können [12].

Pflege geht jedoch nicht nur mit Belastungen einher, sondern kann auch als Bereicherung empfunden werden. So heben einige pflegende Männer eine gesteigerte Nähe in der Partnerschaft hervor und genießen die Anerkennung, die ihnen aus ihrem Umfeld entgegengebracht wird. Pflege wird auch als Gelegenheit zur persönlichen Weiterentwicklung gesehen [9]. Insgesamt sind damit sowohl positive als auch negative Auswirkungen von Angehörigenpflege auf die Gesundheit denkbar. Empirisch zeigt sich, dass sich die psychische Gesundheit und die subjektive Gesundheitseinschätzung durch Pflegeübernahme verschlechtern, wogegen Forschungsbefunde zu Indikatoren der körperlichen Gesundheit eher nicht in diese Richtung zeigen [13].

Enkelbetreuung

Während mit Blick auf die Angehörigenpflege vor allem die (potenziell) negativen Auswirkungen auf Gesundheit und Wohlbefinden hervorgehoben werden, wird die Betreuung von Enkelkindern in der öffentlichen Debatte überwiegend als bereichernde Aufgabe angesehen. Für einen möglicherweise gesundheitsförderlichen Effekt gibt es verschiedene Wirkungsfaktoren, z. B. mehr körperliche Aktivität, kognitive Herausforderungen im Alltag, Anerkennung durch das soziale Umfeld und eine stärkere Teilhabe am Familienleben [14]. Der Forschungsstand zur Gesundheit von Großeltern ist allerdings keineswegs eindeutig. Während einige Studien mehr depressive Symptome, eine schlechtere subjektive Gesundheitseinschätzung und körperliche Krankheiten bei Großeltern nachweisen, zeigt sich in anderen Studien ein gegenteiliges Bild oder aber keinerlei Zusammenhang zwischen Enkelbetreuung und Gesundheit [15].

Die Befundlage legt nahe, dass es entscheidend ist, in welcher familiären Konstellation und in welchem Ausmaß Enkelbetreuung stattfindet. So tritt der gesundheitsfördernde Effekt nicht bei Großeltern ein, die sehr intensive Betreuungsarbeit leisten oder gar die hauptsächliche Verantwortung für die Erziehung der Enkelkinder tragen. Im Übermaß ruft die Enkelbetreuung vielmehr Stress und eine Einschränkung der eigenen Aktivitäten hervor, der sich negativ auf Gesundheit und Wohlbefinden auswirken kann [16].

Da die Enkelbetreuung hauptsächlich durch Großmütter geleistet wird, sind Großväter in der bisherigen Forschung kaum sichtbar [17], und auch zu etwaigen Geschlechterunterschieden im Zusammenhang von Enkelbetreuung und Gesundheit liegen bisher nur wenige Erkenntnisse vor. Eine aktuelle Studie weist jedoch darauf hin, dass Frauen in gesundheitlicher Hinsicht stärker von der Enkelbetreuung profitieren als Männer [14]. Mögliche Gründe hierfür liegen in einer je nach Geschlecht unterschiedlichen Wahrnehmung und Ausgestaltung der Betreuungsarbeit [17].

Ehrenamtliches Engagement

Ehrenamtlich aktive Männer sind in einer besseren gesundheitlichen Lage als Männer, die nicht in dieser Form engagiert sind. Für diesen Zusammenhang sind zwei Mechanismen verantwortlich: Auf der einen Seite übernehmen diejenigen, die ihren Alltag ohne gesundheitliche Einschränkungen verbringen können, eher ein Ehrenamt. Dies trifft insbesondere auf Menschen zu, die nicht unter depressiven Symptomen und funktionalen Einschränkungen leiden, wogegen der Zusammenhang zwischen körperlichen Erkrankungen und ehrenamtlichem Engagement eher schwach ausfällt [18]. Auf der anderen Seite bietet die ehrenamtliche Tätigkeit das Potenzial, Anerkennung zu erfahren und den persönlichen Horizont zu erweitern – gerade, wenn im Alter der Beruf in den Hintergrund gerät, ist dies entscheidend für das individuelle Wohlbefinden [19]. Vermittelt über diese Wirkungspfade ist ein direkter gesundheitsförderlicher Effekt wahrscheinlich [20]. Es gibt auch Hinweise darauf, dass ehrenamtliches Engagement zwar nicht dazu beiträgt, körperliche Erkrankungen hinauszuzögern, wohl aber aufgrund der damit assoziierten emotionalen und sozialen Ressourcen dabei hilft, besser mit gesundheitlichen Einschränkungen zurechtzukommen [21].

Ehrenamtliches Engagement kann sich auch auszahlen, wenn sich im Alter das soziale Netzwerk verändert. Es zeigt sich beispielsweise, dass die Aufnahme eines Ehrenamts das Gefühl von Einsamkeit bei kürzlich verwitweten Menschen signifikant verringert [22]. Insbesondere für Männer, deren Hauptbezugsperson in der Regel die Lebenspartnerin ist und die insbesondere nach dem Austritt aus dem Berufsleben über ein kleineres soziales Netzwerk verfügen als Frauen, bietet ehrenamtliches Engagement somit das Potenzial, auch als Witwer weiterhin sozial eingebunden zu sein.

Aktives und gesundes Altern in Europa

Ein Blick über die Grenzen Deutschlands hinweg macht deutlich: Nicht nur das Geschlecht ist eine wichtige Determinante des Engagements im Rentenalter, auch der gesellschaftliche Kontext spielt eine Rolle für die (geschlechterungleiche) Übernahme von Aufgaben und deren gesundheitliche Implikationen.

Pflege (durch Partnerinnen und Töchter) findet eher im Süden Europas statt, während sporadische Hilfen (durch Söhne und Töchter) im Norden häufiger ist [23]. Es zeigt sich im europäischen Vergleich, dass die gesetzliche Verpflichtung der Familie zur Übernahme von Pflegeaufgaben vor allem die Wahrscheinlichkeit von Frauen erhöht, intensive Pflegeaufgaben zu übernehmen [24]. Unterschiede zwischen verschiedenen Ländern bestehen auch bei der Enkelbetreuung. Insgesamt passen skandinavische Großeltern häufiger auf ihre Enkelkinder auf als südeuropäische Großeltern, sie tun dies

aber weniger intensiv – was sich unter anderem durch Kinderbetreuungs-Angebote erklären lässt [25]. Ein Nord-Süd-Gradient ist nicht zuletzt auch in Bezug auf das ehrenamtliche Engagement außerhalb der Familie mit höheren Aktivitätsraten im skandinavischen Norden und geringerem Engagement im Süden Europas zu sehen [19]. Diese Unterschiede lassen sich zum Teil ebenfalls durch unterschiedliche wohlfahrtsstaatliche Ausgestaltung erklären. Insgesamt zeigt sich in der Forschung die Komplementarität von Familie und Staat: es ist keineswegs so, dass öffentliche Leistungen informelle Leistungen verdrängen, sie fördern sie aber auch nicht per se (»crowding out« und »crowding in«). Es scheint eher eine geteilte Verantwortung zu herrschen bzw. die Spezialisierung von Familie und Staat stattzufinden, wobei die Familie eher sporadische Aufgaben übernimmt (und damit auch eine prozentuale höhere Beteiligung der Männer an informellen Leistungen zu verzeichnen ist, da sie in der Familie eher solche weniger intensiven Aufgaben übernehmen), während professionelle Dienstleister intensivere (Pflege-) Aufgaben erbringen – zumindest in Ländern, wo solche Dienste in ausreichendem Maße für alle zugänglich sind [8, 23, 24]. Wie in Abbildung 4 auf Basis der siebten Welle des Survey of Health, Ageing and Retirement in Europe (SHARE) 2017 zu sehen ist, engagieren sich entsprechend in Ländern mit höheren Sozialausgaben auch mehr Männer ehrenamtlich.

Verwendet man eine sehr breite, inklusive Definition von »Aktivität«, die Erwerbsarbeit, soziale Partizipation, unabhängige, gesunde Lebensführung und deren Ermöglichung durch das Umfeld mit einbezieht, schneiden ebenfalls die nördlichen Länder Europas am besten ab [26].

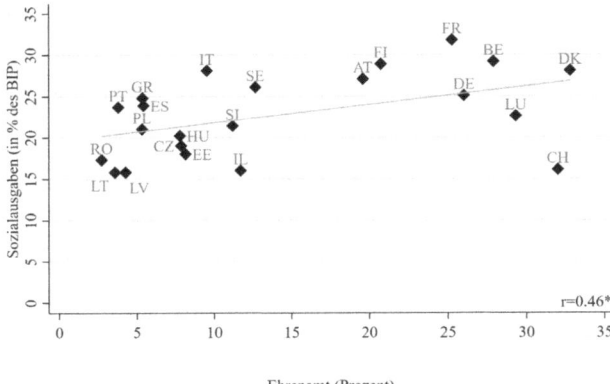

Abbildung 4: Sozialausgaben (Prozent des BIP) und ehrenamtliches Engagement von Männern (Prozent) in Europa. Quelle: Eigene Darstellung auf Basis des Survey of Health, Ageing and Retirement in Europe, n = 28.222 Männer (Sozialausgaben von https://stats.oecd.org/Index.aspx?datasetcode=SOCX_AGG, Download: 23.01.2020)

Zum Zusammenhang zwischen verschiedenen Aktivitäten wie der Betreuung von Enkelkindern und anderen Pflegeaufgaben zeigt sich ebenfalls, dass sich unterschiedliche Hilfearten in der Familie nicht gegenseitig verdrängen, sondern sogar zusammenhängen – Enkelbetreuung geht beispielsweise auch mit mehr Hilfe an ältere Angehörige einher [27]. Die Vereinbarkeit unterschiedlicher Hilfen scheint aber wiederum in den südlichen Ländern Europas schwieriger zu sein als im Norden.

Die Wahrscheinlichkeit (und Chance) aktiv zu altern unterscheidet sich damit zwischen europäischen Ländern und Wohlfahrtsstaaten – wobei die Startbedingungen in der Kindheit und der weitere Lebenslauf überall eine wichtige Rolle spielen [28]. In Staaten mit ausgebauten sozial- und familienpolitischen Maßnahmen sind ältere Frauen wie Männer häufiger in bezahlter Arbeit wie auch ehrenamtlich eingebunden und familiär engagiert, und die Unterschiede zwischen Männern und Frauen sind geringer – vor allem wohl deshalb, weil sich Frauen aus den intensiven Sorgebeziehungen zurückziehen (können) und wie Männer eher zusätzliche Sorge-Aufgaben übernehmen [24].

Auch das Ausmaß der gesundheit-lichen Belastungen pflegender Angehöriger unterscheidet sich im Vergleich der Länder. Richtet man den Blick auf spezifische Charakteristika nationaler Sozialpolitik, dann sind insbesondere Maßnahmen zur zeitlichen Entlastung pflegender Angehöriger sowie Angebote zur Stärkung der Coping-Strategien von Bedeutung [29]. Zudem haben soziale Dienstleistungsangebote wie formale Pflegeangebote in einer Region Auswirkungen auf das Wohlbefinden pflegender Angehöriger [30]. In konservativen und familialistischen Wohlfahrtsstaaten, in denen die Familie unter anderem in Sachen Pflege in die Pflicht genommen wird, sind auch die gesundheitlichen Belastungen höher – zumindest für Frauen [31]. Dies mag unter anderem der Tatsache geschuldet sein, dass Frauen häufig gerade dort die Hauptpflegelast tragen und entsprechend auch stärker auf sozialpolitische Rahmenbedingungen reagieren [24].

Es gibt viele Arten, »gutes« – sprich, »erfolgreiches«, »produktives«, »aktives« und damit auch »gesundes« – Altern zu definieren; und alle angesprochenen Formen des privaten und ehrenamtlichen Engagements können hier gemeint sein. Je nach Konzeptionalisierung unterscheiden sich demnach die empirischen (Teil-)Ergebnisse. Zwei Dinge sind jedoch allen vergleichenden Studien gemein: Männer und Frauen unterscheiden sich und die Chancen aktiv zu altern sowie die gesundheitlichen Implikationen sind nicht in allen Kontexten (Gruppen, Staaten, Regimen) gleich.

Fazit

Im Zuge der Bevölkerungsalterung werden die wissenschaftlichen Debatten um »aktives Altern« heute mehr und mehr auch zur politischen Frage [32]. So ist es das Recht, aber auch die Pflicht aller EU-Bürgerinnen und -Bürger, aktiv zu altern – und dies zu ermöglichen somit eine der Aufgaben eines in jedem Sinne aktivierenden Wohlfahrtsstaates. Auch wenn »aktives Altern« meist positiv konnotiert ist, sind nicht alle Formen bürgerschaftlichen und familialen Engagements gesundheitsförderlich. Vor allem notwendige intensive Betreuungsaufgaben stellen eine Belastung pflegender Angehöriger dar. Freiwillige, sinnstiftende Tätigkeiten, in der Familie und darüber hinaus, hingegen sind häufig mit höherem Wohlbefinden verbunden. Aus deutschen Daten und Studien lassen sich deutliche Geschlechterunterschiede im privaten und ehrenamtlichen Engagement Älterer und dessen Intensität erkennen, die bei den europäischen Nachbarn teils weniger ausgeprägt sind. Um gleichberechtigte, gesundheitsförderliche Aktivitäten zu ermöglichen, lohnt also einmal mehr ein Blick in die (nördlichen) Nachbarländer. Diese bieten im Sinne einer Zusammenarbeit von sozialen Netzwerken, Familie und Staat komplementäre soziale Dienste an, die mit gleichberechtigtem Engagement von Männern und Frauen sowie niedrigen Belastungen in Zusammenhang

stehen. Aktives und gesundes Altern in der Gemeinschaft wird also dort ermöglicht, wo private Leistungen nicht die einzige Unterstützungsquelle sind, sondern zusätzlich zu öffentlichen Leistungen ermöglicht werden.

Literatur

1   Rowe J, Kahn R. Successful aging. The Gerontologist. 1997;37(4):433–440.
2   Klaus D, Vogel C. Unbezahlte Sorgetätigkeiten von Frauen und Männern im Verlauf der zweiten Lebenshälfte. In Vogel C, Wettstein M, Tesch-Römer C (Hrsg.), Frauen und Männer in der zweiten Lebenshälfte. Älterwerden im sozialen Wandel. Wiesbaden: Springer VS; 2019:107–132.
3   Statistisches Bundesamt. Pflegestatistik 2017. Pflege im Rahmen der Pflegeversicherung – Deutschlandergebnisse. Wiesbaden: Destatis; 2018.
4   Ehrlich U, Kelle N. Pflegende Angehörige in Deutschland: Wer pflegt, wo, für wen und wie? Zeitschrift für Sozialreform. 2019;65(2):175–203.
5   Rothgang H, Müller R. Pflegereport 2018. Berlin: Schriftenreihe zur Gesundheitsanalyse; 2018.
6   Hobler D, Pfahl S, Mader E. Pflegende Frauen und Männer 2001–2015. Düsseldorf: Wirtschafts- und Sozialwissenschaftliches Institut der Hans-Böckler-Stiftung (WSI). 2018. www.wsi.de/genderdatenportal, (19.09.2019).
7   Vogel C, Romeu Gordo L. Ehrenamtliches Engagement von Frauen und Männern in der zweiten Lebenshälfte. In Vogel C, Wettstein M, Tesch-Römer C (Hrsg.). Frauen und Männer in der zweiten Lebenshälfte. Älterwerden im sozialen Wandel. Wiesbaden: Springer VS; 2019:133–157.
8   Brandt M. Intergenerational help and public assistance in Europe. A case of specialization? European Societies. 2013;15(1):26–56.
9   Robinson CA, Bottorff JL, Pesut B, Oliffe JL, Tomlinson J. The male face of caregiving: A scoping review of men caring for a person with dementia. American Journal of Men's Health. 2014;8(5):409–426.
10 Black HK, Schwartz AJ, Caruso CJ, Hannum SM. How personal control mediates suffering: Elderly husbands' narratives of

caregiving. The Journal of Men's Studies. 2008;16(2):177–192.

11 Knutsen H, Raholm M. The dialectic movement between suffering and reconciliation: Male caregivers' experience of caring for their wives suffering from dementia. International Journal for Human Caring. 2009;13(4):50–56.

12 Russell R. Men doing »women's work«: Elderly men caregivers and the gendered construction of care work. The Journal of Men's Studies. 2007;15(1):1–18.

13 Zwar L, König HH, Hajek A. Consequences of different types of informal caregiving for mental, self-rated, and physical health: Longitudinal findings from the German Ageing Survey. Quality of Life Research. 2018;27(10):2667–2679.

14 Di Gessa G, Glaser K, Tinker A. The impact of caring for grandchildren on the health of grandparents in Europe: A lifecourse approach. Social Science & Medicine. 2016;152:166–175.

15 Hank K, Cavrini G, Di Gessa G, Tomassini C. What do we know about grandparents? Insights from current quantitative data and identification of future data needs. European Journal of Ageing. 2018;15(3):225–235.

16 Arpino B, Bordone V. Regular provision of grandchild care and participation in social activities. Review of Economics of the Household. 2017;15(1):135–174.

17 Stelle C, Fruhauf CA, Orel N, Landry-Meyer L. Grandparenting in the 21st century: Issues of diversity in grandparent-grandchild relationships. Journal of Gerontological Social Work. 2010;53(8):682–701.

18 Principi A, Galenkamp H, Papa R, Socci M, Suanet B, Schmidt A, et al. Do predictors of volunteering in older age differ by health status? European Journal of Ageing. 2016;13(2):91–102.

19 Hansen T, Aartsen M, Slagsvold B, Deindl C. Dynamics of volunteering and life satisfaction in midlife and old age: Findings from 12 European countries. Social Sciences. 2018;7(5):78.

20 Li Y, Ferraro KF. Volunteering in middle and later life: Is health a benefit, barrier or both? Social Forces. 2006;85(1):497–519.

21 Lum TY, Lightfoot E. The effects of volunteering on the physical and mental health of older people. Research on Aging. 2005;27(1):31–55.

22 Carr DC, Kail BL, Matz-Costa C, Shavit YZ. Does becoming a volunteer attenuate loneliness among recently widowed older adults? The Journals of Gerontology. Series B, Psychological Sciences and Social Sciences. 2018a;73(3):501–510.

23 Brandt, M, Haberkern, K, Szydlik, M. Intergenerational help and care in Europe. European Sociological Review. 2009;25(5):585–601.

24 Schmid T, Brandt M, Haberkern K. Gendered support to older parents: Do welfare states matter? European Journal of Ageing. 2012;9(1):39–50.

25 Igel C. Großeltern in Europa: Generationensolidarität im Wohlfahrtsstaat. Wiesbaden: Springer VS; 2012.

26 Zaidi A, Gasior K, Zolyomi E, Schmidt A, Rodrigues R, Marin B. Measuring active and healthy ageing in Europe. Journal of European Social Policy. 2017;27(2):138–157.

27 Herlofson K, Brandt M. Helping older parents in Europe: The importance of grandparenthood, gender and care regime. European Societies. 2019;22(3):390–410.

28 Brandt M, Deindl C, Hank K. Tracing the origins of successful aging: The role of childhood conditions and social inequality in later life health. Social Science & Medicine. 2012;74(9):1418–1425.

29 Calvó-Perxas L, Vilalta-Franch J, Litwin H, Turró-Garriga O, Mira P, Garre-Olmo J. What seems to matter in public policy and the health of informal caregivers? A cross-sectional study in 12 European countries. PLOS ONE. 2018;13(3).

30 Wagner M, Brandt M. Long-term care provision and the well-being of spousal caregivers: An analysis of 138 European regions. The Journals of Gerontology Series B, Psychological Sciences and Social Sciences. 2018;73(4):24–34.

31 Brenna E, Di Novi C. Is caring for older parents detrimental to women's mental health? The role of the European north-south gradient. Review of the Economics of the Household. 2016;14(4):745–778.

32 Foster L, Walker A. Active and successful ageing: A European policy perspective. The Gerontologist. 2015;55(1):83–90.

Alina Schmitz

Ausgeübte Tätigkeit: Wissenschaftliche Mitarbeiterin

Arbeits- und Forschungsschwerpunkte: Soziale Ungleichheiten in der Gesundheit, Gesundheit im Alter, gesellschaftliche Teilhabe benachteiligter Personengruppen, soziale Ungleichheit und Sozialpolitik

Adresse: TU Dortmund, Lehrstuhl für Sozialstruktur und Soziologie alternder Gesellschaften. Emil-Figge-Str. 50, 44227, Dortmund

E-Mail: alina.schmitz@tu-dortmund.de

Prof. Dr. Martina Brandt

Ausgeübte Tätigkeit: Professorin für Sozialstruktur und Soziologie alternder Gesellschaften

Arbeits- und Forschungsschwerpunkte: Altern, Familie, Gesundheit und Arbeit im Lebenslauf, Generationen und soziale Netzwerke, soziale Ungleichheit und Sozialpolitik

Adresse: TU Dortmund, Emil-Figge-Str. 50, 44221 Dortmund

E-Mail: martina.brandt@tu-dortmund.de

Dr. Christian Deindl

Ausgeübte Tätigkeit: Wissenschaftlicher Mitarbeiter

Arbeits- und Forschungsschwerpunkte: Gesundheit, Lebenslauf, Familie, soziale Ungleichheit

Adresse: Heinrich-Heine-Universität Düsseldorf, Institut für Medizinische Soziologie, Universitätsklinikum – Centre for Health and Society (CHS), Moorenstr. 5, 40225 Düsseldorf

E-Mail: deindl@uni-duesseldorf.de

3.7 Physische Gesundheit und psychisches Wohlbefinden älterer Migranten in Europa

Stefan Gruber & Gregor Sand

Zusammenfassung

Dieser Beitrag untersucht, ob sich Migrantinnen und Migranten von der einheimischen Bevölkerung der europäischen Zielländer hinsichtlich der physischen Gesundheit und des psychischen Wohlbefindens unterscheiden. Unter Nutzung der SHARE-Daten liegt hierbei der Fokus auf Personen im Alter ab 50 Jahren. Sowohl für die verwendeten Maße der physischen Gesundheit als auch für die Indikatoren des psychischen Wohlbefindens weisen migrierte Personen ungünstigere Werte auf als Einheimische. Dies gilt insbesondere für weibliche Migrantinnen aus Südeuropa. Zudem zeigen Analysen für männliche Migranten, dass es bei der Greifkraft Unterschiede nach Beschäftigungsstatus gibt. Der negative Einfluss von Migration ist bei Erwerbstätigen größer als bei Rentnern. Zusammenfassend weisen die Ergebnisse der vorliegenden Studie darauf hin, dass der in anderen Studien gefundene Gesundheitsvorteil von migrierten Personen direkt nach ihrer Ankunft im Zielland auf Dauer verschwindet und in späteren Lebensjahren sogar zu einem gesundheitlichen Nachteil wird.

Physical Health and Mental Well-Being of Older Migrants in Europe

This article explores the differences in physical health and mental well-being between migrants and natives of the European destination countries. Using SHARE data, the study focuses on persons aged 50 and above. The results show that compared to natives, migrants are disadvantaged in terms of physical health and mental well-being. This is especially the case among female migrants from Southern European countries. Additionally, analyses for the subsample of male migrants reveal differences in grip strength according to employment status. The negative impact of migration is larger for employed than for retired respondents. To sum up, the findings of this study indicate that the health advantage of recently arrived migrants found in other studies diminishes in the long run and even becomes a health disadvantage in later life.

Einleitung

In den letzten Jahrzehnten haben die Länder Europas sehr unterschiedliche Migrationsbewegungen erfahren. Während einige Länder wie die Schweiz, Belgien und Frankreich auf eine sehr lange Geschichte der Immigration zurückblicken, haben andere Länder wie Schweden, Österreich und Deutschland erst in der Zeit nach dem Zweiten Weltkrieg erste signifikante Immigrationserfahrungen gemacht [1]. Nach dem Ende des Zweiten Weltkrieges kam es zur Vertreibung von mehr als 12 Millionen deutschstämmigen Siedlern (»Aussiedler«) in die west- oder ostdeutschen Besatzungszonen, nach Österreich oder in andere Teile Europas [2]. Zudem führten die in den 1950er und 1960er Jahren getroffenen Anwerbeabkommen zu einem starken Zuzug von sogenannten Gastarbeitern nach Deutschland, die entgegen der damaligen Erwartungen nicht in ihre Heimatländer zurückkehrten, sondern sich dauerhaft niederließen, Familien gründeten und mittlerweile integraler Bestandteil der deutschen Gesellschaft geworden sind. Die Länder Südeuropas gehörten bis in die 1980er Jahre im Zuge der Gastarbeiterbewegung zu den klassischen Emigrationsländern. Auch die Länder Osteuropas sind hauptsächlich von Emigration und Transitmigration geprägt. Heute leben in der Europäischen Union rund 60 Millionen Menschen, die in einem anderen Land als ihrem Aufenthaltsland geboren sind (Stand Januar 2018). Davon sind annähernd 22 Millionen in einem anderen EU-Mitgliedsland geboren [3].

Ein weiterer Prozess, der die Struktur der europäischen Bevölkerung weitreichend beeinflusst, ist die Bevölkerungsalterung. Als das Ergebnis eines simultanen Rückgangs der Geburtenrate und eines Anstiegs der Lebenserwartung gilt sie als eine der zentralen Herausforderungen für das Europa der Zukunft. Im Jahr 2018 war bereits nahezu ein Fünftel der Bevölkerung der EU älter als 65 Jahre [4]. Dies wirkt sich auf vielfältige Weise auf die europäische Gesellschaft aus, unter anderem in Bereichen der Ökonomie, der Familien- und Haushaltsstruktur sowie der nationalen Sozialversicherungs-, Pflege- und Gesundheitssysteme. Auch hierbei zeigen sich Unterschiede zwischen den EU-Mitgliedsländern. Der Altersquotient, also die Anzahl der Personen über 65 Jahren im Verhältnis zur Anzahl der Personen im erwerbsfähigen Alter zwischen 15 und 65 Jahren, liegt in Irland und Luxemburg bei nur knapp über 20 Prozent, wohingegen er in Griechenland bei über 34 und in Italien sogar über 35 Prozent liegt [5].

Mit einem Altersquotienten von knapp 33 hat Deutschland einen der höchsten Altersquotienten in Europa.

Wie bereits King feststellt, gibt es zu wenig Forschung bezüglich der »Intersektionalitäten« zwischen Bevölkerungsalterung und Migration [6]. Er identifiziert hierbei drei mögliche Forschungsfelder: a) Forschung zu älteren Menschen, die durch Migration zurückgelassen wurden, b) Forschung zu Personen, die im Rentenalter migrieren und c) Forschung zu Personen, die in jüngeren Jahren migriert sind und nun im Zielland altern. Die letzte Gruppe steht im Fokus der folgenden Analysen. Es wird die gesundheitliche Situation von Migrantinnen und Migranten im Alter von über 50 Jahren betrachtet, die zu einem früheren Zeitpunkt in ihrem Leben aus unterschiedlichen Herkunftskontexten migriert sind (im Durchschnitt vor mehr als 43 Jahren). Neben der physischen Gesundheit umfasst die Analyse auch das psychische Wohlbefinden der Befragten.

Die überwiegende Mehrzahl der Forschungsarbeiten in diesem Themenbereich beschäftigt sich vor allem mit der gesundheitlichen Situation von jüngeren, vor Kurzem migrierten Personen. Für diese Gruppe konnte gezeigt werden, dass sie einen besseren Gesundheitszustand aufweist als die vergleichbare einheimische Bevölkerung. Die Literatur nennt dabei folgende Gründe für diesen gesundheitlichen Vorteil: a) gute körperliche Verfassung als Voraussetzung für Migration (Gesundheitsselektion), b) Migrantinnen und Migranten in schlechtem gesundheitlichen Zustand tendieren dazu, in ihr Herkunftsland zurückzukehren (der sog. »salmon bias«) und c) migrierte Personen tendieren dazu, riskantes Gesundheitsverhalten zu vermeiden [7, 8]. Mit zunehmender Aufenthaltsdauer im Zielland zeigt sich jedoch, dass dieser gesundheitliche Vorteil verschwindet. Dies wird vor allem mit niedrigerem Lebensstandard und schwierigeren Arbeitsbedingungen im Vergleich zur einheimischen Bevölkerung sowie mit der Aneignung eines riskanteren Gesundheitslebensstils erklärt [7, 9]. Hinsichtlich des psychischen Wohlbefindens verweist die Literatur auf akkulturativen Stress, also dem Stress, der durch das Leben in einem anderen kulturellen Kontext entsteht. Dieser könnte im Vergleich zu Einheimischen zu einem niedrigeren Wohlbefinden und einer erhöhten Anzahl depressiver Symptome führen [10]. Erste Forschungsergebnisse hierzu zeigen, dass ältere Migrantinnen und Migranten in der Tat ein geringeres Wohlbefinden aufweisen als die einheimische Bevölkerung [11]. Die vorliegende Studie trägt zu diesem Forschungsstrang bei und erweitert ihn nicht nur durch seinen Fokus auf Personen im Alter 50+, die bereits vor langer Zeit migriert sind, sondern auch durch die Einbeziehung unterschiedlicher Dimensionen der physischen Gesundheit und des psychischen Wohlbefindens.

Datenbasis und methodisches Vorgehen

Für die Analysen werden die Daten des »Survey of Health, Ageing and Retirement in Europe« (SHARE) verwendet [12, 13]. SHARE ist eine multidisziplinäre repräsentative Befragung der Bevölkerung im Alter 50+, die erstmals im Jahr 2004 durchgeführt wurde. In den bisherigen sieben Erhebungswellen wurden rund 140.000 Personen aus 27 europäischen Ländern sowie Israel zu ihrer gesundheitlichen, ökonomischen und sozialen Lebenssituation befragt.

Von den Analysen ausgeschlossen wurde die dritte Erhebungswelle, da diese keine Paneldaten, sondern retrospektive Daten zur Lebensgeschichte der Befragten beinhaltet. Zudem wurden neben Israel aufgrund des europäischen Fokus der Studie diejenigen Zielländer ausgeschlossen, in denen der Anteil an Einwanderern unter 5 Prozent lag. Die Analyse umfasst insgesamt 14 europäische Zielländer: Österreich, Deutschland, Schweden, die Niederlande, Spanien, Frankreich, Dänemark, die Schweiz, Belgien, die Tschechische Republik, Luxemburg, Slowenien, Estland und Kroatien. Die Herkunftsländer der zugewanderten Personen wurden zu vier Herkunftsregionen zusammengefasst. Südeuropäische Migrantinnen und Migranten kommen vor allem aus Italien, Spanien, Portugal und Griechenland. Die Herkunftsregion Osteuropa umfasst unter anderem die russische Föderation sowie die Länder des ehemaligen Jugoslawiens. Die nord-/zentraleuropäischen Herkunftsländer umfassen neben den skandinavischen Ländern auch Großbritannien, Belgien, Österreich, Deutschland, Frankreich, Liechtenstein, Luxemburg, die Niederlande und die Schweiz. Zudem wurden alle außereuropäischen Herkunftsländer zu einer Gruppe zusammengefasst. SHARE ist zwar kein Datensatz, der speziell für Migrationsanalysen erstellt wird, er ermöglicht es jedoch durch die hohe Anzahl migrierter Personen und die lange Aufenthaltsdauer im jeweiligen Zielland, die Langzeitfolgen von Migration in den Blick zu nehmen. Als Migrantinnen und Migranten gelten im Folgenden diejenigen Personen, die selbst migriert sind.

Nach einem deskriptiven Überblick zu Unterschieden zwischen der Gruppe der Einheimischen und der Gruppe migrierter Personen werden multiple

Regressionsmodelle getrennt für die unterschiedlichen Indikatoren der physischen und psychischen Gesundheit geschätzt. Die physische Gesundheit wird abgebildet anhand des subjektiv eingeschätzten Gesundheitszustandes (hier binär kodiert: sehr schlecht/schlecht vs. gut/sehr gut), der Anzahl chronischer Erkrankungen sowie der Greifkraft der Befragten gemessen in Kilogramm. Die Greifkraft ist ein objektives Maß, das vor allem für Personen in höherem Lebensalter Rückschlüsse auf Morbidität und Mortalität zulässt [14]. Das psychische Wohlbefinden der Befragten wird mit den folgenden drei Indikatoren abgebildet: Die EURO-D Skala misst die Anzahl depressiver Symptome mit einem Minimum von 0 und einem Maximum von 12 [15]. Mit dem CASP-12 Index, der die Subskalen Kontrolle, Autonomie, Freude und Selbst-Realisierung umfasst, wird die Lebensqualität der älteren Befragten auf einer Skala von 12 bis 48 gemessen [16]. Schließlich geben die Befragten ihre allgemeine Lebenszufriedenheit anhand der »Satisfaction with Life Scale« auf einer Skala von 0 bis 10 an (siehe auch OECD Better Life Index, [17]).

Ziel der multiplen Regressionsmodelle ist es, den Einfluss des Merkmals »Migration« auf die verschiedenen gesundheitlichen Indikatoren zu schätzen. Um hierbei den Einfluss möglicher Störgrößen zu reduzieren, werden in die Modelle weitere individuelle Merkmale, sogenannte Kontrollvariablen, einbezogen. Die Verwendung von Kontrollvariablen erhöht die Präzision der Analysen. Als Kontrollvariablen verwenden die Modelle die klassischen in der sozialwissenschaftlichen Gesundheitsliteratur genannten Einflussfaktoren [18]. Neben demografischen Eigenschaften wie Geschlecht

und Alter werden der Familienstand und das Vorhandensein von Kindern berücksichtigt. Zudem weist die Literatur auf gesundheitliche Unterschiede nach Bildungsstand hin [19]. Das Bildungsniveau der Befragten wird anhand der in (Aus-) Bildung verbrachten Jahre abgebildet. Auch deren Beschäftigungsstatus (z. B. erwerbstätig, im Ruhestand) wird in die Modelle einbezogen, da sowohl die physische als auch die psychische Gesundheit damit zusammenhängen [20]. Die Greifkraft einer Person hängt in hohem Maße auch von deren körperlichen Voraussetzungen ab. Daher beinhalten die Modelle zu Greifkraft zusätzlich die Größe und das Gewicht der Befragten. Da der physische Gesundheitszustand eine der wichtigsten Determinanten für das psychische Wohlbefinden einer Person ist, wird in den entsprechenden Analysen das Vorliegen chronischer Erkrankungen einbezogen. Schließlich werden auch Unterschiede nach Zielländern und nach Zeitpunkt der Datenerhebung berücksichtigt.

Die Ergebnisse der multiplen Regressionsmodelle werden anhand geschätzter Randmittel (engl.: predictive margins) grafisch dargestellt. Diese präsentieren die durch das Modell geschätzten Werte der jeweiligen abhängigen Gesundheitsvariable für die einzelnen Ausprägungen des unabhängigen Faktors Migration unter statistischer Kontrolle der oben beschriebenen Merkmale. Zunächst werden für die unterschiedlichen physischen Gesundheitsmaße die Randmittel für Frauen und Männer geschätzt, um etwaige geschlechtsspezifische Unterschiede zu identifizieren. Im Anschluss werden entsprechende Modelle für die Maße des psychischen Wohlbefindens gerechnet. Die hohe Fallzahl in den SHARE-Daten ermöglicht es, hierbei nicht nur zwischen

migrierten und nicht-migrierten Personen zu unterscheiden, sondern auch nach
Herkunftsregionen der migrierten Personen. Schließlich werden die Modelle auf
die Gruppe der männlichen Migranten
beschränkt um zu untersuchen, inwiefern
sich Unterschiede nach Beschäftigungsstatus zeigen. In diesen Modellen wird
aufgrund der geringeren Fallzahlen nicht
mehr nach Herkunftsregionen differenziert.

Ergebnisse

Das Analysesample umfasst insgesamt
147.144 Beobachtungen, wobei der
Anteil der Einwanderer bei etwas mehr
als 10 Prozent liegt (n = 15.109). Hinsichtlich der demografischen Merkmale
zeigt sich in Tabelle 1, dass Einheimische
etwas älter sind und dass der Anteil an
männlichen Befragten unter Einheimischen leicht höher ist als in der Gruppe

Tabelle 1: Deskriptive Verteilung nach Einheimischen und Zugewanderten. Quelle: Eigene
Berechnungen basierend auf SHARE Daten, Release 7.0.0.* p < 0,05; ** p < 0,01; *** p < 0,001

	Einheimische	Zugewanderte	Differenz
Alter	65,6	65,2	0,4***
Männlich	46%	44%	1,7***
Familienstand:			
Verheiratet/eingetragene Partnerschaft	71%	70%	1,1**
Nie verheiratet	6%	5%	1,3***
Geschieden/getrennt lebend	11%	13%	-1,7***
Verwitwet	12%	13%	-0,6*
Kinder j/n	91%	91%	0,1
Bildungsjahre	11,5	11,4	0,1**
Beschäftigungsstatus:			
Im Ruhestand	57%	55%	2,5***
Angestellt/Selbständig	29%	30%	-0,2
AL/dauerhaft krank/Hausarbeit/Sonst.	14%	16%	-2,3***
Herkunftsregion:			
Nord-/Zentraleuropa		24%	
Osteuropa		45%	
Südeuropa		10%	
Außerhalb Europas		21%	
Subjektive Gesundheit (schlecht/sehr schlecht)	32%	42%	-9,7***
Greifkraft (in kg)	34,9	33,7	1,2***
Anzahl chronischer Krankheiten	1,1	1,2	-0,1***
Anzahl depressiver Symptome (EURO-D) [0; 12]	2,2	2,6	-0,4***
Lebensqualität (CASP-Index) [12; 48]	38,7	37,5	1,1***
Lebenszufriedenheit [0; 10]	7,8	7,5	0,3***
N	132.035	15.109	

der Zugewanderten. Zudem weisen Einheimische eine im Mittel leicht höhere Anzahl an Bildungsjahren und einen höheren Anteil von Rentnern und Rentnerinnen auf. Betrachtet man nur die Gruppe der Zuwanderer, so zeigt sich, dass mit 45 Prozent die Mehrzahl aus einem osteuropäischen Land stammt. Für die Zielländer Deutschland und Österreich dürfte ein hoher Anteil von (Spät-) Aussiedlern zu der Gruppe der Zuwanderer aus Osteuropa gehören.

Hinsichtlich der Gesundheitsvariablen zeigen sich teils deutliche Unterschiede zwischen den Einheimischen der europäischen Zielländer und der Gruppe der Zugewanderten. In allen drei Maßen zur physischen Gesundheit schneiden Migrantinnen und Migranten signifikant schlechter ab als Einheimische. Der Anteil derer, die ihren Gesundheitszustand als schlecht oder sehr schlecht einstufen, ist unter migrierten Personen deutlich höher. Zudem haben sie eine im Durchschnitt niedrigere Greifkraft und eine leicht höhere Anzahl chronischer Erkrankungen. Auch bei Indikatoren des psychischen Wohlbefindens schneiden migrierte Personen schlechter ab. Sie weisen eine im Schnitt höhere Anzahl depressiver Symptome, eine niedrigere Lebensqualität und eine geringere Lebenszufriedenheit auf als Einheimische. Hier sind die deskriptiven Unterschiede zwischen den beiden Gruppen für alle drei Maße ebenfalls signifikant.

Die Abbildungen 1 bis 3 zeigen die geschätzten Randmittel für die Maße der physischen Gesundheit jeweils getrennt für Frauen (n = 80.364) und Männer (n = 66.780). Bei allen drei physischen Gesundheitsindikatoren zeigt sich, dass nord- und zentraleuropäische Migrantinnen und Migranten sich nicht signifikant von Einheimischen unterscheiden. Hin-

sichtlich des subjektiven Gesundheitszustandes (Abb. 1) schätzen sowohl bei Männern als auch bei Frauen ost-, süd- und außereuropäische Migrierte ihren Gesundheitszustand signifikant schlechter ein als Einheimische. Was deren Greifkraft angeht, zeigen sich in diesen drei Gruppen neben den geschlechtsbedingten Niveauunterschieden vergleichbare Werte zur einheimischen Bevölkerung (Abb. 2). Substanziell ist der Unterschied bei männlichen außereuropäischen Migranten, die einen um mehr als 2 Kilogramm niedrigeren Wert aufweisen als männliche Einheimische. Bei der Anzahl chronischer Erkrankungen (Abb. 3) zeigen sich die deutlichsten Unterschiede bei Frauen. Gegenüber Einheimischen haben vor allem Migrantinnen aus Osteuropa eine substanziell höhere Anzahl chronischer Erkrankungen.

Hinsichtlich der Maße des psychischen Wohlbefindens zeigt sich zunächst, dass die Anzahl depressiver Symptome bei Migrantinnen und Migranten signifikant höher ist als bei Einheimischen (Abb. 4). Die einzige Ausnahme hierbei sind männliche Migranten aus Nord- und Zentraleuropa. Die deutlichste Differenz zu Einheimischen weisen weibliche Migrantinnen aus Südeuropa auf, die selbst unter Kontrolle der weiteren Merkmale rund 0,7 Symptome mehr berichten als einheimische Frauen. Dies spiegelt sich auch in den Modellen zur Lebensqualität wieder (Abb. 5). Frauen aus Südeuropa berichten eine um annähernd 2 CASP-Punkte niedrigere Lebensqualität als einheimische Frauen. Bei männlichen Befragten weisen neben südeuropäischen auch außereuropäische Migranten eine um ca. 1,5 CASP-Punkte deutlich niedrigere Lebensqualität auf als einheimische Männer. Bezüglich der Lebenszufriedenheit zeigt sich ein relativ ähnliches Bild (Abb. 6).

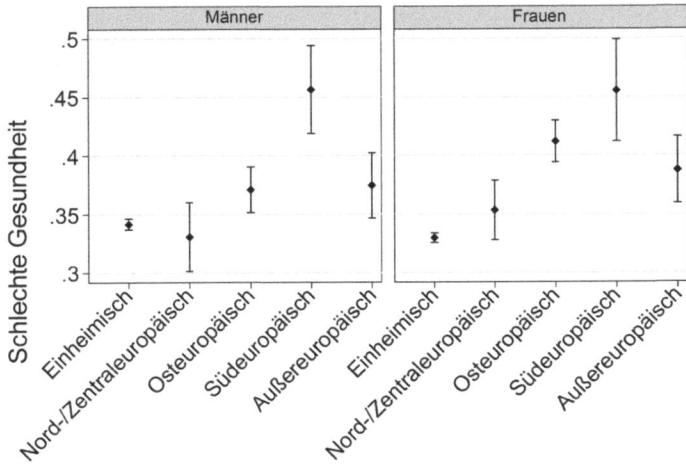

Abbildung 1: Ge-
schätzte Randmittel
für schlecht/sehr
schlecht einge-
schätzte Gesundheit
von Männern und
Frauen nach Her-
kunftsregion. Quelle:
Eigene Berechnungen
basierend auf SHARE-
Daten, Release 7.0.0

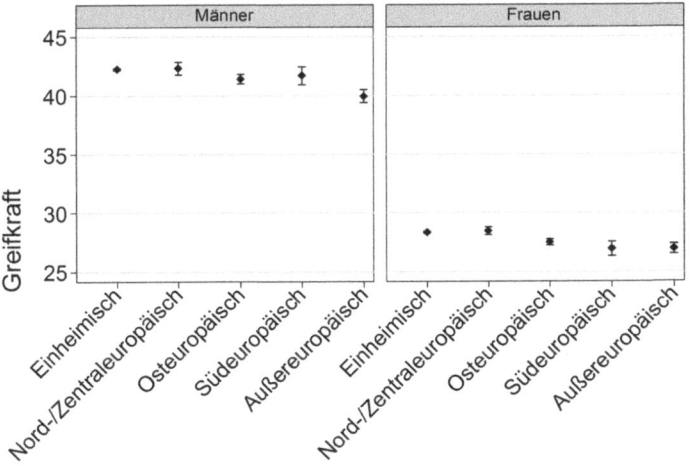

Abbildung 2: Ge-
schätzte Randmittel
für die Greifkraft von
Männern und Frauen
nach Herkunftsregion.
Quelle: Eigene Berech-
nungen basierend auf
SHARE Daten, Release
7.0.0

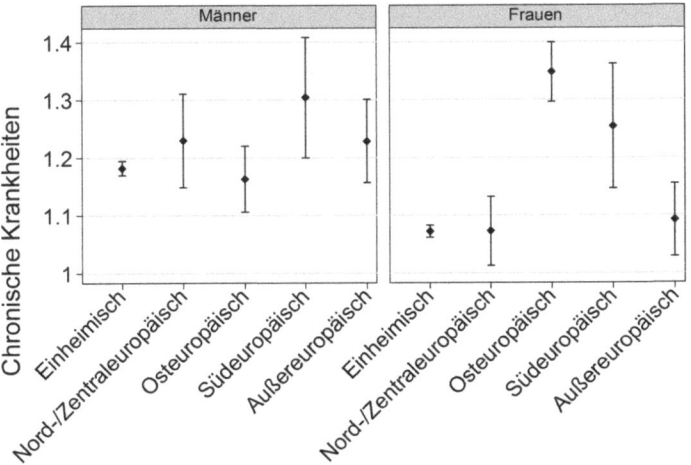

Abbildung 3: Ge-
schätzte Randmittel
für chronische Krank-
heiten von Männern
und Frauen nach Her-
kunftsregion. Quelle:
Eigene Berechnungen
basierend auf SHARE
Daten, Release 7.0.0

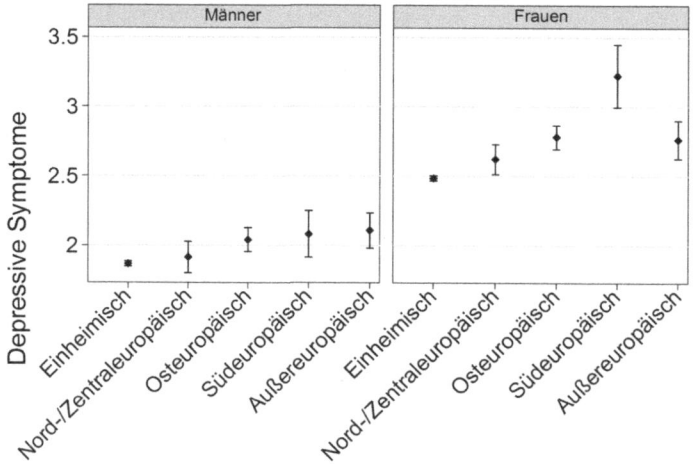

Abbildung 4: Geschätzte Randmittel für depressive Symptome von Männern und Frauen nach Herkunftsregion. Quelle: Eigene Berechnungen basierend auf SHARE-Daten, Release 7.0.0

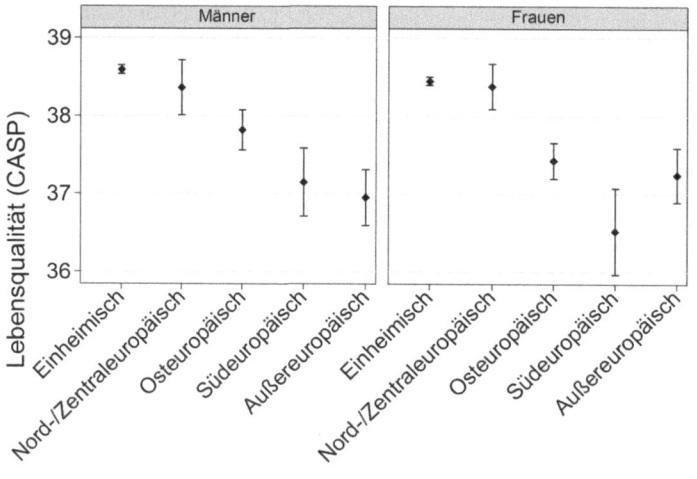

Abbildung 5: Geschätzte Randmittel für die Lebensqualität von Männern und Frauen nach Herkunftsregion. Quelle: Eigene Berechnungen basierend auf SHARE-Daten, Release 7.0.0

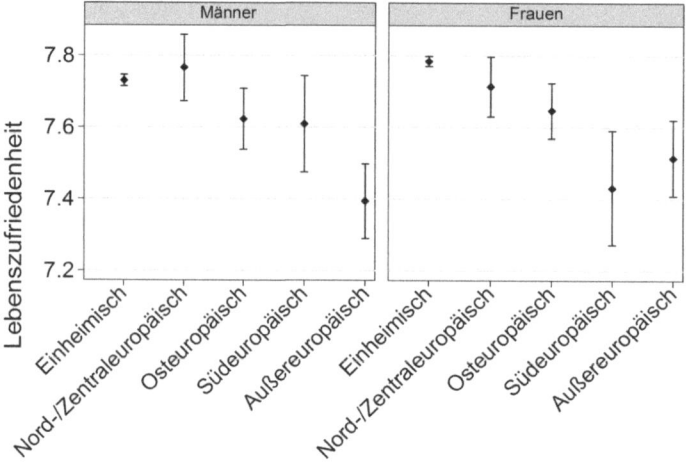

Abbildung 6: Geschätzte Randmittel für die Lebenszufriedenheit von Männern und Frauen nach Herkunftsregion. Quelle: Eigene Berechnungen basierend auf SHARE-Daten, Release 7.0.0

Außereuropäische Männer und südeuropäische Frauen berichten die im Vergleich zur einheimischen Bevölkerung niedrigste allgemeine Lebenszufriedenheit.

Der letzte Analyseschritt überprüft, inwiefern für männliche Befragte der Einfluss einer Migration interagiert mit dem Beschäftigungsstatus (im Ruhestand befindlich oder erwerbstätig). Bei der subjektiven Einschätzung des Gesundheitszustandes und der Anzahl chronischer Erkrankungen zeigen sich keine signifikanten Unterschiede nach Migration, weder bei Erwerbstätigen noch bei Rent-

nern. Auf die Darstellung der Ergebnisse wird daher verzichtet. Die Greifkraft ist der einzige Indikator der physischen Gesundheit, bei dem sich signifikante Unterschiede zeigen (Abb. 7). Dabei weisen männliche Migranten niedrigere Werte auf als Einheimische. Mit über einem Kilogramm ist der Unterschied bei Erwerbstätigen nahezu doppelt so groß wie bei Rentnern.

Bei den Indikatoren des psychischen Wohlbefindens zeigen sich keine substanziellen Unterschiede hinsichtlich der Anzahl depressiver Symptome und der

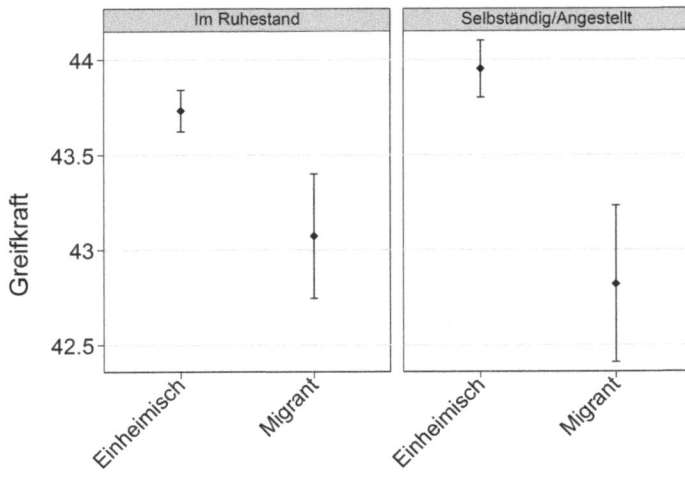

Abbildung 7: Geschätzte Randmittel für die Greifkraft der männlichen Einheimischen und Migranten nach Beschäftigungsstatus. Quelle: Eigene Berechnungen basierend auf SHARE-Daten, Release 7.0.0

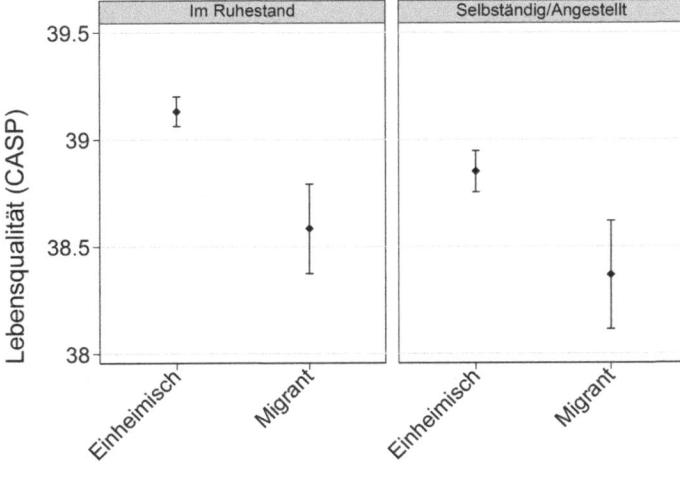

Abbildung 8: Geschätzte Randmittel für die Lebensqualität der männlichen Einheimischen und Migranten nach Beschäftigungsstatus. Quelle: Eigene Berechnungen basierend auf SHARE-Daten, Release 7.0.0

Lebenszufriedenheit. Nur bei der Lebensqualität weisen männliche Migranten signifikant niedrigere Werte auf als einheimische Männer, wobei der Unterschied von circa 0,5 CASP-Punkten relativ gering ist und bei Rentnern in etwa dem Unterschied bei Erwerbstätigen entspricht (Abb. 8).

Abschließend soll bezüglich der verwendeten Regressionsmethoden noch erwähnt werden, dass diese es zwar ermöglichen, gruppenspezifische Unterschiede zu analysieren, jedoch adressieren sie nicht, dass Migration selektiv stattfindet. Insofern sind die Ergebnisse der vorgestellten Analysen als deskriptiv einzustufen. Rückschlüsse auf einen kausalen Zusammenhang zwischen Migration und den verwendeten gesundheitlichen Merkmalen lassen sich auf Basis dieser Modelle nicht ziehen.

Schlussfolgerung

Sowohl was die physische Gesundheit als auch das psychische Wohlbefinden betrifft, zeigen die Ergebnisse, dass ältere Migrantinnen und Migranten eine vulnerable Gesellschaftsgruppe darstellen. Die vorliegenden Ergebnisse deuten darauf hin, dass der gesundheitliche Vorteil von Zugewanderten gegenüber Einheimischen der Zielländer, der in der Literatur in der Phase direkt nach der Migration beobachtet wird, sich im Zeitverlauf nivelliert und sogar zu einem gesundheitlichen Nachteil wird. Auch in ihrem psychischen Wohlbefinden weisen Zugewanderte ein niedrigeres Niveau auf als Einheimische. Vergleicht man die Ergebnisse für weibliche und männliche Befragte, so ist der Abstand der weiblichen Migrantinnen zur einheimischen Bevölkerung größer als bei männlichen Migranten. Am deut-

lichsten ist der Unterschied bei Migrantinnen aus südeuropäischen Ländern. Bei den Analysen nach Beschäftigungsstatus zeigt sich, dass der Unterschied in der Greifkraft zwischen männlichen Migranten und Einheimischen bei Erwerbstätigen größer ist als bei Rentnern. Dieses Ergebnis weist möglicherweise auf die spezifische Arbeitssituation männlicher Migranten dieser Generation hin, die in ihrer beruflichen Tätigkeit häufig schwere körperliche Arbeit leisten mussten.

Die genauen Hintergründe für die benachteiligte gesundheitliche und psychische Situation von älteren Migrantinnen und Migranten können im Rahmen der vorliegenden Analysen nicht benannt werden. Wahrscheinlich ist, dass eine Kombination der in der Literatur genannten Faktoren zu diesem Ergebnis führt: akkulturativer Stress, schwierigere Arbeitsbedingungen als die einheimische Bevölkerung und eine vergleichsweise schwierigere ökonomische Situation. Letzteres haben wir anhand der SHARE-Daten mit einer zusätzlichen Analyse überprüft, welche die finanzielle Situation der Befragten als weitere Kontrollvariable berücksichtigt. In der Tat zeigt sich, dass migrierte Personen finanziell deutlich schlechter gestellt sind als Einheimische und dass die statistische Kontrolle den Einfluss von Migration auf die verschiedenen Gesundheitsmaße verringert. Weiterhin weist die Literatur darauf hin, dass der Zugang zu medizinischer Versorgung für Migrantinnen und Migranten nicht in gleichem Maß gegeben ist wie für die einheimische Bevölkerung. Struktur und Angebote des Gesundheitssystems sind meist auf die Mitglieder der Mehrheitsgesellschaft ausgerichtet, was dazu führt, dass Zugewanderte und ihre Angehörigen aus dem Raster der Angebote herausfallen [21]. Hier ist ein

Handlungsbedarf aufseiten der Zielländer gegeben. Es ist in deren Interesse, die Gesundheit und das Wohlbefinden von zugewanderten Personen zu verbessern, denn dadurch kann eine bessere Identifikation mit dem Zielland und eine bessere Akkulturation ermöglicht werden [22]. Zudem zeigt die Forschung, dass sich die Kosten für die Gemeinschaft verringern, da gesunde und zufriedene Migrantinnen und Migranten mehr zur Gesellschaft beitragen und weniger Abhängigkeit von wohlfahrtsstaatlichen Leistungen aufweisen [23, 24].

Literatur

1   Penninx R, Berger M, Kraal K (Hrsg.). The Dynamics of International Migration and Settlement in Europe. Amsterdam: Amsterdam University Press; 2006.

2   Prauser S, Rees A (Hrsg.) The Expulsion of the »German« Communities from Eastern Europe at the End of the Second World War. EUI Working Paper HEC. 2004;1:1–94.

3   Eurostat. Migration and migrant population statistics. 2019a. https://ec.europa.eu/eurostat/statistics-explained/index.php/Migration_and_migrant_population_statistics#Migrant_population:_22.3_million_non-EU_citizens_living_in_the_EU_on_1_January_2018 (15.11.2019).

4   Eurostat. Population structure and ageing. 2019. https://ec.europa.eu/eurostat/statistics-explained/index.php/Population_structure_and_ageing (11.03.2020).

5   Eurostat. Population structure and ageing. 2019b. https://ec.europa.eu/eurostat/statistics-explained/index.php/People_in_the_EU_-_population_projections#Age_dependency_ratios (15.11.2019).

6   King R. Ageing and Migration. In: Anderson B, Keith M (Hrsg.), Migration: The COMPAS Anthology. Oxford: ESRC Centre on Migration, Policy and Society; 2014:108–109.

7   Hill TD et al. Immigrant Status and Cognitive Functioning in Late Life: An Examination of Gender Variations in the Healthy Immigrant Effect. Social Science & Medicine. 2012;75(12):2076–2084.

8   Cunningham S, Ruben J, Narayan V. Health of foreign-born people in the United States: A review. Health & Place 2008;14(4):623–635.

9   Antecol H, Bedard K. Unhealthy assimilation: Why do immigrants converge to American health status levels? Demography. 2006;43(2):337–360.

10 Bhurga D, Ayonrinde O. Depression in migrants and ethnic minorities. Advances in Psychiatric Treatment. 2004;10:13–17.

11 Sand G., Gruber S. Differences in Subjective Well-being between Older Migrants and Natives in Europe. Journal of Immigrant and Minority Health. 2018;20(1):83–90.

12 Börsch-Supan A, Brandt M, Hunkler C, et al. Data Resource Profile: The Survey of Health, Ageing and Retirement in Europe (SHARE). International Journal of Epidemiology. 2013;42(4):992–1001.

13 Börsch-Supan A. Survey of Health, Ageing and Retirement in Europe (SHARE) Wave 1, 2, 4, 5, 6 and 7. Release version: 7.0.0. DOIs: 10.6103/SHARE.w1.700, 10.6103/SHARE.w2.700, 10.6103/SHARE.w4.700, 10.6103/SHARE.w5.700, 10.6103/SHARE.w6.700, 10.6103/SHARE.w7.700. SHARE-ERIC: Data set, 2019.

14 Andersen-Ranberg K, Petersen I, Frederiksen H, et al. Cross-national differences in grip strength among 50+ year-old Europeans: results from the SHARE study. European Journal of Ageing. 2009;6(3):227–236.

15 Prince MJ, Reischies F, Beekman A, et al. Development of the EURO-D scale – a European Union initiative to compare symptoms of depression in 14 European centres. The British Journal of Psychiatry. 1999;174:330–338.

16 Von dem Knesebeck O, Hyde M, Higgs P, et al. Quality of life and well-being. In: Börsch-Supan A, Brugiavini A, Jürges H, et al. (Hrsg.), Health, ageing and retirement in Europe – First results from the Survey of Health, Ageing and Retirement in Europe. Mannheim: Mannheim Research Institute for the Economics of Aging; 2005:101–109.

17 OECD. OECD Guidelines on Measuring Subjective Well-being. OECD Publishing. 2013. https://www.oecd-ilibrary.org/economics/oecd-guidelines-on-measuring-subjective-well-being_9789264191655-en (15.11.2019).

18 Paparusso A. Studying immigrant integration through self-reported life satisfaction in the country of residence. Applied Research in Quality of Life. 2019;14(2):479–505.

19 Kuntz B. Bildung und Gesundheit. In: Schott

T, Hornberg C (Hrsg.), Die Gesellschaft und ihre Gesundheit. Wiesbaden: VS Verlag für Sozialwissenschaften;2011:311–327.

20 Kroll LE, Lampert T. Arbeitslosigkeit, prekäre Beschäftigung und Gesundheit. Robert Koch-Institut Berlin (Hrsg.), GBE kompakt. 2012;3(1):1–9.

21 Beauftragte der Bundesregierung für Migration, Flüchtlinge und Integration (Hrsg.), Gesundheit und Integration. Ein Handbuch für Modelle guter Praxis. Berlin: Bonner Universitäts-Buchdruckerei; 2007.

22 Richardson A. A Theory and a Method for the Psychological Study of Assimilation. International Migration Review. 1967;2(1):3–30.

23 De Neve JE, Diener E, Tay L, et al. The Objective Benefits of Subjective Well-Being. New York: UN Sustainable Development Solutions Network; 2013.

24 Ivlevs A. Happy moves? Assessing the impact of subjective well-being on the emigration decision. University of the West of England Economics Working Paper Series. 2014;1402:1–23.

Dr. Stefan Gruber
Ausgeübte Tätigkeit: Wissenschaftlicher Mitarbeiter des SHARE Database Management
Arbeits- und Forschungsschwerpunkte: Langzeitfolgen von Migration, gesundheitliche Ungleichheit
Adresse: Max-Planck-Institut für Sozialrecht und Sozialpolitik; Munich Center for the Economics of Aging, Amalienstr. 33, 80799 Muenchen
E-Mail: gruber@mea.mpisoc.mpg.de

Dr. Gregor Sand
Ausgeübte Tätigkeit: Wissenschaftlicher Mitarbeiter bei SHARE Operations
Arbeits- und Forschungsschwerpunkte: Langzeitfolgen von Migration
Adresse: Max-Planck-Institut für Sozialrecht und Sozialpolitik; Munich Center for the Economics of Aging, Amalienstr. 33, 80799 München
E-Mail: sand@mea.mpisoc.mpg.de

3.8 Verringern soziale Netzwerke die negativen Auswirkungen des Ruhestands auf die Gesundheit?

Howard Litwin & Michal Levinsky

Zusammenfassung

In diesem Kapitel werden die Auswirkungen des Ruhestands auf die Gesundheit europäischer Männer untersucht. Es wird außerdem betrachtet, inwiefern soziale Netzwerke den Zusammenhang zwischen dem Ausscheiden von Männern aus dem Berufsleben und ihrem Gesundheitszustand beeinflussen. Unsere Diskussion stützen wir dabei auf Analyse von Daten des Survey of Health, Ageing and Retirement in Europe (SHARE), die wir speziell für dieses Buch durchgeführt haben. Unsere Studie untersucht die besonderen Wechselbeziehungen, die zwischen Ruhestand, sozialen Netzwerken und Gesundheit bestehen. Dabei werden die Auswirkungen mehrerer anderer wichtiger Variablen berücksichtigt, von denen bekannt ist, dass sie auch die Gesundheit in der späten Lebensphase beeinflussen. Damit gewähren wir neue Einblicke bezüglich der Faktoren, welche die Gesundheit von Männern nach der Pensionierung beeinflussen.

Do Social Networks Reduce the Negative Effects of Retirement on Health?

This chapter examines the effect of retirement on health among European men. It also considers whether social networks affect the relation between men's exit from the workforce and their health status. We base our discussion on an analysis of data from the Survey of Health, Ageing and Retirement in Europe (SHARE), an inquiry that we conducted specifically for this book. Our study examines the unique interrelationships that exist between retirement, social networks and health, considering the effects of several other important variables also known to influence late-life health, so that we can provide new insights into the factors that shape men's health after retirement.

Ruhestand und Gesundheit

Wie schon an anderer Stelle in diesem Band erwähnt wird, ist es eine komplexe Herausforderung, die Auswirkungen des Ruhestands auf die Gesundheit zu verstehen. Das ist darauf zurückzuführen, dass der Austritt aus dem Berufsleben selbst häufig durch Krankheit verursacht wird und nicht umgekehrt [1]. Dennoch wird nach wie vor häufig davon ausgegangen, dass der Austritt aus dem Berufsleben die Gesundheit negativ beeinflusst. Es gibt jedoch einige Studien, die das Gegenteil zeigen, und zwar, dass der Ruhestand sich tatsächlich gesundheitsschützend auswirken kann [2, 3]. In Bezug auf die psychische Gesundheit scheint es Belege dafür zu geben, dass der Ruhestand vor allem bei Männern zu stärker depressiven Symptomen führen kann [4, 5]. Es gibt außerdem Hinweise darauf, dass der Austritt aus dem Berufsleben die kognitive Leistungsfähigkeit negativ beeinflusst [6, 7]. Eine andere Studie zeigt jedoch, dass der mit dem Ruhestand verbundene kognitive Verfall hauptsächlich bei Frauen auftritt [8]. Angesichts der widersprüchlichen Ergebnisse lässt sich vorläufig festhalten, dass der derzeitige Wissensstand bezüglich des Zusammenhangs zwischen Ruhestand und Gesundheit immer noch lückenhaft ist. Infolgedessen untersuchen wir im vorliegenden Kapitel zunächst, ob pensionierte europäische Männer tatsächlich von schlechterer physischer, emotionaler und kognitiver Gesundheit berichten, auch wenn weitere Einflussfaktoren berücksichtigt werden.

Soziale Netzwerke

Sozialwissenschaftler verwenden den Begriff »soziales Netzwerk« für das zwischenmenschliche Umfeld, das Menschen auf unterschiedliche Weise pflegen, das heißt die Vielfalt der sozialen Beziehungen, die sie eingehen können. Der Begriff persönliches soziales Netzwerk bezeichnet die unmittelbarsten und wichtigsten sozialen Beziehungen, die Menschen pflegen [9]. Insbesondere spiegelt das persönliche soziale Netzwerk die Menge an engen Beziehungen wider, die für eine bestimmte Person am wichtigsten sind und von denen sie vielfältige Arten sozialer Unterstützungen bekommen kann. Dazu gehören ganz praktische Hilfeleistungen, emotionale Zuwendung, kognitive Unterstützung und Gemeinschaft.

Soziale Netzwerke sind komplexe Phänomene und können unter verschiedenen Gesichtspunkten untersucht werden. Sie werden häufig hinsichtlich ihrer strukturellen Merkmale betrachtet, wie beispielsweise die Anzahl der Personen im Netzwerk (Netzwerkgröße) oder die Anzahl der verschiedenen Arten von Beziehungen innerhalb des Netzwerks (Netzwerkdiversität). Soziale Netzwerke können auch hinsichtlich ihrer Funktion betrachtet werden, beispielsweise hinsichtlich der von ihnen geleisteten Unterstützung oder ihrer empfundenen Qualität.

Persönliche soziale Netzwerke lassen sich wohl am besten anhand von *Namensgeneratoren* erfassen. Hierbei handelt es sich um Befragungsinstrumente, bei denen der Befragte zuerst seine engsten sozialen Beziehungen benennt und dann zusätzliche Informationen zu jedem der genannten »Vertrauten« (z. B. Geschlecht, geografische Nähe, Kontakthäufigkeit usw.) liefert. Ein solches Instrument bietet eine sehr detaillierte Erfassung des zwischenmenschlichen Umfelds und damit die genaueste Abbildung von sozialen Netzwerken, die in der Literatur zu finden ist. In unserer aktuellen Studie verwenden wir derartige Daten, um zu untersuchen, ob soziale Netzwerke den Zusammenhang zwischen Ruhestand und Gesundheit beeinflussen.

Soziale Netzwerke, Gesundheit und Ruhestand

Soziale Netzwerke stehen in Zusammenhang mit der Gesundheit in der späten Lebensphase [10, 11]. Verschiedene Studien belegen, dass *ressourcenreiche* soziale Netzwerke, d. h. solche mit mehr Mitgliedern, einer größeren Vielfalt an Beziehungstypen und einer höheren Netzwerkqualität, mit einer besseren physischen Gesundheit [12, 13], einer besseren psychischen Gesundheit [14] und einer besseren kognitiven Leistungsfähigkeit [12, 15] einhergehen. Insgesamt herrscht ein weit verbreiteter Konsens darüber, dass soziale Netzwerke der Gesundheit zuträglich sind.

Es gibt allerdings sehr wenige veröffentlichte Forschungsergebnisse zum Zusammenhang von sozialen Netzwerken und Ruhestand und praktisch keine Arbeiten über die Wechselbeziehungen zwischen sozialen Netzwerken, Ruhestand und Gesundheit. Einige Studien untersuchen die Rolle des sozialen Netzwerks in Bezug auf den Zeitpunkt des Renteneintritts [16]. Eine solche Studie in Finnland zeigt beispielsweise, dass die Größe und Vielfalt des sozialen Netzwerks, wenn andere Einflussfaktoren berücksichtigt wurden, bei Frauen in einem negativen Zusammenhang zur Frühverrentung steht, nicht aber bei Männern [17]. Was den umgekehrten Fall betrifft, gibt es nur wenige Studien, die sich gezielt mit den Auswirkungen des Ruhestands auf das persönliche soziale Netzwerk befassen. Es wird jedoch grundsätzlich angenommen, dass Menschen außerhalb des Arbeitsplatzes weniger soziale Beziehungen haben [18]. In Bezug auf die Wechselbeziehungen zwischen sozialen Netzwerken, Ruhestand und Gesundheit wird in einem kürzlich erschienenen Beitrag gezeigt, dass – neben allen anderen Veränderungen im persönlichen täglichen Leben nach der Pensionierung – der Ruhestand die Gesundheit durch Veränderungen des persönlichen sozialen Netzwerks beeinflussen könnte [19]. Angesichts des Mangels an Evidenz über den Zusammenhang zwischen Ruhestand und sozialem Netzwerk im Hinblick auf die Gesundheit in der späten Lebensphase untersucht die in diesem Kapitel vorgestellte Analyse daher speziell die Rolle des sozialen Netzwerks in Bezug auf die Auswirkungen des Ruhestands auf die Gesundheit europäischer Männer.

Weitere Faktoren im Zusammenhang mit der Gesundheit von Männern

Mehrere weitere Variablen stehen im Zusammenhang mit der Gesundheit von Männern in der späten Lebensphase. Ein hohes Alter ist allgemein mit schlechterer Gesundheit verbunden, wobei dieser Zusammenhang durch das Auftreten altersbedingter Krankheiten erklärt werden kann. Eine geringere Bildung hängt ebenso mit einer schlechten Gesundheit in der späten Lebensphase zusammen wie niedriger beruflicher Status. Ein niedriges Einkommen korreliert ebenfalls mit einer schlechteren Gesundheit nach der Verrentung. Andere Faktoren, die mit schlechter Gesundheit verbunden sind, können körperliche Inaktivität und eingeschränkte soziale Aktivitäten sein. Im Gegensatz dazu stehen aktive soziale Unterstützung und das Vorhandensein eines Partners (Familienstand) im Zusammenhang mit einer besseren Gesundheit. Um die Nettowirkung des sozialen Netzwerks auf die Gesundheit von Männern nach der Pensionierung zu untersuchen, wird in der folgenden Analyse die mögliche Auswirkung jeder dieser zusätzlichen Variablen mithilfe einer multivariaten Analyse statistisch kontrolliert.

Daten und Ergebnisse

Die vorliegende Untersuchung verwendet Daten des Survey of Health, Ageing and Retirement in Europe (SHARE), einer europaweiten Längsschnittstudie zur Gesundheit und Erwerbsbeteiligung der älteren Bevölkerung [20]. Die Stichprobe wurde dabei auf Männer aus den Ländern beschränkt, die sowohl an Welle 4 (2010) als auch Welle 5 (2012) des SHARE teilgenommen haben. Die Daten der 4. Welle, die als Basisjahr für die aktuelle Analyse dient, wurden ausgewählt, da dort der Namensgenerator für soziale Netzwerke zum ersten Mal in SHARE implementiert wurde. Welle 5 enthält Daten zur Gesundheit, die für die Analyse von Interesse sind. Die Stichprobe wurde auf Männer im Alter von 55 bis 70 Jahren beschränkt, da in diesem Intervall die meisten Verrentungen stattfinden. Die verwendete Stichprobe umfasste 5.234 Männer aus 14 Ländern: Österreich, Belgien, Tschechische Republik, Dänemark, Estland, Frankreich, Deutschland, Italien, Niederlande, Slowenien, Spanien, Schweden und der Schweiz.

Insgesamt war etwa ein Drittel der Männer in der Stichprobe zu Studienbeginn berufstätig (Welle 4), und etwa zwei Drittel von ihnen waren im Ruhestand. Abbildung 1 zeigt die relative Verteilung der arbeitenden und verrenteten Männer im Basisjahr für jedes 2-Jahres-Altersintervall in der Stichprobe. In der Grafik ist beispielsweise zu sehen, dass die überwiegende Mehrheit der Männer im Alter von 55 bis 60 Jahren beschäftigt war, während nur ein Zehntel oder weniger der Männer im Alter von 65 bis 70 Jahren arbeiteten. Bei den 61–62-Jährigen sind die Anteile nahezu identisch.

Die persönlichen sozialen Netzwerke der Männer in der Stichprobe wurden, wie bereits erwähnt, mithilfe eines Namensgenerators erfasst. In SHARE wurden die Befragten gebeten, bis zu sechs Personen zu benennen, mit denen sie in den letzten zwölf Monaten über wichtige Belange geredet haben, und eine weitere Person, die für sie aus einem anderen Grund wichtig gewesen sein könnte. Um die Privatsphäre zu schützen, wurden die Befragten aufgefordert, nur den Vornamen, den Spitznamen oder die Initialen der genannten Personen anzugeben. Anschließend wurden zusätzliche Informationen zu jeder benannten Person erfragt.

Aus den gesammelten Daten wurden zum Zwecke der vorliegenden Studie drei Netzwerkvariablen generiert. Die erste Variable war die *Netzwerkgröße*, gemessen als Anzahl der angegebenen Personen. Sie reicht von 0 bis 7. Die zweite Variable misst die *Netzwerkdiversität*, in der Literatur auch als Netzwerkkomplexität oder -heterogenität bezeichnet [21]. Diese Variable bezieht sich auf die Anzahl verschiedener Arten von Beziehungen innerhalb des Netzwerks. Dies ist ein relevan-

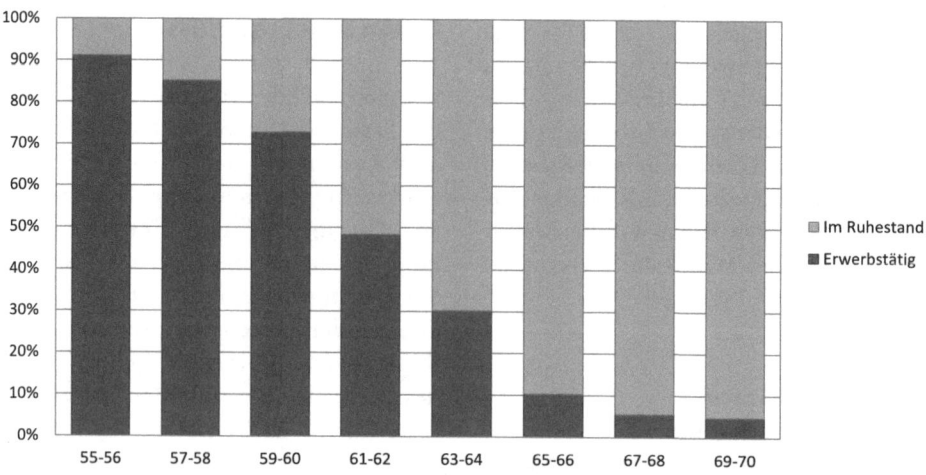

Abbildung 1: Erwerbsstatus der europäischen Männer im Basisjahr nach Alter. Hinweis: Die Grafik zeigt den relativen Anteil der berufstätigen und verrenteten Männer pro 2-Jahres-Altersintervall in der Stichprobe.

ter Indikator, da, wie bereits erwähnt, verschiedene Arten von Beziehungen unterschiedliche Arten von Unterstützung bieten. Je größer die Diversität zwischen den Netzwerkmitgliedern ist, desto größer ist folglich das Spektrum potenziell verfügbarer Unterstützungen. In der aktuellen Studie lag der Wert für diese Variable zwischen 1 und 6, was die Anzahl der folgenden Beziehungskategorien widerspiegelt: Ehepartner, Kinder, andere Familienmitglieder, Freunde, andere Personen und formelle Dienstleister. Sowohl die Netzwerkgröße als auch die Diversität repräsentieren strukturelle Aspekte des Netzwerks.

Die dritte Netzwerkvariable war ein Indikator für die *Netzwerkqualität* und wurde als Ausmaß der Zufriedenheit gemessen, welche die Befragten in Bezug auf ihre sozialen Netzwerke empfanden, wobei das soziale Netzwerk der Menge der Personen, die als Netzwerkmitglieder angegeben wurden, entspricht. Die Werte bei dieser Messung lagen zwischen 0 und 10, je höher der Wert, desto höher die Zufriedenheit. In Abbildung 2 sind die jeweiligen Werte der Netzwerkvariablen im Basisjahr nach Erwerbsstatus dargestellt. Wie bereits erwähnt, waren die Wertebereiche für jedes der Netzwerkmaße unterschiedlich. Um sie in einer Grafik darzustellen, haben wir die jeweiligen Werte standardisiert, sodass die Durchschnittswerte jeweils 0 und die Standardabweichung jeweils 1 beträgt (der Durchschnitt

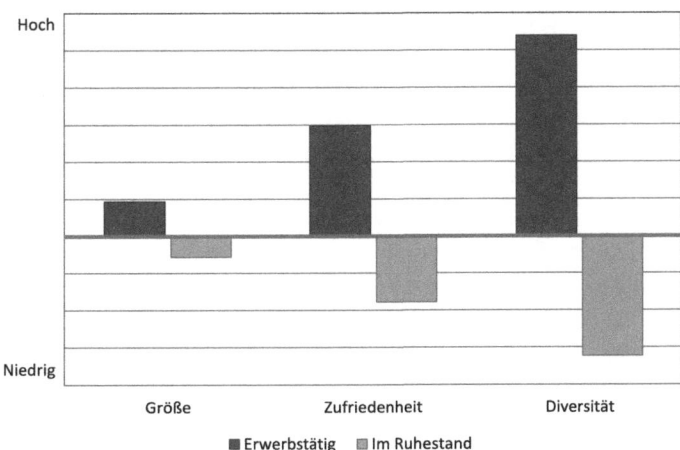

Abbildung 2: Soziale Netzwerkmerkmale europäischer Männer im Basisjahr nach Erwerbsstatus (standardisierte Werte für drei Maße des sozialen Netzwerks)

wird durch die horizontale schwarze Linie im mittleren Teil der Grafik dargestellt).

Die Grafik zeigt, dass soziale Netzwerke von berufstätigen Männern ressourcenreicher waren. Dies wird in Bezug auf jede der betreffenden Netzwerkmaße deutlich. Wie man sehen kann, war insbesondere die Netzwerkdiversität bei den Beschäftigten überdurchschnittlich und bei den Rentnern unterdurchschnittlich. Gleiches gilt für die Zufriedenheit mit dem Netzwerk. Die Variable der Netzwerkgröße zeigte ebenfalls den gleichen Unterschied, jedoch in geringerem Maße. Es kann daher vermutet werden, dass die persönlichen sozialen Netzwerke verrenteter europäischer Männer insgesamt kleiner waren als die der Erwerbstätigen, jedoch nur in geringem Maße.

Die Gesundheit bzw. ihre Indikatoren wurden in unserer Studie zweimal gemessen, zuerst im Basisjahr und dann bei der Folgebefragung. Die körperliche Gesundheit wurde als Anzahl von bis zu 10 möglichen Mobilitätseinschränkungen erfasst, z. B. Schwierigkeiten beim Treppensteigen, Schwierigkeiten beim Anheben der

Arme über die Schultern oder die Beeinträchtigung beim Aufstehen von einem Stuhl. Wir haben die 10-Punkte-Skala so umkodiert, dass eine höhere Punktzahl eine bessere körperliche Gesundheit widerspiegelt, sprich die Fähigkeit, die jeweiligen körperlichen Tätigkeiten auszuführen.

Die psychische Gesundheit wurde mittels der CASP-Skala für Lebensqualität gemessen [22]. Die Skala enthält Items, die empfundene Gefühle von Kontrolle (C), Autonomie (A), Selbstverwirklichung (S) und Freude (P) widerspiegeln. Die Befragten geben auf einer 4-Punkte-Skala an, inwieweit sie den jeweiligen CASP-Items zustimmen oder widersprechen. Die vorliegende Analyse nutzt die 12-Punkte-Version der Skala, die in SHARE verwendet wird. Die Punktzahl bei dieser Messung lag daher im Bereich von 12 (schlechteste psychische Gesundheit) bis 48 (beste psychische Gesundheit).

Die kognitive Gesundheit wurde anhand einer Messung ermittelt, die drei Indikatoren kombinierte: Gedächtnis, Rechnen und Sprachkompetenz [23]. Der Gedächtnisindikator fasst die Ergebnisse des Kurz- und Langzeitgedächtnistests zusammen. Die Messung der Rechenfähigkeiten basiert auf einem Test, bei dem die Befragten aufgefordert wurden 7 von 100 zu subtrahieren und anschließend fortlaufend vier weitere Male zu subtrahieren (»Serial Sevens«).

Die mündliche Sprachkompetenz wurde gemessen, indem die Befragten gebeten wurden, so viele verschiedene Tiere wie möglich innerhalb einer Minute zu benennen (»Animal Naming«). Die jeweiligen Werte wurden standardisiert und zu einem Gesamtindex kombiniert. Dieser lag im Basisjahr zwischen -2,3 und 2,8.

Abbildung 3 zeigt die jeweiligen Gesundheitsmaße zum Zeitpunkt der Folgebefragung nach Erwerbsstatus. Auch hier haben wir die jeweiligen Werte standardisiert, sodass die Durchschnittspunktzahl für jede Messung bei 0 lag (wieder dargestellt durch die horizontale schwarze Linie in der Mitte) und die Standardabweichung bei 1. Die Grafik zeigt, dass bei den berufstätigen Männern die Werte für jedes der drei Maße überdurchschnittlich hoch waren. Im Vergleich dazu waren sie bei Männern im Ruhestand unterdurchschnittlich. Der größte Unterschied ist in Bezug auf die Kognition festzustellen, während der kleinste Unterschied in Bezug auf die psychische Gesundheit zu verzeichnen war.

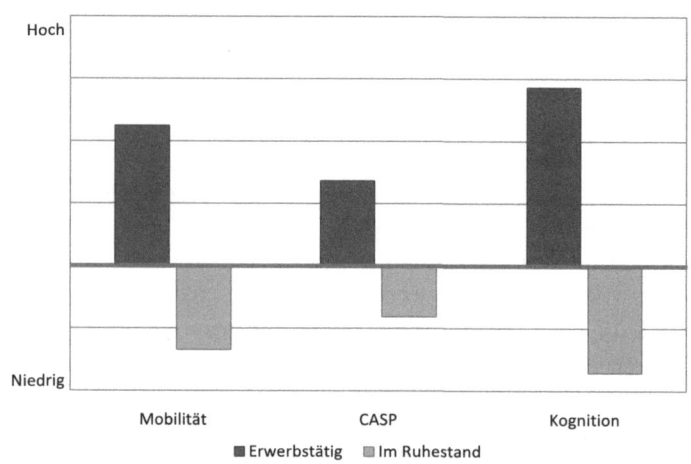

Abbildung 3: Gesundheitszustand europäischer Männer bei der Folgebefragung nach Erwerbsstatus (standardisierte Werte für drei Gesundheitsmaße)

Die in der Analyse verwendeten Kontrollvariablen umfassten das Alter 55–70 und den höchsten Bildungsabschluss (international vergleichbar gemessen durch die International Standard Classification of Education, ISCED). Mit dem Bildungsabschluss soll stellvertretend auch der berufliche Status erfasst werden. Das Einkommen wurde indirekt durch die selbstberichtete finanzielle Situation des Haushalts gemessen, d.h. auf einer 4-Punkte-Skala, die misst, ob das Einkommen reicht, um »über die Runden zu kommen«. Weitere Kontrollvariablen waren der Familienstand (eine dichotome Variable mit 1 = verheiratet; 0 = nicht verheiratet), körperliche Inaktivität (eine dichotome Variable mit 1 = inaktiv; 0 = aktiv), sowie soziale Aktivitäten. Diese wurden durch bis zu acht verschiedene Aktivitätstypen erfasst (z.B. in Vereinen, Ehrenämtern usw.). Schließlich wurden noch Hilfeleistungen an Personen außerhalb des Haushalts als weitere dichotome Variable erfasst (1 = ja; 0 = nein).

Der Zusammenhang jeder der Studienvariablen mit den drei Gesundheitsoutcomes zum Zeitpunkt der Folgeerhebung wurde unter Verwendung geeigneter bivariater Tests geprüft. Alle Variablen korrelieren signifikant mit den jeweiligen Gesundheitsoutcomes, was ihre Einbeziehung in das multivariate Verfahren in der nächsten und letzten Stufe der Analyse rechtfertigt. Die jeweiligen Gesundheitsoutcomes zum Zeitpunkt der Folgeerhebung werden auf den Erwerbsstatus, die drei Maße des sozialen Netzwerks und die genannten Kontrollvariablen regressiert. Darüber hinaus wurden die relevanten Gesundheitsmaße im Basisjahr in jede der Regressionen einbezogen. Dadurch wird erreicht, dass die Regressionsergebnisse Änderungen des Gesundheitszustands zwischen den beiden Erhebungszeitpunk-ten widerspiegeln. D.h. wir können mit der Regression die Wirkung der Prädiktoren gemessen im Basisjahr auf die jeweiligen Gesundheitsoutcomes messen. Schließlich haben wir in die Analyse noch Interaktionsterme des Erwerbsstatus jeweils mit den drei Netzwerkvariablen eingefügt. Dies erlaubt einen genaueren Blick auf den Zusammenhang zwischen Ruhestand und sozialem Netzwerk im Basisjahr auf der einen Seite und jedes der drei Gesundheitsmaße bei der Folgeerhebung auf der anderen Seite.

Die in Tabelle 1 dargestellten Regressionsergebnisse zeigen, dass der stärkste Prädiktor für die Gesundheit bei der Folgeerhebung der jeweiligen Gesundheitsindikator im Basisjahr war. Ein weiterer wichtiger Prädiktor ist der Erwerbsstatus (Haupteffekt). Dies bedeutet, dass – nachdem der Einfluss anderer Variablen berücksichtigt wurde – Männer ohne soziale Netzwerke im Ruhestand bei der Folgeerhebung eine schlechtere physische Gesundheit hatten (das heißt stärker mobilitätseingeschränkt waren), bei schlechterer psychischer Gesundheit waren und eine schlechtere kognitive Leistungsfähigkeit hatten. Der Haupteffekt des sozialen Netzwerks war dagegen insignifikant. Das heißt, es wurde bei der Folgebefragung (bei den arbeitenden Männern) keine Auswirkung des sozialen Netzwerks auf die Gesundheit beobachtet. Die Interaktionsterme zeigen jedoch, dass eine der Netzwerkvariablen (Netzwerkzufriedenheit) signifikant mit jedem der Indikatoren für Gesundheitsänderungen bei Männern im Ruhestand zusammenhängt.

Da Interaktionsterme in numerischer Darstellung schwer zu interpretieren sind, werden diese in den folgenden drei Diagrammen grafisch illustriert. Abbildung 4 zeigt den Zusammenhang von Netzwerkqualität (Netzwerkzufriedenheit)

Tabelle 1: Die Auswirkung von Ruhestand und sozialem Netzwerk im Basisjahr auf die Gesundheit bei der Folgebefragung; europäische Männer im Alter von 55–70 Jahren: OLS-Regressionen

Variablen	Gesundheitsoutcomes: Folgebefragung		
	Physische Gesundheit	Psychische Gesundheit	Kognitive Gesundheit
	β	β	β
Physische Gesundheit Referenzzeitpunkt	0.556***		
Psychische Gesundheit Referenzzeitpunkt		0.487***	
Kognitive Gesundheit Referenzzeitpunkt			0.478***
Alter	-0.038**	-0.027	-0.073***
Bildung	0.023	0.031*	0.095***
In Partnerschaft	0.006	0.014	0.022*
Finanzielle Leistungsfähigkeit	0.047***	0.094***	0.035**
Körperlich inaktiv	-0.073***	-0.057***	-0.022*
Soziale Aktivitäten	0.043***	0.036**	0.076***
Bereitstellung sozialer Unterstützung	0.010	0.010	0.015
Im Ruhestand	-0.278***	-0.152*	-0.246***
Soziales Netzwerk			
Netzwerkgröße	-0.044	0.049	-0.010
Netzwerkdiversität	0.028	-0.048	0.002
Netzwerkzufriedenheit	-0.022	0.009	-0.024
Interaktionen			
Ruhestand X Netzwerkgröße	0.026	-0.037	0.016
Ruhestand X Netzwerkdiversität	0.030	0.024	-0.010
Ruhestand X Netzwerkzufriedenheit	0.197**	0.141*	0.183**
Beobachtungen	5,161	4,870	5,074
R-Quadrat	0.422	0.442	0.414

Hinweis: Bei allen Modellen wurden länderspezifische Effekte herausgerechnet.
*** $p < 0.001$, ** $p < 0.01$, * $p < 0.05$

und physischer Gesundheit (Mobilität) nach Erwerbsstatus. Die Grafik zeigt bei Erwerbstätigen eine geringfügige Abnahme der Mobilität mit der Netzwerkzufriedenheit, aber eine Zunahme bei den Rentnern. Das heißt, je höher die Netzwerkzufriedenheit im Basisjahr ist, desto besser die Gesundheit (Mobilität) bei Rentnern in der Folgebefragung.

Abbildung 5 zeigt den Zusammenhang von Netzwerkqualität (Zufriedenheit) und psychischer Gesundheit (empfundenes Wohlbefinden – CASP-Scores) nach Erwerbstatus. Die Grafik zeigt bei den Erwerbstätigen eine geringfügige Zunahme des empfundenen Wohlbefindens, wenn die Netzwerkzufriedenheit zunimmt. Im Vergleich dazu ist der positive Anstieg bei

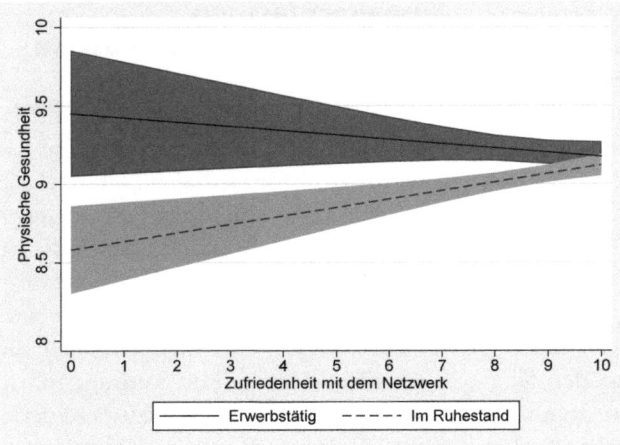

Abbildung 4: Körperliche Gesundheit aufgrund des Zusammenspiels von Erwerbsstatus und Netzwerkzufriedenheit. Hinweis: Die Grafik zeigt den Zusammenhang zwischen Netzwerkzufriedenheit und körperlicher Gesundheit (Mobilitätsfähigkeit) nach Erwerbsstatus. Die schattierten Bereiche über und unter den jeweiligen Geraden stellen die Konfidenzintervalle dar, das bedeutet der wahrscheinlichste Wertebereich für jede Gruppe.

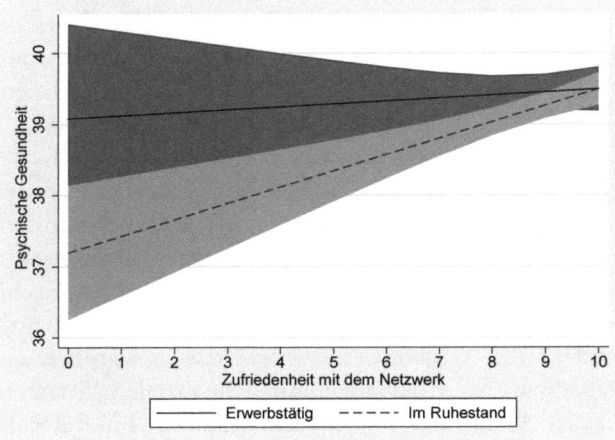

Abbildung 5: Psychische Gesundheit aufgrund des Zusammenspiels von Erwerbsstatus und Netzwerkzufriedenheit. Hinweis: Die Grafik zeigt den Zusammenhang zwischen Netzwerkzufriedenheit und psychischer Gesundheit (CASP-Werte) nach Erwerbsstatus. Die schattierten Bereiche über und unter den jeweiligen Kurven repräsentieren die Konfidenzintervalle, das bedeutet der wahrscheinlichste Wertebereich für jede Gruppe.

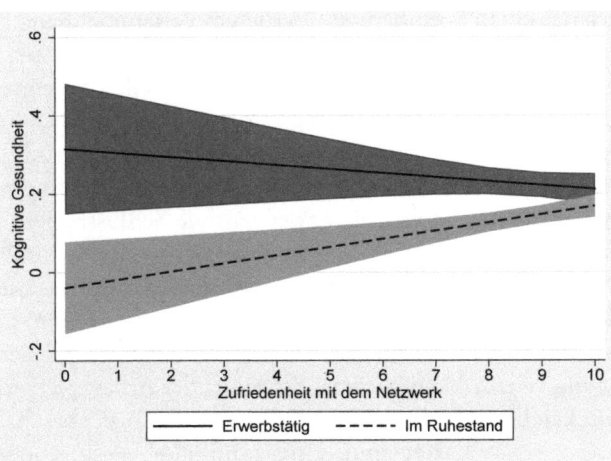

Abbildung 6: Kognitive Gesundheit aufgrund des Zusammenspiels von Erwerbsstatus und Netzwerkzufriedenheit. Hinweis: Die Grafik zeigt den Zusammenhang zwischen Netzwerkzufriedenheit und kognitiver Gesundheit (Kognitionswerte) nach Erwerbsstatus. Die schattierten Bereiche über und unter den jeweiligen Geraden stellen die Konfidenzintervalle dar, das heißt den wahrscheinlichsten Wertebereich für jede Gruppe.

den Rentnern deutlich steiler. Das heißt, wenn die Netzwerkzufriedenheit bei den Rentnern im Basisjahr hoch war, zeigte sich ihre psychische Gesundheit zwei Jahre später ebenfalls in einem sehr guten Zustand.

Abbildung 6 zeigt den Zusammenhang der Netzwerkqualität (Zufriedenheit) mit der kognitiven Gesundheit nach Erwerbsstatus. Hier ergibt sich ein etwas anderes Muster. Die Grafik zeigt eine geringfügige Abnahme der Kognition bei den Beschäftigten, wenn die Netzwerkzufriedenheit zunimmt. Ein etwas steilerer und positiverer Anstieg ist dagegen bei den Männern im Ruhestand zu beobachten. Dies deutet darauf hin, dass eine höhere Netzwerkzufriedenheit mit einer besseren Kognition bei Rentnern verbunden war.

In Bezug auf die weiteren Kontrollvariablen werden durch die Regressionsanalyse zuvor bekannte Zusammenhänge bestätigt. Das heißt, eine bessere finanzielle Leistungsfähigkeit im Basisjahr ist bei allen drei Gesundheitsindikatoren mit einer besseren Gesundheit bei der Folgebefragung verbunden. Die Teilnahme an einem breiteren Spektrum sozialer Aktivitäten hängt in ähnlicher Weise mit den drei Gesundheitsoutcomes zusammen, während die körperliche Inaktivität einen negativen Zusammenhang zeigt. Bildung hängt positiv mit zwei der drei Gesundheitsoutcomes zusammen (psychische und kognitive Gesundheit). Das Alter hat einen negativen Zusammenhang mit körperlicher und kognitiver Gesundheit, während der Familienstand nur mit der kognitiven Gesundheit zusammenhängt. Schließlich hat die Bereitstellung sozialer Unterstützung keinen Einfluss auf die Gesundheit bei der Folgebefragung, wenn alle anderen Variablen berücksichtigt werden.

Zusammenfassung der Ergebnisse und Diskussion

Unter Verwendung von Längsschnittdaten des SHARE haben wir in diesem Kapitel die Rolle des sozialen Netzwerks in Bezug auf den Zusammenhang zwischen Ruhestand und Gesundheit untersucht. Zunächst ließ sich feststellen, dass der Ruhestand bei Männern tatsächlich mit einer schlechteren physischen, psychischen und kognitiven Gesundheit verbunden ist. Das heißt, der Gesundheitszustand derjenigen, die im Basisjahr beschäftigt waren, war bei der Folgebefragung besser als der Gesundheitszustand derjenigen, die bereits in den Ruhestand gegangen waren. Diese Kernaussage deutet darauf hin, dass der Ruhestand möglicherweise nicht gut für die Gesundheit von Männern ist.

Als zweites wurde festgestellt, dass der negative Effekt des Ruhestands durch die Zufriedenheit mit dem persönlichen sozialen Netzwerk ausgeglichen werden kann. In Bezug auf die physische, psychische und kognitive Gesundheit wurde nämlich festgestellt, dass eine größere Zufriedenheit mit dem sozialen Netzwerk bei verrenteten Männern im Basisjahr mit besseren Werten in allen drei Gesundheitsmaßen bei der Folgebefragung einherging. In diesem Zusammenhang ist außerdem hervorzuheben, dass der positive Netzwerkeffekt nur bei den Befragten im Ruhestand und nicht bei den noch beschäftigten Befragten festgestellt wurde.

Aus der letztgenannten Feststellung ergeben sich zwei zentrale Schlussfolgerungen. Erstens sind soziale Netzwerke für die Gesundheit europäischer Männer im Alter von 55 bis 70 Jahren wichtig, vor allem für diejenigen, die bereits im Ruhestand sind. Möglicherweise bietet der Arbeitsplatz für gleichaltrige Personen, die noch beschäftigt sind, einen ähnlichen gesundheitsschützenden Effekt wie das persönliche soziale Netzwerk bei Personen im Ruhestand. Zweitens war unter den Netzwerkvariablen, die in der vorliegenden Analyse berücksichtigt wurden, die empfundene Zufriedenheit mit dem persönlichen Netzwerk in Bezug auf die Gesundheit am wichtigsten, zumindest bei den Rentnern. Dies legt nahe, dass es nicht die Struktur des Netzwerks (d.h. die Netzwerkgröße oder -zusammensetzung) ist, die für die Gesundheit von Männern im Ruhestand von Bedeutung ist. Vielmehr ist der funktionale Aspekt der Netzwerkqualität für die Gesundheit am wichtigsten. Anders ausgedrückt, ist es weder die Anzahl noch die Art der engen Beziehungen, die man hat, welche die Gesundheit bei Männern im Ruhestand beeinflussen, sondern wie zufrieden Männer im Ruhestand mit ihren engen persönlichen Beziehungen sind.

Unter den Kontrollvariablen der Analyse stellen wir insbesondere fest, dass die Teilnahme an einem breiteren Spektrum sozialer Aktivitäten bei Männern im Basisjahr mit einer besseren Gesundheit bei denselben Männern bei der Folgebefragung zusammenhängt. Dieser Zusammenhang ist in der Literatur bereits gut dokumentiert. Aber was genau erklärt die Wirkung der sozialen Aktivitäten? Während es in unserer Analyse möglicherweise inhaltliche Aspekte sozialer Aktivitäten sind, die zur besseren Gesundheit der Männer beitragen, sollte nicht übersehen werden, dass soziale Aktivitäten selbst einen integralen Aspekt des sozialen Netzwerks darstellen. Soziale Aktivitäten werden häufig in Gesellschaft anderer durchgeführt, das heißt mit Menschen, mit denen man interagieren und von denen man ein positives Feedback erhalten kann. Solcherlei Interaktion und Zuspruch tragen zur Entwicklung eines besseren Selbstbildes und damit zu einer höheren Lebenszufriedenheit als

Maß für eine gute psychische Gesundheit bei [24, 25].

Implikationen für die Gesellschaftspolitik

Die Ergebnisse der in diesem Kapitel beschriebenen Studie haben eine Reihe von Implikationen für die Gesellschaftspolitik. Erstens stellen wir fest, dass Krankheit und die steigenden Kosten, die mit der Gesundheitsversorgung einer alternden Bevölkerung in Europa verbunden sind, ein wichtiges Problem der Gegenwart darstellen. Wenn, in der Tat, wie in unserer Studie festgestellt, der Austritt aus dem Berufsleben mit einer schlechteren Gesundheit zu einem späteren Zeitpunkt korreliert, dann sollten flexiblere Rentenregelungen für diejenigen Arbeitnehmer eingeführt werden, die an einer Fortsetzung ihrer Beschäftigung interessiert sind. Der Wegfall eines festen Rentenalters wäre für einige Männer nicht unbedingt von Vorteil, insbesondere für diejenigen, die in körperlich anstrengenden oder stressigen Berufen beschäftigt sind. Aber der Wegfall könnte wohl auch einer großen Anzahl von Männern (und Frauen) zugutekommen, die weiterarbeiten möchten. Angesichts der Tatsache, dass Erwerbstätigkeit mit einer besseren Gesundheit zusammenhängt, wie unsere Studienergebnisse belegen, könnte die Abschaffung eines festen Rentenalters zusätzliche gesundheitliche und andere Vorteile für die Gesellschaft haben.

Zweitens unterstreicht die Studie die Rolle persönlicher sozialer Netzwerke als positiven Einflussfaktor auf die gesundheitliche Entwicklung nach dem Eintritt in den Ruhestand. Dies legt einige praktische Empfehlungen auf politischer und sozialer Ebene nahe. So sollte es Schulungsprogramme zur Vorbereitung auf den Ruhestand geben. Solche Programme sollten darauf abzielen, Neu-Rentner für die Bedeutung des zwischenmenschlichen Umfelds für die Gesundheit zu sensibilisieren. Darüber hinaus sollten Beratungsdienste für Rentner entwickelt oder erweitert werden, um ihnen eine effiziente Pflege der sozialen Netzwerke, in die sie integriert sind, zu erleichtern. Wie die Ergebnisse der vorliegenden Studie gezeigt haben, hängt die Zufriedenheit mit dem persönlichen sozialen Netzwerk positiv mit einem späteren besseren Gesundheitszustand nach der Pensionierung zusammen.

Drittens weisen die Ergebnisse unserer Analyse auf den positiven Beitrag sozialen Engagements für die Gesundheit im späteren Leben hin. Um dies bestmöglich zu nutzen, sollte die Gesellschaft ihre Mitglieder über die Rolle, die ein sozial aktiver Lebensstil bei der Förderung eines gesunden Alterns spielt, besser informieren. Diesbezüglich sollten zwei konkrete Schritte unternommen werden. Menschen im Allgemeinen und Männer im Besonderen sollten bereits in jungen Jahren zur Teilnahme an sozialen Aktivitäten angeleitet werden. (Im Allgemeinen wird davon ausgegangen, dass sich Frauen sozial mehr engagieren als Männer). Wenn man es in der frühen und mittleren Phase seines Lebens nicht gelernt hat, sich sozial zu engagieren, ist es weniger wahrscheinlich, dass man nach der Verrentung damit anfängt. Dementsprechend muss sich die Gesellschaft weiterentwickeln und mehr Einrichtungen und Treffpunkte anbieten, welche das soziale Engagement der gerade verrenteten Menschen, insbesondere der gerade verrenteten Männer, fördern können. Eine solche Politik wird zu kurzfristig zu erhöhten öffentlichen Ausgaben führen, aber auch hier gilt das alte Sprichwort »Vorbeugen ist besser als Heilen«.

Literatur

1   Hessel P. Does retirement (really) lead to worse health among European men and women across all educational levels? Social Science & Medicine. 2016;151:19–26. doi: 10.1016/j.socscimed.2015.12.018.
2   Neuman K. Quit your job and get healthier? The effect of retirement on health. Journal of Labor Research. 2008;29(2):177–201. doi: 10.1007/s12122–007–9036–8.
3   Shai O. Is retirement good for men's health? Evidence using a change in the retirement age in Israel. Journal of Health Economics. 2018;57:15–30. doi: 10.1016/j.jhealeco.2017.10.008.
4   Shiba K, Kondo N, Kondo K, Kawachi I. Retirement and mental health: dose social participation mitigate the association? A fixed-effects longitudinal analysis. Bmc Public Health; 2017, 17. doi: 10.1186/s12889–017–4427–0.
5   Vo K, Forder PM, Tavener M, Rodgers B, Banks E, Bauman A, Byles JE. Retirement, age, gender and mental health: findings from the 45 and Up Study. Aging & Mental Health. 2015;19(7):647–657. doi: 10.1080/13607863.2014.962002.
6   Bonsang E, Adam S, Perelman S. Does retirement affect cognitive functioning? Journal of Health Economics. 2012;31(3):490–501. doi: 10.1016/j.jhealeco.2012.03.005.
7   Bonsang E, Lemoine A. Renteneintritt und kognitive Leistungsfähigkeit. In: Jürges H, Siegrist J, Stiehler M (Hrsg.), Männergesundheitsbericht. Gießen: Psychosozial-Verlag; 2020.
8   Oi K. Does Gender Differentiate the Effects of Retirement on Cognitive Health? Research on Aging. 2019;41(6):575–601. doi: 10.1177/0164027519828062.
9   Litwin H. (Hrsg.). The social networks of older people: A cross-national analysis. Westport, CT and London: Praeger Publishers; 1996.
10 Aartsen M, Veenstra M, Hansen T. Social pathways to health: On the mediating role of the social network in the relation between socio-economic position and health. Ssm-Population Health. 2017;3:419–426. doi: 10.1016/j.ssmph.2017.05.006.
11 Wong JS, Waite LJ. Marriage, Social Networks, and Health at Older Ages. Journal of Population Ageing. 2015;8(1–2):7–25. doi: 10.1007/s12062–014–9110-y.
12 Ali T, Nilsson CJ, Weuve J, Rajan KB, de Leon

CFM. Effects of social network diversity on mortality, cognition and physical function in the elderly: a longitudinal analysis of the Chicago Health and Aging Project (CHAP). Journal of Epidemiology and Community Health. 2018;72(11):990–996. doi: 10.1136/jech-2017-210236.

13 Giles LC, Metcalf PA, Glone, GFV, Luszcz MA, Andrews GR. The effects of social networks on disability in older Australians. Journal of Aging and Health. 2004;16(4):517–538. doi: 10.1177/0898264304265778.

14 Smyth N, Siriwardhana C, Hotopf M, Hatch SL. Social networks, social support and psychiatric symptoms: social determinants and associations within a multicultural community population. Social Psychiatry and Psychiatric Epidemiology. 2015;50(7):1111–1120. doi: 10.1007/s00127-014-0943-8.

15 Miceli S, Maniscalco L, Matranga D. Social networks and social activities promote cognitive functioning in both concurrent and prospective time: evidence from the SHARE survey. European Journal of Ageing. 2019;16(2):145–154. doi: 10.1007/s10433-018-0486-z.

16 Litwin H, Tur-Sinai A. The Role of the Social Network in Early Retirement Among Older Europeans. Work Aging and Retirement. 2015;1(4):340–349. doi: 10.1093/workar/wav013.

17 Elovainio M, Kivimaki M, Vahtera J, Ojanlatva A, et al. Social support, early retirement, and a retirement preference: A study of 10,489 Finnish adults. Journal of Occupational and Environmental Medicine. 2003; 45(4):433–439. doi: 10.1097/01.jom.0000058334.05741.7a.

18 Markert J. The fading dream of retirement: Social and financial considerations affecting the retirement decision. Sociological Spectrum. 2008;28(2):213–233. doi: 10.1080/02732170701796676.

19 Stenholm S, Vahtera J. Does retirement benefit health? Preventive Medicine. 2017;100:294–295. doi: 10.1016/j.ypmed.2017.05.007.

20 Börsch-Supan A, Brandt M, Hunkler C, Kneip T, Korbmacher J, Malter F, … Team, Share Cent Coordination. Data Resource Profile: The Survey of Health, Ageing and Retirement in Europe (SHARE). International Journal of Epidemiology. 2013;42(4):992–1001. doi: 10.1093/ije/dyt088.

21 Ellwardt L, Van Tilburg TG, Aartsen M. The mix matters: Complex personal networks relate to higher cognitive functioning in old age. Social Science & Medicine. 2015;125:107–115. doi: 10.1016/j.socscimed.2014.05.007.

22 Hyde M, Wiggins RD, Higgs P, Blane DB. A measure of quality of life in early old age: the theory, development and properties of a needs satisfaction model (CASP-19). Aging & Mental Health. 2003;7(3):186–194. doi: 10.1080/1360786031000101157.

23 Litwin H, Schwartz E, Damri N. Cognitively Stimulating Leisure Activity and Subsequent Cognitive Function: A SHARE-based Analysis. Gerontologist. 2017;57(5):940–948. doi: 10.1093/geront/gnw084.

24 Adams KB, Leibbrandt S, Moon H. A critical review of the literature on social and leisure activity and wellbeing in later life. Ageing & Society. 2011;31:683–712. doi: 10.1017/s0144686x10001091.

25 Hao YN. Productive activities and psychological well-being among older adults. Journals of Gerontology Series B – Psychological Sciences and Social Sciences. 2008;63(2):64–72. doi: 10.1093/geronb/63.2.S64.

Prof. Dr. Howard Litwin

Ausgeübte Tätigkeit: Professor, Sozialgerontologe, Bereichskoordinator »Soziales« im SHARE, ehem. Herausgeber des European Journal of Ageing

Arbeits- und Forschungsschwerpunkte: Soziale Netzwerke

Adresse: The Hebrew University of Jerusalem, Mount Scopus, Jerusalem 91905, Israel

E-Mail: howie.litwin@mail.huji.ac.il

Michal Levinsky

Ausgeübte Tätigkeit: Doktorandin am Israel Gerontological Data Center

Arbeits- und Forschungsschwerpunkte: Traumaforschung

Adresse: The Hebrew University of Jerusalem, Mount Scopus, Jerusalem 91905, Israel

E-Mail: michal.levinsky@mail.huji.ac.il

Kapitel 4
Modelle guter Praxis

4.1 Gesundheitsfördernde Projekte für Männer vor und nach dem Renteneintritt – Teil 1

Matthias Stiehler

Zusammenfassung

Der Übergang in die Rente ist als kritisches Lebensereignis zu werten, das eine hohe Herausforderung darstellt. Für viele Männer nimmt die Erwerbstätigkeit eine identitätsbildende Rolle ein, die mit diesem Übergang abbricht. Aufgrund der verlängerten Lebenszeit und der meist noch guten Gesundheit bei Eintritt in das Rentenalter stellt sich die Aufgabe der aktiven Gestaltung des neuen Lebensabschnitts. Es gibt zahlreiche Projekte, die beim Übergang in die Rente und in der ersten Zeit nach der Verrentung Hilfen für Männer (und Frauen) anbieten.

Projects for Promoting Men's Health before and after Retirement – Part 1

The transition to retirement is considered to be a critical life event involving substantial challenges. To many men, employment is an integral part of their identity, which is lost upon their retirement. Due to high life expectancy and usually good health status upon retirement, retirees face the challenge of actively shaping the new period of their lives. There are numerous projects offering support for the transition towards retirement and for the first time after retirement for men (and women).

Die Vorbereitung auf den Renteneintritt, der Übergang in die neue Lebensphase und die aktive Gestaltung der neuen Lebenssituation stellen eine Herausforderung für jeden einzelnen Menschen dar. Die bisherige alltägliche Lebenswelt, also das, was das menschliche Leben in »regelmäßiger Wiederkehr« »schlicht« und »fraglos« bestimmt [1], verändert sich grundlegend. Bestehende Gewissheiten fallen weg, die zentrale und identitätsstiftende Rolle der Erwerbstätigkeit bricht ab.

»Da diese Ereignisse eine Unterbrechung habitualisierter Handlungsabläufe darstellen und eine Veränderung oder den Abbau bisheriger Verhaltensmuster erfordern, werden sie als prinzipiell ›stressreich‹ angesehen« [2]. Filipp bezeichnet diese Ereignisse daher als »kritische Lebensereignisse«, auch wenn es sich dabei nicht unbedingt um negativ empfundene handeln muss. Viele Frauen und Männer sehen den Renteneintritt durchaus positiv und bewerten ihn als entlastendes Ereignis, andere geraten in eine tiefe Krise. Analog zum Salutogenetischen Modell [3] müssen wir von einem Kontinuum, zwischen den Polen ausschließlich positiv und ausschließlich negativ empfundenes Ereignis, ausgehen, auf dem sich jede Frau und jeder Mann verortet. Je stärker das Lebensereignis »Renteneintritt und Gestaltung des Ruhestandes« als belastend erlebt wird, desto größer natürlich die erforderliche Anpassungsleistung.

> »Zwar können sie [die älteren Menschen – MS] bei der Konfrontation mit kritischen Lebensereignissen zumeist

auf einen reichen Erfahrungsschatz von Bewältigungsstrategien zurück- greifen. Allerdings liegen die kritischen Lebensereignisse, die typischerweise im Alter erlebt werden, oft jenseits des alltäglichen Erfahrungshorizontes [...]. Darüber hinaus nehmen mit dem Alter oft wichtige individuelle bzw. soziale, kulturelle oder ökonomische Ressour- cen ab, indem sich beispielsweise soziale Netzwerke verkleinern, sich das Haus- halteinkommen verringert oder chroni- schen Gesundheitsbeeinträchtigungen auftreten« [4].

Filipp sieht zudem als besondere Heraus- forderung des Alterns, in zunehmender Konfrontation mit der eigenen Endlich- keit zu einer »positiven Bilanzierung des eigenen Lebens und einer Integration der vielfältigen eigenen Erfahrungen« [5] zu gelangen.

Doch über die Fragen des Älterwer- dens hinausgehend, erfordert die verlän- gerte Lebenszeit und damit die Vergrö- ßerung des Abschnitts, in dem bei relativ guter Gesundheit der Übergang in die Rente ansteht, die Gestaltung der neuen Lebensphase. Die bisherigen Selbstver- ständlichkeiten und Notwendigkeiten bestehen einerseits nicht mehr fort, ande- rerseits ist noch genügend Zeit und Kraft vorhanden, um sich neue Ziele zu setzen und aktiv das Leben zu gestalten.

Der hier vorliegende Band thematisiert dabei die Geschlechtsspezifik des männ- lichen Bewältigungsverhaltens. Und es scheint, dass Männer bei den angesproche- nen Bewältigungsebenen besonders her- ausgefordert sind. Die berufliche Identität, die für die meisten Männer so wichtig ist, gibt höchstens im Rückblick als »vergan- gene Identität« [6] Halt. Auch körperli- che Kräfte als Zeichen männlicher Stärke werden geringer. Eventuell nehmen Hilfs-

bedürftigkeiten zu. Somit stehen Männer im Übergang in die Rente vor einer beson- deren Herausforderung. Sie besteht nach Böhnisch und Winter in einer »Bewälti- gung des Mannseins im Alter« (ebd.).

Es gibt zahlreiche Projekte und Initiati- ven, die sich den Themen des Lebensereig- nisses »Renteneintritt und Gestaltung des Ruhestandes« widmen. Das ist einerseits dem demografischen Wandel [7] geschul- det. Wenn immer mehr Menschen zur Gruppe der Rentner gehören, dann gerät diese Bevölkerungsgruppe auch mit ihren Ressourcen und Problemen stärker in den Blick. Dabei verlängert sich bei gleichblei- bendem Rentenalter mit der steigenden Lebenserwartung auch die Zeit der Rente. Das ist nicht nur für die Rentenkassen ein zunehmendes Problem. Diese verlängerte Lebensphase fordert auch eine umfas- sendere Gestaltung dieser Lebensspanne durch den Einzelnen wie durch die Gesell- schaft. Senioren werden als Ressource – beispielsweise für ehrenamtliches Engage- ment – verstanden, die es abzurufen gilt. Es handelt sich aber auch um eine Bevöl- kerungsgruppe, um die sich gekümmert werden sollte und wird.

Im Folgenden werden Projekte vorge- stellt, die beispielhaft für diese Entwick- lung stehen. Sie verfolgen jeweils sehr unterschiedliche Ziele. Geht es bei einem um die Vorbereitung auf die Lebensver- änderung, nehmen die anderen unter- schiedliche Problemlagen in den Blick und gestalten hierfür Lösungen. Die ent- scheidende Frage ist dabei immer die nach der Sinnhaftigkeit und Effektivität solcher Projekte. Dies gilt insbesondere für die zentrale Frage dieses Berichts, wie gerade Männer bei der Bewältigung des Über- gangs in die Rente und der Gestaltung des Ruhestandes unterstützt werden können. Ihr widmet sich der Beitrag, der den Pro- jektdarstellungen folgt.

Literatur

1   Schütz A, Luckmann T. Strukturen der Lebenswelt, Band 1. Frankfurt am Main: Suhrkamp; 1979:24.
2   Filipp SH. Ein allgemeines Modell für die Analyse kritischer Lebensereignisse. In: Filipp SH (Hrsg.): Kritische Lebensereignisse. Weinheim: Psychologie Verlags Union; 1995:23f.
3   Antonovsky A. Salutogenese: Zur Entmystifizierung der Gesundheit. Tübingen: dgvt-Verlag; 1997.
4   Franke A, Heusinger J, Konopik N, Wolter B. Kritische Lebensereignisse im Alter – Übergänge gestalten. Bundeszentrale für gesundheitliche Aufklärung: Forschung und Praxis der Gesundheitsförderung, Band 49; o.J.:11.
5   Filipp SH. Das mittlere und höhere Erwachsenenalter im Fokus entwicklungspsychologischer Forschung. In: Oerter R, Montada L (Hrsg.): Entwicklungspsychologie. Weinheim: Psychologie Verlags Union; 1987:375.
6   Böhnisch L, Winter R. Männliche Sozialisation. Bewältigung männlicher Geschlechtsidentität im Lebenslauf. Weinheim: Juventa; 1994:171f.
7   Statistisches Bundesamt. Demografischer Wandel; 2020 https://www.destatis.de/DE/Themen/Querschnitt/Demografischer-Wandel/_inhalt.html (27.01.2020).

Dr. Matthias Stiehler

Ausgeübte Tätigkeit: Leiter des Sachgebiets Sexuelle Gesundheit im Gesundheitsamt Dresden, Vorsitzender des Dresdner Instituts für Erwachsenenbildung und Gesundheitswissenschaft e. V.

Arbeits- und Forschungsschwerpunkte: Sexuelle Gesundheit, sozialwissenschaftliche Aspekte der Männergesundheit, Paarberatung/Paartherapie

Adresse: Dresdner Institut für Erwachsenenbildung und Gesundheitswissenschaft e. V., Tiergartenstr. 58 a, 01219 Dresden

E-Mail: matthias.stiehler@dieg.org

4.2 Lebensperspektiven 50plus

Ingrid Mayer-Dörfler

Zusammenfassung

»Lebensperspektiven 50plus« ist ein Angebot von Einzelcoaching und Seminaren für Berufstätige, die auf den Übergang in die Rente vorbereiten. Sie werden sowohl als offene Seminare als auch über Firmen angeboten. Zentrales Anliegen ist, dass sich die Teilnehmerinnen und Teilnehmer mit den anstehenden Herausforderungen des Renteneintritts auseinandersetzen, ihre Chancen und Risiken erkennen und eigene Überlegungen entwickeln, wie sie den Übergang in die Rente positiv für sich gestalten können.

Life Perspectives 50plus

»Lebensperspektiven 50plus« (»Life Perspectives 50plus«) offers individual coaching and group seminars for professionals preparing for the transition into retirement. The trainings are available as public seminars but also through companies. Central aim is to encourage participants to confront themselves with the upcoming challenges of retirement, to discover their own chances and risks and to develop individual approaches to positively influence the transition towards retirement.

Seit nunmehr knapp 15 Jahren gebe ich Seminare zum Übergang in den Ruhestand, begleite Einzelpersonen (vorwiegend Führungskräfte) im Einzel-Coaching und halte Vorträge zu diesem Thema.

Dabei habe ich festgestellt, dass sich der Blick auf die Phase des Ruhestandes bei den vorwiegend männlichen Teilnehmern verändert hat. Wurde zu Beginn meiner Tätigkeit diese Phase als eine Fortführung des bisherigen Lebens mit wenigen Herausforderungen betrachtet, für die man keine Vorbereitung braucht, so beschäftigt man sich heute viel intensiver mit diesem Lebensabschnitt. Dies hat sicher auch damit zu tun, dass in den Medien die Chancen und vor allem Risiken mehr thematisiert werden, was der großen Leserschaft der Babyboomer geschuldet sein dürfte. Es gilt, aufgrund der gestiegenen Lebenserwartung, 20 bis 30 Jahre sinnvoll zu gestalten. Dafür gibt es in den Generationen der Eltern oder gar Großeltern kaum Vorbilder. Die Phase des Ruhestands hat vor allem für die Babyboomer eine besondere Bedeutung, da die zukünftigen Ruheständler z. T. sehr große Erwartungen an diese neue »Zeitfreiheit« haben.

Ein großer Teil der Männer ist froh, endlich dem beruflichen Druck zu entkommen. Viele fühlen sich dem Zeit- und Leistungsdruck nicht mehr gewachsen und stehen vor allem organisatorischen Veränderungen skeptisch gegenüber. Man hat zu viele Umstrukturierungen erlebt. Teilweise fühlt man sich zu wenig wertgeschätzt, besonders dann, wenn die Teilnehmer viele Jahre (zum Teil das gesamte Arbeitsleben) im selben Unternehmen tätig waren. Die Unternehmenskultur hat sich verändert, man erinnert sich mit Wehmut daran, als das Unternehmen noch wie eine »Familie« war. Gibt es keinen Nachfolger für die Stelle, so besteht auch wenig Möglichkeit, den großen Erfahrungsschatz weiterzugeben. Die Mitarbeiter fragen sich, welchen Stellenwert ihre Arbeit hat, wenn diese auf die anderen Kollegen und Kolleginnen verteilt wird bzw. diese Arbeit niemand mehr übernimmt. Für viele ist das Ziel »möglichst schnell aus dem Arbeitsprozess auszuscheiden« so dominierend, dass sie sich mit den Veränderungen, die dieser Schritt zwangsläufig mit sich bringt, wenig beschäftigen, sehr wohl aber mit den Vorteilen.

Wie erreichen die Seminar- und Coachingangebote die Kunden? Die meisten Anfragen kommen über die Homepage im Internet. Das gilt sowohl für die Firmen als auch für die offenen Seminare und das Einzel-Coaching. Die Inhouse-Seminare werden über das firmeninterne Intranet ausgeschrieben bzw. die Personalabteilungen laden die potenziellen Ruheständler persönlich ein. Dies ist vor allem dann empfehlenswert, wenn das Seminar zum ersten Mal angeboten wird. Von einem sehr großen Teil der Teilnehmerinnen und Teilnehmer wird das Angebot als persönliche Wertschätzung empfunden. Von einzelnen Teilnehmern höre ich, dass sie sich für den Besuch des Seminars vor Kollegen und Führungskräften rechtfertigen müssen. »Braucht man dafür ein Seminar? Ich hätte so viel zu tun, da würde es mir bestimmt nicht langweilig, ich wäre froh, wenn ich in Ruhestand gehen könnte.« Vor allem jüngere Vorgesetzte haben dafür weniger Verständnis. Der Übergang in den Ruhestand wird – vor allem von Männern häufig unterschätzt bzw. es herrscht die Vorstellung, dass alle Probleme gelöst sind, wenn man erst nicht mehr fremdbestimmt ist und sich die Zeit überwiegend

selbst einteilen kann. Das genau dies ein Problem darstellen kann, weil man nicht gewohnt ist, soviel freie Zeit selbst zu strukturieren, wird dabei nicht gesehen. Es klingt verheißungsvoll – ein nicht endender Urlaub! Dass dafür nicht jeder geschaffen ist, wird dabei übersehen.

Das Angebot der offenen Seminare nehmen vorwiegend Frauen und Führungskräfte aus mittelständischen Unternehmen wahr. Das Einzel-Coaching wird hauptsächlich von männlichen Führungskräften in Anspruch genommen. Auffällig ist, dass die Teilnehmer entweder von weiblichen Personalverantwortlichen angemeldet werden, die Handlungsbedarf sehen, oder von den Partnerinnen, die Befürchtungen haben, dass sich beim Partner Probleme beim Übergang in den Ruhestand ergeben könnten.

Fragt man zu Beginn des Seminars die Erwartungen an das Seminar ab, so bekommt man Antworten wie

➤ »... hat mir ein Kollege empfohlen«
➤ »... möchte Informationen, worauf ich achten soll«
➤ »... keine besonderen Erwartungen, lasse mich überraschen, da ich mich schon mit dem Thema beschäftigt habe; vielleicht habe ich auch etwas unberücksichtigt gelassen«
➤ »... habe bei einem Kollegen erlebt, dass er nach dem Eintritt in den Ruhestand in ein Loch gefallen ist, das möchte ich unbedingt vermeiden, deshalb bin ich hier«.

Die wenigsten Teilnehmer sprechen Befürchtungen an! Darüber zu sprechen, scheint zu Beginn in einer Gruppe schwer zu fallen. Im Laufe des Seminars, wenn eine vertraute Atmosphäre hergestellt wurde, wird im Austausch mit den Kollegen sehr wohl über Befürchtungen gesprochen. Diese sind etwa:

➤ Konflikte in der Partnerschaft wegen der Aufgabenverteilung und den unterschiedlichen Erwartungen an den neuen Lebensabschnitt,
➤ keine sinnvolle Aufgabe zu finden,
➤ zu wenig Kontakte außerhalb des beruflichen Umfeldes und der Wegfall eines großen Teils dieser Kontakte nach dem Eintritt in den Ruhestand,
➤ krank zu werden und all die Vorhaben nicht mehr umsetzen zu können.

Die finanzielle Situation haben die meisten Teilnehmer und Teilnehmerinnen geklärt, eine Renten- und Pensionsberatung wurde in Anspruch genommen. So wird diese in den Seminaren meist nur am Rande thematisiert. Für die Rentenberatung gibt es zurzeit, aufgrund der vielen Anfragen, lange Wartezeiten.

Was sind die großen Herausforderungen für die nachberufliche Lebensphase und den Übergang?

Zum einen ist es die teilweise Auflösung der gewachsenen Beziehungen im beruflichen Kontext und der Aufbau von neuen Beziehungen in anderen Lebensbereichen. Zum anderen ist es die Verlagerung des Lebensmittelpunktes in den häuslichen Bereich mit all den Herausforderungen, die dies für Partnerschaft/Familie bzw. für Singles bringt. Außerdem wollen ca. 2000 Stunden jährlich, die durch den Wegfall der Berufstätigkeit frei werden, neu strukturiert und gestaltet werden. Für die wegfallende Berufstätigkeit soll echter Ersatz geschaffen werden. Vor allem von Führungskräften des höheren Managements wird befürchtet, dass der gesellschaftliche Status als Rentner sinkt. Für den Erhalt psychischer und physischer Gesundheit muss mehr Zeit investiert werden. Es gilt, einen eigenen Zeitrhythmus zu finden und soziale Kompetenzen zu erweitern, um diesen Übergang gut zu bewältigen.

Die Seminarinhalte sind auf diese Herausforderungen und die Methoden auf die Zielgruppe abgestimmt. In meist 2-tägigen Präsenzseminaren setzen sich die Teilnehmer und Teilnehmerinnen intensiv mit diesen Themen auseinander. Sie erkennen die Chancen und Möglichkeiten, die der neue Lebensabschnitt für sie persönlich bietet und welchen Herausforderungen sie sich ggf. stellen müssen. Sie entwickeln dafür individuelle Lösungsansätze und planen erste Schritte oder Maßnahmen. Neben einem ausführlichen Trainerinput werden die Themen in Kleingruppen im kollegialen Austausch diskutiert und/oder anhand von Fragen oder Übungen in Einzelarbeit vertieft. Dies gewährleistet, dass zu jeder Zeit die Privatsphäre gewahrt wird. In welchem Umfang und in welcher Tiefe die Themen bearbeitet und diskutiert werden, bleibt dem/der Einzelnen überlassen. Ich bin immer wieder überrascht, wie viel Persönliches die Teilnehmer und Teilnehmerinnen in den Kleingruppen besprechen.

Die meisten Teilnehmer haben erste Ideen für die Gestaltung des Ruhestands. Viele wollen mehr und länger verreisen, mehr Zeit für Hobbys und sportliche Aktivitäten haben, Wohnung und Garten (neu) gestalten, Räume entrümpeln – kurz all die Dinge tun, für die man bisher zu wenig Zeit hatte. Spricht man darüber – und die Teilnehmer machen sich bewusst, welche ihrer Bedürfnisse durch den Verlust der Arbeitsrolle kompensiert werden sollten – wird vielen klar, dass Hobby, Sport und Reisen diese nur zum Teil erfüllen können. Ehrenamtliches Engagement in Vereinen, sozialen Einrichtungen usw. wird in Erwägung gezogen, doch von den meisten wegen der zeitlichen Einschränkungen erstmal verworfen. Man will unabhängig, frei sein! Ist die »Honeymoon-Phase« (nach R. C. Atchley) erst mal vorüber, konkretisieren sich diese Erwägungen. Wichtig ist, dass Aufgaben gefunden werden, welche die Bedürfnisse, die für die Arbeit wichtig waren, befriedigen und die in angemessener Weise fordern. Zu den Möglichkeiten eines Ehrenamtes finden sich im Internet viele Informationen. In vielen Kommunen gibt es spezielle Beratungsstellen für die ehrenamtliche Tätigkeit, und in größeren Städten wie München, Hannover, Hamburg oder Nürnberg gibt es Freiwilligenmessen und -börsen, auf denen man sich unverbindlich informieren kann. Eine berufliche Neuausrichtung ist aus meiner Erfahrung tendenziell die Ausnahme, eher wird eine Fortführung der bisherigen Tätigkeit in Projekten oder in Teilzeit gewünscht. Bedauerlicherweise ist das Blockmodell für die Altersteilzeit weit verbreitet, wäre doch das Teilzeitmodell für einen gleitenden Übergang zu favorisieren.

Wie schon erwähnt, wird die Verlagerung des Lebensmittelpunktes in den häuslichen Bereich als große Herausforderung gesehen. Nachdem sich die Wege täglich früh getrennt hatten, die Rollen im Haushalt und Garten verteilt waren, muss jetzt vieles neu verhandelt werden. Dies gilt vor allem dann, wenn das Paar eine traditionelle Rollenverteilung gelebt hat und nun der Partner, der in Ruhestand geht, sich in Bereiche einmischt, die vorher nicht in seinen Zuständigkeitsbereich gefallen sind. Bei Paaren, bei denen ein Partner noch arbeitet, kann die Erwartung bestehen, dass der Partner, der nun Zeit hat und zu Hause ist, die Hausarbeiten erledigt. Wichtig sind Verständnis und Toleranz gegenüber dem Partner, der sich in der neuen Rolle des Ruheständlers und in der Situation des Überganges befindet. Die Phase des Übergangs ist ein Prozess und kann deutlich länger dauern als von allen gedacht.

Es gilt, miteinander zu sprechen – über die Erwartungen, über die Freiräume und die Bedürfnisse. Da die Kinder bei den meisten bereits das Elternhaus verlassen haben, ergibt sich nicht nur durch den Eintritt in den Ruhestand eine neue Partnerschaftssituation. Es bietet sich die Chance, den Partner oder die Partnerin neu zu »entdecken« und die Beziehung anders zu gestalten. Wünschenswert ist es, wenn die Partner und Partnerinnen ebenfalls am Seminar teilnehmen und für die Risiken und Chancen des Übergangs sensibilisiert werden. Schließlich sind auch sie betroffen.

Wohnen Enkelkinder in der Nähe, so besteht häufig der Wunsch, Zeit mit ihnen zu verbringen – hatte man doch, meist aus beruflichen Gründen, zu wenig Zeit für die eigenen Kinder. Auch hier gilt es, die Erwartungen der Kinder in Bezug auf die Betreuung der Enkel zu klären.

Bei Männern bestehen die sozialen Kontakte häufig aus der Beziehung zu Arbeitskollegen, dies gilt vor allem dann, wen sie beruflich sehr engagiert sind bzw. sich viel auf Geschäftsreisen befinden und wenig Zeit haben, private Kontakte zu pflegen. Da sich nach dem Eintritt in den Ruhestand berufliche Kontakte verändern werden, ist es wichtig, sich bewusst zu machen, welche Kontakte aufrechterhalten, welche intensiver gestaltet werden sollen, wie und wo man neue knüpfen möchte. Dabei geht es nicht um die Quantität der Beziehungen, sondern um die Qualität. Freundschaften und Bekanntschaften tragen sehr viel zum Wohlbefinden bei. Nicht wenige Seminarteilnehmer erkennen, dass in diesem Bereich Handlungsbedarf besteht und vernetzen sich – bereits im Seminar – mit den Kollegen über WhatsApp oder Facebook. Manchmal wird geplant, sich nach einer gewissen Zeit zu treffen und zu sehen, was aus den Plänen für den Ruhestand geworden ist oder man stellt fest, dass es gemeinsame Interessen gibt, und verabredet sich zu gemeinsamen Aktivitäten.

Für die meisten Teilnehmer ist der Erhalt bzw. die Stabilisierung der Gesundheit wichtig. Wissenschaftlich ist unbestritten, dass ausreichende Bewegung, eine gesunde Ernährung, soziales Engagement und die Bereitschaft, Neues zu lernen und geistig aktiv zu bleiben, zur Gesunderhaltung bis ins hohe Alter beiträgt. Es gibt Teilnehmer und Teilnehmerinnen, die sich zu Beginn des Ruhestandes einem Gesundheitscheck unterziehen und darauf aufbauend ein Sportprogramm planen. Die Möglichkeit, über sportliche Aktivitäten auch soziale Kontakte pflegen zu können, kann so manchen Bewegungsmuffel motivieren. Das Argument »Keine Zeit für Sport zu haben« gilt im Ruhestand nicht mehr. Die meisten machen sich auch bewusst, wie wichtig es ist, sich geistig fit zu halten. Ideen dazu sind u. a. neue Sportarten lernen, Tanzen, ein Studium aufnehmen, Sprachen lernen, Gehirnjogging – kurz: sich immer wieder neuen Herausforderungen stellen und lebenslang zu lernen.

Dass Altern ein individueller Prozess ist, kann man sehr gut an den Teilnehmern sehen. Die einen sind noch voller Tatendrang und Pläne und wirken in ihrem Habitus dynamisch, jugendlich. Andere wiederum sind bereits durch Krankheit gezeichnet oder fühlen sich alt, die Erwartungen an die restliche Lebenszeit sind gering. Es ist wichtig, sich mit den eigenen Altersbildern auseinanderzusetzen: Ist der Blick nur auf die Defizite gerichtet, oder sieht man auch die Kompetenzen, die sich mit dem Alter nicht verringern, sondern sogar zunehmen?

Angebote, wie der Ruhestand sinnvoll gestaltet werden kann, gibt es genug. Die Kunst ist, aus den vielen Möglichkeiten das für sich Richtige auszuwählen. Der Übergang ist ein Prozess und dieser kann gut genutzt werden, um Neues auszuprobieren und wieder zu verwerfen, wenn es nicht passt. Das eigene Tempo zu finden, wenn man nicht mehr fremdbestimmt ist; sich zu überlegen, was das Wesentliche für das eigene Leben ist; sich Ziele zu setzen für die nächsten Jahre. Es wird darauf ankommen, wie sehr es gelingt, das Leben den veränderten Lebensbedingungen anzupassen.

Ein Seminarangebot bietet die Möglichkeit, sich strukturiert mit den unterschiedlichen Facetten des Übergangs und der Ruhestandsphase zu beschäftigen. Ein umfangreiches Handout ergänzt die Themen, sodass auch zu einer späteren Zeit damit gearbeitet werden kann.

Die Angebote zum Übergang in den Ruhestand werden von fast allen Teilnehmern und Teilnehmerinnen sehr positiv bewertet, das mag aber auch daran liegen, dass nur Teilnehmer ins Seminar oder Einzel-Coaching kommen, die sich mit dem Ruhestand auseinandersetzen wollen und offen sind für Unterstützungsangebote.

Ingrid Mayer-Dörfler
Ausgeübte Tätigkeit: freiberufliche zertifizierte Demografieberaterin, Trainerin und systemischer Coach
Arbeits- und Forschungsschwerpunkte: Demografieberatung für Klein- und Mittelständische Unternehmen, Seminare und Coaching zu den Themen »Übergang in den Ruhestand« und »Generationenmanagement«
Adresse: Lebensperspektiven50plus, Holbeinstr. 9, 84518 Garching
E-Mail: ingrid@mayer-doerfler.de

4.3 Soziale Teilhabe für alle Generationen

Angebote und Engagementmöglichkeiten in »Mehrgenerationenhäusern«

Nikola Ornig

Zusammenfassung

Der Artikel stellt Konzept und Arbeitsweisen der bundesweit knapp 540 »Mehrgenerationenhäuser«, die im Rahmen eines Programms des Bundesministeriums für Familie, Senioren, Frauen und Jugend gefördert werden, vor. Auf Basis von Ergebnissen der programmbegleitenden Evaluation wird skizziert, wie Mehrgenerationenhäuser freiwilliges Engagement und soziale Teilhabe fördern. Dabei wird ein besonderes Augenmerk auf Beispiele und Erfahrungen von freiwilligen Mitarbeitern im Rentenalter gelegt.

Social Participation for All Generations. Offers and Possibilities of Involvement in »Multi-Generation Houses«

The article introduces the concept and method of the almost 540 »Multi-Generational Centers« in Germany, funded by a program of the Federal Ministry for Family Affairs, Senior Citizens, Women and Youth. Based on the results of the scientific evaluation of the program, I describe how Multi-Generational Centers promote voluntary work and social participation. Special attention is drawn to examples and experiences of male volunteers over 65 years.

Was sind »Mehrgenerationenhäuser« und an wen richten sich ihre Angebote?

Im Schnitt besuchen täglich über 60.000 Menschen in Deutschland ein Mehrgenerationenhaus. Das Bundesministerium für Familie, Senioren, Frauen und Jugend fördert bundesweit knapp 540 Einrichtungen als Mehrgenerationenhäuser, die sich als »Begegnungsorte, an denen das Miteinander der Generationen aktiv gelebt wird«, definieren und verschiedenste Angebote für die Bevölkerung vor Ort umsetzen [1]. Die lokale Verankerung der Mehrgenerationenhäuser ist auch mit der Kofinanzierung ihrer Arbeit durch die Standortkommunen verbunden.

Kern eines jeden Mehrgenerationenhauses ist ein sogenannter »Offener Treff«, d. h. Räumlichkeiten, in denen Besucherinnen und Besucher ihre Zeit verbringen, Kontakte knüpfen und verschiedene niedrigschwellige Beratungs- oder Bildungsangebote wahrnehmen können. Darüber hinaus gibt es Freizeit-, Kultur- und Sportangebote, die sich an Menschen unterschiedlichen Alters sowie unterschiedlicher sozialer und kultureller Herkunft wenden. Wie der Name der Einrichtungen deutlich macht, wird ein durchgehend generationenübergreifender Ansatz verfolgt, der den Kontakt und den Austausch der »Generationen« befördern soll. Ein eher kleinerer Teil der Mehrgenerationenhäuser setzt diesen Ansatz auch in Form von generationenübergreifenden Wohnprojekten um.

Zentral für die Arbeit der Mehrgenerationenhäuser ist die Orientierung am Sozialraum der jeweiligen Einrichtung: Die Bedarfe der Bürgerinnen und Bürger und Gegebenheiten des Wirkungsgebietes bestimmen die inhaltliche Ausrichtung der Angebote, die unter aktiver Beteiligung der Zielgruppen selbst realisiert werden. Wesentlich getragen wird die Arbeit der Mehrgenerationenhäuser durch eine große Zahl freiwillig Engagierter.

Nicht nur die Besucherinnen und Besucher der Mehrgenerationenhäuser kommen aus ganz unterschiedlichen Altersgruppen und Lebenslagen, sondern auch die freiwilligen Mitarbeiterinnen und Mitarbeiter der Häuser. Richtet man den Blick auf Menschen im Übergang ins Rentenalter sowie Menschen in Rente, so wird in der wissenschaftlichen Evaluation des Bundesprogramms Mehrgenerationenhaus deutlich, dass diese Zielgruppe sowohl eine wesentliche Besuchergruppe als auch eine wesentliche Unterstützergruppe der Arbeit der Mehrgenerationenhäuser ist.[1]

Die Anzahl der über 65-Jährigen hat sowohl unter den Besucherinnen und Besuchern als auch unter den freiwillig Engagierten der Mehrgenerationenhäuser in den letzten Jahren zugenommen. Frauen sind, sowohl bei den Nutzenden als auch bei den Freiwilligen, in allen Altersgruppen deutlich in der Mehrheit. Die aktuellen Erhebungen machen aber deutlich,

dass Mehrgenerationenhäuser auch für Männer im Rentenalter Anlaufstellen für Freizeitangebote und freiwilliges Engagement unterschiedlichster Art sind, die ihren Interessen und zeitlichen Ressourcen entsprechen.

Was zeichnet die Arbeit der Mehrgenerationenhäuser zur Förderung von Teilhabe und Engagement aus?

Der folgende Abschnitt beleuchtet auf Basis schriftlicher Erhebungen und vertiefender Interviews, die mit freiwillig Engagierten geführt wurden, vier wesentliche Merkmale der Arbeit von Mehrgenerationenhäusern zur Förderung von Teilhabe und Engagement. Zur Konkretisierung von Einsatzmöglichkeiten und Erfahrungen von männlichen Freiwilligen im Rentenalter werden zudem für sie typische Fälle vorab beispielhaft skizziert (siehe Abbildung 1).

Die Befragungen freiwillig Engagierter machten *erstens* die Bedeutung des *sehr »niedrigschwelligen« Zugangs zu Teilhabe und Engagement* deutlich, den Mehrgenerationenhäuser in der Regel bieten. Der Besuch eines Offenen Treffs im Mehrgenerationenhaus – der oftmals den ersten Kontakt herstellt – und die Teilnahme an vielen Angeboten ist kostenfrei. Weder für den Besuch noch für freiwilliges Engagement sind Mitgliedschaften erforderlich und – abgesehen von bestimmten Einsatzbereichen wie z. B. Kinderbetreuung – ist die grundsätzliche Möglichkeit, mitzumachen oder mitzuarbeiten auch nicht an spezifische Voraussetzungen oder Kompetenzen gebunden. Für ältere Menschen relevant ist nicht zuletzt, dass es keine Altersbegrenzungen gibt, die in anderen Fällen durchaus Grund für die Be-

---

1 Erhebungen der InterVal GmbH im Auftrag des Bundesministeriums für Familie, Senioren, Frauen und Jugend: schriftliche Befragung von freiwillig Engagierten der Mehrgenerationenhäuser 2018 (n = 1.463) und telefonische Vertiefungsinterviews mit freiwillig Engagierten 2018 (n = 21), schriftliche Befragung von Besucherinnen und Besuchern der Mehrgenerationenhäuser 2018 (n = 4.033). Es werden im Text ausschließlich statistisch signifikante Gruppenunterschiede (zwischen Geschlechtern, Altersgruppen) berichtet.

Herr G. (67 J.) ist **Vorstand des Fördervereins** eines Mehrgenerationenhauses. Dessen Aufgaben sind die ideelle und finanzielle Unterstützung der Einrichtung, die Öffentlichkeitsarbeit sowie die Gewinnung und Pflege der kommunalen Kooperationspartner wie z.B. Schulen, lokale Betriebe, Gemeinde. Hinter seinem Engagement steht der Wunsch, einen Beitrag zur Gesellschaft zu leisten und sein Wissen und seine Fähigkeiten auch nach der Pensionierung noch zu nutzen.

Herr E. (74 J.) bietet regelmäßig einen **Computerkurs für Seniorinnen und Senioren** und eine offene Sprechstunde zu Computerfragen für Schülerinnen und Schüler im Alter von etwa elf bis 13 Jahren an. Das MGH unterstützt ihn bei der Organisation und stellt ihm Computer und Unterrichtsmaterialien zur Verfügung. Mit seinem Engagement möchte Herr E. Menschen, die sich entwurzelt oder orientierungslos fühlen, wieder Halt und Erfolgserlebnisse bieten, um somit das Zusammengehörigkeitsgefühl in der Gesellschaft zu stärken.

Herr P. (77 J.) ist u. a. „Schülercoach" im Mehrgenerationenhaus. Dabei unterstützt er mittels 1:1 Betreuung junge Menschen beim Übergang von der Schule in die Ausbildung. Die Coaches werden durch regelmäßige Treffen für Erfahrungsaustausch, Fallbesprechungen und fachliche Weiterbildung vom Team des Mehrgenerationenhauses begleitet. Dadurch sind sie, so Herr P., gut gerüstet für die spannende, zum Teil herausfordernde ehrenamtliche Tätigkeit.

Herr W. (71 J.) unterstützt seit seiner Pensionierung die Leitung des Mehrgenerationenhauses bei der **Presse- und Öffentlichkeitsarbeit** und leitet darüber hinaus eine **Musikgruppe**. Am Konzept des Mehrgenerationenhauses begeistert ihn der niedrigschwellige Zugang, für sowohl Ehrenamtliche als auch Besucherinnen und Besucher, wodurch ein „Miteinander" der Menschen vor Ort erreicht werde.

Herr F. (69 J.) ist **Sprachpate für Geflüchtete** und unterstützt sie bei Behördengängen und Spracherwerb. Das MGH übernimmt die Vermittlung der ehrenamtlichen Paten und Geflüchteten und organisiert Austauschtreffen für die freiwillig Engagierten. Diese nach seiner Einschätzung professionelle und hilfreiche Begleitung des Ehrenamts durch das MGH ist für Herrn F. ein zentrales Kriterium dafür, sich zu engagieren.

Herr S. (60 J.) ist fast täglich im Mehrgenerationenhaus und übernimmt dort **ganz verschiedene Aufgaben** vom Telefondienst, über Mitarbeit im Offenen Treff bis hin zur Redaktion der Stadtteilzeitung. Nach jahrelanger Arbeitslosigkeit habe die Einbindung in das Mehrgenerationenhaus und die dadurch erreichte Tagesstruktur ihm wieder „auf die Beine geholfen".

Herr K. (69 J.) engagiert sich mit rund 15 weiteren Freiwilligen in einem **Reparaturcafé**. Aufgrund der hohen Nachfrage wird das Angebot kontinuierlich unter Einbeziehung der Ehrenamtlichen erweitert, z. B. mit kleinen Workshops. Neben dem Spaß am Reparieren alter elektronischer Geräte ist diese partizipative Weiterentwicklung des Angebots ein Grund für Herrn K., im Mehrgenerationenhaus mitzuwirken.

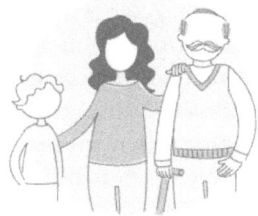

Herr H. (82 J.) bietet **verschiedene Kurse**, wie z. B. Waldwanderungen, und Beratungen, z. B. zum Thema Ruhestand, an. Er war jahrelang in verschiedenen (Sport-) Vereinen aktiv, konnte diese Tätigkeiten jedoch aufgrund seines Alters teilweise nicht mehr ausführen und hat sich daher nach „neuen Herausforderungen" umgeschaut. Im Mehrgenerationenhaus hatte er von Beginn an das Gefühl, dass die freiwillige Arbeit „Sinn macht".

Quelle: Vertiefungsinterviews mit freiwillig Engagierten in Mehrgenerationenhäusern 2018, Grafik: Nadine Roßa für INTERVAL © INTERVAL 2019

Abbildung 1: Beispiele für freiwilliges Engagement in Mehrgenerationenhäusern

endigung von freiwilligem Engagement sein können [2]. Der Ansatz der Mehrgenerationenhäuser ist es vielmehr, von den Bedarfen und den Ressourcen der Menschen, die ins Mehrgenerationenhaus kommen und sich ggf. engagieren möchten, auszugehen und daran orientiert Angebote zu entwickeln.

Die befragten Freiwilligen sind über verschiedene Wege zu ihrem Engagement im Mehrgenerationenhaus gekommen: Am häufigsten wurden sie von Bekann-

ten dazu bewegt. Gerade ältere Menschen wurden zudem vermehrt durch Medien, vor allem lokale Zeitungen, auf die Möglichkeit zum Engagement aufmerksam.

Die erfolgreiche »Aktivierung« von Menschen für ein ehrenamtliches Engagement im Mehrgenerationenhaus durch die bereits in den Häuser Aktiven zeigt sich auch darin, dass viele freiwillig Engagierte zuvor »lediglich« Besucherinnen und Besucher des Hauses waren. Sie haben dann aus Eigenengagement oder auf direkte Anfrage von Mitarbeitenden des Hauses begonnen, sich zu engagieren. Jüngere Menschen und Frauen berichteten deutlich häufiger davon, dass sie aktiv von Mitarbeitenden der Einrichtungen angesprochen und zum Engagement bewegt wurden. Es liegt der Schluss nahe, dass mehr direkte Ansprache von (älteren) Männern zu einer höheren Beteiligung dieser Zielgruppe beitragen könnte.

Förderlich für das Engagement von Menschen in Mehrgenerationenhäusern ist *zweitens*, dass viele Mehrgenerationenhäuser ein *sehr breites Spektrum an Beteiligungsmöglichkeiten* bieten. Diese reichen von »hands-on«-Aktivitäten (z. B. Mithilfe bei Veranstaltungen, Übernahme von Fahrdiensten für Besucherinnen und Besucher), über die Umsetzung von Angeboten (z. B. Beratungen, Kurse, Projekte), bis hin zu komplexen Aufgaben in der Leitung und der Außen- bzw. Interessensvertretung der Mehrgenerationenhäuser sowie der Menschen in ihrem Einzugsgebiet (z. B. in kommunalen Gremien).

Die Möglichkeiten zum Engagement decken viele klassische Engagementbereiche ab und bieten Ansatzpunkte für unterschiedliche Lebensphasen und geschlechtsspezifische Prägungen [3]. In der Praxis der Mehrgenerationenhäuser zeigt sich, dass Männer eher Kurse und Beratungen sowie die Administration und Koordination der Mehrgenerationenhäuser unterstützen, während Frauen sich häufiger durch Betreuungsangebote (von Kindern oder älteren Menschen) und im Offenen Treff engagieren. Geschlechtsspezifische Unterschiede bzgl. des Engagementbereichs, die in Deutschland gerade bei älteren Menschen bestehen, spiegeln sich hierbei wider (so sind bei-

spielsweise im »sozialen Bereich« Engagementquoten der älteren Frauen höher, im Bereich Sport oder Kultur jene älterer Männer).

Eine Stärke der Mehrgenerationenhäuser ist, dass ihr Angebot unterschiedliche Engagementbereiche verknüpft – von Bildungsarbeit über Kultur und Politik bis zu sozialer Arbeit im engeren Sinn. Dies führt dazu, dass den grundsätzlich an Engagement Interessierten auch »neue« Tätigkeitsbereiche nähergebracht werden können, zu denen diese in ihrer bisherigen Biografie ggf. wenige Schnittstellen hatten und deshalb nicht daran gedacht hätten, sich in diesem Bereich zu engagieren. Dies trägt dazu bei, dass auch so manche geschlechtsspezifische Prägung überwunden wird.

Der konzeptionelle Anspruch der Mehrgenerationenhäuser besteht *drittens*, darin, dass Freiwillige sich nicht selbst überlassen werden. Auch wenn die Arbeit der Mehrgenerationenhäuser oft von einer (sehr) kleinen Zahl an hauptamtlich Mitarbeitenden und einer großen Zahl an freiwillig Mitarbeitenden getragen wird, bieten Mehrgenerationenhäuser

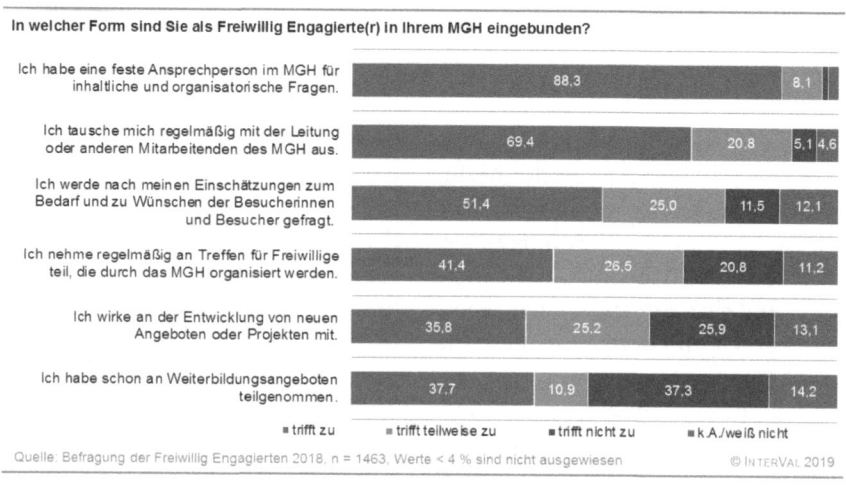

Abbildung 2: Einbindung von freiwillig Engagierten in Mehrgenerationenhäusern

in der Regel ein *hohes Maß an Begleitung und Unterstützung des Engagements Freiwilliger.* Wie Abbildung 2 zeigt, werden Freiwillige häufig über verschiedene Maßnahmen in ihrer Tätigkeit begleitet. Dies beginnt mit informellem Austausch mit der Leitung oder den Mitarbeitenden des Mehrgenerationenhauses »zwischen Tür und Angel« und reicht bis hin zu formalen Qualifizierungsangeboten, die vom Mehrgenerationenhaus angeboten oder vermittelt werden.

Einen deutlichen Hinweis darauf, dass die konzeptionelle Offenheit der Mehrgenerationenhäuser in der Praxis erfolgreich umgesetzt wird, gibt der relativ hohe Anteil jener Freiwilligen, die bereits an der Entwicklung neuer Angebote und Projekte mitgewirkt haben.

Weibliche Befragte berichteten deutlich häufiger davon, über die genannten Aspekte intensiv in ihr Mehrgenerationenhaus eingebunden zu sein. Ältere Befragte nutzen hingegen deutlich häufiger Treffen für Freiwillige. Die Bewertung der Einbindung und Unterstützung fällt jedoch bei Männern und Frauen, Jüngeren und Älteren gleichermaßen sehr positiv aus. Gerade die Vertiefungsinterviews machten deutlich, dass der – generationenübergreifende – Austausch mit Hauptamtlichen und anderen Engagierten zum freiwilligen Engagement sowie die unmittelbare Wertschätzung und Anerkennung des Engagements durch die Mitarbeitenden der Mehrgenerationenhäusern ein stark motivierender Faktor ist.

Nicht zuletzt wird, *viertens,* freiwilliges Engagement in Mehrgenerationenhäusern *oftmals als sehr sinnstiftend erlebt, weil Mehrgenerationenhäuser sichtbare Effekte vor Ort haben.* Durch eine hohe Zahl an Engagierten und gute Vernetzung der Mehrgenerationenhäuser mit Koope-

rationspartnern aus Verwaltung, Zivilgesellschaft und Wirtschaft vor Ort können die Mehrgenerationenhäuser große Wirkkraft für Individuen und Gemeinwohl entwickeln. Daran teilzuhaben ist für viele Befragte eine sehr positive und motivierende Erfahrung.

Insgesamt tragen die vier skizzierten Merkmale der Arbeit von Mehrgenerationenhäusern zur Förderung von Teilhabe und Engagement, sowohl von Männern als auch Frauen, jüngeren wie älteren Menschen, sowie Menschen unterschiedlicher Herkunft, bei. Eine ggf. noch aktivere Ansprache der Zielgruppe sowie Transparenz über die Vielfalt an Engagementmöglichkeiten und positive Erfahrungen von bereits Engagierten sollten perspektivisch dazu führen, dass die Beteiligung der bislang noch eher unterrepräsentierten Zielgruppe von Männern im Rentenalter zukünftig gestärkt wird.

Wo gibt es weitere Informationen zu Mehrgenerationenhäusern?

Die Webseite https://www.mehrgenerationenhaeuser.de/ liefert umfangreiche Informationen zum Bundesprogramm Mehrgenerationenhaus und zu Aktivitäten der Mehrgenerationenhäuser bundesweit. Außerdem können unter Eingabe von Ort oder Postleitzahl gezielt Einrichtungen »in der Nähe« gesucht werden. Die Webseiten einzelner Mehrgenerationenhäuser informieren dann über Angebote und Engagementmöglichkeiten vor Ort.

Literatur

1   Bundesministerium für Familie, Senioren, Frauen und Jugend. Webseite des Bundesprogramms Mehrgenerationenhaus 2017–2020. https://www.mehrgenerationenhaeuser.de (22.05.2020).
2   Müller D, Tesch-Römer C. Früheres Engagement und Engagementbereitschaft. In: Simonson J, Vogel C, Tesch-Römer C (Hrsg.), Freiwilliges Engagement in Deutschland. Der Deutsche Freiwilligensurvey 2014. Berlin: Springer VS; 2017:153–178:159ff.
3   Vogel C, Hagen C, Simonson J, Tesch-Römer C. Freiwilliges Engagement und öffentliche gemeinschaftliche Aktivität. In: Simonson J, Vogel C, Tesch-Römer C (Hrsg.), Freiwilliges Engagement in Deutschland. Der Deutsche Freiwilligensurvey 2014. Berlin: Springer VS; 2017:91–151:120f.

Dr. Nikola Ornig

Ausgeübte Tätigkeit: Leiterin des Forschungsbereichs 2 bei InterVal Berlin

Arbeits- und Forschungsschwerpunkte: Demografischer Wandel, Integration und Partizipation, Familien- und Generationenpolitik

Adresse: InterVal GmbH, Habersaathstr. 58, 10115 Berlin

E-Mail: n.ornig@interval-berlin.de

4.4 Bewegungsförderung und soziale Teilhabe

Projekte für Senioren in einer Großstadt

Peggy Looks & Freya Geishecker

Zusammenfassung

Die Förderung körperlicher Aktivität in der Landeshauptstadt Dresden ist ein zentrales Anliegen. Es werden Praxisbeispiele präsentiert, die einen ganzheitlichen Ansatz verfolgen. Neben der Bewegungsförderung geht es auch um die Förderung sozialer Teilhabe durch Etablierung dezentraler, einfach zugänglicher Angebote. Hierbei wird insbesondere auf gendergerechte Gesundheitsförderung fokussiert.

»Social Participation and Promotion of Physical Activity – Projects for Senior Citizens in a Big City«

The promotion of physical activity in the state capital Dresden is a central concern. This article presents best-practise-examples with a holistic approach. In addition to promoting physical activity, the examples given also encourage social participation by establishing decentralized low-threshold offers in a growing city. In particular, they focus on gender-appropriate health promotion.

Einleitung

Die Förderung der körperlichen Aktivität ist ein zentraler Arbeitsschwerpunkt der Landeshauptstadt Dresden im Projekt »Gesunde Städte« der Weltgesundheitsorganisation (WHO). Während in den 1990er Jahren die Arbeit in diesem Schwerpunkt vor allem von der Umsetzung von Aktionen und Projekten geprägt war, hat sie sich zu einer datenbasierten Strategie entwickelt, die mit konkreten Maßnahmen in spezifischen Fachplänen verankert ist. Zu nennen sind hier, neben dem Meta-Plan »Integriertes Stadtentwicklungskonzept Zukunft Dresden 2025+«, z.B. die Sportentwicklungsplanung sowie der Aktionsplan »Gesundes und aktives Altern«. Letztgenannter Fachplan dockt an den zweiten großen Arbeitsschwerpunkt der Landeshauptstadt Dresden, dem »Gesunden und aktiven Altern«, an und zielt insbesondere auf die Generationen 50plus ab. Dabei betrachtet der Plan viele Determinanten der menschlichen Gesundheit und des Wohlbefindens, so wie bei Dahlgren und Whitehead [1] beschrieben. Einflussfaktoren der menschlichen Gesundheit sind dabei auf unterschiedlichen Ebenen verankert. Angefangen bei den individuellen Lebensweisen, über Faktoren des sozialen Umfelds, wie auch Lebens- und Arbeitsbedingungen, bis hin zu Umweltfaktoren, wie wirtschaftliche Lage etc., die bei der Maßnahmenplanung beachtet werden müssen.

Praxisbeispiel für Verhältnisprävention: Fußverkehrskonzept

Die Determinanten von Gesundheit verdeutlichen, dass die Maßnahmen nicht nur auf der Verhaltensebene ansetzen, sondern auch verhältnisorientiert sind. Beispielhaft zu nennen ist hier die Verankerung des Themas Gesundheit in der derzeitigen Konzipierung und Umsetzung des Fußverkehrsentwicklungskonzeptes. Insbesondere die Bedarfe spezifischer Bevölkerungsgruppen, wie ältere Menschen, geh- und sehbeeinträchtigte Menschen oder auch Kinder, müssen in einer wachsenden Großstadt Beachtung bei der Verkehrsentwicklung finden. Die »Stadt der kurzen Wege« sei hier als Schlagwort genannt, um Bewegung im Alltag zu gewährleisten und vor allem auch zu fördern. Ziel ist es hier, Distanzen zwischen Wohnung, Arbeit, Bildungssowie Freizeiteinrichtungen, Dienstleistungen etc. vermehrt durch Fuß-, Rad- oder öffentlichen Personennahverkehr zurückzulegen. Dafür müssen die entsprechenden Bedingungen geschaffen werden. Mit dem derzeit in Erarbeitung befindlichen Fußverkehrskonzept werden Maßnahmen entwickelt, die im Sinne eines »Design for all« die Bedürfnisse älterer wie auch jüngerer Menschen gleichberechtigt berücksichtigen, um Bedingungen in der Stadt zu schaffen, die neben der Bewegung auch soziale Teilhabe (z. B. Zugang zu Dienstleistungen, Seniorenbegegnungsstätten) begünstigen. Denn nur, wer z. B. Versorgungseinrichtungen oder Bibliotheken unkompliziert erreichen kann, kann diese nutzen und am gesellschaftlichen Leben teilhaben.

Praxisbeispiele zur Verhaltensprävention

Neben den Maßnahmen auf Ebene der Verhältnisse, die Bewegungsförderung begünstigen, werden auf der Ebene der Verhaltensprävention unterschiedliche Projekte initiiert. Im Folgenden werden zwei Beispiele aus der Praxis beschrieben.

»Fit im Park«

Viele Menschen der deutschen Bevölkerung bewegen sich nicht ausreichend, dies hat der aktuelle DKV-Gesundheitsreport 2018 erneut bestätigt. Der Anteil der Menschen, die sich ausreichend bewegen, hat sich laut Report zwischen 2010 und 2018 von 60 % auf 43 % reduziert [2]. In der geschlechterspezifischen Differenzierung des DKV-Gesundheitsreports zeigt sich, dass Frauen generell eher auf einen gesunden Lebensstil achten, allerdings sind Männer körperlich aktiver. Dies liegt zum einen darin begründet, dass Männer häufiger Arbeitstätigkeiten mit intensiven oder moderaten körperlichen Aktivitäten ausüben. Aber auch in ihrer Freizeit sind Männer bewegungsfreudiger, wobei hier auch eher das Motiv der Leistungssteigerung im Vordergrund steht [3]. So gehen 43 % der befragten Männer intensiven Freizeitaktivitäten von im Mittel etwa 30 Minuten Länge nach [2], während dies bei 39 % der Frauen mit im Mittel etwa 23 Minuten der Fall ist [2]. Es wird deutlich, dass etwa 60 % noch einen deutlichen Aufholbedarf haben, was die körperliche Aktivität anbelangt. Ein ähnliches Bild zeigt sich auch für Dresden. Etwa 40 % der Dresdner Bevölkerung sind regelmäßig körperlich aktiv, wobei mit zunehmendem Alter die körperliche Aktivität abnimmt. Während in jungen Jahren noch regelmäßig einer sportlichen Aktivität nachgegangen wird, ist dies bereits im mittleren Lebensalter (ab ca. 40 Jahren) nicht mehr gegeben. Dabei sind entsprechend der nationalen Empfehlungen mindestens 150 Minuten moderate Bewegung bzw. 75 Minuten intensive Bewegung pro Woche für Erwachsene ausreichend, um gesund und fit zu bleiben [4]. Aber nicht nur das Alter ist ein Faktor, der das Ausmaß körperlicher Aktivität bestimmt, sondern auch die soziale Lage. In Dresden zeigt sich, dass Stadtteile mit einem erhöhten Anteil an Personen mit sozial-benachteiligten Lebenslagen, eher weniger aktiv sind. Ein weiteres zentrales Ergebnis ist, dass etwa 60 % der Menschen in Dresden selbstorganisierten Sport betreiben. Das heißt, die Einbindung in Vereinsstrukturen, um körperlich aktiv zu sein, ist bei lediglich 40 % der Sporttreibenden gegeben.

»Fit im Park« wurde erstmalig 2017 als Modellprojekt geplant. Bei der Konzipierung des Vorhabens wurde sich an die Erfolgsgeschichte der Stadt Stuttgart mit »Sport im Park« angelehnt. Im Fokus stand die Bewegungsförderung bei Personen, die bislang wenig sportlich aktiv waren. Mit dem Projekt sollten alle Personen im Erwachsenenalter Berücksichtigung finden. Durch die Bereitstellung von leicht zugänglichen, wohnortnahen, kostenfreien Angeboten zur Bewegung auf öffentlichen Grünflächen sollen Menschen sensibilisiert werden, sich regelmäßig zu bewegen bzw. aktiv zu sein. Wichtig war der Landeshauptstadt Dresden, dass dieses saisonale Angebot wohnortnah und kosten- sowie anmeldungsfrei realisiert wird, um gerade auch vulnerable Gruppen zu erreichen.

Anders als in anderen deutschen Großstädten liegt die Federführung des Projektes beim Gesundheitsamt. Dies ist bewusst so gewählt, da in diesem Projekt nicht der (leistungsorientierte) Sport im Vordergrund steht, sondern die Freude und der Spaß an der Bewegung und damit auch die Förderung von Gesundheit und Wohlbefinden. Das Vorhaben findet seit 2017 jeweils in zwei Sommermonaten in

Kooperation mit dem Stadtsportbund Dresden e. V. sowie mit der IKK classic statt. Dabei werden verschiedene Bewegungskurse auf unterschiedlichen öffentlichen Park- und Grünflächen angeboten. Im Jahr 2017 wurde mit 11 Angeboten gestartet, im Jahr 2018 waren es 14 Angebote und 2019 bereits 16, die wöchentlich jeweils für 9 Wochen stattfanden. Dabei wurde besonders auf die Differenziertheit der Angebote geachtet. Angebote für Kraft oder Koordination sowie für unterschiedliche Geschlechter und unterschiedliche Altersgruppen wurden gewählt und von qualifizierten Trainern privater Anbieter und aus den Dresdner Vereinen durchgeführt. Mit dem Einsatz von ausgebildeten Trainerinnen und Trainern, konnte die fachlich hohe Qualität des Angebotes sichergestellt werden. Beispielsweise fanden Kurse zum Trainieren mit Smovey-Ringen, mit dem Multi-Elastiband oder auch Kurse wie Dance Fitness und Body Workout statt.

Im Jahr 2017 nahmen 1.423 Personen (davon 260 Männer), in 2018 2.243 (davon 346 Männer) und in 2019 3.104 (davon 740 Männer) teil. Da Männer eine im Allgemeinen eher schwer zu erreichende Zielgruppe darstellen, die allerdings einem hohen Gefährdungspotenzial unterliegt, sind spezifische Ansätze von besonderer Bedeutung [3]. Um den Anteil von Männern zu erhöhen, wurden zum einen spezielle Kurse, die eher auf Krafttraining und Koordination ausgerichtet waren, initiiert. Zu nennen sind hier z. B. Taekwondo, Baseball für Einsteiger sowie Training am Fitnesstower, welche auch durch männliche Übungsleiter realisiert wurden. Zum anderen wurde auch auf eine andere Öffentlichkeitsarbeit gesetzt. Im Rahmen eines Familienfestes mit ca. 10.000 Besuchern und Besucherinnen wurde insbesondere über männliche Übungsleiter für die Teilnahme an Fit im Park geworben; auch weitere Veranstaltungen wurden genutzt. Während in 2017 der Anteil der Männer bei 18 % lag, konnte der Anteil in 2019 auf 23 % gesteigert werden. In den folgenden Jahren sollen diese Angebote fortgesetzt und weiter ergänzt werden. Ziel ist es, dass mindestens ein Drittel der teilnehmenden Personen männlichen Geschlechts sein sollte. Um dies zu erreichen, sind wir nicht nur mit den Partnern des Projektes in Diskussion, sondern auch mit den Teilnehmern, deren Rückmeldung zu den Kursen wichtig ist. Generell findet zu jedem Kurs eine Evaluation statt, wo die Teilnehmenden eine kurze Bewertung zur eigenen Zufriedenheit mit dem Kurs abgeben können. Im Schnitt der letzten drei Jahre liegt diese bei 98 % Zufriedenheit. Die durchschnittliche Teilnehmerzahl lag bei 25 Personen je angebotenen Kurs. Die Angebote waren zeitlich so abgestimmt, dass auch Berufstätige teilhaben konnten.

In 2017 wurde eine umfangreiche Begleitevaluation durchgeführt. Es zeigte sich, dass durch die wohnortnahen Angebote vor allem auch Zielgruppen erreicht werden, die bislang eher sportlich nicht aktiv waren. Zudem wurden verschiedene Altersgruppen angesprochen. Seit 2017 werden Bürgeranfragen zur zeitlichen Verlängerung des Angebotes sowie zur Fortführung in kommenden Jahren häufiger. Die Teilnehmenden bewerten vor allem die Qualität der Angebote positiv. Die Übungsleiterinnen und Übungsleiter achten auf die Ausführung der Übungen und greifen ggf. korrigierend ein. Ferner wird die Art der Realisierung durch die Bevölkerung positiv bewertet. Die Lust an der Bewegung wird vor allem durch das Trainieren in der Gruppe in der Natur gesteigert. Der soziale Aspekt ist in diesem Projekt nicht zu unterschät-

zen. Viele Personen kommen zum Kurs, um neue Menschen kennenzulernen und berichten, dass die Gruppe sie antreibt dabeizubleiben. Ein wesentlicher Aspekt hierbei ist, dass jede und jeder nach seiner individuellen Leistungsfähigkeit ein Angebot findet. Für die Ausübung der Kurse ist kein spezielles Sportequipment seitens der Teilnehmenden erforderlich, was einen weiteren Faktor der einfachen Teilnahme darstellt.

Die Rückmeldung und die stetige Zunahme der Teilnehmenden beweist, dass mit dem Projekt die Förderung von Wohlbefinden und Freude an der Bewegung gelingen kann. »Fit im Park« fördert den Spaß an der Bewegung im Freien sowie das Treffen von Bekannten und Gleichgesinnten, um gemeinsam aktiv zu sein.

»Bewegung im Stadtteil«

»Bewegung im Stadtteil« wurde 2014 aufgelegt und hat ältere Bewohnerinnen und Bewohner, mit und ohne Mobilitätseinschränkungen, im Fokus. Hauptanliegen des Projekts besteht darin, bei älteren Menschen die Freude an der täglichen Bewegung zu fördern bzw. deren Mobilität zu erhalten, um die Risiken chronischer Erkrankungen infolge Bewegungsmangels sowie das Sturzrisiko zu senken. Ferner soll die Partizipation gestärkt werden. Bürgerinnen und Bürger werden mit dem Vorhaben aktiv aufgefordert, sich mit dem eigenen Stadtteil auseinanderzusetzen. Dies stärkt die geistige Aktivität und auch die Identifikation mit dem eigenen Stadtteil. Zudem ging es um die Förderung der sozialen Integration und Verbundenheit zur Nachbarschaft und damit auch ein Entgegensteuern des Alleinseins.

Das Vorhaben wurde im Rahmen von

Kursen realisiert. In einer moderierten Gruppe wurden mit jeweils etwa acht Bürgerinnen und Bürgern individuelle Lieblingsplätze eines zuvor festgelegten Stadtteils gesammelt, fotografisch festgehalten sowie beschrieben und zu einem möglichst barrierefreien Rundgang konzipiert. Die Teilnehmer sollten sich selbst einbringen und aktiv mitarbeiten. Die Ergebnisse wurden in einer Stadtteilbroschüre dokumentiert. Ziel war es, Rundgänge aus der Perspektive älterer Menschen für ältere Menschen zu kreieren, um so auch eine hohe Nachnutzung zu erreichen.

Für die Umsetzung des Vorhabens wurden bewusst Seniorenbegegnungsstätten des jeweiligen Stadtteils gewählt, um zum einen niedrigschwelligen Zugang zu schaffen und zum anderen, um nachbarschaftliche Beziehungen zu generieren bzw. zu stärken. Die Teilnehmenden waren zumeist alleinlebende bzw. neu zugezogene Menschen, die ihren Stadtteil sowie andere Menschen kennenlernen wollten. Dabei war das Geschlechterverhältnis der Teilnehmenden eher zugunsten der Frauen. Aber auch Männer konnten mit der Maßnahme erreicht werden. Diese engagierten sich dabei im Projekt in hohem Maße (z. B. eigene Recherchen, Testen der Wegstrecke). Auch hier scheint gerade der niedrigschwellige Zugang von Vorteil zu sein. Innerhalb der Seniorenbegegnungsstätten hatten Wanderleiter anderer Angebote explizit auch um eine Beteiligung in diesem Projekt geworben und weitere Projekte sind im Nachgang zu »Bewegung im Stadtteil« entstanden.

Bei der gemeinsamen Erarbeitung der Broschüre ist das Wissen der Teilnehmenden und die Mitarbeit explizit gewünscht. Die damit einhergehende Wertschätzung wurde durch sie positiv bewertet.

In der Auseinandersetzung mit dem eigenen Stadtteil stieg auch der Wissenszuwachs über den Stadtteil und die Identifikation mit diesem wurde erhöht, insbesondere bei neu hinzugezogenen Menschen.

Bislang sind sechs Rundgänge in Dresden entstanden. Der Erfolg des Projektes lässt sich an der hohen Nachfrage nach den Broschüren sowie weiterer Rundgängen messen. Daher wurde eine Multiplikatorenschulung entwickelt, um das Vorhaben durch andere umzusetzen.

Fazit

Entsprechend dem Motto »Verhalten folgt den Verhältnissen« ist eine strikte Trennung zwischen den beschriebenen Projekten und den beiden Ebenen Verhalten und Verhältnisse nicht zielführend. Bestenfalls werden die Verhältnisse derart gestaltet, dass bewegungsförderndes Verhalten verstärkt wird. Beide oben beschriebenen Projekte der Verhaltensprävention stellen aufgrund ihrer einfachen Zugänglichkeit (Niedrigschwelligkeit) eine Möglichkeit dar, neben der Bewegungsförderung auch die soziale Teilhabe zu stärken. Dies scheint insbesondere ein Zugangsweg für die Erhöhung der Teilnahme an gesundheitsförderlichen Angeboten von Männern zu sein. Kessler und Bürgi [5] konstatieren in ihrem Leitfaden zur gendergerechten Gesundheitsförderung im Alter, dass männerspezifische Angebote mit einer einfach gestalteten Anmeldung und das Setzen bestimmter Anreize, wie soziale Teilhabe oder Aspekte der Leistungssteigerung, in einer besseren Erreichbarkeit von Männern resultieren. Dies zeigt sich auch beim Dresdner Beispiel von »Fit im Park«. Die gezielte Ansprache durch männliche Übungsleiter sowie Bewegungskurse mit einem hohen Anteil an intensiven Übungen scheinen erfolgsversprechend. Eine gendergerechte Gesundheitsförderung muss in Zukunft weiter ausgebaut werden, um beide Geschlechter gleichermaßen erreichen zu können.

Literatur

1   Dahlgren G, Whitehead M. Policies and strategies to promote social equity in health. Stockholm: Institute for Future Studies; 1991.
2   Frobose I, Biallas B, Wallmann-Sperlich B. Der DKV-Report 2018. Wie gesund lebt Deutschland? https://www.ergo.com/de/DKV-Report (10.10.2019).
3   Badura B, Schröder H, Vetter C. Fehlzeiten Report 2007: Arbeit, Geschlecht, und Gesundheit. Zahlen, Daten, Analysen aus allen Branchen der Wirtschaft. Heidelberg: Springer Medizin Verlag; 2008.
4   Rütten A, Pfeifer K. (Hrsg.), Nationale Empfehlungen für Bewegung und Bewegungsförderung. Erlangen-Nürnberg: FAU; 2016.
5   Kessler C, Bürgi F. Gesundheitsförderung Schweiz. Leidfaden »Wie erreichen wir Männer 65+?«: Gendergerechte Gesundheitsförderung im Alter. Gesammelte Erfahrungen für Fachleute auf der Umsetzungsebene. 2019. www.gesundheitsfoerderung.ch/publikationen (01.10.2019).

Dr. Peggy Looks
Ausgeübte Tätigkeit: Abteilungsleiterin Gesundheitsförderung Strategische Gesundheitsplanung
Arbeits- und Forschungsschwerpunkte: Leitung von Projekten der Gesundheitsförderung und Prävention im kommunalen Setting mit den Schwerpunkten »Gesundes und aktives Altern« und »Förderung der körperlichen Aktivität«
Adresse: Landeshauptstadt Dresden, Gesundheitsamt, Abteilung Gesundheitsförderung, Postfach 120020, 01001 Dresden
E-Mail: PLooks@dresden.de

Freya Geishecker
Ausgeübte Tätigkeit: Studentin der Soziologie (Dipl.)
Adresse: Technische Universität Dresden, Philosophische Fakultät, Institut für Soziologie, 01062 Dresden
E-Mail: freya-geishecker@gmx.de

4.5 Auswirkungen des Wohnkonzeptes »Wohnen 60plus« auf die gesundheitliche Situation ehemals wohnungsloser Männer

Bernhard Mülbrecht

Zusammenfassung

Das Wohnprojekt »Wohnen 60plus« in Münster richtet sich an alleinstehende Wohnungslose, die über 60 Jahre alt oder aufgrund ihrer langjährigen Wohnungslosigkeit vorgealtert sind. Es handelt sich um ein betreutes Wohnprojekt, das den Bewohnern die Sicherheit einer festen Wohnung bietet, Unterstützungsangebote bereithält und dabei sowohl Privatsphäre als auch Gemeinschaftlichkeit ermöglicht. Ziel des Wohnprojekts ist es, älteren, kranken und hilfebedürftigen Menschen einen bedarfsgerechten, bezahlbaren Wohnraum zur Verfügung zu stellen und damit einen wichtigen Beitrag für die Gesundheit dieser Menschen zu leisten. Aufgrund des deutlich höheren Männeranteils in der Gruppe älterer Wohnungsloser, leben fast ausschließlich Männern in den Appartements des Projektes.

Effects of the Housing Project »Living 60plus« on the Health Situation of Formerly Homeless Men

The housing project »Wohnen 60plus« (»Living 60plus«) is aimed at single homeless men older than 60 years or pre-aged due to long-term homelessness. The project provides assisted living, offering the residents the security of a permanent residence and support measures. Its structure allows privacy and community at the same time. The aim of this housing project is to provide elderly, diseased and needy people with an appropriate and affordable living space and to contribute to the promotion of their health. Due to a significantly higher amount of men in the group of homeless people, most residents of the apartments are men.

Mit Inbetriebnahme der Wohnprojekte »Wohnen 60plus« in der umgebauten ehemaligen Dreifaltigkeitskirche im Jahr 2013 und »Wohnen 60plus York-Höfe« im Jahr 2018 hat der Förderverein für Wohnhilfen e. V. ein erfolgreiches Wohn- und Betreuungskonzept für die Zielgruppe älterer, unterstützungsbedürftiger, alleinstehender Menschen entwickelt und umgesetzt. Dieses Konzept fand national und international Beachtung. So wurde der Förderverein für Wohnhilfen e. V. mit dem Wohnprojekt »Wohnen 60plus« am 11.12.2019 von FEANTSA, der europäischen Dachorganisation der nationalen Wohnungslosenhilfedachorganisationen, als eines der besten 50 Projekte in der EU, Wohnraum für Wohnungslose zu schaffen, im Europäischen Parlament in Brüssel ausgezeichnet [1].

Der Erfolg dieses Angebots basiert auf einem Raumkonzept, das absolute Privatsphäre und Autonomie, aber auch Geselligkeit und Begegnung ermöglicht, und auf einem Unterstützungsangebot, das hauswirtschaftliche, hygienische, pflegerische, sozialpädagogische und ärztliche Hilfen vorsieht. Das Raumkonzept wird durch die Wohnraumförderbestimmungen (WFB) des Landes NRW gewähr-

leistet. Dabei handelt es sich um eine sogenannte Gruppenwohnung, die maximal
12 Appartements und die entsprechende
Gemeinschaftsfläche, die die Mieter ebenfalls anzumieten haben, beinhalten darf.
Insgesamt darf die Wohnfläche für den
einzelnen Mieter die Größe von 50 qm
nicht übersteigen.

In der ehemaligen Dreifaltigkeitskirche hält der Förderverein für Wohnhilfen e. V. 8 Appartements und in
den York-Höfen 11 Appartements vor.
Alle 19 Appartements sind an ehema-
lig wohnungslose Menschen vermietet.
Da ein Kriterium für den Einzug ins
»Wohnen 60plus« auch die Länge der
Wohnungslosigkeit darstellt, leben in
den Appartements jetzt 18 Männer und
eine Frau. In der Altersgruppe 50+ sind
Männer innerhalb der wohnungslosen
Bevölkerung sehr deutlich in der Über-
zahl. Männliche Wohnungslosigkeit ist
im Unterschied zur weiblichen Wohnungslosigkeit sichtbarer und länger an-
haltend. Auch wiederholte Wohnungs-
verluste sind bei Männern häufiger.
Darüber hinaus leben wohnungslose
Männer seltener in Partnerschaft und
verfügen über kleinere soziale Netzwerke.
Von den 18 Männern sind sechs nicht in
Deutschland aufgewachsen und besitzen
eine ausländische Staatsangehörigkeit.
Bei den 18 Männern zeichnet sich eine
Vielzahl an männlichen Rollenbildern
und Männeridentitäten ab. Allein die
Altersspanne beträgt 30 Jahre; 52 Jahre
alt ist der jüngste und 82 Jahre alt ist der
älteste Mieter. Die Männer haben sehr
unterschiedliche kulturelle und religiöse
Prägungen und Rollenerwartungen in
Bezug auf Männlichkeit erlebt. Etliche
dieser Rollenerwartungen (beispielsweise
Familiengründung) konnten nicht erfüllt
werden und führten zu Ausgrenzungs-
und Einsamkeitserfahrungen.

Darstellung des Konzeptes »Wohnen 60plus«

Das Wohnangebot des Fördervereins für
Wohnhilfen e. V. richtet sich an alleinstehende wohnungslose Menschen, die entweder in der städtischen Notunterkunft,
dem Haus der Wohnungslosenhilfe oder
in anderen Einrichtungen der Wohnungslosenhilfe untergebracht sind. Darüber
hinaus richtet es sich an Menschen, die
dem Hilfesystem der Münsteraner Wohnungslosenhilfe als obdachlose Personen,
oder als sogenannte Wohnungsnotfälle,
also Menschen, die in sehr prekären
Wohnverhältnissen leben, bekannt sind.
Innerhalb der beschriebenen Gruppe ist
das Wohnangebot reserviert für Personen,
- die älter als 60 Jahre alt sind,
- die jünger, aber aufgrund langjähriger
  Wohnungslosigkeit chronisch krank
  und nicht mehr arbeitsfähig sind,
- die dem Arbeitsmarkt mit einer Behinderung von 50 % Minderung der
  Erwerbsfähigkeit nicht mehr zur Verfügung stehen oder
- die einen festgestellten Unterstützungsbedarf in Form eines Pflege-
  grades und/oder Bedürftigkeit durch
  die Einschätzungen des Fachdienstes
  Senioren und Pflegebedürftigkeit der
  Stadt Münster vorweisen können.

Die angesprochenen Zielgruppen sind
durch mittelschwere und schwere somati-
sche Leiden, wie Zustand nach Amputati-
onen und Schlaganfällen, spritzpflichtiger
Diabetes, Alterserkrankungen, z. B. Erkrankungen des Urogenitalbereichs, de-
menzielle Erkrankungen, Erkrankungen
der Psyche, chronifizierte Suchterkran-
kungen, Erkrankungen des Herzkreis-
laufsystems sowie Tumorerkrankungen
gekennzeichnet.

Das Projekt »Wohnen 60plus« hat

sich zum Ziel gesetzt, der benannten Zielgruppe annehmbare, barrierefreie und behindertengerechte Wohnungen mit ambulanten Betreuungs- und Versorgungsmöglichkeiten zur Verfügung zu stellen. Dabei sollen individuelle Versorgung und Begleitung der Zielgruppe durch hygienische, hauswirtschaftliche, pflegerische, sozialpädagogische und ärztliche Maßnahmen und Hilfen sichergestellt werden. Damit soll die bisher bestehende Wohnungslosigkeit beendet werden. Wesentliche Maximen sind die positive Beeinflussung des Verhaltens durch Schaffung einer wohnlichen und privaten Atmosphäre, die Förderung der Selbstverantwortung und ein kultursensibler Umgang mit der Zielgruppe. Die Einbindung in das das Quartier und die Nachbarschaft soll die Integration in das Wohnumfeld fördern und so Teilhabe ermöglichen und Armut reduzieren.

In beiden Wohnangeboten von »Wohnen 60plus« arbeiten jeweils

- ➤ 0,5 Vollzeitäquivalent Hauswirtschafterin
- ➤ 15 Stunden wöchentlich Hauswirtschaftshelferin
- ➤ 5 Studenten, die als Alltagsbegleiter von 16:00 bis 20:00 Uhr mit einer monatlichen Arbeitszeit von 40 Stunden tätig sind

Eine Sozialarbeiterin und ein Sozialarbeiter mit insgesamt 1,2 Vollzeitäquivalent arbeiten in beiden Wohnprojekten und vertreten sich gegenseitig.

Die gesetzliche Finanzierungsgrundlage war vom 01.02.2013 bis zum 30.11.2018 die Betreuungspauschale nach § 61 SGB XII (Sozialgesetzbuch, Buch 12, Sozialhilfe) in Höhe von 706 € monatlich durch die Stadt Münster. Vom 01.12.2018 an wurde die Betreuungspauschale nach § 70 SGB XII (»Hilfe

zur Weiterführung des Haushalts«) in Höhe von 786 € monatlich durch die Stadt Münster gezahlt. Die Finanzierung der Sozialarbeiterstellen erfolgt durch einen Personalkostenzuschuss der Stadt Münster. Geplant ist die Umstellung der Finanzierung nach §§ 67ff., damit der überörtliche Träger in die Versorgung der Personen, die noch keine 65 Jahre alt sind, mit einbezogen wird.

Nach fast siebenjähriger Erfahrung im Projekt »Wohnen 60plus« in der ehemaligen Dreifaltigkeitskirche und nach jetzt einjähriger Erfahrung in dem »Wohnen 60plus York-Höfe« können wir auch anhand der Zielsetzungen des Projekts eine sehr positive Bilanz ziehen.

Beschaffenheit der Wohnungen

Es ist bezahlbarer, annehmbarer, behindertengerechter und barrierefreier Wohnraum entstanden; darüber hinaus sind sechs Appartements auch rollstuhlgerecht. Alle Wohnungen sind unterschiedlich geschnitten und verfügen über eine eigene Küche und ein Duschbad mit WC. Die Wohnungen sind zwischen 33 und 42 qm groß. Mit der Gemeinschaftsfläche hat jeder Mieter ca. 50 qm gemietet. Der Mietpreis beim »Wohnen 60plus York-Höfe« liegt bei 6,05 € pro qm.

Einleben und Alltag in den Wohnprojekten »Wohnen 60plus«

Mit dem Einzug in die Wohnprojekte erleben die ehemaligen Wohnungslosen das erste Mal, nach etlichen Jahren Aufenthalt in einer Notunterkunft oder auf der Straße, die Ruhe und die Privatsphäre der eigenen Wohnung. Es ist ihr Reich, in dem sie selbst bestimmen, wie sie die Wohnung gestalten möchten, wen sie zu Besuch empfangen möchten, oder wann sie sich zurückziehen wollen und sie geschlossen bleibt. All diese Vorteile haben die Mieter bereits nach wenigen Wochen im »Wohnen 60plus« genutzt und verinnerlicht. In den regelmäßigen Mieterbesprechungen werden die Rechte und die Pflichten des Mieters erklärt und diskutiert. In diesem Rahmen wurden Grundlagen zur Nutzung der Gemeinschaftsräume, der Bezahlung der Mahlzeiten und der hauswirtschaftlichen Aufwendungen besprochen und festgelegt.

Bei den Mietern hat sich ein Stolz über den eigenen Wohnraum entwickelt, der dazu beiträgt, dass sie ihn pfleglich behandeln. Die Menschen freuen sich auf Besucher von außerhalb, auf Besuch von Mitarbeitern oder von Nachbarn aus dem Wohnprojekt. Damit die Menschen in den eigenen vier Wänden nicht vereinsamen, wurden Tagesangebote, die in den Gemeinschaftsräumen stattfinden, entwickelt. Dazu gehören Freizeitangebote, wie Spielenachmittage, Kegelfahrten, Ausflüge und Boule spielen. Wesentlich ist auch das Zubereiten und Vorhalten von drei Mahlzeiten am Tag. Dabei geht es zum einen um eine gesunde Ernährung, die täglich frisch von den Hauswirtschafterinnen zubereitet wird, zum anderen ist das Erleben der Zubereitung der Mahlzeiten eine Möglichkeit am Alltag teilzunehmen und trägt wesentlich zur positiven Atmosphäre des Wohnangebotes bei. Außerdem bieten die Mitarbeiterinnen und Mitarbeiter bei ihren alltagsorientierten Tätigkeiten kontinuierliche und verlässliche Bezugsgrößen.

Gerade in den Bereichen Hauswirtschaft und Hygiene, aber auch bei den Gemeinschaftsaktivitäten schaffen es die Mitarbeiterinnen einen gendersensiblen

und förderlichen Zugang zu den Mietern zu entwickeln. In weiteren Fragen der Alltagsbewältigung, z.B. das Bedienen der Waschmaschine, Hilfestellung bei der Reinigung des Appartements, kleinen Hausmeisterarbeiten oder Besorgungen, bietet das Mitarbeiterteam Hilfestellungen an und zeigt Lösungsmöglichkeiten auf.

Von Anfang an im Quartier verankert

Von Beginn an hat der Förderverein für Wohnhilfen konzeptionell den Quartiersgedanken aufgenommen und lädt die Nachbarn wöchentlich zu einem Spielenachmittag ein. Konzerte, Ausflüge und ein Sommerfest sind feste Bestandteile für Mieter, Gäste, Mitarbeitende und Nachbarn. Bedeutend für beide Wohnprojekte ist die innenstadtnahe Lage. Einkaufsmöglichkeiten, Ärzte, Apotheken und Banken sind vor Ort. Die Anbindung an den öffentlichen Personennahverkehr ist sehr gut.

Die pflegerische Versorgung

In der Pflege wohnungsloser Menschen sind auch die Pflegedienste mit den speziellen Merkmalen und Besonderheiten der Zielgruppe konfrontiert. Nicht selten fühlen sich wohnungslose Menschen weniger krank und hilfebedürftig, als sie von anderen eingeschätzt werden. Dieses Verhalten, häufig durch lange Wohnungslosigkeit und Suchterkrankung bedingt, haben die Sozialarbeiter den Mitarbeitenden der Pflegedienste zu übersetzen und die Kommunikation der beiden Akteure zu moderieren. Es ist sehr erfreulich, dass in den Jahren das Vertrauen der Mieter zu den Mitarbeiterinnen und Mitarbeitern des Fördervereins gewachsen ist. Mittlerweile werden vier von acht Personen, die im Wohnprojekt ehemalige Dreifaltigkeitskirche wohnen, von einem ambulanten Pflegedienst versorgt. Sechs der acht Mieter haben Pflegegrade durch die Einstufung des MDK erhalten. Alle Mieter nehmen hausärztliche und fachärztliche Behandlung an.

Ebenso profitieren alle acht Mieter von der hauswirtschaftlichen Versorgung. Auch sind alle acht Mieter mit Pflegehilfsmitteln versorgt. Mittlerweile sind es sechs Rollstühle, sechs Rollatoren, sechs Duschstühle, vier Elektromobile. Einen Schwerbehindertenausweis besitzen alle acht Mieter.

In dem Wohnangebot York-Höfe, das erst seit einem Jahr besteht, nehmen zehn der elf Mieter die hauswirtschaftliche Unterstützung des Teams des Fördervereins an. Sechs der elf Mieter erhielten bereits einen Pflegegrad. Sechs Mieter werden durch einen ambulanten Pflegedienst betreut. Die Versorgung mit Hilfsmitteln und Mobilitätshilfen läuft im vollen Gange. Durch die Hilfsmittel und die Mobilitätshilfen erleben die Mieter Erleichterung und neue Möglichkeiten der Teilnahme am Leben. Das strahlt auch auf andere Mieter der Gruppenwohnungen aus und setzt langsam einen Prozess des allmählichen Vertrauens und der behutsamen Akzeptanz der eigenen Bedürftigkeit in Gang.

In den fast sieben Jahren des Bestehens des Wohnangebotes »Wohnen 60plus« ist bisher kein Mieter ausgezogen. Es sind in den Jahren fünf Personen verstorben. Vier davon konnten bis zuletzt in ihrer Wohnung bleiben, ein Mann musste aus pflegerischen Gründen die letzten acht Wochen seines Lebens in einem Pflegeheim verbringen. Bei jedem Verstorbenen gestaltet das Team der Wohnprojekte eine individuelle Trauerfeier und lädt dazu Nachbarn, Freunde und wenn vorhanden Verwandte ein.

Resümee und Ausblick

Alle Ziele, die der Förderverein für die Wohnangebote »Wohnen 60plus« formuliert, wurden umgesetzt. Es ist bedarfsgerechter und bezahlbarer Wohnraum für ältere, kranke und hilfebedürftige wohnungslose Menschen entstanden. Die notwendigen und vielfältigen gesundheitlichen Betreuungs- und Versorgungsleistungen können ambulant erbracht werden. Der abgeschlossene eigene Wohnraum, das Anerkennen der persönlichen Autonomie und die Möglichkeit der individuellen Sorge bieten die Voraussetzungen für einen kultursensiblen Umgang mit den Menschen. Damit ist Wohnen mit Versorgungssicherheit in den Bereichen Hygiene, Hauswirtschaft, Pflege und Sozialarbeit gewährleistet und erreicht besonders ältere langzeitwohnungslose Männer. Die Professionen Hauswirtschaft, Pflege und Sozialarbeit sind die drei erforderlichen Säulen, um erfolgreich ambulante Wohnprojekte dieser Art zu betreiben. Die Mieter nehmen das Konzept »Wohnen 60plus« gut an. Es ist eine konstruktive Verhaltensänderung und größere Selbstverantwortung bei den Mietern wahrzunehmen. Die Pflegeleistungen der Pflegedienste werden gut und kontinuierlich angenommen. Besonders schätzen die Mieter die eigenen vier Wände, aber auch die Möglichkeit zur Begegnung und zur Geselligkeit in den Gemeinschafträumen. Lebhaft nachgefragt werden das Mahlzeitenangebot und einige Freizeitangebote, die auch anderen Senioren im Quartier angeboten werden. Die gute Wohnatmosphäre und die unauffällige Integration in Quartier und Nachbarschaft lassen Begegnung mit Nachbarn auf Augenhöhe zu und werden von Akteuren der Gesundheits-, der Alten- und Wohnungslosenhilfe positiv zur Kenntnis genommen. Wenn man Gesundheit als ein multidimensionales Geschehen anerkennt, sind all die genannten Punkte wesentlich und notwendig, um ältere und kranke wohnungslose Menschen angemessen zu unterstützen.

Literatur

1   The Housing Solutions Platform. 50 Out-of-the-Box Housing Solutions to Homelessness & Housing Exclusions. https://www.feantsa.org/en/news/2019/12/11/hsp-publication-50-housing-solutions?bcParent=26 (17.12.2019).

Bernhard Mülbrecht

Ausgeübte Tätigkeit: 1. Vorsitzender des Fördervereins für Wohnhilfen e. V., der das Projekt »Wohnen 60plus« durchführt

Arbeits- und Forschungsschwerpunkte: Langjähriger Leiter des Hauses der Wohnungslosenhilfe Bischof-Hermann-Stiftung Münster, Berater im Projekt »Europa.Brücke.Münster«

Adresse: Förderverein für Wohnhilfen e. V., Schillerstr. 46, 48155 Münster

E-Mail: muelbrecht@wohnhilfen-muenster.de

4.6 Gesundheitsfördernde Projekte für Männer vor und nach dem Renteneintritt – Teil 2

Matthias Stiehler

Zusammenfassung

Gesundheitsfördernde Projekte bieten die Chance, eine allgemeine Verbesserung von Gesundheitsfaktoren wie Wohlbefinden und Teilhabe zu unterstützen. Ihre Gefahr liegt in einer konzeptionellen Beliebigkeit. Dem wirken »Kriterien für gute Praxis der soziallagenbezogenen Gesundheitsförderung« entgegen, die bei der Gestaltung und Durchführung von Projekten eine gute Orientierung bieten. Für Gesundheitsfördernde Projekte für Männer vor und nach dem Renteneintritt spielen dabei die Kriterien *Zielgruppenbezug, Setting-Ansatz, Partizipation* und *Empowerment* eine zentrale Rolle.

Insbesondere die in der *Zielgruppenbezug* enthaltene geschlechtsspezifische Herangehensweise an Konzeption und Durchführung ist von großer Wichtigkeit, da genau hier der Schwachpunkt zahlreicher Projekte mit dieser Themenstellung liegt. Zum einen gibt es vergleichsweise wenige Projekte, die sich explizit an Männer wenden, zum anderen sind geschlechtsunspezifische Herangehensweisen oftmals so gestaltet, dass sie vor allem Frauen ansprechen. Dieser »Männervergessenheit« sollte bewusst entgegengewirkt werden, um Männern bei ihrem Übergang in die Rente und der Gestaltung der Rentenzeit zu helfen. Wichtige Ansätze sind hierbei eine lebensweltorientierte Konzeption sowie die aktive Einbeziehung der Adressaten in die Projektarbeit.

Projects for Promoting Men's Health before and after Retirement – Part 2

Health promoting projects offer the potential to support the improvement of health determinants such as well-being and participation. Due to conceptual arbitrariness, projects are associated with certain risks. The »criteria for good practice of social situation-based health promotion« offer a good orientation for the development and conduction of measures. For projects promoting men's health before and after retirement, the criteria »target group orientation«, »setting approach«, »participation« and »empowerment« play a key role.

Gender sensitive approaches are of significant importance with respect to target group orientation. This, however, constitutes a central weakness in many measures in this field. On the one hand, there is a comparatively small number of projects explicitly targeting men, on the other hand, most gender sensitive approaches are addressing women. This »oblivion of men« should be prevented to support men in the transition to retirement and the organization of pension time. Important approaches therefore are a setting-oriented conception as well as the active participation of the target group in project work.

Kriterien für eine gute Praxis

Von den in den vorangegangenen Beiträgen vorgestellten Projekten lässt sich als das zentrale gemeinsame Merkmal nicht die

Männerspezifik, sondern die Lebensphase der jeweils angesprochenen Zielgruppen benennen. Sie richten sich zumeist sowohl an Männer als auch an Frauen. Über die Chancen und Probleme dieses Ansatzes wird noch zu sprechen sein.

Darüber hinaus lässt sich für die hier dargestellten Projekte ausnahmslos feststellen, dass sie sich nicht der Verhinderung spezifischer Gesundheitsrisiken zuwenden, sondern einen gesundheitsfördernden Ansatz verfolgen. Zwar wenden sie sich spezifischen Lebenslagen zu und richten ihr Augenmerk auf die Hilfe in dieser Situation. Aber es geht nicht um die Verhinderung konkreter Erkrankungen, sondern um eine allgemeine Verbesserung von Lebensfaktoren, die die Gesundheit fördern, insbesondere Wohlbefinden und Teilhabe [1].

Die Schwierigkeit bei Projekten, die auf unspezifische Wirkfaktoren ausgerichtet sind, liegt jedoch darin, die Sinnhaftigkeit und Effektivität der Maßnahmen einzuschätzen oder gar zu messen. Das Unspezifische kann schnell zur Beliebigkeit, zu einem Handeln »aus dem Bauch heraus« führen. So besteht die Gefahr, dass die Projekte allein durch den grundsätzlich gegebenen gesellschaftlichen Bedarf gerechtfertigt werden. Sie müssen jedoch auch konzeptionell zielführend gestaltet werden.

Da genau an dieser Stelle der Schwachpunkt vieler Projekte zur Gesundheitsförderung zu finden ist, wurden durch den Kooperationsverbund Gesundheitliche Chancengleichheit in Kooperation mit der Bundeszentrale für gesundheitliche Aufklärung »Kriterien für gute Praxis der soziallagenbezogenen Gesundheitsförderung« entwickelt [2]. Diese Kriterien bieten die Möglichkeit, sich in der Konzeptionsphase, der Durchführung und der Auswertung an bestimmten Markern und

Grundsätzen zu orientieren und so das Projekt auf ein nachvollziehbares Fundament zu stellen.

Im Einzelnen lauten die Kriterien:

➤ *Konzeption:* Hier muss ein klarer Bezug zu den zu erreichenden Zielen gegeben sein.
➤ *Zielgruppenbezug:* Warum diese Zielgruppe? Was macht sie aus? Wie ist sie erreichbar? Diese Fragen müssen möglichst präzise beantwortet werden.
➤ *Setting-Ansatz:* In welche Lebenswelten soll das Projekt wirken? Wie lassen sich gesundheitsfördernde *Strukturen* schaffen und damit die individuellen Kompetenzen stärken?
➤ *Multiplikatorenkonzept:* Welche Personengruppen werden in die Umsetzung des Projektes einbezogen und wie geschieht das?
➤ *Nachhaltigkeit:* Es geht um dauerhafte und nachweisbare Effekte/Veränderungen.
➤ *Niedrigschwellige Arbeitsweise:* Aus der Perspektive der Zielgruppen sollten die Zugangshürden niedrig gehalten werden.
➤ *Partizipation:* Es geht um Beteiligungsmöglichkeiten und reicht von der Information bis hin zur Selbstorganisation.
➤ *Empowerment:* Damit ist die Befähigung von Personen gemeint, selbstbestimmt ihr Leben und ihre soziale Umwelt zu gestalten. Die Frage an das Projekt ist, wie genau dieser Aspekt gefördert wird.
➤ *Integriertes Handlungskonzept/Vernetzung:* Wie gelingt es, das Projekt kooperativ mit den zentralen Akteursgruppen zu gestalten und umzusetzen?
➤ *Qualitätsmanagement:* Eine gute Qualität in der Umsetzung erfordert

Evaluation der Projekte und beständige Lernprozesse.

➢ *Dokumentation und Evaluation:* Sind Bestandteile des Qualitätsmanagements.

➢ *Kosten-Wirksamkeits-Verhältnis:* Es geht bei der Durchführung von Projekten immer auch um eine Angemessenheit von Aufwand und Nutzen. Nicht alles, was machbar ist, ist unter diesem Gesichtspunkt auch sinnvoll.

Beziehen wir diese Kriterien auf das Thema »Gute gesundheitsfördernde Projekte für Männer vor und nach dem Renteneintritt«, dann spielen sie für diese Spezifik eine unterschiedlich wichtige Rolle. Es gibt Kriterien, die zentral für die Bestimmungsgrößen »Männer«, »Gesundheit« und »Renteneintritt« sind. Dazu zählen insbesondere der *Zielgruppenbezug*, der *Setting-Ansatz* sowie *Partizipation* und *Empowerment*. Das bedeutet nicht, dass damit die anderen Kriterien unwichtig wären. Sie spielen in allen gesundheitsfördernden Projekten eine wesentliche Rolle, insbesondere, wenn es um das Qualitätsmanagement geht. Aber eine besondere Berücksichtigung der genannten Kriterien entspricht der spezifischen Herausforderung unseres Themas.

Zielgruppenbezug als wesentliches Kriterium

Da ist zuallererst der *Zielgruppenbezug*. Es ist das wesentliche Kriterium, wenn es um die Entwicklung von Projekten für die Gruppe der Männer geht. Im Bereich von Prävention und Gesundheitsförderung wird immer wieder thematisiert und gefragt, wie Männer so angesprochen werden können, dass sie auch erreicht werden. Diese Diskussion resultiert aus empfundenen Defiziten bei der Ansprache dieser Gruppe. Doch trotz dieser allgemein anerkannten Feststellung findet eine geschlechtsspezifische Ausrichtung des *Zielgruppenbezuges* in der Praxis erstaunlich wenig Beachtung. Eine Befragung des Sächsischen Gleichstellungsbeirats, an der der Autor dieses Beitrags beteiligt war, ergab, dass die Geschlechtsspezifik bei der Konzeption gesundheitsfördernder Projekte nur selten eine Rolle spielt – und wenn, dann ging es um frauenspezifische Ansprache [3]. Das 2015 verabschiedete Präventionsgesetz sieht zwar ausdrücklich vor, »geschlechtsspezifischen Besonderheiten Rechnung zu tragen« (PrävG, Artikel 1, Punkt 2), jedoch findet das in der Praxis immer noch erstaunlich wenig Aufmerksamkeit.

Dies ist auch an den hier vorgestellten Projekten zu erkennen. Selbst bei dem Projekt »Wohnen 60plus«, das sich schwerpunktmäßig an Männer wendet, gestaltet sich die männerspezifische Ansprache eher implizit und wird konzeptionell erst einmal nicht hervorgehoben. Bei den anderen Projekten, die keine geschlechtsspezifische Ausrichtung haben, wächst erst im Projektverlauf die Einsicht, dass die Geschlechtsspezifik essenzieller Bestandteil gesundheitsfördernder Projekte sein muss.

Die Männergesundheitsforschung hat die Wichtigkeit einer auf Männer ausgerichteten Ansprache herausgearbeitet [4]. Wenn dies jedoch nicht bewusst konzeptionell erarbeitet wird, besteht die Gefahr, an den Bedürfnissen der Männer vorbei zu agieren. Da auf der anderen Seite Einigkeit besteht, dass der Übergang in die Rente gerade bei Männern eine besondere Herausforderung darstellt, ist im Kriterium *Zielgruppenbezug* die Geschlechtsspezifik von besonderer Bedeutung.

Das bedeutet nicht, dass sich mit der

Adressierung »Männer« die Herausforderung dieses Kriteriums erschöpft. Die unterschiedlichen Lebenswelten der Männer erfordern eine genaue Justierung der Ansprache. Dies entspricht auch der Erkenntnis aus der männerspezifischen Gesundheitsförderung, dass der Lebensweltbezug möglichst konkret erfasst werden muss, um nicht an der Zielgruppe vorbei zu handeln [4].

Die in den vorangegangenen Beiträgen vorgestellten Projekte sind allesamt dadurch charakterisiert, dass sie nicht ausschließlich für Männer konzipiert wurden. Dennoch sind zwei von ihnen stärker auf Männer bezogen bzw. bilden in ihrer Intention besondere männerspezifische Problemlagen ab. Das sind zum einen die Seminare »Lebensperspektiven 50plus«, zum anderen das »Wohnprojekt 60plus«. Im letzteren Projekt zeigt sich die Männerspezifik darin, dass von den zur Verfügung stehenden Appartements nur eines von einer Frau, die anderen 18 von Männern belegt sind. Der Grund für diesen Gender Gap liegt in der ungleichen Verteilung von Frauen und Männer in der Gruppe der Wohnungslosen. Nach Angaben der Bundesarbeitsgemeinschaft Wohnungslosenhilfe sind 67 % in dieser Gruppe Männer, 25 % Frauen, 8 % Kinder [5]. Der Anteil der Männer unter den älteren Wohnungslosen ist noch einmal deutlich höher. Dadurch ist es zunächst erst einmal nicht schwierig, Männer für dieses Projekt zu gewinnen. Es stellt allerdings andererseits eine Herausforderung dar, das Konzept so zu gestalten, dass spezifische männliche Problemlagen und Themen Berücksichtigung finden. Genannt seien hier gegenüber Frauen kleinere soziale Netzwerke, Selbstständigkeit bei der Hausarbeit, Akzeptanz von Hilfsbedürftigkeit und realistische Einschätzung des eigenen Gesundheitszustandes.

Demgegenüber stellt sich für das Angebot von Seminaren zur Lebensperspektive im Übergang in die Rente die Herausforderung, Männer erst einmal für das Angebot zu gewinnen. Diese Notwendigkeit ergibt sich zum einen aus der Tatsache, dass der Übergang in die Rente berufstätige Frauen und Männer gleichermaßen trifft, die Angebote daher auch beide Gruppen gleichermaßen erreichen sollten. Zum anderen wird aber auch davon ausgegangen, dass bei Männern durch ihre durchschnittliche größere Berufsorientierung die Herausforderung des Lebensereignisses »Übergang in die Rente« noch größer ist und somit auch ein großer Bedarf an Hilfen vermutet werden kann. Es stellte sich nun heraus, dass offen angebotene Seminare eher von Frauen angenommen werden. Das entspricht auch Erfahrungen von gesundheitsfördernden und präventiven Angeboten für andere Altersgruppen. Werden aber Männer in ihrem beruflichen Lebensumfeld angesprochen, sind sie erreichbarer. Werden die Seminare beispielsweise direkt von den Firmen für ihre Beschäftigten gebucht, ist der Anteil der teilnehmenden Männer deutlich höher. Hier wird die Ressource »Arbeitsumfeld« als wesentlicher Lebensbereich von Männern genutzt. Sie können leichter direkt erreicht werden.

Das Problem liegt bei diesem Vorgehen vielleicht darin, dass Firmen allgemein weniger Interesse haben, in Angebote für Mitarbeiterinnen und Mitarbeiter zu investieren, die keinen unmittelbaren Gewinn für das Unternehmen versprechen. Denn es geht um die Zeit nach dem Ausscheiden aus der Firma. Doch es zeigte sich, dass sich Männer mit solchen Angeboten wertgeschätzt fühlen. Sie fühlen sich in ihrer Lebenssituation ernst genommen. Angesichts dessen, dass die Seminarteilnehmer oft noch weitere Jahre in der Firma verbringen, kann das wiederum das Betriebsklima positiv beeinflussen.

Die Mehrgenerationenhäuser und die Projekte im Rahmen der WHO-Initiative »Gesunde Städte« in Dresden richten sich noch deutlicher an alle Menschen in dieser Lebenssituation. Das heißt, dass die Ansprache erst einmal geschlechtsunspezifisch erfolgt bzw. zu erfolgen scheint. Im Ergebnis wird jedoch deutlich, dass letztlich mehr Frauen angesprochen werden. Das bedeutet, dass dort, wo die Geschlechtsspezifik nicht ausdrücklich in den Blick genommen wird, die Gefahr besteht, implizit Angebote für Frauen zu gestalten.

Männervergessenheit

Dies ist nicht nur im Bereich der Seniorenansprache zu beobachten, sondern ist ein verbreitetes Phänomen gesundheitsfördernder Projekte. Die Ursachen mögen vielfältig sein. Da ist die leichtere Erreichbarkeit von Frauen für allgemeine Projekte, die dem Wohlbefinden dienen. Da ist die Hemmung vieler Männer, Hilfsangebote anzunehmen und sich damit vermeintlich nicht so autark und selbstständig zu fühlen. Da ist aber auch die gesellschaftliche Zuschreibung, Männer haben weniger Probleme und brauchen weniger Hilfe. Der Klage, dass Männer weniger durch Gesundheitsangebote zu erreichen sind, entspricht der herablassende Spott, den hilfsbedürftige Männer in der Gesellschaft oftmals ertragen müssen (»Männerschnupfen«).

Die impliziten »Entscheidungen«, Projekte stärker für Frauen zu konzipieren, kann sich bis zur konkreten Durchführung niederschlagen. Wenn beispielsweise bei der hier vorgestellten Untersuchung der Gestaltung von Mehrgenerationenhäusern deutlich wird, dass jüngere Menschen und Frauen häufiger aktiv zur ehrenamtlichen Mitarbeit angesprochen werden als ältere Männer, dann zeigt das, dass immer dort, wo Männer nicht bereits explizit konzeptionell als Zielgruppe erfasst werden, sich diese Männervergessenheit im Projektverlauf fortsetzt – obwohl sie nicht ausdrücklich ausgeschlossen sind. Der Geschlechtsspezifik ist daher bei der Konzeption und Durchführung auch dann unbedingt Beachtung zu schenken, wenn sie nicht explizit vorgesehen ist.

Positiv wiederum ist bei den dargestellten Projekten festzustellen, dass die schlechtere Erreichbarkeit von Männern bemerkt und thematisiert wird. Dabei fällt auf, dass Männer immer dann besser erreicht werden, wenn sie sich mit ihren Fähigkeiten aktiv einbringen können. Das gilt insbesondere bei der älteren Generation. Es ist wichtig Männer wie Frauen in ihren Erfahrungen, ihrem Wissen und ihren Fertigkeiten anzusprechen.

Die Untersuchung zu den Mehrgenerationenhäusern zeigt, dass Männer stärker in den Bereichen Sport und Kultur aktiv mitarbeiten und eher in Beratung, Kursveranstaltungen, in der Administration und der Koordination der Mehrgenerationenhäuser zu finden sind. Das lässt sich nutzen, bedarf aber konzeptioneller Entscheidungen. Das Projekt »Bewegung im Stadtteil« in Dresden zeigt, wie Männer dann gewonnen werden können, wenn sie aktiv an der Gestaltung des Projekts – hier ist die Entwicklung und Gestaltung der Broschüren gemeint – mitwirken können und dort auch Verantwortung übernehmen. Bei den sportlichen Angeboten ist es darüber hinaus sehr wichtig, dass die Angebote direkt für Männer konzipiert und dann, wenn möglich, auch durch männliche Übungsleiter durchgeführt werden.

Insgesamt ist der unmittelbare Lebensweltbezug entscheidend. Konzeptionell erfordert das eine vorangehende, aufmerksame Beobachtung, die nicht schon vorher weiß, was sie sehen will [6]. Je genauer im Vorfeld evaluiert und zielgenauer das Projekt entwickelt wird, desto erfolgversprechender, desto besser werden Männer angesprochen und erreicht. Die Lebenswelten der Männer sind differenziert und vielfältig. Daher wird es auch nicht möglich sein, Projekte zu entwickeln, die alle Männer gleichermaßen erreichen. Die Analyse des konkreten Bedarfs ist eine grundlegende Voraussetzung.

Setting-Ansatz

Um den Lebensweltbezug geht es beim Kriterium *Setting-Ansatz*. In der Handreichung des Kooperationsverbundes Gesundheitliche Chancengleichheit steht: »Der Begriff *Setting-Ansatz* wird im deutschsprachigen Raum oft mit ›Lebenswelt-Ansatz‹ übersetzt. Der *Setting-Ansatz* nimmt die Lebenswelten von Menschen und damit die Bedingungen in den Blick, unter denen Menschen spielen, lernen, arbeiten und wohnen ... Die Bedingungen in den Settings bzw. Lebenswelten – wie z. B. in der Schule, am Arbeitsplatz, im Stadtteil oder im engeren Wohnumfeld (Nachbarschaft) – haben einen wesentlichen Einfluss auf die Möglichkeit, ein gesundes Leben zu führen.« [2, S. 15] Es geht also um die unmittelbaren sozialräumlichen Bedingungen, in die hinein die Projekte wirken und die damit vielleicht auch gestaltet und verändert werden.

Allerdings muss »Lebenswelt« als umfassender Begriff verstanden werden, der das Setting als einen Teil beinhaltet. Die Lebenswelt eines Menschen oder von Menschengruppen sind nicht allein die sozialräumlichen Bedingungen, in denen sie leben. Es sind auch die Ressourcen und die Begrenzungen, die diese Menschen selbst mitbringen [7]. Bei einem Individuum müssen wir neben den Möglichkeiten, die ihm »die Welt« zur Verfügung stellt, auch die Potenziale des jeweiligen, konkreten Menschen hinzuzählen. Diese sind ihm vielleicht selbst nicht immer offensichtlich und bewusst. Bei Menschengruppen sind immer auch spezifische gesellschaftliche und soziale Faktoren zur Lebenswelt hinzuzurechnen, die diese Gruppe bestimmen. Auch diese sind nicht immer gleich offenkundig und müssen erkannt und beschrieben werden. Lebensweltorientierung in der Sozialen Arbeit meint daher immer auch, mehr als die offensichtlichen Bedingungen und Zuschreibungen zur Grundlage der eigenen Arbeit zu machen.

Wir erleben dies in der häufig anzutreffenden Männervergessenheit gesundheitsfördernder Projekte. Die lebensweltliche Perspektive dieser Tatsache besteht in der gesellschaftlichen Haltung, dass Männer als Adressaten helfenden Handelns nicht so bedeutsam sind. Dem kann die Vorstellung zugrunde liegen, dass sie so privilegiert sind, dass sie keiner Hilfe bedürfen. Vielleicht aber auch, dass sie grundsätzlich nur selten bereit sind, Hilfe anzunehmen. Diese gesellschaftliche Haltung kann aus der Selbsteinschätzung der Männer resultieren, aber auch gesellschaftliche Zuschreibung sein, die sich wiederum in geschlechtsspezifischer Sozialisation oder auch in gesellschaftlichen Narrativen über Männer zeigt. Gesundheitsförderung hat dann die Aufgabe, der in der Männervergessenheit zum Ausdruck kommenden »Selbstvergessenheit« der Männer etwas entgegenzustellen, Männer in ihrem Sosein zu akzeptieren und zugleich Angebote zu machen, die sich den darin enthaltenen Schwächen helfend annähern und die darin enthaltenen Stärken nutzen. Dazu sind die genannten Kriterien *Partizipation* und *Empowerment* bedeutsam. Bei den vorgestellten Projekten wird genau das in dem Moment versucht, als das männerbezogene konzeptionelle Defizit bemerkt wird.

Dabei hilft der *Setting-Ansatz*, der sich mit den sozialräumlichen Themen auseinandersetzt und damit der Lebenswelt der Männer gerecht wird. Das »Wohnprojekt 60plus« verkörpert dieses Verständnis in besonderer Weise. Die Wohnungen, die den ehemaligen Wohnungslosen zur Verfügung gestellt werden, erkennen durch die Abgeschlossenheit die persönliche Autonomie an, sie geben die Möglichkeit der individuellen Sorge und Verantwortung. Und gleichzeitig bieten sie Gemeinschaftsräume und gemeinschaftliche Angebote. Darüber hinaus sind die Wohnungen unauffällig in das Quartier eingebunden und lassen so Begegnungen mit Nachbarn auf Augenhöhe zu.

Die vorgestellten Projekte der Stadt Dresden setzen am sozialen Nahraum an. Dadurch wird versucht, die Schwelle der Beteiligung möglichst niedrig zu halten, die Verbundenheit zur Nachbarschaft zu stärken und die Kenntnis älterer Menschen in ihrem Stadtviertel zu nutzen. Das Projekt »Bewegung im Stadtteil« bei dem »Lieblingsplätze« gesammelt, beschrieben, fotografiert und daraus ein möglichst barrierefreier Rundgang entwickelt wurde, ist ohne die Beteiligung der »Experten vor Ort« nicht denkbar und auch nicht sinnvoll. Hier erfahren Männer Wertschätzung und Hilfe zugleich.

Projektentwicklung mit den Adressaten

Insbesondere Seniorenprojekte sollten überhaupt dadurch gekennzeichnet sein, dass sie weniger *für* als mehr *mit* den Adressaten arbeiten. Die Erfahrung des Alters und das Bedürfnis der Senioren, sich mit den eigenen Fertigkeiten und dem angesammelten Erfahrungsschatz einzubringen, ist eine bedeutsame Ressource, die unbedingt genutzt werden sollte. Diesen Ansatz verfolgen auch die Mehrgenerationenhäuser, für die die Entwicklung von Angeboten genau bei diesem Punkt beginnt.

Aus diesen Aussagen lässt sich die Bedeutung der Kriterien *Partizipation* und *Empowerment* schließen. Alle vorgestellten Projekte haben in diesem Punkt einen zentralen Schwerpunkt. Die aktive Beteiligung an den Projekten zum Rentenübergang und für die Zeit nach Renteneintritt ist aus zwei Gründen bedeutsam. Zum einen entspricht sie dem männlichen Selbstverständnis der aktiven Mitgestaltung. Da die Möglichkeit hierzu bei vielen jüngeren Senioren gegeben ist, würden Projekte, die das nicht ermöglichen, von Männern eher nicht angenommen werden. Der zweite Grund hängt mit der bereits angesprochenen Wertschätzung gegenüber dem Alter zusammen. Alte Menschen sind nicht per se Adressaten fürsorglicher Hilfen. Aber sie benötigen Angebote, um eventuell bestehenden Risiken wie Vereinsamung oder dem Empfinden des Nicht-gebraucht-Werdens entgegenwirken zu können. Auch hier sollten Männer nicht vergessen werden. Auch und gerade für sie ist die

Sinnhaftigkeit des eigenen Lebens sehr stark an das Gefühl des Gebraucht- und Geschätztwerdens gebunden. Die stadtteilbezogenen Projekte in Dresden (wie in zahlreichen anderen Städten) und die Mehrgenerationenhäuser sind gute Beispiele für die Umsetzung dieser Prinzipien.

Literatur

1 WHO. Charta der 1. Internationalen Konferenz zur Gesundheitsförderung 1986 (Ottawa-Charta). In: Franzkowiak P, Sabo P (Hrsg.), Dokumente der Gesundheitsförderung. Internationale und nationale Dokumente und Grundlagentexte zur Entwicklung der Gesundheitsförderung im Wortlaut und mit Kommentierungen. Mainz: Verlag Peter Sabo; 1998:96–101.
2 Kooperationsverbund Gesundheitliche Chancengleichheit. Kriterien für gute Praxis der soziallagenbezogenen Gesundheitsförderung. 2015. https://www.gesundheitliche-chancengleichheit.de/good-practice-kriterien/ (28.01.2020).
3 Stiehler M. Bericht der AG Frauen- und Männergesundheit des Sächsischen Gleichstellungsbeirats. Vortrag auf der Sitzung am 12.06.2014.
4 Stiehler M. Förderung psychischer Gesundheit: beispielhafte Projekte. In: Weißbach, L., Stiehler, M. (Hrsg.), Männergesundheitsbericht 2013. Im Fokus: Psychische Gesundheit. Bern: Verlag Hans Huber; 2013.
5 BAG Wohnungslosenhilfe. Pressemitteilung: Wohnungslosigkeit: Kein Ende in Sicht. 2019. https://www.bagw.de/de/themen/zahl_der_wohnungslosen/index.html (11.11.2019).
6 Thiersch H, Böhnisch L. Spiegelungen. Lebensweltorientierung und Lebensbewältigung. Weinheim: Beltz Juventa; 2014:98.
7 Thiersch H. Lebensweltorientierte Soziale Arbeit. Weinheim: Juventa Verlag; 1992.

Dr. Matthias Stiehler
Ausgeübte Tätigkeit: Leiter des Sachgebiets Sexuelle Gesundheit im Gesundheitsamt Dresden, Vorsitzender des Dresdner Instituts für Erwachsenenbildung und Gesundheitswissenschaft e. V.
Arbeits- und Forschungsschwerpunkte: Sexuelle Gesundheit, sozialwissenschaftliche Aspekte der Männergesundheit, Paarberatung/Paartherapie
Adresse: Dresdner Institut für Erwachsenenbildung und Gesundheitswissenschaft e. V., Tiergartenstr. 58 a, 01219 Dresden
E-Mail: matthias.stiehler@dieg.org

Kapitel 5

Fazit

Fazit für Gesellschaft und Politik

Matthias Stiehler

Der vorliegende Männergesundheitsbericht fokussiert den Übergang in die Rente. Ausgangspunkt war die These, dass dieser Übergang für Männer aufgrund ihrer meist starken Berufsorientierung eine besondere Herausforderung darstellt und dabei auch spezifische Gesundheitsrisiken beinhaltet. Sein Ziel ist es, die Risiken zu beschreiben und zur Grundlage gesellschaftlichen und politischen Handelns zu machen, damit die wachsende Zahl der älteren Menschen möglichst noch viele Jahre bei guter Gesundheit und Lebensqualität lebt. Das dem Bericht zugrundeliegende Gesundheitsverständnis orientiert sich dabei an der Definition der WHO als »Zustand völligen psychischen, physischen und sozialen Wohlbefindens und nicht nur das Freisein von Krankheit und Gebrechen«.

Vor dem Renteneintritt

Der Übergang in die Rente beginnt bereits Jahre zuvor. Er umfasst neben den gesellschaftlichen Rahmenbedingungen auch die individuelle Vorwegnahme dieser Statuspassage und besteht aus der Abklärung der finanziellen Situation, der gesundheitlichen Entwicklung im natürlichen Alterungsprozess und in der Auseinandersetzung mit den Wünschen und Befürchtungen hinsichtlich des »dritten Lebensalters«.

> Viele Männer wünschen sich, vorzeitig in den Ruhestand zu wechseln.

Viele Männer streben an, nicht erst zum regulären Zeitpunkt in Rente zu gehen. Bei der heutigen Generation der »Babyboomer« tragen sich gar 90 % mit dem Gedanken, vorzeitig in den Ruhestand zu wechseln. Dabei spielt die individuelle Erwerbsperspektive für die letzten Jahre bis zum Renteneintritt eine wesentliche Rolle. Auffällig ist dabei, dass sich trotz besserer Gesundheitsdaten und der Verringerung der vorzeitigen Sterblichkeit das subjektive Gesundheitsempfinden und die gesundheitsbezogene Lebensqualität in der Gruppe der 55–65-Jährigen in den vergangenen zwanzig Jahren nicht verbessert hat. Eine mögliche Ursache hierfür ist, dass die Gestaltung der letzten Arbeitsjahre oftmals durch die Arbeitgeber nicht ausreichend in den Blick genommen wird.

> Arbeitgeber sollten die Gestaltung der letzten Arbeitsjahre stärker in den Blick nehmen.

Gerade, wenn die Arbeitgeber anstreben, die älteren Fachkräfte bis zum regulären Renteneintritt oder darüber hinaus zu halten, bedarf es einer besonderen Aufmerksamkeit für die Qualität der Arbeit. Eventuell müssen ungünstige Arbeitsstressbelastungen und körperlich schwere Arbeit abgebaut, zugleich aber sollten die besonderen Erfahrungen der älteren Arbeitnehmer genutzt werden. Der zentrale Faktor ist die Wertschätzung, die ältere Arbeitnehmer und ihren spezifischen Ressourcen entgegengebracht wird. Wenn es für Arbeitgeber und Arbeitnehmer nur noch darum geht, die letzten Arbeitsjahre »herumzubekommen«, lässt sich daraus keine Motivation schöpfen, bis zum regulären Renteneintritt und darüber hinaus zu arbeiten. Dies gilt in besonderer Weise für ältere Männer niedriger beruflicher Klassen, die besonders unter hoher Arbeitsstressbelastung leiden.

> Gesundheitsförderung und Prävention sollte Männer mit niedrigem Sozialstatus auch in Hinblick auf die Gesundheit im Ruhestand besonders im Blick haben.

In dieser Gruppe treten auch häufiger Krankheiten auf, die für eine vorzeitige Sterblichkeit verantwortlich sind: Koronare Herzerkrankungen, Typ-2 Diabetes und Arthrose. Diese Erkrankungen haben ihre Ursache im Risikoverhalten und in psychosozialen Faktoren wie dem Arbeitsumfeld, was sich jeweils bei niedrigerem Sozialstatus durchschnittlich ungünstiger gestaltet. Gesundheitsförderung und Prävention sollte Männer mit niedrigem Sozialstatus daher besonders im Blick haben.

> Ältere Erwerbstätige werden in unserer Gesellschaft gebraucht.

Soziale Ungerechtigkeiten über die Koppelung der Rente an das frühere Einkommen und über erlernte Lebensweisen setzen sich auch nach der Erwerbsarbeit fort.

Darüber hinaus ist die Politik gefordert, die Flexibilisierung des Renteneintritts, aber auch eine Flexibilisierung der Arbeitszeiten zu fördern und weitere finanzielle Anreize für ein längeres Arbeitsleben (Besteuerung, Rentenbezüge) zu schaffen, wenn die Lebensarbeitszeit im Durchschnitt erhöht werden soll. Die Wertschätzung besteht dabei auch darin, den älteren Arbeitnehmern zu vermitteln, dass ihnen eine wichtige Aufgabe für die Gesellschaft zukommt.

> Seminare, die auf den Ruhestand vorbereiten, sind eine gute Hilfe.

Wie wir zeigen konnten, sind auch Seminare in Vorbereitung auf den Übergang in die Rente Zeichen der Wertschätzung durch den Arbeitgeber und die Gesellschaft. Sie können individuelle Wege aufzeigen, den Übergang in die Rente bewusst und selbstbestimmt zu gehen, und sollten schon Jahre vor dem Zeitpunkt des Renteneintritts angeboten werden.

Ein besonderes Problem stellen die Menschen dar, die einer Erwerbsminderung unterliegen. Früher waren davon stärker Männer aufgrund ihrer körperlich schweren Arbeit betroffen. Heute sind es mehr Frauen mit psychischen Problemen. Allerdings sind zunehmend auch Männer von psychischen Erkrankungen betroffen.

Erwerbsminderung stellt ein erhöhtes Armutsrisiko dar, da die betroffenen Menschen oft überdurchschnittlich häufig arbeitslos und selten in der Lage waren, neben der gesetzlichen Rente zusätzliche Rentenansprüche zu erwerben.

> Dem Armutsrisiko im Rentenalter bei vorheriger Erwerbsminderung ist in der Politik besondere Aufmerksamkeit zu widmen.

Da Betriebsrenten und private Vorsorge zunehmend als grundlegende Bestandteile der finanziellen Absicherung im Rentenalter gesehen werden, trifft diese Lücke Menschen mit Erwerbsminderung besonders stark. Die Politik ist aufgefordert, Strukturen zu schaffen und zu fördern, damit Erwerbsminderungen möglichst befristet bleiben und die Teilhabe am Arbeitsmarkt wiederhergestellt wird. Im Rahmen der Gesundheitsförderung steht das betriebliche Gesundheitsmanagement besonders im Fokus, damit Risiken der Erwerbsminderung möglichst rechtzeitig entgegengewirkt wird.

Der Übergang

> Der Übergang in die Rente ist für Männer aufgrund ihrer stärkeren Berufsorientierung meist einschneidender als für Frauen.

Der Übergang in die Rente wird für Männer eher als einschneidend beschrieben, da sie in der Regel ihr Leben stärker am Beruf ausgerichtet haben als Frauen. Männer sind dadurch zwar sozial oft bessergestellt, aber der Übergang in die Rente erfordert eine größere Anpassungsleistung. Das kann sogar dazu führen, dass die Partnerinnen stärker unter der Berentung des Partners leiden als unter der eigenen. Es gilt: Je positiver die eigene Arbeit gesehen wird, desto gravierender ist der Wechsel in den Ruhestand. Während für Hochqualifizierte der Wegfall der Arbeit daher oftmals als Verlust empfunden wird, bedeutet die Berentung für Geringqualifizierte häufiger eine Erleichterung.

Neben dem Wegfall der Erwerbsarbeit können weitere Faktoren den Übergang in die Rente erschweren. Dazu können finanzielle Nöte (zum Beispiel Umzug in eine kleinere Wohnung) oder das Zerbrechen der Partnerschaft in der neuen Lebenssituation zählen. Jedoch gilt, dass es sich hierbei um keine generellen Gefährdungen handelt. Der Übergang in die Rente gestaltet sich sehr individuell. Entscheidend scheint jedoch die nachberufliche Perspektive zu sein. Wie gestalten sich die außerberuflichen Aktivitäten, das Sozialverhalten und das präventive Verhalten? Und liegen beispielsweise chronische oder psychische Erkrankungen vor?

Doch trotz der Anforderung, vor die Männer – wie auch Frauen – bei der Bewältigung des Übergangs in die Rente gestellt werden, geben die vorliegenden Studien kein eindeutiges Bild, ob er sich insgesamt eher negativ oder positiv auf die Gesundheit auswirkt.

> Der Übergang in die Rente stellt kein generelles Risiko dar, aber ist für jeden Menschen eine individuelle Herausforderung.

Zwar wird unter anderem festgestellt, dass insbesondere bei sozial bessergestellten Männern die kognitive Leistungsfähigkeit zu Rentenbeginn nachlässt. Jedoch gleicht sich das mit der Zeit wieder aus. Der oft angeführte »Rententod« ist jedenfalls kein gesellschaftliches Phänomen. Das subjektive Gesundheitsempfinden und die gesundheitsbezogene Lebensqualität verändern sich gerade in dieser Zeit positiv. Als Ursache lässt sich die Entlastung durch den Wegfall der Berufstätigkeit und eine freiere Zeiteinteilung sehen. Dennoch gilt es, auf bestehende individuelle Risiken zu achten.

> Der Ruhestand ist eine Chance durch die gewonnene Freiheit. Er erfordert aber mehr Selbststrukturierung.

289

Schauen wir auf die Zeiteinteilung beim Übergang in die Rente, stellt sie sich ähnlich dar wie bei den erwerbstätigen Männern, allerdings werden nun die Pflichten vorrangig in die Vormittagsstunden verschoben. Das sich erhöhende Zeitbudget wird zuvörderst für Hausarbeit und Besorgungen, Medienkonsum und Schlaf verwendet. Insgesamt aber bewerten erwerbstätige und nicht erwerbstätige Männer ähnliche Tätigkeiten mit Freude. Allerdings zählen ehrenamtliche, unbezahlte Tätigkeiten zumeist nicht dazu. Dies kann sich als Schwierigkeit erweisen, Männer jenseits bezahlter Arbeit für ein ehrenamtliches Engagement zu gewinnen. Insgesamt jedoch gilt, dass der Ruhestand als Chance für mehr individuelle Zeitverwendung gesehen und geschätzt wird – gerade nach einem durchstrukturierten und oftmals fremdbestimmten Arbeitsleben. Aber zugleich ist wichtig, dass diese Freiheit genutzt und sinnvoll für sich gestaltet wird. Das hängt auch von den individuellen Fähigkeiten zur Selbststrukturierung der eigenen Zeit ab.

Als wesentliche Ressource, den Übergang in die Rente positiv zu gestalten, ist die Lebensgestaltung bereits vor Renteneintritt zu sehen. Eine über Jahre praktizierte einseitige Berufsorientierung erschwert den Übergang, wenn die Erwerbsarbeit wegfällt. Ein mit vielfältigen Interessen gestalteter Alltag bereits während des Arbeitslebens (Partnerschaft, Familie, Freundschaften, Hobbys, Ehrenamt) ermöglicht hingegen einen positiven Übergang, nach dem Motto: »Wie Du vor der Rente lebst, so wirst du in der Rente zurechtkommen.« Die Hilfen, die Männern dabei zur Verfügung gestellt werden können, sind Beratungs- und Seminarangebote, die unter anderem die Wichtigkeit sozialer Kontakte auch in der Zeit des Ruhestands vermitteln.

Die Gestaltung des Ruhestands

Die Gestaltung des Ruhestands als einer eigenständigen Lebenszeit, die nicht durch das Warten auf das Lebensende geprägt ist, ist ein wesentliches Merkmal der gegenwärtigen Zeit. Sie ist Herausforderung und Chance zugleich und bedarf in den allermeisten Fällen aktiver Entscheidungen: Wie soll die dritte Lebenszeit aussehen? Was erwarte ich von ihr? Was gibt ihr Sinn? Entsprechend der grundsätzlichen Möglichkeiten und der individuellen Bedürfnisse und Begrenzungen sind die Formen, wie Männer (und Frauen) ihren Ruhestand gestalten, sehr verschieden.

> Erwerbsarbeit im Ruhestand dient der sozialen Anerkennung, der Aufrechterhaltung von Netzwerken und der Weitergabe von Wissen.

Erwerbstätige Rentner sind eine stark wachsende Gruppe, die sich in den vergangenen zehn Jahren etwa verdoppelt hat. Fast jeder fünfte Ruheständler geht einer bezahlten Arbeit nach. Dabei geht es sowohl ums Arbeiten-Müssen als auch ums Arbeiten-Wollen. Das Arbeiten-Müssen ist der sozialen Situation geschuldet und dient der Abwehr finanziell prekärer Situationen. Es betrifft daher vor allem sozial schlechter gestellte Gruppen. Doch gerade bei dieser Gruppe sind die gesundheitlichen Beschwerden im Durchschnitt größer, was wiederum einer Erwerbstätigkeit entgegenstehen kann.

Das Arbeiten-Wollen hingegen dient der aktiven Gestaltung des Ruhestandes und zielt auf die Weitergabe von Wissen, die Aufrechterhaltung von Netzwerken und auf soziale Anerkennung ab. Entsprechend werden die subjektive Gesundheit und die Lebensqualität von einer großen

Mehrheit erwerbstätiger Rentner positiv bewertet. Natürlich setzt die Erwerbstätigkeit ein gewisses Maß an Gesundheit und eine positive Haltung der Rentner gegenüber aktiver Arbeit voraus. Aber die Arbeit wirkt ihrerseits eben auch protektiv. Sehr oft geschieht sie in der Absicht, einer sinnhaften Tätigkeit nachzugehen.

> Betreuungsaufgaben sind sinnstiftende und gesundheitsfördernde Aktivitäten, wenn sie nicht überlastend sind.

Über die bezahlte Erwerbsarbeit hinausgehend sind Rentnerinnen und Rentner auch in anderen Bereichen aktiv. Zwar wird die innerfamiliäre Pflegearbeit immer noch zu zwei Dritteln von Frauen durchgeführt. Aber der Anteil der pflegenden Männer steigt kontinuierlich. Auch für die Enkel sind die Großeltern wichtige Bezugspersonen. Ihre Bedeutung geht über die alleinige Entlastung der Familien ihrer Kinder hinaus und enthält eine generative Sinnhaftigkeit. Aufgrund der Berufsorientierung vieler Männer wird die Enkelbetreuung vor der Rente deutlich stärker von Frauen übernommen. Ab der Rente aber holen die Großväter immer mehr auf. Zwar sinkt die Enkelbetreuung bei Großeltern ab dem 70. Lebensjahr zunehmend, was einerseits mit nachlassender Kraft und Gesundheit zu tun haben mag, andererseits aber auch mit dem Älterwerden der Enkel. Jedoch sind in diesem Lebensalter die Großväter durchschnittlich sogar aktiver.

Eine wichtige Erkenntnis ist, dass die Betreuungsaufgaben – sowohl in der Pflege als auch in der Enkelbetreuung – zwar bis zu einem gewissen Maß gesundheitsfördernd, aber über diesem Maß hinaus auch belastend sein können. Wenn die Chance der freien Gestaltung des Ruhestandes einem Übermaß an neuen Pflichten geopfert wird, kippt der positive Effekt.

> Es bedarf mehr altersgemäßer und männerspezifischer Angebote für ehrenamtliches Engagement.

Internationale Studien haben gezeigt, dass die Zufriedenheit mit den Betreuungsaufgaben dann gegeben ist, wenn es komplementäre und damit auch entlastende öffentliche Angebote gibt.

Auch ehrenamtliche Tätigkeiten werden immer mehr von Männern wahrgenommen. Sie zählen zu den sozialen Aktivitäten, die ein Leben im Ruhestand bereichern und die Lebenszufriedenheit stärken. Jedoch fällt auch auf, dass die ehrenamtlichen Tätigkeiten der Männer im Ruhestand eher abnehmen. Das mag daran liegen, dass sie sich zuvor in Bereichen engagiert haben, in denen sie mit zunehmendem Alter nicht mehr aktiv sein können, beispielsweise in der freiwilligen Feuerwehr. Aber gerade deswegen ist es notwendig, altersgemäße und männerspezifische Angebote zu entwickeln, die die Bereitschaft zum ehrenamtlichen Engagement von Männern auffangen. Es ist fraglich, ob sich die Gesellschaft weiterhin leisten kann, dieses Potenzial zu übergehen.

> Psychische Erkrankungen von älteren Männern sollten ernstgenommen und nicht als Alterserscheinungen abgewehrt werden.

Ein zentrales Problem für Männer ist, dass sie Altern oftmals als Kränkung erleben, wenn ihre physische Leistungsfähigkeit abnimmt. Die Depressionsprävalenz in der Altersspanne um den Renteneintritt ist am höchsten. Auch die

Suizidrate nimmt bei Männern mit dem Alter kontinuierlich zu. Zugleich aber werden Depressionen auch bei älteren Männern immer noch zu selten diagnostiziert. Depressive Symptome werden bei ihnen häufig als scheinbar normale Alterserscheinungen abgewehrt. Damit setzt sich auch im Alter fort, was für die gesamte Lebensspanne gilt: Ein Mann ist erst dann krank, wenn er eine körperliche Erkrankung hat. Für Ärzte erfordert das eine erhöhte Aufmerksamkeit für psychische Erkrankungen.

> Männer sind dann besser durch gesundheitsfördernde Projekte erreichbar, wenn sie sich aktiv beteiligen können und nicht nur Adressaten fürsorglicher Hilfe sind.

Für präventives Handeln ergeben sich aus dem Gesagten wichtige Handlungsfelder. Da ein gut funktionierendes Netzwerk negative Auswirkungen des Ruhestandes ausgleichen kann, muss neben allgemeinen präventiven Maßnahmen (Bewegung) das zentrale Augenmerk in der Förderung des sozialen Netzwerks liegen. Europäische Studien haben gezeigt, dass die Größe der Netzwerke bei berufstätigen Männern und Ruheständlern gar nicht so verschieden

ist. Aber ihre Diversität und die Zufriedenheit mit ihnen ist bei den Erwerbstätigen deutlich größer. Gesundheitsfördernde Projekte haben daher die Aufgabe, in der Netzwerkförderung die Geschlechtsspezifik besonders in den Blick zu nehmen. Männer müssen explizit angesprochen und bereits in der konzeptionellen Arbeit mitbedacht werden. Dabei gibt es keine pauschalen Rezepte. Die Wege erfordern Akzeptanz der Vielfalt und konkrete Adressierung. Männer sind dann viel stärker erreichbar, wenn sie sich aktiv beteiligen können und nicht nur Adressaten fürsorglicher Hilfe sind. Es geht um Wertschätzung ihrer Erfahrungen und Fähigkeiten.

Dr. Matthias Stiehler
Ausgeübte Tätigkeit: Leiter des Sachgebiets Sexuelle Gesundheit im Gesundheitsamt Dresden, Vorsitzender des Dresdner Instituts für Erwachsenenbildung und Gesundheitswissenschaft e. V.
Arbeits- und Forschungsschwerpunkte: Sexuelle Gesundheit, sozialwissenschaftliche Aspekte der Männergesundheit, Paarberatung/Paartherapie
Adresse: Dresdner Institut für Erwachsenenbildung und Gesundheitswissenschaft e. V., Tiergartenstr. 58 a, 01219 Dresden
E-Mail: matthias.stiehler@dieg.org

Danksagung

In diesem Dokument werden Daten aus den SHARE-Wellen 1, 2, 3, 4, 5, 6 und 7 verwendet (DOIs: 10.6103/SHARE. w1.710, 10.6103/SHARE.w2.710, 10.6103/SHARE.w3.710, 10.6103/ SHARE.w4.710, 10.6103/SHARE. w5.710, 10.6103/SHARE.w6.710, 10.6103/SHARE.w7.710), vgl. Börsch-Supan, A, Brandt M, Hunkler C, Kneip T, Korbmacher J, Malter F, Schaan B, Stuck S, Zuber S. Data Resource Profile: The Survey of Health, Ageing and Retirement in Europe (SHARE). International Journal of Epidemiology. 2013;43(4):992–1001. DOI: 10.1093/ije/dyt088 für methodische Details.

SHARE wurde finanziert von der Europäischen Kommission über das RP5 (QLK6-CT-2001-00360), das RP6 (SHARE-I3: RII-CT-2006-062193, COMPARE: CIT5-CT-2005-028857, SHARELIFE: CIT4-CT-2006-028812), RP7 (SHARE-PREP: GA Nr. 211909, SHARE-LEAP: GA Nr. 227822, SHARE M4: GA Nr. 261982) und Horizon 2020 (SHARE-DEV3: GA Nr. 676536, SERISS: GA Nr. 654221) und von der DG Employment, Social Affairs & Inclusion. Zusätzliche Mittel des Bundesministeriums für Bildung und Forschung, der Max-Planck-Gesellschaft zur Förderung der Wissenschaft, des US National Institute on Aging (U01_AG09740-13S2, P01_AG005842, P01_AG08291, P30_AG12815, R21_AG025169, Y1-AG-4553-01, IAG_BSR06-11, OGHA_04-064, HHSN271201300071C) und aus verschiedenen nationalen Finanzierungsquellen werden dankbar anerkannt (siehe www.share-project.org).

Bisher publizierte Männergesundheitsberichte und die Wissensreihe Männergesundheit

Doris Bardehle & Matthias Stiehler (Hrsg.). (2010). *Erster Deutscher Männergesundheitsbericht: Ein Pilotbericht.* München: W. Zuckerschwerdt Verlag.

Matthias Stiehler & Lother Weißbach (Hrsg.). (2013*). Männergesundheitsbericht 2013: Im Fokus: Psychische Gesundheit.* Bern: Verlag Hans Huber.

Doris Bardehle, Theodor Klotz & Heinz-Jürgen Voß (Hrsg.). (2017). *Sexualität von Männern: Dritter Deutscher Männergesundheitsbericht.* Gießen: Psychosozial-Verlag.

Wissensreihe Männergesundheit

Focus : Männergesundheit 1	–	Depression
Focus : Männergesundheit 2	–	Prostatakrebs
Focus : Männergesundheit 2.1	–	Aktive Überwachung bei Prostatakrebs
Focus : Männergesundheit 3	–	Erektile Dysfunktion
Focus : Männergesundheit 4	–	Ernährung
Focus : Männergesundheit 5	–	Bluthochdruck
Focus : Männergesundheit 6	–	Übergewicht
Focus : Männergesundheit 7	–	Herzinfarkt
Focus : Männergesundheit 8	–	Burnout
Focus : Männergesundheit 9	–	Diabetes mellitus
Focus : Männergesundheit 10	–	Osteoporose
Focus : Männergesundheit 11	–	Störender Harndrang
Focus : Männergesundheit 11.1	–	Inkontinenz – Leben mit Inkontinenz
Focus : Männergesundheit 12	–	Krebsfrüherkennung
Focus : Männergesundheit 13	–	Bewegung
Focus : Männergesundheit 14	–	Schlafstörungen
Focus : Männergesundheit 15	–	Smartphone im Kinderalltag
Focus : Männergesundheit 16	–	Sexualität
Focus : Männergesundheit 17	–	Gutartige Prostatavergrößerung – BPS
Focus : Männergesundheit 18	–	Blasenkrebs
Focus : Männergesundheit 19	–	Testosteronmangel
Focus : Männergesundheit 20	–	Selbstbestimmung am Lebensende
Focus : Männergesundheit 21	–	Wenn Heilung nicht mehr möglich ist

Focus : Männergesundheit 22   –   Lungenkrebs
Focus : Männergesundheit 23   –   Kopfschmerzen
Focus : Männergesundheit 24   –   Rückenschmerzen
Focus : Männergesundheit 25   –   Work-Life-Balance
Focus : Männergesundheit 26   –   Vater-Kind-Kur
Focus : Männergesundheit 27   –   Übergang in die Rente

Publikation erfolgt in Kürze:
Focus : Männergesundheit 28   –   *Erwachsene Angehörige Pflegen*
Focus : Männergesundheit 29   –   *COPD – Chronisch Obstruktive Lungenerkran-kung*
Focus : Männergesundheit 30   –   *Umgang mit Krisen*

Stiftung Männergesundheit (Hg.)

Sexualität von Männern
Dritter Deutscher Männergesundheitsbericht

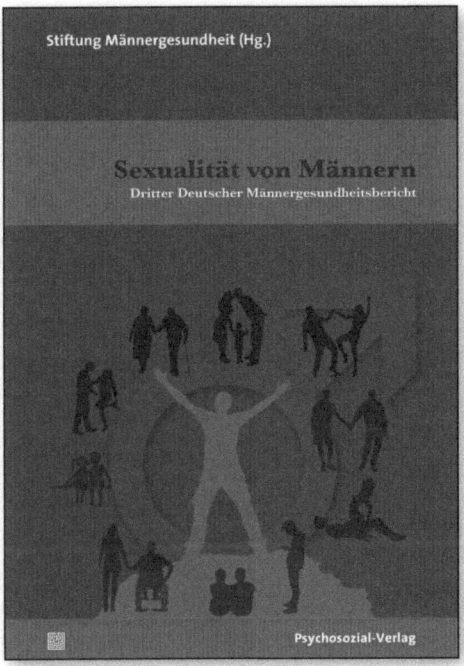

2017 · 449 Seiten · Broschur
ISBN 978-3-8379-2683-5

»Männer denken an alles, nur nicht an ihre Gesundheit.«
Stiftung Männergesundheit

Das Thema Sexualität begegnet uns überall: in Filmen und Büchern, in der Werbung, in der Presse und im Internet. Doch wie sieht es mit der sexuellen Gesundheit in Deutschland wirklich aus? Obwohl das wissenschaftliche Interesse an männlicher Sexualität in den letzten Dekaden gewachsen ist, fehlen uns zu vielen Aspekten belastbare Daten.

Der vorliegende *Dritte Deutsche Männergesundheitsbericht*, der in Zusammenarbeit der Stiftung Männergesundheit mit dem Institut für Angewandte Sexualwissenschaft der Hochschule Merseburg entstand, wirft einen aktuellen Blick auf die vielseitigen Facetten der Sexualität von Männern sowohl aus sozialwissenschaftlichen als auch aus medizinischen Perspektiven. 40 Expertinnen und Experten analysieren in 31 Beiträgen den erreichten Stand, zeigen Defizite auf und geben umfangreiche Handlungsempfehlungen.

Auch in Bezug auf Fragen der gesellschaftlichen Entwicklung von Sexualität gibt der *Männergesundheitsbericht* wertvolle Aufschlüsse: Wie entwickelt sich Sexualität im 21. Jahrhundert? Wie vermeiden wir auf sexuelle Orientierungen bezogene Diskriminierungen? Wie können sexuelle Straftaten weiter reduziert werden?

Walltorstr. 10 · 35390 Gießen · Tel. 0641-969978-18 · Fax 0641-969978-19
bestellung@psychosozial-verlag.de · www.psychosozial-verlag.de

🔲 **Psychosozial-Verlag**

Josef Christian Aigner (Hg.)

Der andere Mann

Ein alternativer Blick auf Entwicklung, Lebenslagen und Probleme von Männern heute

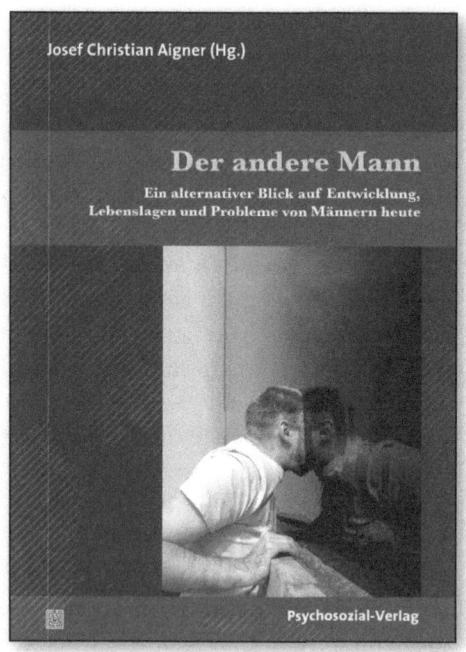

September 2016 · 254 Seiten · Broschur
ISBN 978-3-8379-2620-0

Was bedeutet Männlichkeit heute? Wie kann eine konstruktive Männerpolitik aussehen? Mit welchen aktuellen Umbrüchen und Schwierigkeiten haben Männer zu kämpfen? Mit diesen und weiteren Fragen beschäftigen sich die Autoren des vorliegenden Buches. Sie werfen einen Blick auf den »anderen Mann«, der empfindsam, engagiert-vital, fürsorglich, aber auch leidend ist und dem ein anderes Geschlechterverhältnis wichtig ist.

Die Autoren gehen auf Probleme und Nöte von Männern, ihren Werdegang, ihre Eigenarten und Wünsche ein. Ihr Ziel ist es, herauszufinden, wie es Männern geht und wie Männlichkeit jenseits von »Geschlechterkampf«, negativen Pauschalurteilen und männerrechtlicher Rhetorik verstanden werden kann. Erwachsenwerden, Vaterschaft, Bildung und Spiritualität, Philosophie und Religion können dem »anderen Mann« solche alternativen Wege eröffnen. Darüber hinaus gehen die Autoren auf Umbrüche in heutigen Männerbiografien sowie auf Hilfestellungen für Männer ein.

Mit Beiträgen von Josef Christian Aigner, Johannes Berchtold, Gotthard Bertsch, Martin Christandl, Helmut De Waal, Ivo Knill, Hans-Geert Metzger, Gerald Poscheschnik, Hans Prömper, Peter Stöger, Markus Theunert, Eduard Waidhofer und Reinhard Winter

Walltorstr. 10 · 35390 Gießen · Tel. 0641-969978-18 · Fax 0641-969978-19
bestellung@psychosozial-verlag.de · www.psychosozial-verlag.de